Thomas Frieling, Michael Schemann, Paul Enck (Hrsg.)
Neurogastroenterologie

Thomas Frieling, Michael Schemann,
Paul Enck (Hrsg.)

Neurogastroenterologie

—

DE GRUYTER

Herausgeber
Prof. Dr. med. Thomas Frieling
HELIOS Kliniken, Innere Medizin/Medizinische Klinik II
Lutherplatz 40, 47805 Krefeld
E-Mail: thomas.frieling@helios-kliniken.de

Prof. Dr. rer. nat. Michael Schemann
Technische Universität München, Lehrstuhl für Humanbiologie
Liesel-Beckmann-Str. 4, 85350 Freising
E-Mail: schemann@wzw.tum.de

Prof. Dr. rer.soz. Dipl.-Psych. Paul Enck
Universitätsklinikum Tübingen, Klinik für Innere Medizin VI
Psychosomatische Medizin & Psychotherapie
Osianderstr. 5, 72076 Tübingen
E-Mail: paul.enck@uni-tuebingen.de

ISBN 978-3-11-047366-7
e-ISBN (PDF) 978-3-11-047547-0
e-ISBN (EPUB) 978-3-11-047480-0

Library of Congress Cataloging-in-Publication Data
A CIP catalog record for this book has been applied for at the Library of Congress.

Bibliografische Information der Deutschen Nationalbibliothek
Die Deutsche Nationalbibliothek verzeichnet diese Publikation in der Deutschen
Nationalbibliografie; detaillierte bibliografische Daten sind im Internet über
http://dnb.dnb.de abrufbar.

© 2017 Walter de Gruyter GmbH, Berlin/Boston
Einbandabbildung: ©Thomas Frieling: Nervenzellen-3-06-15. 120 × 120 cm, Öl auf Leinwand.
Entstehung Juni 2015.
Satz: PTP-Berlin, Protago-TEX-Production GmbH, Berlin
Druck und Bindung: CPI books GmbH, Leck
♾ Gedruckt auf säurefreiem Papier
Printed in Germany

www.degruyter.com

Vorwort

Dieses Buch kennt keine Vorbilder und Vorläufer, zumindest nicht im Deutschen, und dies gleich aus mehreren Gründen:

Zum einen gibt es den Terminus „Neurogastroenterologie" erst seit wenigen Jahren, zunächst im englischen Sprachraum und in Analogie zur „Neuro-Urologie"; damit wurde in den 90er-Jahren des letzten Jahrhunderts erstmals umschrieben, dass die nervale Regulation intestinaler Funktionen (Speicherung, Motilität, Sekretion, Absorption) das zentrale Organisationsprinzip all der Vorgänge ist, die zuvor unter dem Obergriff „gastrointestinale Motilitätsforschung" mehr ein Schattendasein in der traditionellen Gastroenterologie führte. Um dem abzuhelfen wurde dann auch 2002 der „Arbeitskreis gastrointestinale Motilität e. V.", den es seit 1981 in Deutschland gab, in „Deutsche Gesellschaft für Neurogastroenterologie und Motilität e. V." umbenannt. Für Details der Geschichte der DGNM verweisen wir auf deren Webseite (www.neurogastro.de).

Zum anderen: Gemessen an der Breite des Fachgebietes, das von der Biologie über die medizinischen Basisfächer (Anatomie, Physiologie, Genetik) und deren klinischen Anwendung (Gastroenterologie) bis zur klinischen Psychologie und psychsosomatischen Medizin reicht, waren selbst die englisch-sprachigen neurogastroenterologischen Fachbücher meist dadurch gekennzeichnet, dass sie sich auf einzelne Krankheitsbilder wie z. B. das Reizdarmsyndrom, auf einzelne Untersuchungstechniken wie z. B. die Manometrie oder auf einzelne Therapieverfahren, z.B. Ernährung konzentrierten. Solche Bücher hat es natürlich auch im Deutschen gegeben.

Schließlich: Dieser sich hinter der Begrifflichkeit und seinen Ausformungen versteckende historisch-theoretische Prozess lässt sich kaum durch einen oder ein paar Autoren vollständig abdecken, jeder Versuch einer Gesamtdarstellung des Forschungsgebietes durch Einzelne musste und muss daher zwangsläufig scheitern. Dies nehmen die drei Herausgeber dieses Buches auch für sich selbst in Anspruch: ein neurogastro-enterologisches Fachbuch mit einem Anspruch an Vollständigkeit hätten auch wir nicht zustande gebracht, jedenfalls nicht in absehbarer Zeit und mit einem nicht nur für uns befriedigendem Ergebnis, trotz einer mehr als 30jährigen Verbundenheit mit dem Thema, trotz mehr als 500 gemeinsamen oder getrennten wissenschaftlichen Publikationen (PUBMED am 1. Janurar 2017).

Dass wir es dennoch mit diesem Buch wagen, ist daher einem anderen Umstand zu danken: Wir waren – wie viele andere – über all die Jahre in der DGNM aktiv, haben diese als Forum neuer wissenschaftlicher Erkenntnisse und deren Diskurs begriffen, und haben uns mit diesem Buch der Zusammenarbeit all jeder versichert, die andere als die eigenen Aspekte, andere als die eigenen Methoden, und andere als die eigenen Zielsetzungen in der Neurogastroenterologie vertreten. Dieses Buch ist daher so etwas wie die Leistungsschau der deutschen Neurogastroenterologie 2016, mit 60 Autoren aus 44 klinischen oder wissenschaftlichen Zentren, und in 68 Kapiteln.

https://doi.org/10.1515/9783110475470-001

Notgedrungen geht diese Vielfalt mit einer erheblichen Einschränkung einher, der sich unsere Autoren unterzogen haben: manche der Kapitel hätten sicherlich ein eigenes Buch verdient, viele eine individuelle und sehr viel höhere Seitenzahl, und manche Kapitel haben sich nur unter erheblichen Verkürzungen dem vorgegebenen Format gebeugt. Für ihre Disziplin – im Interesse des Ganzen – möchten wir allen Autoren herzlich danken, ebenso wie für die strikte Einhaltung von Terminen und Auflagen; sie hat unsere Arbeit als Herausgeber leichter gemacht als ursprünglich gedacht. Wir hoffen, sie teilen mit uns die Freude am Ergebnis.

Krefeld, München, Tübingen im April 2017

Thomas Frieling
Michael Schemann
Paul Enck

Inhalt

Vorwort —— V

Autorenverzeichnis —— XXIII

1   **Einleitung** —— 1
T. Frieling
1.1   Historische Entwicklung —— 1
1.1.1   Historische Entwicklung der Neurogastroenterologie —— 1
1.1.2   Historische Entwicklung der funktionellen Erkrankungen am Beispiel des Reizdarmsyndroms —— 2
1.1.3   Zusammenfassung und Ausblick —— 4
1.1.4   Literatur —— 4

M. Schemann
1.2   Funktionen und funktionelle Erkrankungen —— 5
1.2.1   Magen-Darm-Funktionen —— 5
1.2.2   Funktionelle Magen-Darm-Störungen —— 7
1.2.3   Literatur —— 10

P. Enck
1.3   Klassifikationen funktioneller Magen-Darm-Störungen —— 10
1.3.1   Klassifikationen vor 1989 —— 10
1.3.2   Klassifikationen nach 1989 —— 11
1.3.3   Der Celle-Konsensus 1999 und die S3-Leitlinie RDS von 2011 —— 13
1.3.4   Andere gastrointestinale Funktionsstörungen und ihre Klassifikation —— 15
1.3.5   Literatur —— 15

2   **Grundlagen** —— 17
T. Wedel, M. Böttner
2.1   Anatomie und Pathologie des enterischen Nervensystems —— 17
2.1.1   Einleitung —— 17
2.1.2   Aufbau des enterischen Nervensystems —— 17
2.1.3   Verbindungen zwischen enterischem Nervensystem und Zentralnervensystem —— 19
2.1.4   Pathologie des enterischen Nervensystems —— 19
2.1.5   Literatur —— 21

R. H. Straub
2.2 Neuroimmune Interaktionen im Gastrointestinaltrakt —— 21
2.2.1 Einleitung und Hintergrund —— 21
2.2.2 Anatomische und funktionelle Grundlagen —— 22
2.2.3 Sympathisches Nervensystem —— 24
2.2.4 Parasympathisches Nervensystem —— 26
2.2.5 Literatur —— 27

M. Schemann
2.3 Nervale Regulation von Magen-Darm-Funktonen. —— 28
2.3.1 Innervation des Magen-Darm-Traktes —— 28
2.3.2 Das enterische Nervensystem (ENS) —— 28
2.3.3 Die extrinsische Innervation —— 29
2.3.4 Der peristaltische Reflex —— 31
2.3.5 Literatur —— 32

W. Neuhuber
2.4 Funktionelle Anatomie des Zentralnervensystems —— 32
2.4.1 Einleitung —— 32
2.4.2 Rückenmark —— 32
2.4.3 Hirnstamm —— 34
2.4.4 Zwischenhirn und Großhirn —— 36
2.4.5 Literatur —— 36

K.-H. Schäfer
2.5 Stammzellen im Gastrointestinaltrakt —— 37
2.5.1 Einleitung und Hintergrund —— 37
2.5.2 Intestinale Stammzellen —— 37
2.5.3 Neurale Stammzellen —— 38
2.5.4 Stammzellen des Darms im Rahmen von Krankheiten —— 40
2.5.5 Zusammenfassung und Ausblick —— 41
2.5.6 Literatur —— 41

A. Friebe
2.6 Schrittmacher und Muskel im Magen-Darm-Trakt —— 42
2.6.1 Einleitung und Hintergrund —— 42
2.6.2 ICC als Schrittmacher —— 43
2.6.3 ICC als Vermittler der Neurotransmission —— 44
2.6.4 Klinik —— 44
2.6.5 Zusammenfassung und Ausblick —— 45
2.6.6 Literatur —— 45

P. Prinz, A. Stengel
2.7   Intestinale Hormone und gastrointestinale Funktionen —— 46
2.7.1   Einleitung und Hintergrund —— 46
2.7.2   Hormone des Gastrointestinaltrakts —— 46
2.7.3   Zusammenfassung und Ausblick —— 50
2.7.4   Literatur —— 51

S. C. Bischoff
2.8   Intestinales Mikrobiom und Magen-Darm-Funktionen —— 51
2.8.1   Einleitung und Hintergrund —— 51
2.8.2   Charakteristika des intestinales Mikrobioms —— 52
2.8.3   Physiologische Funktion des intestinales Mikrobioms —— 52
2.8.4   Pathophysiologische Funktion des intestinales Mikrobioms —— 55
2.8.5   Zusammenfassung und Ausblick —— 56
2.8.6   Literatur —— 57

A. Stengel, P. Kobelt
2.9   Die Regulation der Nahrungsaufnahme —— 58
2.9.1   Einleitung und Hintergrund —— 58
2.9.2   Der Hypothalamus als Zentrum der Appetitregulation —— 58
2.9.3   Gastrointestinale Peptide mit Einfluss auf die
            Nahrungsaufnahme —— 60
2.9.4   Zusammenfassung —— 63
2.9.5   Literatur —— 63

T. Frieling
2.10   Magen-Darm-Funktion und Alter —— 64
2.10.1   Einleitung und Hintergrund —— 64
2.10.2   Neurogastroenterologie —— 65
2.10.3   Altersbedingte Funktionsstörungen —— 65
2.10.4   Literatur —— 68

P. Enck, S. Elsenbruch
2.11   Perzeption/Interozeption —— 69
2.11.1   Einleitung: Definitionen – Perzeption, Interozeption, Nozizeption —— 69
2.11.2   Psychophysiologie, klinische Phänomenologie —— 70
2.11.3   Kortikale Bildgebung —— 71
2.11.4   Befunde bei Patienten —— 72
2.11.5   Literatur —— 73

M. Schemann
2.12   Biomarker für funktionelle Magen-Darm-Erkrankungen —— **74**
2.12.1   Warum ist es so schwer, Biomarker für Reizdarm und Reizmagen zu
            entwickeln —— **74**
2.12.2   Potenzielle Biomarker —— **75**
2.12.3   Literatur —— **77**

B. Niesler
2.13   Genetik und funktionelle Magen-Darm-Erkrankungen —— **77**
2.13.1   Einleitung und Hintergrund —— **77**
2.13.2   Genetische Befunde —— **78**
2.13.3   Zusammenfassung und Ausblick —— **82**
2.13.4   Literatur —— **82**

M. Diener
2.14   Sekretion und funktionelle Magen-Darm-Erkrankungen —— **82**
2.14.1   Einleitung und Hintergrund —— **82**
2.14.2   Sekretion im Magen —— **83**
2.14.3   Sekretion in Dünn- und Dickdarm —— **85**
2.14.4   Zusammenfassung und Ausblick —— **87**
2.14.5   Literatur —— **87**

P. Holzer
2.15   Pharmakologie Tier – Mensch —— **88**
2.15.1   Einleitung —— **88**
2.15.2   Vorhersagevalidität von Tiermodellen —— **89**
2.15.3   Konstruktvalidität von Tiermodellen —— **89**
2.15.4   Unterschiede in pharmakologischen Wirkmechanismen zwischen
            Mensch und Tier —— **90**
2.15.5   Zusammenfassung und Ausblick —— **91**
2.15.6   Literatur —— **92**

3   Psyche und gastrointestinale Funktionen —— 93
U. Martens
3.1   Psychosomatische Störungen —— **93**
3.1.1   Einleitung —— **93**
3.1.2   Pathogeneseverständnis —— **94**
3.1.3   Psychosomatische Diagnostik —— **94**
3.1.4   Literatur —— **96**

S. Benson
3.2   Psyche und Immunsystem —— **97**
3.2.1   Einleitung und Hintergrund —— **97**
3.2.2   Lokale und systemische Entzündungsprozesse bei funktionellen
          Magen-Darm-Erkrankungen —— **97**
3.2.3   Integration immunologischer Befunde mit extraintestinaler und
          psychologischer Symptomatik —— **100**
3.2.4   Zusammenfassung und Ausblick —— **100**
3.2.5   Literatur —— **101**

S. Elsenbruch, P. Enck
3.3   Stress —— **101**
3.3.1   Kurze historische Einleitung —— **101**
3.3.2   Tierexperimentelle Stressforschung —— **102**
3.3.3   Stresswirkungen beim Gesunden —— **103**
3.3.4   Klinische Befunde zum akuten Stress —— **104**
3.3.5   Klinische Befunde zu chronischem Stress und Affektstörungen —— **104**
3.3.6   Literatur —— **106**

S. Elsenbruch, P. Enck
3.4   Placebo- und Noceboeffekte —— **107**
3.4.1   Historische Einleitung —— **107**
3.4.2   Placebo- und Noceboeffekte in klinischen Studien —— **107**
3.4.3   Experimentelle Placebo- und Noceboeffekte (Mechanismen) —— **109**
3.4.4   Literatur —— **111**

4   Diagnostische Verfahren zur Messung gastrointestinaler Funktionen —— 113
J. Keller, P. Layer
4.1   Motilität —— **113**
4.1.1   Einleitung —— **113**
4.1.2   Manometrien —— **113**
4.1.3   Literatur —— **117**

J. Keller
4.2   Transit —— **118**
4.2.1   Einleitung —— **118**
4.2.2   Szintigraphien —— **118**
4.2.3   Atemtests —— **119**
4.2.4   Radioopaque Marker —— **120**
4.2.5   Smart Pill® —— **121**
4.2.6   Neue Verfahren —— **121**
4.2.7   Literatur —— **121**

U. Seidler
4.3   Sekretion und Permeabilität —— **122**
4.3.1   Einleitung —— **122**
4.3.2   Magensäuresekretion —— **122**
4.3.3   Intestinale Sekretion und Permeabilität —— **124**
4.3.4   Zusammenfassung und Ausblick —— **125**
4.3.5   Literatur —— **126**

V. Andresen, P. Layer
4.4   Sensitivität und Wandspannung —— **126**
4.4.1   Einleitung —— **126**
4.4.2   Stimulationsarten —— **127**
4.4.3   Reizantworten —— **129**
4.4.4   Zusammenfassung und Ausblick —— **131**
4.4.5   Literatur —— **132**

N. Mazurak, P. Enck
4.5   Elektrophysiologie —— **133**
4.5.1   Elektrophysiologische Ableitungen in der Gastroenterologie —— **133**
4.5.2   Das Elektrogastrogramm (EGG) —— **133**
4.5.3   Herzraten-Variabilität (HRV) bei Magen-Darm-Erkrankungen —— **136**
4.5.4   Ausblick —— **137**
4.5.5   Literatur —— **138**

H. Manner, R. Kiesslich
4.6   Bildgebung —— **139**
4.6.1   Einleitung und Hintergrund —— **139**
4.6.2   Verfahren der Bildgebung —— **139**
4.6.3   Zusammenfassung und Ausblick —— **142**
4.6.4   Literatur —— **142**

5   **Klinik** —— **145**
H. D. Allescher
5.1   Dysphagie —— **145**
5.1.1   Einleitung —— **145**
5.1.2   Physiologie des Schluckaktes —— **145**
5.1.3   Dysphagie —— **146**
5.1.4   Literatur —— **151**

T. Frieling
5.2   Thoraxschmerz —— **151**
5.2.1   Einleitung und Hintergrund —— **151**

5.2.2   Neurogastroenterologie —— **152**
5.2.3   Klinik —— **154**
5.2.4   Zusammenfassung und Ausblick —— **156**
5.2.5   Literatur —— **157**

T. Frieling
5.3   Globus —— **157**
5.3.1   Einleitung und Hintergrund —— **157**
5.3.2   Neurogastroenterologie —— **158**
5.3.3   Klinik —— **159**
5.3.4   Diagnostik —— **159**
5.3.5   Therapie —— **160**
5.3.6   Zusammenfassung und Ausblick —— **160**
5.3.7   Literatur —— **161**

T. Frieling
5.4   Schluckauf —— **161**
5.4.1   Einleitung und Hintergrund —— **161**
5.4.2   Neurogastroenterologie —— **162**
5.4.3   Klinik —— **162**
5.4.4   Diagnostik —— **164**
5.4.5   Therapie —— **164**
5.4.6   Zusammenfassung und Ausblick —— **165**
5.4.7   Literatur —— **165**

C. Pehl
5.5   Sodbrennen und Regurgitation —— **165**
5.5.1   Einleitung und Hintergrund —— **165**
5.5.2   Pathophysiologie —— **166**
5.5.3   Diagnostik —— **166**
5.5.4   Bilitec-Messung —— **168**
5.5.5   Therapie bei Sodbrennen und Regurgitation —— **168**
5.5.6   Fazit und Ausblick —— **169**
5.5.7   Literatur —— **169**

C. Feinle-Bisset
5.6   Dyspepsie —— **170**
5.6.1   Einleitung und Hintergrund —— **170**
5.6.2   Pathophysiologie —— **170**
5.6.3   Klinik —— **172**
5.6.4   Zusammenfassung und Ausblick —— **173**
5.6.5   Literatur —— **173**

H. D. Allescher

5.7 Übelkeit und Erbrechen —— **174**
5.7.1 Einleitung —— **174**
5.7.2 Akute Übelkeit und Erbrechen —— **174**
5.7.3 Chronische Übelkeit —— **176**
5.7.4 Spezielle Formen der Übelkeit und des Erbrechens —— **178**
5.7.5 Literatur —— **179**

I. Mack

5.8 Essstörungen —— **180**
5.8.1 Einleitung und Hintergrund —— **180**
5.8.2 Zusammenhang zwischen Essstörungen und funktionellen GI-Störungen —— **181**
5.8.3 GI-Symptomatik bei klassischem Essstörungsverhalten —— **181**
5.8.4 AN- und GI-Komorbiditäten —— **183**
5.8.5 Zusammenfassung und Hinweise für die Praxis: —— **184**
5.8.6 Literatur —— **184**

J. Schirra

5.9 Dumping-Syndrom —— **185**
5.9.1 Definition, Klinik und Epidemiologie —— **185**
5.9.2 Neurogastroenterologie und Pathophysiologie —— **186**
5.9.3 Diagnose —— **188**
5.9.4 Therapie —— **189**
5.9.5 Literatur —— **190**

F. Azpiroz

5.10 Meteorismus/Borborygmus —— **191**
5.10.1 Allgemeiner Überblick —— **191**
5.10.2 Symptome im Zusammenhang mit intestinalem Gas —— **192**
5.10.3 Behandlungsstrategien —— **194**
5.10.4 Literatur —— **195**

S. Müller-Lissner

5.11 Obstipation —— **196**
5.11.1 Einleitung und Hintergrund —— **196**
5.11.2 Epidemiologie —— **197**
5.11.3 Ursachen —— **197**
5.11.4 Diagnostik —— **198**
5.11.5 Therapie —— **199**
5.11.6 Opiatinduzierte Obstipation —— **199**
5.11.7 Zusammenfassung und Ausblick —— **199**
5.11.8 Literatur —— **200**

S. Müller-Lissner
5.12   Diarrhö —— 201
5.12.1   Einleitung und Hintergrund —— 201
5.12.2   Chronische Diarrhö —— 201
5.12.3   Symptomatische Behandlung der Diarrhö —— 205
5.12.4   Zusammenfassung und Ausblick —— 205
5.12.5   Literatur —— 206

V. Andresen, P. Layer
5.13   Abdominelle Schmerzen —— 207
5.13.1   Einleitung —— 207
5.13.2   Diagnostik —— 207
5.13.3   Therapie —— 208
5.13.4   Zusammenfassung und Ausblick —— 210
5.13.5   Literatur —— 210

C. Pehl
5.14   Stuhlentleerungsstörung —— 211
5.14.1   Einleitung und Hintergrund —— 211
5.14.2   Diagnostik bei Stuhlentleerungsstörung —— 211
5.14.3   Therapie von Stuhlentleerungsstörungen —— 213
5.14.4   Zusammenfassung und Ausblick —— 213
5.14.5   Literatur —— 213

C. Pehl
5.15   Stuhlinkontinenz —— 214
5.15.1   Einleitung und Hintergrund —— 214
5.15.2   Schweregrad-Einteilung —— 214
5.15.3   Pathophysiologie —— 214
5.15.4   Diagnostik —— 215
5.15.5   Therapie —— 215
5.15.6   Zusammenfassung und Ausblick —— 217
5.15.7   Literatur —— 217

H. Krammer
5.16   Schmerzsyndrom des Beckenbodens —— 218
5.16.1   Proctalgia fugax —— 218
5.16.2   Kokzygodynie —— 220
5.16.3   Chronischer idiopathischer analer Schmerz —— 222
5.16.4   Literatur —— 223

M. E. Kreis, J. Gröne
5.17   Postoperative Störungen —— **224**
5.17.1   Ösophagusresektion —— **224**
5.17.2   Gastrektomie —— **225**
5.17.3   Rektumresektion —— **226**
5.17.4   Literatur —— **227**

6   Konzepte der Arzneimitteltherapie —— 229
M. Storr
6.1   Säurehemmer, Alginate und Antazida —— **229**
6.1.1   Einleitung und Hintergrund —— **229**
6.1.2   Säurehemmer —— **229**
6.1.3   Alginate —— **231**
6.1.4   Antazida —— **231**
6.1.5   Zusammenfassung und Ausblick —— **232**
6.1.6   Literatur —— **233**

P. Layer, V. Andresen
6.2   Prokinetika —— **234**
6.2.1   Einleitung —— **234**
6.2.2   Serotonin-(5-HT$_4$)-Agonisten —— **234**
6.2.3   Dopaminantagonisten —— **236**
6.2.4   Acetylcholinesterase-Inhibitoren —— **236**
6.2.5   Motilin-Agonisten —— **237**
6.2.6   Ghrelin-Agonisten —— **237**
6.2.7   Zusammenfassung und Ausblick —— **238**
6.2.8   Literatur —— **238**

T. Frieling
6.3   Spasmolytika —— **239**
6.3.1   Einleitung und Hintergrund —— **239**
6.3.2   Neurogastroenterologie —— **240**
6.3.3   Klinik —— **241**
6.3.4   Diagnostik —— **242**
6.3.5   Therapie —— **242**
6.3.6   Zusammenfassung und Ausblick —— **243**
6.3.7   Literatur —— **243**

S. Müller-Lissner
6.4   Laxantien —— **244**
6.4.1   Einleitung und Hintergrund —— **244**
6.4.2   Orale Laxantien —— **244**
6.4.3   Nebenwirkungen —— **245**

6.4.4   Rektal anzuwendende Mittel —— 246
6.4.5   Schwangerschaft und Stillzeit —— 246
6.4.6   Opiatinduzierte Obstipation —— 246
6.4.7   Zusammenfassung und Ausblick —— 247
6.4.8   Literatur —— 248

D. Pohl, V. Schindler
6.5   Opiate —— 248
6.5.1   Einleitung und Hintergrund —— 248
6.5.2   Opioidrezeptoren im GI-Trakt —— 249
6.5.3   Pathophysiologie der Opioidrezeptoren im GI-Trakt —— 249
6.5.4   Organspezifische und therapeutische Wirkung von Opiaten —— 250
6.5.5   Toleranzentwicklung —— 253
6.5.6   Zusammenfassung —— 253
6.5.7   Literatur —— 253

G. Holtmann
6.6   Cholestyramin, Rifaximin —— 254
6.6.1   Austauscher-Harze (Cholestyramin) —— 254
6.6.2   Antibiotika (Rifaxim) —— 256
6.6.3   Literatur —— 258

H. Mönnikes
6.7   Psychopharmaka (Antidepressiva) —— 259
6.7.1   Einleitung und Hintergrund —— 259
6.7.2   Reizdarmsyndrom —— 261
6.7.3   Funktionelle Dyspepsie —— 262
6.7.4   Nichtkardialer Thoraxschmerz (Non-cardia Chest Pain, NCCP) —— 263
6.7.5   Literatur —— 263

T. Frieling
6.8   Antiinflammatorische Therapie – Mesalazin, Kortikoide, Histamin –
            Rezeptorantagonisten, Mastzellstabilisatoren —— 264
6.8.1   Einleitung und Hintergrund —— 264
6.8.2   Neurogastroenterologie —— 265
6.8.3   Klinik —— 265
6.8.4   Diagnostik —— 268
6.8.5   Therapie —— 269
6.8.6   Zusammenfassung und Ausblick —— 269
6.8.7   Literatur —— 271

7   Konzepte der nichtmedikamentösen Therapie —— 273
N. Mazurak, P. Enck
7.1   Probiotika —— 273
7.1.1   Einleitung —— 273
7.1.2   Wirkmechanismen —— 273
7.1.3   Spezies und Zusammensetzung von Probiotika —— 275
7.1.4   Probiotika bei funktionellen GI-Erkrankungen —— 275
7.1.5   Zusammenfassung —— 277
7.1.6   Literatur —— 278

A. Madisch
7.2   Phytotherapie, Entschäumer bei funktionellen
           Magen-Darm-Störungen —— 279
7.2.1   Einleitung und Hintergrund —— 279
7.2.2   Phytotherapie bei Funktioneller Dyspepsie —— 279
7.2.3   Phytotherapie beim Reizdarmsyndrom —— 280
7.2.4   Entschäumer bei funktionellen Magen-Darm-Beschwerden —— 282
7.2.5   Literatur —— 282

I. Lee, P. Enck, F. Musial
7.3   Akupunktur in der Neurogastroenterologie —— 284
7.3.1   Theorie: Warum soll Akupunktur wirken? —— 284
7.3.2   Wissenschaft: Kontrollierte Studien zu Akupunktur —— 284
7.3.3   Bisherige Studien —— 286
7.3.4   Literatur —— 288

J. Langhorst, A. K. Koch
7.4   Komplementäre und alternative Medizin —— 289
7.4.1   Einleitung und Hintergrund —— 289
7.4.2   Komplementäre und alternative Therapieverfahren —— 290
7.4.3   Zusammenfassung und Ausblick —— 291
7.4.4   Literatur —— 292

I. van der Voort, P. Enck
7.5   Biofeedback-Training für anorektale Erkrankungen —— 293
7.5.1   Historischer Hintergrund —— 293
7.5.2   Biofeedback-Training für Stuhlinkontinenz —— 294
7.5.3   Biofeedback-Training für Beckenbodendyssynergie —— 295
7.5.4   Literatur —— 296

J. Schwille-Kiuntke
7.6   Psychologische Interventionen (Psychotherapie) —— 297
7.6.1   Einleitung und Hintergrund —— 297
7.6.2   Krankheitsbilder und Indikationsstellung —— 298
7.6.3   Psychotherapeutische Verfahren —— 299
7.6.4   Kognitive Verhaltenstherapie —— 299
7.6.5   Psychodynamische Psychotherapieverfahren —— 300
7.6.6   Hypnotherapeutische Verfahren (gut directed hypnosis) —— 300
7.6.7   Weitere Therapieverfahren —— 300
7.6.8   Zusammenfassung und Ausblick: —— 301
7.6.9   Literatur —— 301

G. Moser, J. Peter
7.7   Hypnose (Gut-directed Hypnotherapie, GHT) —— 302
7.7.1   Einleitung und Hintergrund —— 302
7.7.2   Wirkmechanismen und Einsatzmöglichkeiten der GHT —— 302
7.7.3   Evidenz zur Wirksamkeit der GHT in klinischen Studien —— 303
7.7.4   Protokolle für GHT —— 305
7.7.5   Langzeiterfolg durch GHT —— 306
7.7.6   GHT bei chronisch-entzündlichen Darmerkrankungen (CED) —— 306
7.7.7   Literatur —— 307

K.-H. Fuchs, B. Babic, W. Breithaupt
7.8   Elektrotherapie durch operative Implantation von
            Elektrostimulationssystemen —— 308
7.8.1   Einleitung —— 308
7.8.2   Die Ansätze der Neurostimulation am Gastrointestinaltrakt —— 308
7.8.3   Die Neurostimulation des LES zur Behandlung der GERD —— 309
7.8.4   Therapie der Gastroparese durch
            Magenschrittmacherimplantation —— 310
7.8.5   Sakralnervenstimulation bei Stuhlinkontinenz —— 310
7.8.6   Neurostimulation bei Darmträgheit (Slow-transit Obstipation) —— 310
7.8.7   Literatur —— 311

T. Frieling
7.9   Fäkaler Mikrobiomtransfer —— 312
7.9.1   Einleitung und Hintergrund —— 312
7.9.2   Neurogastroenterologie —— 312
7.9.3   Klinik —— 313
7.9.4   Diagnostik —— 314
7.9.5   Therapie —— 315
7.9.6   Zusammenfassung und Ausblick —— 316
7.9.7   Literatur —— 316

M. Goebel-Stengel
7.10   Ernährungstherapie —— 316
7.10.1   FODMAP —— 316
7.10.2   Histamin —— 318
7.10.3   Gluten —— 319
7.10.4   Zusammenfassung und Ausblick —— 319
7.10.5   Literatur —— 320

8   Gastrointestinale Funktionsstörungen bei neurodegenerativen
            Erkrankungen und Tumoren —— 323
D. Woitalla
8.1   Morbus Parkinson —— 323
8.1.1   Häufigkeit und klinische Bedeutung —— 323
8.1.2   Dysphagie —— 325
8.1.3   Gastrointestinale Motilitätsstörungen —— 325
8.1.4   Defäkatorische Dysfunktion —— 326
8.1.5   Literatur —— 326

A. Duscha, A. Haghikia
8.2   Multiple Sklerose —— 328
8.2.1   Einleitung und Hintergründe —— 328
8.2.2   Fortschritt zu früherer Diagnose —— 328
8.2.3   Immunmodulatorische und -suppressive Therapien zur Verhinderung
            von Krankheitsaktivität —— 329
8.2.4   Ausblick —— 331
8.2.5   Literatur —— 331

J. Pannek, A. Gunziger, A. Wildisen
8.3   Rückenmarksverletzungen —— 332
8.3.1   Einleitung —— 332
8.3.2   Pathophysiologie —— 333
8.3.3   Diagnostik —— 333
8.3.4   Therapie —— 334
8.3.5   Zusammenfassung —— 337
8.3.6   Literatur —— 337

K.-H. Schäfer
8.4   Morbus Alzheimer —— 339
8.4.1   Einleitung und Hintergrund —— 339
8.4.2   Humane Studien —— 339
8.4.3   Mausmodelle —— 340
8.4.4   M. Alzheimer und Mikrobiom —— 341
8.4.5   Andere Erkrankungen —— 341

8.4.6   Zusammenfassung und Ausblick —— **341**
8.4.7   Literatur —— **342**

Stichwortverzeichnis —— **343**

Autorenverzeichnis

Prof. Dr. Hans-Dieter Allescher
Zentrum für Innere Medizin, Gastroenterologie,
Hepatologie, Stoffwechsel und Nephrologie
Klinikum Garmisch-Partenkirchen
Auenstraße 6
82467 Garmisch-Partenkirchen
E-Mail: hans.allescher@klinikum-gap.de

Priv.-Doz. Dr. Viola Andresen
Israelitisches Krankenhaus
Orchideenstieg 14
22297 Hamburg
E-Mail: v.andresen@ik-h.de

Prof. Dr. Fernando Azpiroz
Digestive System Research Unit
Hospital General Vall d'Hebron
08035-Barcelona, Spain
E-Mail: azpiroz.fernando@gmail.com

Benjamin Babic
Agaplesion Markus Krankenhaus
Wilhelm-Epstein-Straße 4
60431 Frankfurt am Main

Prof. Dr. Sven Benson
Institut für Medizinische Psychologie und
Verhaltensimmunbiologie
Universitätsklinikum Essen
Hufelandstr. 55, 45122 Essen
E-Mail: Sven.Benson@uk-essen.de

Prof. Dr. Stephan C. Bischoff
Institut für Ernährungsmedizin
Universität Hohenheim
70593 Stuttgart
E-Mail: bischoff.stephan@uni-hohenheim.de

Priv.-Doz. Dr. Martina Böttner
Otto-Hahn-Platz 8
Christian-Albrechts-Universität zu Kiel
Anatomisches Institut, 24118 Kiel

Dr. Wolfram Breithaupt
Agaplesion Markus Krankenhaus
Wilhelm-Epstein-Straße 4
60431 Frankfurt am Main

Prof. Dr. Martin Diener
Institut für Veterinär-Physiologie und -Biochemie
Justus-Liebig-Universität-Gießen
Frankfurter Str. 100
35392 Gießen
E-Mail: Martin.Diener@vetmed.uni-giessen.de

Alexander Duscha
Neurologische Klinik der Ruhr-Universität
Bochum
St. Josef-Hospital Bochum
Gudrunstr. 56, 44789 Bochum
E-Mail: Alexander.Duscha@ruhr-uni-bochum.de

Prof. Dr. Sigrid Elsenbruch
Institut für Medizinische Psychologie und
Verhaltensimmunbiologie
Universitätsklinikum Essen
Hufelandstr. 55, 45122 Essen
E-Mail: Sigrid.Elsenbruch@uk-essen.de

Prof. Dr. Paul Enck (Hrsg.)
Abteilung für Innere Medizin VI
Psychosomatische Medizin und Psychotherapie
Universitätsklinikum Tübingen
Osianderstr. 5, 72076 Tübingen
E-Mail: paul.enck@uni-tuebingen.de

Prof. Dr. Christine Feinle-Bisset
The University of Adelaide
Royal Adelaide Hospital
Eleanor Harrald Building
Frome Road, Adelaide SA 5005, Australia
E-Mail: christine.feinle@adelaide.edu.au

Prof. Dr. Andreas Friebe
Physiologisches Institut
Universität Würzburg
Röntgenring 9, 97070 Würzburg
E-Mail: andreas.friebe@uni-wuerzburg.de

Prof. Dr. Thomas Frieling (Hrsg.)
Medizinische Klinik II
Klinik für Gastroenterologie, Hepatologie,
Infektiologie, Neurogastroenterologie,
Hämatologie, Onkologie und Palliativmedizin
HELIOS Klinikum Krefeld
47805 Krefeld, Lutherplatz 40
E-Mail: thomas.frieling@helios-kliniken.de

Prof. Dr. Karl-Hermann Fuchs
Agaplesion Markus Krankenhaus
Wilhelm-Epstein-Straße 4
60431 Frankfurt am Main
E-Mail: Karl-Hermann.Fuchs@fdk.info

Priv.-Doz. Dr. Miriam Goebel-Stengel
Zentrum für Innere Medizin
Klinik für Gastroenterologie, Hepatologie,
Stoffwechselerkrankungen und Palliativmedizin
HELIOS Klinikum Zerbst
Friedrich-Naumann-Str. 53, 39261 Zerbst
E-Mail: miriam.goebel-stengel@gmx.de

Priv.-Doz. Dr. Jörn Gröne
Klinik für Allgemein- und Viszeralchirurgie
Rotes Kreuz Krankenhaus Bremen gGmbH
St.-Pauli-Deich 24, 28199 Bremen
E-Mail: groene.j@roteskreuzkrankenhaus.de

Andrea Gunziger
Neuro-Urologie
Schweizer Paraplegiker Zentrum
Guido A. Zäch Strasse 1, 6206 Nottwil, Schweiz

Prof. Dr. Aiden Haghikia
Neurologische Klinik der Ruhr-Universität
Bochum
St. Josef-Hospital Bochum
Gudrunstr. 56, 44789 Bochum
E-Mail: Aiden.Haghikia@rub.de

Prof. Dr. Gerald Holtmann
Associate Dean Clinical
University of Queensland
Faculty of Medicine & Faculty of Health and
Behavioural Sciences
Director of Gastroenterology & Hepatology
Princess Alexandra Hospital, Brisbane,
Queensland, Australien
E-Mail: g.holtmann@uq.edu.au

Univ.-Prof. Dr. Peter Holzer
Institut für Experimentelle und Klinische
Pharmakologie, Medizinische Universität Graz
8010 Graz, Universitätsplatz 4, Österreich
E-Mail: peter.holzer@medunigraz.at

Priv.-Doz. Dr. Jutta Keller
Israelitisches Krankenhaus
Orchideenstieg 14, 22297 Hamburg
E-Mail: keller@ik-h.de

Prof. Dr. Ralf Kiesslich
HELIOS Dr. Horst Schmidt Kliniken Wiesbaden
Ludwig-Erhard-Str. 100, 65199 Wiesbaden
E-Mail: ralf.kiesslich@helios-kliniken.de

Priv.-Doz. Dr. Peter Kobelt
Medizinische Klinik mit Schwerpunkt
Psychosomatik
Charité – Universitätsmedizin Berlin
Augustenburger Platz 1, 13353 Berlin
E-Mail: peter.kobelt@charite.de

Anna Katharina Koch
Zentrum für Integrative Gastroenterologie
Kliniken Essen-Mitte
Lehrstuhl für Integrative Medizin
Universität Duisburg-Essen
Am Deimelsberg 34 a, 45276 Essen
E-Mail: a.koch@kliniken-essen-mitte.de

Prof. Dr. Heiner Krammer
Praxis für Gastroenterologie und
Ernährungsmedizin
End-und Dickdarmzentrum Mannheim
Bismarckplatz 1, 68165 Mannheim
E-Mail: krammer@magendarm-zentrum.de

Prof. Dr. Martin E. Kreis
Klinik für Allgemein-, Viszeral- und
Gefäßchirurgie
Charité – Universitätsmedizin Berlin,
Campus Benjamin Franklin
Hindenburgdamm 30, 12200 Berlin
E-Mail: martin.kreis@charite.de

Prof. Dr. Jost Langhorst
Zentrum für Integrative Gastroenterologie
Kliniken Essen-Mitte
Lehrstuhl für Integrative Medizin
Universität Duisburg-Essen
Am Deimelsberg 34a, 45276 Essen
E-Mail: j.langhorst@kliniken-essen-mitte.de

Prof. Dr. Peter Layer
Israelitisches Krankenhaus
Orchideenstieg 14, 22297 Hamburg
E-Mail: p.layer@ik-h.de

Inseon Lee
Abteilung für Innere Medizin VI
Psychosomatische Medizin und Psychotherapie
Universitätsklinikum Tübingen
Osianderstr 5, 72076 Tübingen
E-Mail: islee4u@gmail.com

Dr. Isabelle Mack
Universitätsklinikum Tübingen
Abteilung für Innere Medizin VI
Psychosomatische Medizin und Psychotherapie
Osianderstraße 5, 72076 Tübingen
E-Mail: isabelle.mack@uni-tuebingen.de

Prof. Dr. Ahmed Madisch
Klinik für Gastroenterologie
KRH Klinikum Siloah
Stadionbrücke 4, 30459 Hannover
E-Mail: ahmed.madisch@krh.eu

Priv.-Doz. Dr. Hendrik Manner
HELIOS Dr. Horst Schmidt Kliniken Wiesbaden
Ludwig-Erhard-Str. 100, 65199 Wiesbaden
E-Mail: HSManner@gmx.de;
Hendrik.Manner@helios-kliniken.de

Dr. Ute Martens
Universitätsklinikum Heidelberg
Klinik für Allgemeine Innere Medizin und
Psychosomatik
Thibautstr. 2, 69115 Heidelberg
E-Mail: ute.martens@med.uni-heidelberg.de

Dr. Nazar Mazurak
Abteilung für Innere Medizin VI
Psychosomatische Medizin und Psychotherapie
Universitätsklinikum Tübingen
Osianderstr 5, 72076 Tübingen
E-Mail: nazar.mazurak@med.uni-tuebingen.de

Prof. Dr. Hubert Mönnikes
Klinik für Innere Medizin
Martin-Luther-Krankenhaus
Caspar-Theyß-Straße 27–31, 14193 Berlin
E-Mail: moennikes@web.de

Univ.-Prof. Dr. Gabriele Moser
Universitätsklinik für Innere Medizin III
Abteilung für Gastroenterologie und Hepatologie
Währinger Gürtel 18-20, 1090 Wien, Austria
E-Mail: gabriele.moser@meduniwien.ac.at

Prof. Dr. Stefan Müller-Lissner
Eisenacherstraße 103D, 10781 Berlin
E-Mail: stefan@mueller-lissner.de

Prof. Dr. Frauke Musial
The National Research Center in Complementary
and Alternative Medicine, NAFKAM
Department of Community Medicine Faculty of
Health Science UiT
The Arctic University of Norway
N-9037 Tromsø, Norway
E-Mail: frauke.musial@uit.no

Prof. Dr. Winfried Neuhuber
Institut für Anatomie I
Universität Erlangen-Nürnberg
Krankenhausstr. 9, 91054 Erlangen
E-Mail: Winfried.Neuhuber@fau.de

Priv.-Doz. Dr. Beate Niesler
Arbeitsgruppe Genetik
Neurogastroenterologischer Erkrankungen
Abteilung Molekulare Humangenetik
Institut für Humangenetik
Universität Heidelberg
Im Neuenheimer Feld 366, 69120 Heidelberg
E-Mail: Beate.Niesler@med.uni-heidelberg.de

Prof. Dr. Jürgen Pannek
Neuro-Urologie
Schweizer Paraplegiker Zentrum
Guido A. Zäch Strasse 1, 6206 Nottwil, Schweiz
E-Mail: juergen.pannek@paraplegie.ch

Prof. Dr. Christian Pehl
Krankenhaus Vilsbiburg
Krankenhausstr. 2, 84137 Vilsbiburg
E-Mail: christian.pehl@kkh-vilsbiburg.de

Johannes Peter
Universitätsklinik für Innere Medizin III
Abteilung für Gastroenterologie und Hepatologie
Währinger Gürtel 18–20, 1090 Wien, Austria
E-Mail: johannes.peter@meduniwien.ac.at

Priv.-Doz. Dr. Daniel Pohl
UniversitätsSpital Zürich
Klinik für Gastroenterologie und Hepatologie
Rämistrasse 100, CH-8091 Zürich, Schweiz
E-Mail: Daniel.Pohl@usz.ch

Dr. Philip Prinz
Medizinische Klinik mit Schwerpunkt
Psychosomatik
Charité – Universitätsmedizin Berlin
Augustenburger Platz 1, 13353 Berlin
E-Mail: philip.prinz@charite.de

Prof. Dr. Karl-Herbert Schäfer
Arbeitsgruppe Enterisches Nervensystem
Hochschule Kaiserslautern
Campus Zweibrücken
Amerikastrasse 1, 66482 Zweibrücken
E-Mail: KarlHerbert.Schaefer@hs-kl.de

Prof. Dr. Michael Schemann (Hrsg.)
Institut für Humanbiologie
Lehrstuhl Humanbiologie
Technische Universität München
Liesel Beckmann Strasse 4, 85350 Freising
E-Mail: schemann@wzw.tum.de

Dr. Valeria Schindler
UniversitätsSpital Zürich
Klinik für Gastroenterologie und Hepatologie
Rämistrasse 100, CH-8091 Zürich, Schweiz

Prof. Dr. Jörg Schirra
Medizinische Klinik und Poliklinik II
Campus Großhadern
Marchioninistr. 15, 81377 München
E-Mail: Joerg.Schirra@med.uni-muenchen.de

Dr. Juliane Schwille-Kiuntke
Universitätsklinikum Tübingen
Abteilung Innere Medizin VI/Psychosomatische
Medizin und Psychotherapie
Osianderstr. 5, 72076 Tübingen
E-Mail:
juliane.schwille-kiuntke@med.uni-tuebingen.de

Prof. Dr. Ursula Seidler
Medizinische Hochschule Hannover
Abteilung Gastroenterologie
Hepatologie und Endokrinologie
Carl-Neuberg-Str. 1, 30625 Hannover
E-Mail: Seidler.Ursula@mh-hannover.de

Priv.-Doz. Dr. Andreas Stengel
Abteilung Innere Medizin VI – Psychosomatische
Medizin und Psychotherapie
Universitätsklinikum Tübingen
Osianderstraße 5, 72076 Tübingen
E-Mail: andreas.stengel@med.uni-tuebingen.de

Prof. Dr. Martin Storr
Internistenzentrum
MVZ Gauting-Starnberg
Bahnhofstraße 30, 82131 Gauting
E-Mail: gidoc@gmx.com

Prof. Dr. Rainer H. Straub
Labor für Experimentelle
Neuroendokrinoimmunologie
Innere Medizin
Universitätsklinikum
Am Biopark 9, 93053 Regensburg
E-Mail: rainer.straub@klinik.uni-regensburg.de

Dr. Ivo Van de Voort
Klinik für Innere Medizin, Gastroenterologie,
Hepatologie und Diabetologie
Klinikum Neukölln
Vivantes Netzwerk für Gesundheit GmbH
Rudower Straße 48, 12351 Berlin
E-Mail: ivo.vandervoort@mac.com

Prof. Dr. Thilo Wedel
Otto-Hahn-Platz 8
Christian-Albrechts-Universität zu Kiel
Anatomisches Institut, 24118 Kiel
E-Mail: t.wedel@anat.uni-kiel.de

Dr. Alessandro Wildisen
Luzerner Kantonspital
Allgemeine, Unfall-, Thorax-, Viszeralchirurgie
Spitalstrasse 16a, 6210 Sursee, Schweiz
E-Mail: alessandro.wildisen@luks.ch

Prof. Dr. Dirk Woitalla
St. Josef-Krankenhaus Kupferdreh
Neurologische Klinik
Heidbergweg 22-24, 45257 Essen
E-Mail: D.Woitalla@kkrh.de

1 Einleitung

T. Frieling

1.1 Historische Entwicklung

1.1.1 Historische Entwicklung der Neurogastroenterologie

Die Beschreibung von neurogastroenterologischen Funktionen, Funktionsstörungen und funktionellen Erkrankungen wurde früher unter den Begriffen Motilität bzw. Motilitätsstörungen zusammengefasst. Ein Grund hierfür war, dass sich zu Beginn überwiegend klinisch orientierte Wissenschaftler für dieses Gebiet interessierten und mit Hilfe der neu entwickelten Manometrie verschiedene Bewegungsvorgänge im Magen-Darm-Trakt des Menschen messen konnten. Im Verlauf konnte durch die Entwicklung der Grundlagenforschung mit neuen elektrophysiologischen und immunhistochemischen Untersuchungstechniken jedoch nachgewiesen werden, dass die physiologische Regulation der Magen-Darm-Funktionen wie auch die „motilitätsbedingten" Erkrankungen wesentlich durch das enterische Nervensystem (ENS, „Bauchhirn") bzw. durch seine Kommunikation mit dem zentralen Nervensystem („gut brain axis") bestimmt werden. Hierbei sind die zugrundliegenden Pathophysiologien der neurogastroenterologischen Erkrankungen sehr viel komplexer als die vermuteten reinen Bewegungsstörungen. So ist z. B. heute bekannt, dass das ENS vergleichbare Strukturen wie das ZNS aufweist und grundlegende Funktionen des Lernens und des Gedächtnisses umfasst. Dies hat zu dem Konzept geführt, dass das Bauchhirn bei bestimmten funktionellen Erkrankungen einmal angestoßene Fehlregulationen beibehalten und möglicherweise auch physiologische Regulationen verlernen kann. Gleichfalls gibt es Hinweise dafür, dass klassische neurologische Erkrankungen wie der M. Parkinson, die Alzheimer- und die Prionen-Erkrankung im Darm entstehen bzw. dort ihre Eintrittspforte haben.

Diese Entwicklung hat im Verlauf zu den Oberbegriffen Neurogastroenterologie bzw. Neurogastroenterologische Erkrankungen und zur Umbenennung der zuständigen Fachgesellschaften von der *Deutschen Gesellschaft für Motilität e.V.* in die *Deutsche Gesellschaft für Neurogastroenterologie und Motilität e.V.*, der *European Society of Gastrointestinal Motility* in die *European Society of Neurogastroenterology and Motility* und der amerikanischen Fachgesellschaft von der *American Motility Society* in die *American Neurogastroenterology and Motility Society* geführt. Nestor der Neurogastroenterologie in Deutschland war Martin Wienbeck (1936–2005), der damals am Universitätsklinikum Düsseldorf tätig war und 1981 zusammen mit Gerd Lux, damals am Universitätsklinikum Erlangen, den *Arbeitskreis gastrointestinale Motilität* der DGVS gründete. Diese Initiative entstand während des von Martin Wienbeck 1981 organisierten *8. International Gastrointestinal Motility Meeting* in Königstein/Taunus. Heute hat sich die Neurogastroenterologie durch die komplexen Interaktionen des Bauchhirns

https://doi.org/10.1515/9783110475470-002

mit anderen Systemen wie dem enterischen Immunsystem bzw. dem enterischen Mikrobiom zu einer typischen Querschnittswissenschaft entwickelt, die zu einer engen Zusammenarbeit mit anderen Fachgebieten geführt hat.

Beschwerden, die auf den Verdauungstrakt bezogen werden, gehören zu den häufigsten Symptomen in der Bevölkerung. Sie sind in der Regel unspezifisch und können Bauchschmerzen, abdominelle Missempfindungen und Blähungen umfassen. Wenn sie zum Arztbesuch führen, wechselt die Symptomatik nach heutiger Vorstellung von einer Befindlichkeitsstörung zur Erkrankung. Der Übergang von gastrointestinalen Befindlichkeitsstörungen zu Erkrankungen verläuft also fließend und wird wesentlich durch die subjektive Einschätzung der Patienten bestimmt. Bei vielen neurogastroenterologischen Erkrankungen konnte die klinische und grundlagenwissenschaftliche Forschung klare und einheitliche pathophysiologische Veränderungen nachweisen. Hierzu gehören u. a. die Ösophagusmotilitätsstörung, die Magenentleerungsstörung, die chronische intestinale Pseudoobstruktion, die chronische Obstipation und der M. Hirschsprung. Bei anderen funktionellen Erkrankungen wie dem Reizdarmsyndrom bzw. der funktionellen Dyspepsie konnte im Verlauf gezeigt werden, dass keine einheitliche Pathophysiologie vorhanden ist, sondern dass unter diesen Krankheitsnamen unterschiedliche Patientenuntergruppen mit unterschiedlichen Pathophysiologien subsumiert sind. Zurzeit besteht noch die Schwierigkeit, diese Patienten zu erkennen und die in der Grundlagenwissenschaft detektierten zahlreichen Biomarker klinisch umzusetzen. Hinzu kommt, dass die charakterisierten Funktionsstörungen nicht immer mit den Symptomen korrelieren müssen. Dies wird u. a. beim Reizmagen deutlich, wo die verminderte postprandiale Fundusrelaxation und die frühe Sättigung die einzige Korrelation zwischen Pathophysiologie und Symptomatik darstellt. Es ist zu erwarten, dass die weitere Entwicklung in Klinik und Forschung dieses Dilemma in Zukunft beseitigen wird.

> Die Neurogastroenterologie hat sich historisch aus der Wissenschaft der gastrointestinalen Bewegungsstörungen (Motilität) entwickelt. Wesentliche Grundlage der physiologischen Magen-Darm-Funktionen und der neurogastroenterologischen Erkrankungen ist das enterische Nervensystem bzw. seine Interaktion mit dem zentralen Nervensystem, dem Immunsystem und dem Mikrobioms.

1.1.2 Historische Entwicklung der funktionellen Erkrankungen am Beispiel des Reizdarmsyndroms

Ein Zusammenhang zwischen Bauchbeschwerden und Stuhlgangveränderungen wurde bereits vor 3000 Jahren von Hippocrates beschrieben, der über einen Patienten mit chronischen Abdominalbeschwerden, verändertem Stuhlverhalten, Blähungen und Stuhldrang schrieb [1] Ähnliche Berichte erfolgten in der Literatur bis zum Beginn des letzten Jahrhunderts [1–4]. Hierbei publizierten Osler [4] und Hurst [4] über eine „Muköse Kolitis" (mucous colitis) mit Abgang von Schleim (Mukorrhoe),

Zelldebris und „Intestinalem Sand". Viele dieser Patienten wurden als hysterisch, hypochondrisch oder depressiv beschrieben und litten unter Bauchkoliken. Der Begriff „spastisches Kolon" bzw. „irritable Kolon" wurde 1928 von Ryle [5] bzw. 1929 von Jordan und Kiefer [4] benutzt, die eine muskuloneurale Störung des Dickdarms bei 30 % von gastroenterologischen ambulanten Patienten (outpatients) mit Bauchschmerzen und gestörter Defäkation beschrieben. In der Literatur wurden seitdem verschiedene Begriffe verwendet (funktionelle Diarrhoe, nervöse Diarrhoe, vegetative Neurose, Dyssynergie des Kolons, Kolonspasmen, spastisches Kolon, Enterospasmus muköse Kolitis, mukomembranöse Kolitis, irritables Kolonsyndrom) [6, 7]. Chaudhary und Truelove [8] beschrieben zwei unterschiedliche klinische Subtypen, nämlich ein spastisches Kolon mit Abdominalschmerzen und Wechsel von Obstipation und Diarrhoe bzw. eine schmerzlose Diarrhoe [8]. Die ersten Versuche, funktionelle neurogastroenterologische Erkrankungen zu klassifizieren, erfolgten für das Reizdarmsyndrom. Wesentliche Grundlage hierfür waren umfangreiche postalische Befragungen in der Bevölkerung, die eine Gruppe von Menschen mit Bauchbeschwerden in Zusammenhang mit Stuhlgangveränderungen identifizieren konnten. Der Nachweis dieser Symptomkombination („Symptomen-Cluster") führte zu der Auffassung, dass hier eine einheitliche Erkrankung zugrunde liegen müsse, und zu dem Begriff des Reizdarmsyndroms. Die Definitionskriterien sind also rein symptomenbezogen und suggerieren ein einheitliches Krankheitsbild, obwohl keine Aussage über die zugrundeliegende Pathophysiologie getroffen wird. Trotzdem wird diese Klassifikation wie auch zahlreiche andere Definitionen funktioneller Erkrankungen von Experten in regelmäßigen Konsensuskonferenzen gepflegt und weiterentwickelt. So wurden 1970 von Manning et al. [9] standardisierte diagnostische Kriterien für das Reizdarmsyndrom entwickelt. Im Verlauf wurden von Kruis et al. [10] die so genannten Kruis-Kriterien vorgestellt. In nachfolgenden Konsensuskonferenzen, die traditionell in Rom stattfanden, wurden für alle funktionellen gastrointestinalen Erkrankungen 1990 die Rom-I- [11], 1999 die Rom-II- [12], 2006 die Rom-III- [13] und 2016 die Rom-IV-Kriterien [14] entwickelt.

Die Symptomenorientierung der Rom-Klassifikationen mit unklarer Beziehung zur Pathophysiologie ist auch ihr größter Nachteil [15]. So beruhen die Definitionen der funktionellen Erkrankungen überwiegend auf patientenbezogenen subjektiven Angaben, wobei mittels der konventionellen Untersuchungstechniken keine organischen Korrelate nachgewiesen werden können. Daher ist die einheitliche Einordnung als Erkrankung (Disease), Befindlichkeitsstörung (Illness, Sickness) oder Störung (Disorder) im Einzelfall schwierig. Aufgrund der deutlichen Symptomen-Überlappung mit anderen funktionellen Erkrankungen bzw. der großen Variabilität im zeitlichen Verlauf muss die Relevanz natürlicher Symptomen-Cluster für große Patientenkollektive angezweifelt werden. Es liegen ebenfalls bisher keine Daten vor, ob sich der Verlauf und/oder das therapeutische Ansprechen der durch die Manning, Rom I, Rom II, Rom III bzw. Rom IV charakterisierten Kollektive pathophysiologisch signifikant voneinander bzw. von den Patientenkollektiven mit ähnlichen Symptomen, die aber nicht den strikten Definitionen entsprechen, unterscheiden. Dies bedeutet z. B., dass es *das* Reizdarmsyndrom eigentlich gar nicht gibt und dass unter dieser Fehlbezeichnung [15] verschiedene Erkrankungen mit unterschiedlichen Pathophysiologien subsumiert sind. Es ist zu erwarten, dass durch die weitere Entwicklung der Neurogastroenterologie die diesen artifiziellen Oberbegriffen zugrundeliegenden unterschiedlichen Erkrankungen in Zukunft charakterisiert werden können und dass hierdurch spezifische Behandlungen möglich sein werden.

> Die traditionelle, durch Konsensuskonferenzen gepflegte Klassifizierung der funktionellen Magen-Darm-Erkrankungen ist symptomenorientiert und korreliert nicht mit den zugrundeliegenden unterschiedlichen Pathophysiologien.

1.1.3 Zusammenfassung und Ausblick

Die funktionellen gastrointestinalen Erkrankungen werden historisch symptomenbasiert definiert und regelmäßig in Konsensuskonferenzen weiterentwickelt. Sie sind organische Erkrankungen, die aus vielen Subgruppen mit definierten Pathophysiologien bestehen. Insofern handelt es sich bei den Krankheitsbezeichnungen (z. B. Reizdarmsyndrom, funktionelle Dyspepsie) um Fehlbezeichnungen. Es ist zu erwarten, dass in Zukunft klinisch nutzbare Biomarker entwickelt werden, die eine spezifische und pathophysiologisch orientierte Behandlung möglich machen.

1.1.4 Literatur

[1] Lacy BE, Lee RD. Irritable bowel syndrome: a syndrome in evolution. J Clin Gastroenterol. 2005; 39 (3): S230–S242.
[2] Howship J. Practical remarks on the discrimination and successful treatment of spasmodic stricture in the colon considered as an occasional cause of habitual confinement of the bowel. London. 1830.
[3] Da Costa JM. Mucous enteritis. Am J Med Sci. 1871; 89: 321–335.
[4] Maxwell PR, Mendall MA, Kumar D. Irritable bowel syndrome. Lancet. 1997; 350: 1691–1695.
[5] Ryle JA. Chronic spasmodic afflictions of the colon. Lancet II. 1928; 1115.
[6] Bockus HL, Bank J, Wilkinson SA. Neurogenic mucous colitis. Am J Med Sci. 1928; 176: 813–823.
[7] Smits BJ. The irritable bowel syndrome. The Practitioner. 1974; 213: 37–46.
[8] Chaudhary NA, Truelove SC. The irritable colon syndrome. A study of the clinical features, predisposing causes and prognosis in 130 cases. Q J Med. 1962; 31: 307–322.
[9] Manning AP, Thompson WG, Heaton KW et al. Towards positive diagnosis of the irritable bowel. BMU 1978; 653-654
[10] Kruis W, Thieme GH, Weinzierl M, et al. A diagnostic score for the irritable bowel syndrome. Its value in the exclusion of organic disease. Gastroenterology. 1984; 87: 1–7.
[11] Drossman DA, Thompson WG, Talley NJ, et al. Identification of subgroups of functional gastrointestinal disorders. Gastroenterol Int. 1990; 3: 159–172.

[12] Thompson WG, Longstreth GF, Drossman DA, et al. Functional bowel disorders and functional abdominal pain. Gut. 1999; 45 (2): 1143–1147.
[13] Longstreth GF, Thompson WG, Chey WD, et al. Functional bowel disorders. Gastroenterology. 2006; 130: 1480–1489.
[14] Drossman D. Sp346: Overview of Rome IV: Changes in Criteria and New Educational Concepts. Presented at: Digestive Disease Week; May 21–24, 2016; San Diego.
[15] Frieling T, Schemann M, Pehl C. Irritable bowel syndrome – a misnomer? Z Gastroenterol. 2011; 49: 577–578.

M. Schemann
1.2 Funktionen und funktionelle Erkrankungen

1.2.1 Magen-Darm-Funktionen

Der Magen-Darm-Trakt erfüllt eine Reihe lebenswichtiger Funktionen [1].

1) Zunächst muss die Nahrung durch den Schluckakt entlang der Speiseröhre in den Magen gelangen. Dies setzt eine von proximal nach distal wandernde Kontraktion voraus, die über das zentrale und enterische Nervensystem (ENS) gesteuert wird.

2) Schon während dieser Phase kommt es zu einer rezeptiven Relaxation des Magenspeichers. Eine exaktere Volumenakkomodation erfolgt nach der Magenfüllung durch die adaptive Relaxation des Magenspeichers. Beide Vorgänge setzen ein intaktes enterisches Nervensystem (ENS) voraus, das jetzt vermehrt hemmende Transmitter wie Stickstoffmonoxid (NO) oder Adenosintriphosphat (ATP) ausschüttet. Die rezeptive Relaxation wird über vago-vagale Reflexe, die dann hemmende Nervenzellen des ENS aktivieren, initiiert. Die adaptive Relaxation läuft rein lokal über das enterische Nervensystem ab.

3) Die koordinierte Magenentleerung basiert auf mehreren Faktoren, die sich auf die Aktivität der Magenpumpe (Antrum) und des Magenspeichers (Corpus und Fundus) auswirken. Im Zentrum stehen periodisch ablaufende Kontraktionen (3× pro Minute), die im Corpus beginnen und bis zum Pylorus laufen. Die Einschnürungstiefe dieser peristaltischen Wellen sowie der Muskeltonus proximal und distal der Welle bestimmen die Zerkleinerung und Mischung des Inhalts sowie die Geschwindigkeit der Magenentleerung. Je kalorienreicher die Nahrung, desto geringer sind der Muskeltonus und die Einschnürungstiefe der Welle. Je höher der Muskeltonus im Fundus, desto stärker wird das Antrum mit Inhalt gefüllt. Eine Verlangsamung der Magenentleerung wird durch eine flache peristaltische Welle, eine nur minimale Öffnung des Pylorus und einen geringen Muskeltonus im Fundus erreicht. Dieser geringe Muskeltonus führt dazu, dass Mageninhalt durch die geringere Einschnürungstiefe nicht Richtung Pylorus, sondern wieder in den Magenspeicher zurückfließt.

Daneben beginnt der Magen Säure zu sezernieren, die unter anderem dazu dient, durch Aktivierung des Trypsinogens zu Trypsin Proteine zu spalten und für die Resorption vorzubereiten.

4) Im Duodenum angelangt, aktiviert der Inhalt, abhängig von dem pH-Wert und der Proteinkonzentration, die Sekretion von Sekretin und Cholecystokinin (CCK). Die Hormone fördern die Bikarbonat- und Enzymsekretion des Pankreas sowie die Entleerung der Gallenblase. Abhängig von pH-Wert, Osmolarität und Kaloriendichte wird der Inhalt sofort und nur langsam in distalere Regionen des Dünndarms transportiert. Auch hierbei spielen peristaltische Wellen eine entscheidende Rolle. Zeitlich und räumlich koordiniert auftretende Kontraktionen summieren sich zu peristaltischen Wellen, die den Inhalt über mehrere 10 cm nach distal befördern. Solche Wellen treten unter postprandialen Bedingungen allerdings nur bei inerten oder kalorienarmen Mahlzeiten auf. Die Effektivität des Weitertransportes richtet sich nach der Kapazität des Darms zur Spaltung und Resorption von Nährstoffen. Die peristaltischen Wellen laufen unter normalen Umständen nur über sehr kurze Strecken (zum Teil nur 1–2 cm). Das daraus resultierende motorische Muster wird als Segmentation bezeichnet, die scheinbar chaotisch an verschiedenen Stellen den Darm kontrahiert, so dass der Inhalt dadurch hin- und herpendelt. Bei fetthaltiger Nahrung tritt dieses Muster besonders häufig auf.

5) Im Dickdarm herrscht eine uneinheitliche Motorik, meist bestehend aus kleinamplitudigen Kontraktionen, die in der Mehrzahl anterograd, aber vereinzelt auch retrograd laufen. Diese werden unterbrochen durch starke peristaltische Kontraktionen, die zu einer Massenbewegung des Inhaltes führen und häufig mit Stuhldrang und -entleerung verbunden sind. Im Dickdarm wird primär Wasser rückresorbiert. Die Gleitfähigkeit des Inhaltes wird, wie auch im Dünndarm, durch Schleimsekretion garantiert. Die dafür notwendige osmotisch getriggerte Sekretion von Flüssigkeit wird über epitheliale Chloridsekretion ermöglicht. Durchfall ist häufig Konsequenz einer überschießenden Chloridsekretion, die zum großen Teil über das ENS verstärkt oder sogar initiiert wird. Viele viral und bakteriell ausgelösten Durchfälle sind auch nerval vermittelt – entweder durch direkte Wirkung des Toxins auf Nerven, durch Immunmediatoren, die Nerven aktivieren, oder durch Stimulation der Serotoninausschüttung von enterochromaffinen Zellen [2].

6) Hungermotorik herrscht zwischen postprandialen Phasen, wenn der Darm leer ist. Diese interdigestive Motorik wird funktionell dominiert durch die Phase III, welche sich durch peristaltische Wellen mit großer Amplitude auszeichnet. Die Wellen laufen meist über 10–30 cm. Jede Welle startet dabei ein paar Millimeter weiter distal, so dass bei der Registrierung ein migrierender Komplex sichtbar wird. Diese Front fegt den Darm leer – daher die Bezeichnung „Housekeeper" –, da sich Inhalt vor der Front ansammelt und langsam nach distal transportiert wird. Wenn der Darm leer ist, läuft diese Front schneller von proximal nach distal, da jetzt die Wellen über längere Strecken reichen und die jeweils folgende Welle wenige cm weiter distal beginnt. Das Phänomen ist vom Fegen eines Bodens bekannt. Je mehr Dreck vorhanden ist, desto öfter muss über die gleiche Stelle gewischt werden.

7) Unter physiologischen Bedingungen wird keines der motorischen Muster als unangenehm oder schmerzhaft empfunden. Kontraktionen werden nicht bewusst

wahrgenommen, bis auf die mit Stuhldrang einhergehenden Kontraktionen im Dickdarm.

> Motorik und Sekretion orientieren sich unter physiologischen Bedingungen an den funktionellen Notwendigkeiten und der Kapazität des Magen-Darm-Traktes. Diese Vorgänge werden nicht bewusst wahrgenommen.

1.2.2 Funktionelle Magen-Darm-Störungen

Bei funktionellen Magen-Darm-Störungen – in diesem Absatz werden exemplarisch Reizdarm und Reizmagen diskutiert – sind die oben beschriebenen Funktionen einzeln oder in Kombination gestört [3]. Häufig wird der Begriff „funktionell" als „psychisch" oder „nichtorganisch" fehlinterpretiert. Dies ist aus mehreren Gründen falsch. Zum einen hat auch eine psychische Erkrankung eine organische Ursache, da das Gehirn zweifellos ein Organ ist. Zum anderen drückt der Begriff „funktionell" nur den Mangel an diagnostischen Methoden oder die mangelnde klinische Umsetzung aus, um organische Ursachen nachzuweisen. Im Prinzip bedeutet „funktionell" in diesem Zusammenhang schlicht die Fähigkeit, Symptome zu beschreiben, ohne den pathophysiologischen Hintergrund zu kennen oder nachweisen zu können. Dabei gibt es für Reizmagen und Reizdarm viele pathophysiologische Konzepte, und es lassen sich organische Störungen und strukturelle Alterationen in der Darmwand nachweisen (Tab. 1.1). Keine dieser klar definierten strukturellen Änderungen hat jedoch bisher eine positive Diagnose Reizdarm oder Reizmagen ermöglicht noch gibt es Hinweise, dass die pathophysiologischen Konzepte einen unterschiedlichen klinischen Verlauf bzw. eine unterschiedliche Prognose begründen. Darüber hinaus sind diese Änderungen nicht bei jedem Patienten nachweisbar.

Es ist bemerkenswert, dass sich die organischen Störungen bei Reizdarm und Reizmagen ähneln, wenn auch im Detail in unterschiedlicher Ausprägung (Tab. 1.1). Bei beiden Erkrankungen lassen sich sensomotorische Störungen nachweisen, meist verbunden mit viszeraler Hypersensitivität. Gemeinsam sind beiden eine Immunaktivierung und das Phänomen der postinfektiösen Plastizität. Es wird heute davon ausgegangen, dass bei bis zu 30 % der Patienten die Symptome Folge einer viralen oder bakteriellen gastrointestinalen oder urogenitalen Infektion sind. Genetische Prädisposition sowie eine Dysbiose sind bei Reizdarm und Reizmagen nachgewiesen. Die ein oder andere Pathophysiologie hat bereits zu einer begrifflichen Veränderung geführt. So gibt es die Bezeichnung postinfektiösen Reizdarm oder es wird zunehmend von einer duodenalen oder jejunalen „Mastozytose" gesprochen.

> Funktionelle Erkrankungen haben organische Ursachen, die sich als sensomotorische Störungen, viszerale Hypersensitivität und/oder Immunaktivierung manifestieren. Darüber hinaus gibt es genetische Prädispositionen und nahrungsmittelabhängige Symptome.

Tab. 1.1: Funktionsstörungen und deren pathophysiologische Hintergründe bei Reizdarm und Reizmagen.

Funktionsstörung bei Reizdarm	Pathophysiologisch relevante Faktoren
Motilitätsstörungen	– Kolontransit 48 h ($\downarrow$ bei RDS-D) – Kolontransit 48 h ($\uparrow$ bei RDS-O) – Gallensäuren im Stuhl ($\uparrow$ bei RDS-D) – NaV1.5-Fehlfunktion (relevant bei ca. 2 % der RDS-Patienten)
Sensomotorische Störungen (veränderte Mukosa-Nerv-Interaktionen)	– $\uparrow$ Proteasen im Schleimhautmediatorcocktail (Biopsieüberstände) – $\uparrow$ Proteasen im Stuhl (RDS-D) – Akute Aktivierung enterischer Nerven durch Schleimhautmediatorcocktail – Reduzierte nervale Antwort in Patientenbiospien auf Mediatorcocktail (Protease-induzierte Desensibilisierung) – Akute Aktivierung extrinsischer Sensoren (Nozizeptoren) durch – Schleimhautmediatorcocktail – Aktivierung extrinsischer Sensoren (Nozizeptoren) durch PBMC-Mediatorcocktail – $\uparrow$ BDNF- und NGF-Spiegel in der Darmwand – $\downarrow$PYY- und $\uparrow$Somatostatin-Zellen in der Rektumschleimhaut – $\downarrow$CgA-Zelldichte in der Duodenalschleimhaut
Viszerale Hypersensitivität	– $\uparrow$ Sensibilität nach Rektumdehnung – $\uparrow$ Sensibilisierung auf Rektumdehnung nach vorheriger Sigmadehnung
Erhöhte mukosale Permeabilität	– $\uparrow$ Epitheliale Permeabilität – $\downarrow$ der Zonula occludens Expression
Post-infektiöse Plastizität	– T-Zell-abhängige EC-Zell-Hyperplasie – $\uparrow$ erhöhte intraepitheliale Immunzellen – $\uparrow$ IL-1β und IL-6 in der Darmwand
Immunaktivierung	– $\uparrow$ TNFα- und IL-1β-Freisetzung – $\uparrow$ Expression der TLR2- und TLR4-Rezeptoren – $\uparrow$ TH2-Zytokinin-Spiegel im Blut – $\uparrow$ Dichte und Reaktivität epithelialer Immunzellen – $\uparrow$ des antimikrobiellen Peptids β-Defensin – Flagellin-Antikörper – Antikörper gegen enterische Nervenzellen
Genetische Prädisposition (Polymorphismen)	– TNFSF15 (pro-inflammatorisch, aktiviert NF-κB und Zelltod) – PARM1 (Mucin?) – KDELR2 (Proteinsortierung im ER) – GRID2IP (Aktivierung von Glutamat-Rezeptor)
Gestörte 5-HT-Signalwege	– 5-HT$_3$- und 5-HT-Transporter-Polymorphismen (RDS-D) – $\uparrow$ 5-HT-Plasmaspiegel (RDS-D) – $\downarrow$ 5-HT-Plasmaspiegel (RDS-O)
Veränderte Mikrobiota	– $\downarrow$ der Diversität – $\uparrow$ Enterobacteriaceae, Veillonella, Streptococcus (RDS-D), Dorea, Blautia, Roseburia, Ruminococcus, Methanobrevibacter (RDS-O) – $\downarrow$ Bifidobacterium, Collinsella, Streptococcus (RDS-O), Faecalibacterium, Christensenellaceae, Clostridiales, Methanobrevibacter (RDS-M)

Tab. 1.1: (fortgesetzt)

Funktionsstörung Reizmagen	Pathophysiologisch relevante Faktoren
Motilitätsstörungen	– Beeinträchtigte Volumenakkomodation des Fundus – Disproportionale Volumenverteilung im Magen (zu viel im Antrum, zu wenig im Fundus) – ↓ Volumenaufnahme beim Trinktest – Antrale Hypomotilität
Sensomotorische Störungen	– Reduzierte Erregbarkeit enterischer Nerven im Duodenum – Gliose im duodenalen Plexus submucosus – ↓ Parasympathikus-Tonus – ↑ Säuresensitivität im Duodenum – ↑ Fettsensibilität im Duodenum verbunden mit ↑ CCK-Sensitivität – ↑ Nüchtern und postprandiale CCK-Spiegel, aber ↓ PYY-Spiegel
Viszerale Hypersensitivität	– ↑ Sensibilität nach Magendehnung
Erhöhte mukosale Permeabilität	– ↑ Epitheliale Permeabilität
Post-infektiöse Plastizität im Duodenum	– CD8+ cytotoxische T-Zellen, CD 68+ und CCR2+ Makrophagen – ↓ CD4+ T-Helferzellen im Duodenum
Immunaktivierung	– ↑ GDNF, eosinophile Granulozyten und Makrophagen in duodenalen Schleimhautbiopsien – ↑ Degranulation der eosinophilen Granulozyten im Duodenum – TH2-vermittelte Antwort im Duodenum – ↑ GDNF und NGF Expression in der H. Pylori+ Magenschleimhaut
Genetische Prädisposition (Polymorphismen)	– ↑ GNβ3 TT Genotyp (verstärkte Signaltransduktion zwischen Rezeptor und Zielprotein) – ↓ CCK A Rezeptor CC Genotyp
Veränderte Mikrobiota	– ↑ Prevotella – Helicobacter pylori

BDNF = Brain derived neurotrophic factor; CCK = Cholecystokinin; CgA = Chromagranin A (Marker für enteroendokrine Zellen), GDNF = glial cell line-derived neurotrophic factor; GNβ3 = G-protein β polypeptide-3; Nav1.5 = Tetrodotoxin insensitiver Na-Kanal; NGF = nerve growth factor; PBMC = peripheral blood mononuclear cells (primär Lymphozyten und Monozyten); PYY = Peptid YY; RDS-D = Reizdarm vom Durchfalltyp; RDS-M = Reizdarm mit Durchfall und Obstipation alternierend; RDS-O = Reizdarm vom Obstipationstyp; TH2 = Typ 2 T-Helferzellen; TLR = Toll like Rezeptoren; TRPV1 = Transient Receptor Potential Vanilloid Type 1

1.2.3 Literatur

[1] Furness JB. The enteric nervous system. Blackwell Publishing, Massachusetts, USA, Blackwell Publishing. 2006.
[2] Lundgren O. Enteric nerves and diarrhoea. Pharmacol Toxicol. 2002; 90: 109–120.
[3] Schemann M, Frieling T. Reizdarmsyndrom – Epidemiologie und Pathophysiologie. Der Gastroenterologe. 2013, 8: 405–416.

P. Enck

1.3 Klassifikationen funktioneller Magen-Darm-Störungen

1.3.1 Klassifikationen vor 1989

Wie im Kapitel 1.1 ausgeführt, war bis zur Initiative der Rom-Kommission (1989) weder der Sprachgebrauch noch die klinische Praxis in Diagnostik und Therapie einheitlich, und funktionelle Störungen des Magen-Darm-Traktes wurden vor allem als „Rest-Kategorie" betrachtet, nachdem möglichst alle organischen Ursachen der jeweiligen Beschwerden ausgeschlossen worden waren. Eine völlig andere Sicht der Dinge auf diese Patienten haben Allgemeinärzte einerseits und Psychosomatiker/Psychiater andererseits. Dies wird hier exemplarisch am Beispiel des RDS betrachtet. Vergleichbare Analysen lassen sich vermutlich für andere funktionelle Störungen des Magen-Darm-Traktes durchführen, z. B. für die funktionelle Dyspepsie und den nichtkardialen Thoraxschmerz.

Bis 1989, zu der Zeit vor dem Erscheinungsdatum des ersten Rom-Konsensus [1], fand diese Diskussion – anders als heute – eher sporadisch und keineswegs systematisch statt; sie fand sich ausschließlich in der akademischen Medizin und hatte bis weit in die 90er Jahre hinein keinen Einfluss auf die praktische Medizin, weder auf die Allgemeinmedizin noch auf die Fachdisziplinen Gastroenterologie oder Psychosomatik/Psychiatrie genommen. Sie fand darüber hinaus vor allem im englischsprachigen Ausland statt.

Ein wesentlicher Impuls für die nachfolgende Diskussion kam vermutlich über die gestiegene Nachfrage nach Patienten mit gastrointestinalen Funktionsstörungen im Rahmen von Medikamentenprüfungen, nachdem ein systematisches Review gezeigt hatte, dass „not a single IBS treatment trial reported to date [1988], used an adequate operational definition of IBS" [2].

Das Verständnis der gastrointestinalen Funktionsstörungen in diesen drei medizinischen Teilfächern vor 1989 ist in einer Übersichtsarbeit [3] wie folgt beschrieben: Die Allgemeinmedizin orientierte sich an den WONCA-Kriterien von 1983 [4], die Gastroenterologen an den Manning-Kriterien von 1978 [5] und die Psychosomatik/Psychiatrie an der DSM-III-Kriterien von 1980 [6]. Eine Differenzierung zwischen verschiedenen Funktionsstörungen im Magen-Darm-Trakt gab es nicht.

Vor 1989 gab es keine einheitliche Einteilung der gastrointestinalen Funktionsstörungen.

1.3.2 Klassifikationen nach 1989

Auch nach der Publikation der ersten Rom-Kriterien (1989) bestand diese Dreiteilung weitgehend fort: Die Allgemeinmedizin hat, in der Nachfolge der WONCA-Klassifikation, ihre Kriterien bis 1998 nicht verändert. Diese Definition wurde 1998 in die „International Classification in Primary Care" (ICPC-2-Klassifikation) überführt und der ICD-10-Klassifikation angepasst. Unter D-93 der ICPC-2-Klassifikation von 1998 wird das RDS wie folgt definiert: dauerhaft oder wiederkehrend abdominelle Schmerzen und wechselnde Stuhlgangsgewohnheiten über eine Zeitperiode (over a period of time) und vermehrt Gas oder ein angespanntes und tastbares Kolon (tender and palpable colon) oder Hinweise auf Schleim ohne Blut im Stuhl (history of mucous without blood in stool). Diese Fassung der Klassifikation ist auch die gegenwärtig gültige in der Allgemeinmedizin, und sie unterscheidet sich in ihrer geringeren Komplexität von den Rom-Klassifikationen der Gastroenterologie (s. unten und Tab. 1.2).

Erst die Rom-Kriterien von 1989 [1] und 1990 [7] sowie deren Weiterentwicklung (Rom I: 1992 [8]; Rom II: 1999 [9]; Rom III: 2006 [10]; Rom IV; 2016 [11]) und deren Verbreitung haben es erlaubt, nicht nur das Krankheitsbild RDS exakter zu definieren, sondern auch die Vielzahl unterschiedlicher Phänotypen solcher Funktionsstörungen zu charakterisieren (Kap. 1.3.4). Dabei basieren die Rom-Kriterien zwar auf den Manning-Kriterien, sie sind jedoch gemäß einem internationalen Standard der Konsensusfindung (Delphi-Technik) in einem aufwendigen Diskussionsprozess entstanden und modifiziert worden.

Innerhalb der *Psychiatrie und Psychosomatik* wurde durch die Klassifikation als „somatoforme Störung" dieser großen Patientengruppe erstmals vermehrt Aufmerksamkeit geschenkt; es gab jedoch von Anfang an auch Widerstände und Einwände gegen diese Klassifikation, und zwar aus verschiedenen Gründen: Zum einen konnte für viele Patienten die implizite Annahme einer Psychogenese der Symptome nicht substantiiert werden und wurde auch von den Patienten abgelehnt. Zum anderen konnten Validität und Reliabilität der Kriterien nicht gesichert werden; die Klassifikation wurde daher oft als Behinderung für eine adäquate medizinische Versorgung angesehen. Die Weiterentwicklung der DSM-IV- und ICD-10-Kriterien zu DSM V und ICD-11 trägt dieser Kritik Rechnung: Die Kategorie „Somatoforme Störung" wurde verlassen zugunsten einer symptomorientierten Kategorisierung („somatic symptom disorder"), die einer „Spezifität" der Symptome Rechnung trägt, dem RDS also wieder eine Bedeutung als *spezifische* gastroenterologische Erkrankung zuzuweisen.

Tab. 1.2: Vergleich der verschiedenen Rom-Definitionen des Reizdarm-Syndroms, nach [3].

Rom (1989) [1]	Rom (1990) [7]	Rom I (1992) [8]
Dauerhafte oder wiederkehrende (recurrent) Symptome abdomineller Schmerzen, die	Für wenigstens 3 Monate dauerhafte oder wiederkehrende (recurrent) abdominelle Schmerzen oder Beschwerden (discomfort), die	Für wenigstens 3 Monate dauerhafte oder wiederkehrende (recurrent) abdominelle Schmerzen oder Beschwerden (discomfort), die
– beim Stuhlgang nachlassen, oder – mit einer Änderung der Stuhlfrequenz assoziiert sind, oder – mit einer Änderung der Stuhlkonsistenz.	– beim Stuhlgang nachlassen, oder – mit einer Änderung der Stuhlfrequenz assoziiert sind, oder – mit einer Änderung der Stuhlkonsistenz.	– beim Stuhlgang nachlassen, und/oder – mit einer Änderung der Stuhlfrequenz assoziiert sind, und/oder – mit einer Änderung der Stuhlkonsistenz.
und/oder gestörte Defäkation (zwei oder mehr der Folgenden):	und* ein irreguläres (variierendes) Defäkationsverhalten in mindestens 25 % der Zeit (drei oder mehr der Folgenden)	und zwei oder mehr der folgenden Merkmale bei wenigstens ¼ der Gelegenheiten oder der Zeit
– Veränderte Stuhlfrequenz – veränderte Stuhlform (harter oder weicher/wässriger Stuhl) – Veränderte Stuhlpassage (Pressen, Drang, Gefühl unvollständiger Entleerung – Schleim im Stuhl	– Veränderte Stuhlfrequenz – veränderte Stuhlform (harter oder weicher/wässriger Stuhl) – Veränderte Stuhlpassage (Pressen, Drang, Gefühl unvollständiger Entleerung – Schleim im Stuhl	– Veränderte Stuhlfrequenz – veränderte Stuhlform (harter oder weicher/wässriger Stuhl) – Veränderte Stuhlpassage (Pressen, Drang, Gefühl unvollständiger Entleerung
Normalerweise assoziiert mit		
– Blähungen oder dem Gefühl abdomineller Dehnung	– Blähungen oder dem Gefühl abdomineller Dehnung	

* Die Notwendigkeit für Schmerz wird dem Untersucher überlassen

Tab. 1.2: (fortgesetzt)

Rom II (1999) [9]	Rom III (2006) [10]	Rome IV (2016) [11]
Für wenigstens 12 Wochen, die nicht konsekutiv sein müssen, in den vergangenen 12 Monaten abdominelle Beschwerden (discomfort) oder Schmerzen, die zwei der drei folgenden Merkmale haben:	Für wenigstens 3 Tage im Monat in den vergangenen 3 Monaten wiederkehrende (recurrent) abdominelle Schmerzen oder Beschwerden (discomfort)** , die zwei oder mehr der folgenden Merkmale haben:	Im Mittel wenigsten 1 Tag/Woche in den vergangenen 3 Monaten*** wiederkehrende abdominelle Schmerzen, die zwei oder mehr der folgenden Kriterien erfüllen:
– beim Stuhlgang nachlassen, und/oder – deren Beginn mit einer Änderung der Stuhlfrequenz assoziiert sind, und/oder – deren Beginn mit einer Änderung der Stuhlform assoziiert sind.	– beim Stuhlgang nachlassen, – deren Beginn mit einer Änderung der Stuhlfrequenz assoziiert sind, deren Beginn mit einer Änderung der Stuhlform assoziiert sind.	– im Zusammenhang mit der Defäkation stehen, – mit einer Änderung der Stuhlfrequenz einhergehen, – mit einer Änderung der Stuhlform (Aussehen) einhergehen.

** unangenehme Empfindung (uncomfortable sensation) die nicht als Schmerz beschrieben wird
*** Beginn: 6 Monate oder mehr

Erst die Rom-Kriterien ab 1989 und deren Verbreitung haben es erlaubt, nicht nur das Krankheitsbild RDS exakter zu definieren, sondern auch die Vielzahl unterschiedlicher Phänotypen solcher Funktionsstörungen zu charakterisieren.

1.3.3 Der Celle-Konsensus 1999 und die S3-Leitlinie RDS von 2011

Nach Veröffentlichung der Rom-I-Kriterien und unmittelbar vor Veröffentlichung der Rom-II-Kriterien (Tab. 1.2) berief die Deutsche Gesellschaft für Verdauungs- und Stoffwechselkrankheiten (DGVS) 1998 eine Konsensus-Tagung unter Leitung von Professor Jürgen Hotz, Celle, um erste deutsche Leitlinien zum Reizdarmsyndrom zu formulieren, auch dies in einer Delphi-Technik unter Beteiligung vieler nationaler Experten aus der Gastroenterologie [12].

Die Celle-Kriterien stellten einen Kompromiss zwischen den differenzierten Rom-Kriterien und den von Hausärzten in der Allgemeinmedizin benutzen Kriterien dar. Gemäß den Celle-Kriterien liegt ein RDS dann vor, wenn ein Patient abdominelle Schmerzen hat, „oft in Beziehung zur Defäkation (meist Erleichterung durch Defäkation)" und „Veränderung der Defäkation" in mindestens zwei der folgenden Aspekte: a) Frequenz, b) Konsistenz (hart, breiig, wässrig, Veränderung konstant oder wechselnd) und c) Passage mühsam, gesteigerter Stuhldrang; Gefühl der inkompletten Darmentleerung; „Schleimabgang" sowie „häufig assoziiert ein Gefühl der abdominellen Distension und/oder Blähungen" [12, S. 606]. Die Kriterien gleichen damit auch denen der WONCA und vermeiden die Quantifizierung der Beschwerden (Frequenz) der Rom-Kriterien.

Zehn Jahre nach der Veröffentlichung des Celle-Konsensus schlug die Deutsche Gesellschaft für Neurogastroenterologie und Motilität e.V. (DGNM) der DGVS eine S3-Leitlinie zum Thema Reizdarmsyndrom vor, an der neben Gastroenterologen auch Vertreter vieler medizinischer Teildisziplinen beteiligt werden sollten, entsprechend den Richtlinien und Standards für Leitlinienerstellung in der Medizin. Im Vorfeld hatte das bereits oben genannte Paper [3] darauf hingewiesen, dass es bei einer erneuten Leitlinienerstellung darauf ankäme, den unterschiedlichen Traditionen der Teilfächer Rechnung zu tragen, d. h. die Leitlinie nicht nur am Rom-Konsensus, sondern auch an den WONCA- bzw. ICD-Kriterien sowie der Diskussion in den psychiatrischen Fächern (DSM IV) zu orientieren. Auch wenn dies nicht in vollem Umfang geschah, demonstriert die S3-Leitline vom Ergebnis her dennoch eine sehr große (wie manche sagten, viel zu große) Bedeutung psychosozialer Aspekte des RDS: 26 der 132 Statements (19,7 %) weisen auf psychologische und psychosoziale Aspekte der Erkrankung hin und machen das RDS zu einer heterogenen, Interdisziplinarität erfordernlichen Erkrankung.

Wie schon der Celle-Konsensus zwölf Jahre zuvor, grenzt sich auch die S3-Leitlinie vom inzwischen publizierten Rom-III-Konsensus ab, der 2006 erschienen war, indem er die strenge Rom-Klassifikation für das RDS zugunsten einer auch im klinischen Alltag praktikablen Definition ersetzt: Ein RDS liegt dann vor, wenn „1. chronische, d. h. länger als 3 Monate anhaltende Beschwerden (z. B. Bauchschmerzen, Blähungen) [bestehen], die von Patient und Arzt auf den Darm bezogen werden und in der Regel mit Stuhlgangsveränderungen einhergehen, 2. Die Beschwerden sollen begründen, dass der Patient deswegen Hilfe sucht und/oder sich sorgt und so stark sein, dass die Lebensqualität hierdurch relevant beeinträchtigt wird. 3. Voraussetzung ist, dass keine für andere Krankheitsbilder charakteristischen Veränderungen vorliegen, welche wahrscheinlich für diese Symptome verantwortlich sind" [13]. Diese Definition erlaubt, dass mehr Patienten als mit der Rom-Definition als RDS-Patienten identifiziert und behandelt werden können.

Diese (deutschen) Kriterien waren und sind für die klinische Praxis gedacht, da sich die Planung, Durchführung und Auswertung pharmakologischer Studien zu diesem Zeitpunkt bereits weitgehend an den Rom-Kriterien orientierten und wegen der Internationalität solcher Studien auch orientieren müssen.

1998 erfolgte die erste deutsche Konsensus-Tagung in Celle, zehn Jahre später folgte durch die Deutsche Gesellschaft für Verdauungs- und Stoffwechselkrankheiten (DGVS) und die Deutsche Gesellschaft für Neurogastroenterologie und Motilität e.V. (DGNM) eine S3-Leitlinie zum Thema Reizdarmsyndrom.

1.3.4 Andere gastrointestinale Funktionsstörungen und ihre Klassifikation

Die strenge Definition eines RDS gemäß den Rom-Kriterien auf der Basis von Symptomen allein hat nicht nur Fragen der Krankheitsdefinition und ihrer Berechtigung aufgeworfen, sondern auch dazu geführt, dass der Rom-Konsensus inzwischen 40 verschiedene funktionelle Krankheitsbilder beschreibt, die sich alle gegenseitig ausschließen und durch einen aufwendigen Algorithmus (*Rome Modular Questionnaire, RMQ*) voreinander abgegrenzt werden müssen, während im klinischen Alltag Patienten oftmals sowohl Symptome eines RDS als auch einer funktionellen Dyspepsie (FD) aufweisen können – die wissenschaftliche Literatur spricht dann vom Overlap-Syndrom – oder zusätzliche Symptome einer anderen funktionellen Störung. Auch der Wechsel zwischen verschiedenen funktionellen Erkrankungen des Gastrointestinaltraktes ist vielfach beschrieben worden.

Dabei sind auch die Rom-Klassifikationen keineswegs immer in sich konsistent geblieben. Eine Unterteilung der funktionellen Dyspepsie in Ulkus-ähnliche (ulcerlike), Reflux-ähnliche (reflux-like) und motilitätsgestörte (dysmotility-like) Dyspepsie in Rom 1 und II wurde später zugunsten einer Zweiteilung in „postprandiales Distress-Syndrom" und „epigastrisches Schmerz-Syndrom" ausgetauscht (Rom III); hier deutet sich bereits an, dass eine reine Klassifikation nach der Symptomatik nicht aufrechterhalten wird, sondern durch pathophysiologische Aspekte ergänzt werden muss. Auch die bereits angesprochene Quantifizierung der Häufigkeit von „Beschwerden und Schmerzen" beim RDS in „mehr als 25 % der Zeit oder Gelegenheiten" (Rom II), in mindestens „3 von 6 Monaten, dauerhaft oder mit Unterbrechungen" (Rom III; Tab. 1.2) hat einzig dazu geführt, dass jeweils auf dieser Basis durchgeführte epidemiologische Erhebungen die Bevölkerungsprävalenz mal heraufgesetzt, mal erheblich dezimiert haben, ohne dass dies einem Patienten geholfen hätte. Die Rom-Initiative hat es dagegen bis heute nicht geschafft, stringente Kriterien für die Schwere der Symptomatik beim RDS und bei anderen funktionellen Erkrankungen zu entwickeln.

> Die Rom-Konsensus-basierte Klassifikation funktioneller Erkrankungen nach der vorherrschenden Symptomatik ist problematisch und sollte durch pathophysiologische Aspekte ergänzt werden. Die Rom-Initiative konnte bisher keine stringenten Kriterien für die Schwere der Symptomatik beim RDS und bei anderen funktionellen Erkrankungen entwickeln.

1.3.5 Literatur

[1] Thompson WG, et al. Irritable bowel syndrome: guidelines for the diagnosis. Gastroenteroly Int. 1989; 2: 92–95.
[2] Klein KB. Controlled treatment trials in the irritable bowel syndrome: a critique. Gastroenterology. 1988; 95: 232–241

[3]   Enck P, Martens U. Der nächste Konsensus zum Reizdarmsyndrom muss interdisziplinär sein. Z Gastroenterol. 2008; 46: 211–215.

[4]   WONCA, Hrg. ICHPPC-2-Defined, 3rd editition. Oxford University Press, Oxford.1983.

[5]   Manning AP, Thompson WG, Heaton KW, Morris AF. Towards positive diagnosis of the irritable bowel syndrome. Brit Med J. 1978: 653–654.

[6]   American Psychiatric Association. Diagnostic and statistical manual of mental disorders (3rd edition) (DSM III), Washington, D.C. 1980.

[7]   Drossman DA, et al. Identification of sub-groups of functional gastrointestinal disorders. Gastroenterol Int. 1990; 3: 159–172.

[8]   Thompson WG, et al. Functional bowel disease and functional abdominal pain. Gastrenterol Int. 1992; 5: 75–91.

[9]   Thompson WG Heaton KW, Irvine EJ, Muller-Lissner SA. Functional bowel disorders and functional abdominal pain. Gut. 1999; 45(2): 43–47.

[10] Longstreth GF, Thompson WG, Chey WD, Houghton LA, Mearin F, Spiller RC. Functional bowel disorders. Gastroenterology. 2006; 130: 1480–1491.

[11] Lacy BE, Mearin F, Chang L, Chey WD, Lembo AJ, Simren M, Spiller R. Bowel Disorders. Gastroenterology. 2016; 150: 1393–1407.

[12] Hotz J, Enck P, Goebell H, Heymann-Monnikes I, Holtmann G, Layer P. Reizdarmsyndrom. Definition, Diagnosesicherung, Pathophysiologie und Therapiemöglichkeiten. Konsensustagung der DGVS. Z Gastroenterol. 1999; 37: 685–700.

[13] Layer P, Andresen V, Pehl C, et al. S3-Leitlinie Reizdarmsyndrom: Definition, Pathophysiologie, Diagnostik und Therapie. Z Gastroenterol. 2011; 49: 237–293.

2 Grundlagen

T. Wedel, M. Böttner

2.1 Anatomie und Pathologie des enterischen Nervensystems

2.1.1 Einleitung

Mit 400–600 Millionen Nervenzellen – vergleichbar mit der Nervenanzahl des gesamten Rückenmarks – befindet sich im Magen-Darm-Trakt das größte zusammenhängende Nervensystem außerhalb des Zentralnervensystems. Dieses enterische Nervensystem erstreckt sich von der Speiseröhre über Magen, Dünndarm und Dickdarm bis zum Analkanal und versorgt auch die Anhangsdrüsen des Verdauungsapparates (Leber, Gallenblase und -wege, Bauchspeicheldrüse). Die Besiedlung des Magen-Darm-Trakts durch neuroektodermale Vorläuferzellen beginnt bereits in der frühen Embryonalentwicklung und erfolgt von der Neuralleiste aus über die Mesenterien bis in den primitiven Magen-Darm-Schlauch [1]. In den Wänden des Gastrointestinaltrakts bilden sich ganglionäre Nervengeflechte aus, die wesentliche Funktionen des Verdauungs- und Stoffwechselsystems steuern [2].

> Aufgrund seiner besonderen strukturellen und funktionellen Eigenschaften wird das enterische Nervensystem vom parasympathischen und sympathischen Nervensystem im Sinne eines „Darmhirns bzw. zweiten Gehirns" abgegrenzt [3].

2.1.2 Aufbau des enterischen Nervensystems

Enterische Nerven- und Gliazellen gruppieren sich zu Ganglien, die durch interganglionäre Nervenfaserstränge in Verbindung stehen und sich zu flächenhaften Nervengeflechten formieren.

> Obwohl jeder Abschnitt des Magen-Darm-Trakts eine charakteristische Architektur seiner jeweiligen Nervengeflechte aufweist, ist der Grundbauplan weitgehend einheitlich (Abb. 2.1) [4].

2.1.2.1 Plexus myentericus

Der Plexus myentericus befindet sich in der bindegewebigen Loge zwischen Ring- und Längsmuskelschicht und enthält die prominentesten Ganglien und kaliberstärksten interganglionären Nervenfaserstränge. Vom Plexus myentericus erreichen die sich aufzweigenden Nervenfaserstränge die unmittelbar benachbarten Muskelschichten.

https://doi.org/10.1515/9783110475470-003

(a) Schematischer Aufbau des enterischen Nervensystems

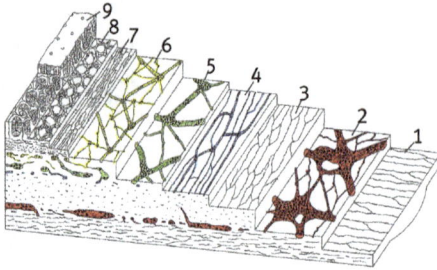

(b) Plexus myentericus [2]

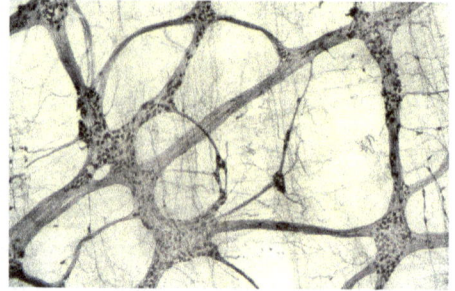

(c) Plexus submucosus externus [5]

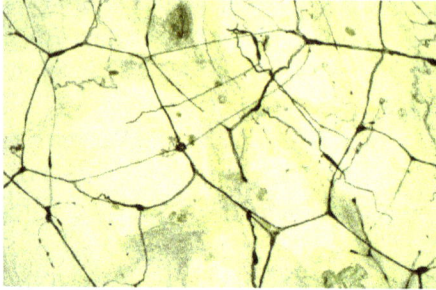

(d) Plexus submucosus internus [6]

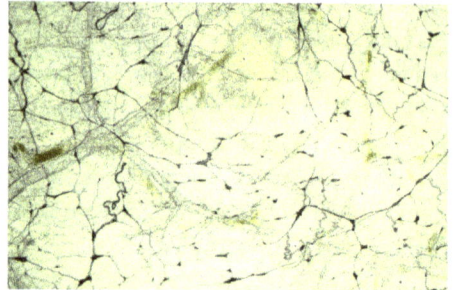

Abb. 2.1: Grundbauplan des enterischen Nervensystems. Beispiel Dickdarm: Plexus muscularis longitudinalis [1], Plexus myentericus [2], Plexus muscularis circularis [3], Plexus submucosus extremus [4], Plexus submucosus externus [5], Plexus submucosus internus [6], Plexus muscularis mucosae, Plexus mucosus subglandularis, Plexus mucosus periglandularis. Flächenhafte Darstellung („Häutchenpräparate") des Plexus myentericus, Plexus submucosus externus und Plexus submucosus internus (Immunhistochemie, neuronaler Marker PGP 9.5).

2.1.2.2 Plexus musculares

Zwischen den Muskelzellen der Ring- und Längsmuskelschicht verlaufen Nervenfasern, die in ihrer Gesamtheit als Plexus muscularis circularis bzw. longitudinalis bezeichnet werden. Die parallel zu den Muskelzellen ausgerichteten Nervenfasern besitzen perlschnurartig angeordnete Auftreibungen (Varikositäten), die synaptische Vesikel enthalten, aus denen Neurotransmitter freigesetzt werden (synapse en passant).

2.1.2.3 Plexus submucosus

Im submukösen Bindegewebe erstrecken sich die ganglionären Nervengeflechte des Plexus submucosus. Der Plexus submucosus externus besitzt die größten submukösen Ganglien und Nervenfaserstränge und verläuft in der äußeren, dem Darmlumen abgewandten Hälfte der Submukosa. In der inneren, dem Lumen zugewandten Hälfte befindet sich der Plexus submucosus internus, dessen Ganglien zwar kleiner, aber dichter verteilt sind. Darüber hinaus wird noch ein Plexus submucosus extremus beschrieben, der unmittelbar der Ringmuskelschicht aufliegt.

2.1.2.4 Plexus mucosus

Die Nervengeflechte innerhalb der gastrointestinalen Schleimhaut werden als Plexus mucosus bezeichnet. Die Nervenfasern des Plexus muscularis mucosae innervieren die Muskelzellen der Lamina muscularis mucosae. In der bindegewebigen Lamina propria mucosae erstreckt sich das feinmaschige Netzwerk des Plexus mucosus subglandularis bzw. periglandularis, der die Krypten umgibt und bis an die epithialen Zotten heranreicht.

2.1.3 Verbindungen zwischen enterischem Nervensystem und Zentralnervensystem

Die efferenten sympathischen Nervenfasern entstammen thorakolumbalen Rückenmarkssegmenten (Th11–L3) und werden in para- bzw. prävertebrale Ganglien umgeschaltet. Die postganglionären Nervenfasern erreichen den Magen-Darm-Trakt über die mesenteriale Blutgefäßversorgung. Die efferenten parasympathischen Fasern werden erst innerhalb der Magen-Darm-Wand von prä- auf postganglionäre Nervenfasern umgeschaltet. Sie erreichen den Magen-Darm-Trakt über den N. vagus sowie über die Nn. splanchnici pelvici (S1–4). Die vom Magen-Darm-Trakt zum Zentralnervensystem ziehenden Nervenfasern entsprechen vagalen und spinalen Afferenzen und bestehen aus unmyelinisierten C-Fasern oder zart myelinisierten A-delta-Fasern.

> Das enterische Nervensystem ist sowohl über efferente als auch afferente Achsen mit dem Zentralnervensystem verbunden [5].

2.1.4 Pathologie des enterischen Nervensystems

Die essentielle Rolle des enterischen Nervensystems für die Vermittlung gastrointestinaler Motilität wird besonders deutlich, wenn enterische Nervenzellen anlagebedingt den Magen-Darm-Trakt nur unvollständig besiedelt haben oder gänzlich fehlen. Darüber hinaus kann das enterische Nervensystem auch postnatal durch ischämische, degenerative, entzündliche und neurotoxische Prozesse sowie im Rahmen von Systemerkrankungen geschädigt werden. Die histopathologisch relativ gut charakterisierten enterischen Neuropathien umfassen u. a. folgende Entitäten (Abb. 2.2) [6]:

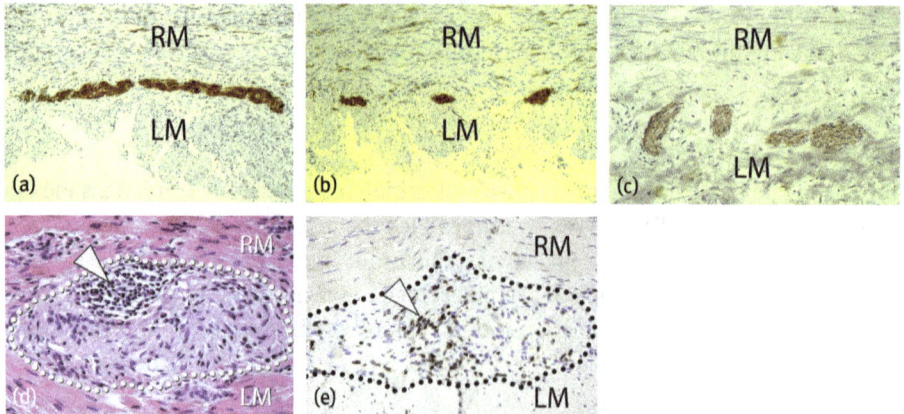

Abb. 2.2: Enterische Neuropathien. (a): Normalbefund des Plexus myentericus. (b): Hypoganglionose mit verkleinerten, oligoneuronalen Ganglien. (c): Aganglionose mit hypertrophierten Nervenfasern und fehlenden Ganglien ((a)–(c): Immunhistochemie, neuronaler Marker PGP 9.5). (d) und (e): Myenterisches Ganglion (gestrichelte Linie) mit lymphozytären Infiltraten (Pfeilkopf) bei enterischer Ganglionitis ((d): HE-Färbung; (e): Immunhistochemie, T-Lymphozyten-Marker CD3). RM, Ringmuskelschicht; LM, Längsmuskelschicht.

2.1.4.1 Aganglionose

Die Aganglionose (Morbus Hirschsprung) ist durch ein vollständiges Fehlen von intramuralen Ganglien und eine Hypertrophie von Nervenfasersträngen gekennzeichnet. Während der aganglionäre Abschnitt (zumeist Anorektum) spastisch verengt ist, kommt es proximal zur massiven Aufdehnung der Darmwand (Megacolon congenitum).

2.1.4.2 Hypoganglionose

Bei der Hypoganglionose liegt eine Verminderung der Ganglienanzahl und -größe sowie des ganglionären Nervenzellgehaltes, insbesondere des Plexus myentericus, vor. Die intestinale Passagestörung geht dabei nicht zwingend mit der Ausbildung eines Megakolons einher.

2.1.4.3 Neuronale intestinale Dysplasie

Die neuronale intestinale Dysplasie ist gekennzeichnet durch hyperplastische submuköse Ganglien („Riesenganglien") und hypertrophierte submuköse Nervenfaserstränge – entweder proximal eines aganglionären Darmsegmentes oder als isolierte Form. Strittig bleibt, ob eine neuronale intestinale Dysplasie lediglich mit einer gastrointestinalen Motiltitätsstörung assoziiert ist oder diese bedingt.

2.1.4.4 Enterische Ganglionitis

Bei der enterischen Ganglionitis handelt es sich um eine nichtinfektiöse, autoimmunologisch getriggerte Entzündung enterischer Ganglien, die u. a. im Rahmen paraneoplastischer Syndrome auftreten kann. Durch zirkulierende Autoantikörper kommt es zur lymphozytären Infiltration und entzündlichen Destruktion enterischer Ganglien.

> Anlagebedingte oder erworbene enterische Neuropathien können zu schweren gastrointestinalen Motilitätsstörungen führen.

2.1.5 Literatur

[1] Lake JI, Heuckeroth RO. Enteric nervous system development: migration, differentiation, and disease. American journal of physiology. 2013; 305(1): G1–24.

[2] Grundy D, Schemann M. Enteric nervous system. Current opinion in gastroenterology. 2007; 23(2): 121–126.

[3] Wood JD. Neuropathophysiology of functional gastrointestinal disorders. World journal of gastroenterology. 2007; 13(9): 1313–1332.

[4] Wedel T, Roblick U, Gleiss J, Schiedeck T, Bruch HP, Kuhnel W, et al. Organization of the enteric nervous system in the human colon demonstrated by wholemount immunohistochemistry with special reference to the submucous plexus. Ann Anat. 1999; 181(4): 327–337.

[5] Furness JB, Callaghan BP, Rivera LR, Cho HJ. The enteric nervous system and gastrointestinal innervation: integrated local and central control. Advances in experimental medicine and biology. 2014; 817: 39–71.

[6] Knowles CH, De Giorgio R, Kapur RP, Bruder E, Farrugia G, Geboes K, et al. The London Classification of gastrointestinal neuromuscular pathology: report on behalf of the Gastro 2009 International Working Group. Gut. 2010; 59(7): 882–887.

R. H. Straub

2.2 Neuroimmune Interaktionen im Gastrointestinaltrakt

2.2.1 Einleitung und Hintergrund

Die Regulation des Gastrointestinaltrakts hängt vom dynamischen Zusammenspiel verschiedener Zelltypen ab. Dazu gehören die enterischen Gliazellen, neuronale Zellen, die glatten Muskelzellen der Darmmuskulatur, Gefäßzellen, Immunzellen, endokrine Zellen und das mukosale epitheliale System. Des Weiteren beeinflusst das luminale Mikrobiom ab frühester Kindheit sowohl die Entwicklung dieses Zusammenspiels als auch die minutenweise geregelte Funktion dieser verschiedenen Zelltypen. Wenn hier nur Nervenfasern und deren Neurotransmitter/Neuropeptide auf der einen Seite und Immunzellen auf der anderen gezeigt sind, handelt es sich um einen isolierten Blick auf ein komplexes Ganzes.

Die Beeinflussung des Krankheitsgeschehens bei entzündlichen Darmerkrankungen durch stressvolle Ereignisse war Trigger für die Untersuchung der so genannten Brain-Gut-Achse. Bereits früh wurden enge Verbindungen zwischen Immunzellen und Nervenfasern im Gastrointestinaltrakt beobachtet. Stellvertretend sei hier die Beziehung zwischen Mastzellen auf der einen Seite und Nervenzellen auf der anderen im Ileum der Ratte genannt [1]. Die enge Beziehung zwischen Immunzellen und Nervenzellen konnte 1985 auch für sympathische Nervenfasern nachgewiesen werden [2].

Obwohl die neuroanatomischen Verhältnisse in der Darmwand und die Beziehung zu Immunzellen des Schleimhaut-assoziierten lymphatischen Gewebes (MALT), allgemein der Magen-Darm-assoziierten lymphatischen Gewebe (GALT) und der mesenterialen Lymphknoten, bekannt sind, sind die funktionellen Zusammenhänge nur in ersten Ansätzen verstanden. Diese Diskrepanz liegt zu einem guten Teil an den fehlenden, gezielt einsetzbaren technischen Möglichkeiten zur An- und Abschaltung der einzelnen zellulären Elemente in einem komplexen Ganzen.

> Die Regulation der Funktionen des Gastrointestinaltrakts hängt vom dynamischen Zusammenspiel enterischer Gliazellen, neuronaler Zellen, glatter Muskelzellen der Darmmuskulatur, Gefäßzellen, Immunzellen, endokriner Zellen und des mukosalen epithelialen Systems ab.

2.2.2 Anatomische und funktionelle Grundlagen

Nervensysteme, die die Darmwand, die Schleimhaut und das Lumen in einem efferenten Sinne beeinflussen, sind das zentrale Nervensystem (Gehirn, Rückenmark) über die beiden autonomen Systeme des Sympathikus (Grenzstrang: Noradrenalin, Neuropeptid Y, endogene Opioide) und des Parasympathikus (N. Vagus: Azetylcholin) und das lokale enterische Nervensystem (auch Darmhirn: Azetylcholin, Substanz P, Calcitonin-Gen-reguliertes Peptid, Stickoxid [NO], vasoaktives intestinales Peptid, Neuropeptid Y, ATP, Somatostatin und andere) [3, 4]. Letzteres steht mit den beiden autonomen Systemen in enger Verbindung (Abb. 2.3) [5].

Sympathische Nervenfasern dringen überall vor, reichen bis in die Schleimhaut hinein und innervieren sehr direkt Immunzellen in lymphatischen Strukturen in Lymphknoten, der Submukosa und der Mukosa (Abb. 2.3). Dagegen enden die Fasern des parasympathischen Nervensystems an den myenterischen Ganglien, wo Signale auf enterische Neurone umgeschaltet werden (Abb. 2.3) [4]. Enterische Neuronen ihrerseits können nun neben den üblichen Funktionen wie Motilitätsregulation und Sekretionskontrolle auch neuroimmunmodulatorische Funktionen übernehmen, wenn sie in der Nähe von Immunzellen enden (Abb. 2.3) [5, 6].

Darüber hinaus werden Signale aus Darmwand, Schleimhaut und Lumen in einem afferenten Sinne zum zentralen Nervensystem geleitet (Abb. 2.3) (Haupttransmitter sind Substanz P und Calcitonin-Gen-reguliertes Peptid) [7]. Der hauptsächliche Vermittler afferenter Signale ist der N. Vagus, wobei 80 % der Faseranteile afferenter Natur sind. Wenn afferente Nervenfasern lokal aktiviert werden, schütten sie im Bereich des Nervenendköpfchens Substanz P und Calcitonin-Gen-reguliertes Peptid aus, und diese haben dann in unmittelbarer Umgebung eine „efferente" neuroimmunmodulierende Funktion (Abb. 2.3). Neben dieser quasi efferenten Funktion kommen diesen afferenten Nervenfasern mit ihren hochspezialisierten Endköpfchen sensorische Funktionen zu, indem sie Inflammationsfaktoren wahrnehmen: Zytokine wie IL-1β und TNF, Bradykinin, Prostaglandine, Bakterienbestandteile über Toll-like-Rezeptoren, H^+-Ionen, Fettsäuren und andere nutritive Signale sowie Wärme und Kälte. Erreicht dabei das Membranpotenzial am Endköpfchen durch Eintreffen mehrerer Signale einen Schwellenwert, werden Aktionspotenziale zum zentralen Nervensystem gesandt.

Auf den Immunzellen verschiedenen Typs sind die Rezeptoren für die meisten Neurotransmitter grundsätzlich vorhanden. Eine große Komplexität entsteht aber dadurch, dass verschiedene Rezeptoren für den gleichen Neurotransmitter existieren und daher sehr unterschiedliche intrazelluläre Signalpfade an- und ausgeschaltet werden können [8]. Das klassische Beispiel ist Noradrenalin, das bei niedrigen Umgebungskonzentrationen vorwiegend an alpha-adrenerge Rezeptoren (α1, α2) und bei hohen Spiegeln an beta-adrenerge Rezeptoren (β1, β2, β3) bindet. Die Bindung an α-adrenerge Rezeptoren ist oft mit einem proinflammatorischen und die Bindung an β2-adrenerge Rezeptoren mit einem anti-inflammatorischen Signal verknüpft. Des Weiteren dürfen sich weder die Lage der Nervenfasern (im Englischen wird es gern fälschlich als fixes „Hard Wiring" bezeichnet), das Vorhandensein der genannten Rezeptoren auf der Immunzelloberfläche noch die intrazellulären Signalpfade in Immunzellen als statisch und unveränderlich angelegt vorgestellt werden. Je nach Umgebungsbedingung können nämlich Nervenfasern wachsen und verschwinden, Rezeptoren herauf- oder heruntergeregelt und intrazelluläre Signalpfade an- und abgeschaltet werden [8]. Krankheitsprozesse durchlaufen unterschiedliche Phasen mit sehr verschiedenen Umgebungsbedingungen.

Neben den Nervenfasern sind auch gliale Zellen – die engen Partner der Nervenfasern – fähig, Zytokine zu produzieren und so Einfluss auf Immunzellen zu nehmen. Andersherum können die lokal sezernierten Neurotransmitter gliale Zellen beeinflussen. Mit dieser Vorgabe der enormen Vielfalt soll nun kurz die Rolle des sympathischen und parasympathischen Nervensystems beim krankhaften Immungeschehen *in vivo* demonstriert werden.

Nervensysteme, die die Darmwand, die Schleimhaut und das Lumen in einem efferenten Sinne beeinflussen, sind das zentrale Nervensystem, die beiden autonomen Systeme von Sympathikus und des Parasympathikus und das lokale enterische Nervensystem.

2.2.3 Sympathisches Nervensystem

Das sympathische Nervensystem kann sowohl anti- als auch proinflammatorisch Einfluss nehmen. Dieser Zusammenhang wurde an einem Arthritismodell und am Modell der Kolitis untersucht, wobei der Zeitpunkt der Sympathikus-Beeinflussung in Relation zum Krankheitsverlauf entscheidend ist [9, 10]. Das Abschalten des Sympathikus vor Krankheitsinduktion schützte vor Entzündung; das Abschalten des Sympathikus in der chronischen Phase verstärkte die Entzündung in beiden Modellen. Die pro-

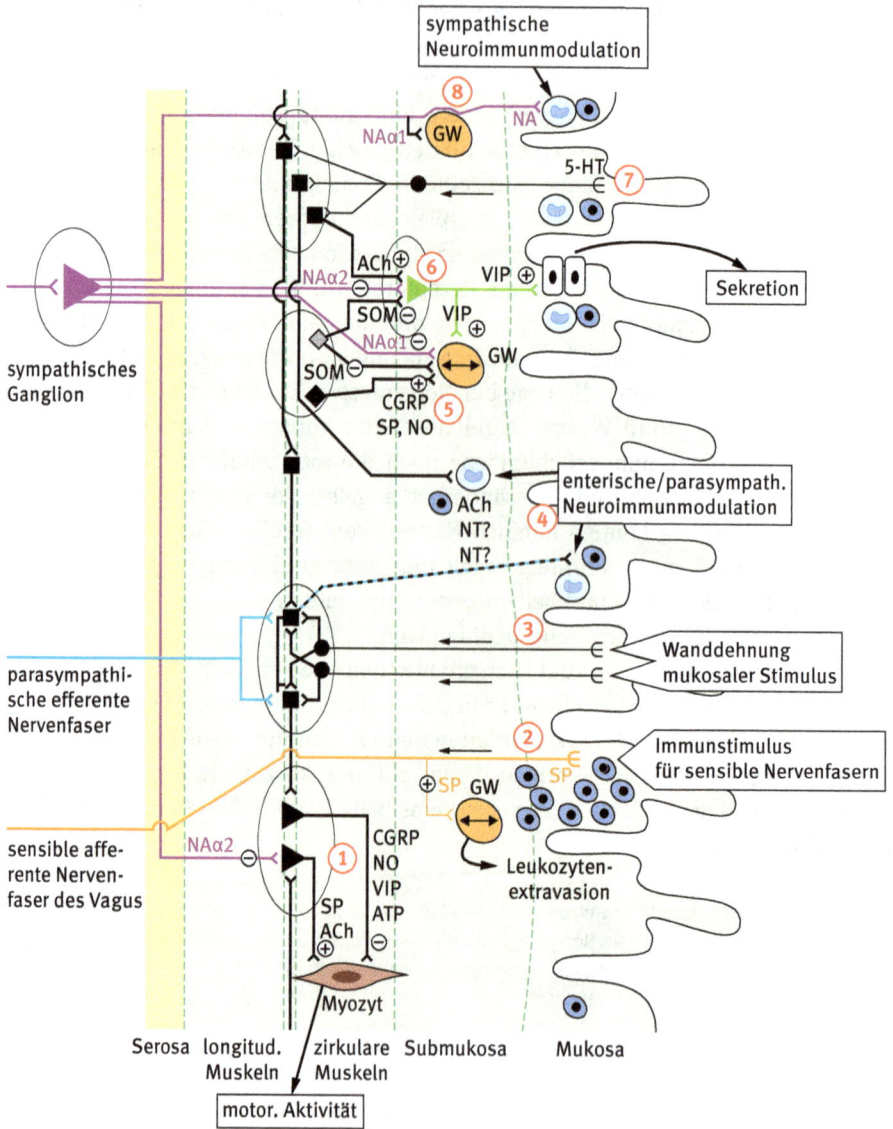

sympathische
Neuroimmunmodulation

8   NA

NAα1 GW

5-HT 7

ACh ⊕ 6   VIP ⊕

NAα2 ⊖

SOM ⊖   VIP ⊕

NAα1 ⊖

SOM ⊖   GW

CGRP 5
SP, NO

sympathisches
Ganglion

Sekretion

enterische/parasympath.
Neuroimmunmodulation

⦿ ACh
NT?   4
NT?

3   Wanddehnung
mukosaler Stimulus

parasympathi-
sche efferente
Nervenfaser

2   Immunstimulus
für sensible Nervenfasern

⊕ SP GW   SP

sensible affe-
rente Nerven-
faser des Vagus

NAα2 ⊖

CGRP
NO   1
VIP
SP ATP
ACh ⊕

Leukozyten-
extravasion

Myozyt

Serosa longitud.   zirkulare Submukosa   Mukosa
        Muskeln   Muskeln

motor. Aktivität

inflammatorische Rolle des Sympathikus zu Beginn ist durch eine starke Förderung der Immunzellmobilisation und -migration hin zum Entzündungsgebiet beeinflusst [11, 12]. Die anti-inflammatorische Rolle in der späten Phase ist bei Darmentzündung bisher nicht ausreichend geklärt. Die immunmodulatorische Rolle des Sympathikus ist daher dual.

Im Tiermodell können die beiden Aspekte – früh und spät oder akut und chronisch – klar voneinander getrennt betrachtet werden; beim Menschen mit Entzündungskrankheit können aber beide Zustände in unterschiedlichen Darmabschnitten parallel auftreten. Des Weiteren wird bei chronischen Darmentzündungen eine systemische Steigerung der Sympathikusaktivität beobachtet, die je nach sympathischer Einflussnahme anti-, aber auch proinflammatorisch sein kann [4]. Für eine proinflammatorische Bedeutung sprechen kürzlich erhobene Befunde an Patienten mit Colitis ulcerosa, die bei hoher Sympathikusaktivität über acht Wochen mit transdermalem Clonidin behandelt wurden. Darunter besserte sich der Krankheitsaktivitätsindex signifikant [13].

Darüber hinaus findet sich bei Morbus Crohn eine deutlich erniedrigte Dichte sympathischer Nervenfasern im Entzündungsgebiet (nicht sicher bei Colitis ulcerosa) [10], was einen Einfluss auf das lokale Immungeschehen nehmen könnte. Ein Verlust

◄ **Abb. 2.3:** Verbindungen von Nervenfasern und Zielstrukturen in der Darmwand. Ein Pluszeichen stellt einen stimulierenden und ein Minuszeichen einen hemmenden Einfluss dar. Gliazellen sind aus Gründen der Übersichtlichkeit nicht dargestellt ① Sympathische und parasympathische Nervenfasern enden an enterischen Neuronen im myenterischen Plexus (graue Ellipsen). Hier hemmt Noradrenalin (NA) distale Motoneurone (ACh, Azetylcholin; SP, Substanz P) über α2-adarenerge Rezeptoren. Motoneurone mit Calcitonin-Gen-reguliertem Peptid (CGRP), Stickoxid (NO), vasoaktivem intestinalen Peptid (VIP) und Adenosintriphosphat (ATP) hemmen die Tätigkeit der Motoneurone ② Verschiedene Stimuli aus dem Darmlumen und der Darmschleimhaut aktivieren sensible Nervenendigungen des Vagus, die auch lokal Substanz P freisetzen können. Substanz P ist ein starkes chemotaktisches Molekül, so dass es zu einer Gefäßweitstellung (GW) und einer Leukozyten-Extravasation kommen kann. Gleichzeitig ist Substanz P immunstimulierend. Noradrenalin würde über α1 adrenerge Rezeptoren das Gegenteil bewirken ③ Eine Darmwanddehnung und andere mukosale Stimuli können intrinsische afferente Neurone aktivieren, die die Motoneurone beeinflussen ④ Parasympathisch beeinflusste enterische Neurone können in der Submukosa und Mukosa eine Neuroimmunmodulation von lokalen Immunzellen bewirken. Azetylcholin ist ein Neurotransmitter. Andere Neurotransmitter (NT) sind bisher nicht gut untersucht, was das Fragezeichen andeutet ⑤ Der vaskuläre Tonus kann durch dilatorische Signale (SP, CGRP, NO, VIP) und durch konstriktorische Signale (SOM = somatostatin; NA über α1-adrenerge Rezeptoren) eingestellt werden. Dilatorische Signale müssen als proinflammatorisch eingestuft werden, da sie die Leukozyten-Extravasation begünstigen ⑥ Die Regulation von sekretorischen Neuronen (VIP) des submukosalen Plexus erfolgt mittels förderlicher (ACh) und hemmender Signale (NA über α2-adrenerge Rezeptoren), SOM). VIP hat einen starken immunhemmenden Effekt ⑦ Die Stimulation intrinsischer afferenter Neuronen durch Serotonin (5-HT) beeinflusst Motoneurone, sekretorische Neurone und Interneurone im myenterischen Plexus ⑧ Lokale efferente sympathische Nervenfasern können sehr direkt die Gefäßweite (GW) regeln und direkt in der Nähe der Gefäße befindliche Immunzellen beeinflussen.

sympathischer Nervenendigungen kann zu lokal niedrigen, proinflammatorisch wirksamen Konzentrationen des Noradrenalins führen, so dass ein Nervenfaserverlust mit einer Verschlimmerung der lokalen Entzündung verknüpft sein kann. Dieses Phänomen ist für akute Wundreaktionen positiv selektioniert worden.

Das sympathische Nervensystem kann sowohl anti- als auch proinflammatorisch Einfluss nehmen.

2.2.4 Parasympathisches Nervensystem

In den letzten Jahren wurde die Bedeutung des Vagus im Entzündungsgeschehen näher beleuchtet. In kurz angelegten Untersuchungen über einen Arbeitstag mit Induktion einer septischen Situation im Tiermodell konnte eine immunsuppressive Wirkung des Vagus beobachtet werden. Dieser Pfad wurde cholinerger anti-inflammatorischer Pfad genannt. Die elektrische Stimulation des Vagus (VNS) erhöhte das Überleben in diesem Sepsismodell [14]. In weiteren Untersuchungen wurde dieser Effekt auf nikotinerge Acetylcholin-Rezeptoren des Typs α7 (α7nAChR) zurückgeführt. Die Milz, die nicht cholinerg, sondern nur adrenerg innerviert ist, spielt für diese Immunsuppression eine entscheidende Rolle. Diese Bedeutung der adrenerg innervierten Milz wurde kritisch beurteilt, und viele Autoren führten daher den Effekt auf eine VNS-stimulierte Sympathikusaktivität zurück, was kürzlich erstmals bei einem Arthritismodell gezeigt werden konnte [15].

Ein weiterer wichtiger Pfad der Vagus-Einflussnahme ist ein sehr direkter Pfad zu den enterischen Neuronen, wie er oben beschrieben wurde. Der Vagus beeinflusst dabei die enterischen Neuronen, die ihrerseits Immunzellen in der Submukosa und Mukosa hemmen können. Das entsprechende Tiermodell ist der postoperativ ausgelöste Ileus, der mit erheblichen Entzündungsreaktionen einhergeht [4]. In diesen Versuchen führte die VNS zu einer verbesserten Situation bei Ileus mit geringerer Entzündung. Auch in diesem Modell spielen die α7nAChR eine Rolle, die jedoch bei dem Tiermodell der Kolitis nicht so klar ist, da hier widersprüchliche Befunde erhoben wurden.

In ersten VNS-Therapieversuchen am Menschen konnte in einem Fall mit Morbus Crohn ein positiver Effekt beobachtet werden. Eine offene Studie bei rheumatoider Arthritis zeigte ebenfalls positive klinische und laborchemische Effekte in einer größeren Zahl von Patienten. Unklar bleibt bei VNS allerdings der Mechanismus, da neben der Vagus-Stimulierung erstens eine Sympathikus-Stimulierung bzw. eine Sympathikus-Hemmung auftreten kann (sie könnte anti-inflammatorisch bzw. proinflammatorisch sein). Zweitens bleibt unklar, über welchen Acetylcholin-Rezeptor das Ganze veranlasst wird. Da Acetylcholin an fünf verschiedene muskarinerge und eine Vielzahl von nikotinergen Rezeptoren (17 verschiedene Untereinheiten) binden kann, ist sehr wohl denkbar, dass anti-, aber auch proinflammatorische Effekte nach der VNS vorliegen können. Drittens kennen wir den Ort des Geschehens nicht eindeutig, und es bleibt abzuwarten, wie die myenterischen Neurone diese anti-inflammatorische Information an die Immunzellen weitergeben können. Die Zukunft wird uns zeigen, ob die VNS bei chronischen Entzündungskrankheiten einen Platz einnehmen wird.

Das parasympathische Nervensystem hat über den Nervus vagus eine cholinerge, anti-inflammatorische Wirkung und einen direkten Einfluss auf enterische Neuronen.

2.2.5 Literatur

[1]   Newson B, Dahlstrom A, Enerback L, Ahlman H. Suggestive evidence for a direct innervation of mucosal mast cells. Neuroscience. 1983; 10: 565–570.

[2]   Felten DL, Felten SY, Carlson SL, Olschowka JA, Livnat S. Noradrenergic and peptidergic innervation of lymphoid tissue. J Immunol. 1985; 135: 755s–765s.

[3]   Straub RH, Wiest R, Strauch UG, Härle P, Schölmerich J. The role of the sympathetic nervous system in intestinal inflammation. Gut. 2006; 55: 1640–1649.

[4]   Di Giovangiulio M, Verheijden S, Bosmans G, Stakenborg N, Boeckxstaens GE, Matteoli G. The neuromodulation of the intestinal immune system and its relevance in inflammatory bowel disease. Front Immunol. 2015; 20: 590.

[5]   Grundy D, Schemann M. Enteric nervous system. Curr Opin Gastroenterol. 2007; 23: 121–126.

[6]   Willemze RA, Luyer MD, Buurman WA, de Jonge WJ. Neural reflex pathways in intestinal inflammation: hypotheses to viable therapy. Nat Rev Gastroenterol Hepatol. 2015; 12: 353–362.

[7]   Holzer P. Role of visceral afferent neurons in mucosal inflammation and defense. Curr Opin Pharmacol. 2007; 7: 563–569.

[8]   Pongratz G, Straub RH. Role of peripheral nerve fibres in acute and chronic inflammation in arthritis. Nat Rev Rheumatol. 2013; 9: 117–126.

[9]   Härle P, Mobius D, Carr DJ, Schölmerich J, Straub RH. An opposing time-dependent immune-modulating effect of the sympathetic nervous system conferred by altering the cytokine profile in the local lymph nodes and spleen of mice with type II collagen-induced arthritis. Arthritis Rheum. 2005; 52: 1305–1313.

[10] Straub RH, Grum F, Strauch UG, Capellino S, Bataille F, Bleich A, et al. Anti-inflammatory role of sympathetic nerves in chronic intestinal inflammation. Gut. 2008; 57: 911–921.

[11] Klatt S, Stangl H, Kunath J, Lowin T, Pongratz G, Straub RH. Peripheral elimination of the sympathetic nervous system stimulates immunocyte retention in lymph nodes and ameliorates collagen type II arthritis. Brain Behav Immun. 2016; 54: 201–210.

[12] Maestroni GJ. Dendritic cell migration controlled by alpha 1b-adrenergic receptors. J Immunol. 2000; 165: 6743–6747.

[13] Furlan R, Ardizzone S, Palazzolo L, Rimoldi A, Perego F, Barbic F, et al. Sympathetic overactivity in active ulcerative colitis: effects of clonidine. Am J Physiol Regul Integr Comp Physiol. 2006; 290: R224–R232.

[14] Borovikova LV, Ivanova S, Zhang M, Yang H, Botchkina GI, Watkins LR, et al. Vagus nerve stimulation attenuates the systemic inflammatory response to endotoxin. Nature. 2000; 405: 458–462.

[15] Bassi GS, Dias DPM, Franchin M, Talbot J, Reis DG, Menezes GB, Castania JA, Garcia-Cairasco N, Resstel LBM, Salgado HC, Cunha FQ, Cunha TM, Ulloa L, Kanashiro A. Modulation of experimental arthritis by vagal sensory and central brain stimulation. Brain Behav Immun. 2017; doi: 10.1016/j.bbi.2017.04.003. [Epub ahead of print]

M. Schemann

2.3 Nervale Regulation von Magen-Darm-Funktonen.

2.3.1 Innervation des Magen-Darm-Traktes

Intrinsische und extrinsische Nerven regulieren vitale Magen-Darm-Funktionen, wie Motilität, Sekretion, Resorption, Proliferation, Epitheldichte, lokale Durchblutung, und immunologische Funktionen [1].

Das intrinsische, enterische Nervensystem (ENS) ist in der Darmwand lokalisiert und besteht beim Mensch aus 400–600 Millionen Nervenzellen, die sich in ganglionierten Netzwerken organisieren. Extrinsische Nerven ziehen zu den Ganglien des ENS und nutzen diese als Interface. Das ENS reguliert die meisten Magen-Darm-Funktionen autonom, also unabhängig von extrinsischen Nerven, Hormonen oder anderen zentralnervösen Einflüssen.

> Das ENS ist für die autonome Regulation der elementaren Magen-Darm-Funktionen verantwortlich. Die extrinsischen Nervenbahnen haben primär eine Überwachungsfunktion inne und nur gelegentlich regulierende Aufgaben.

2.3.2 Das enterische Nervensystem (ENS)

Das ENS verfügt über ein großes Repertoire an Neurotransmittern, in der Komplexität ähnlich dem zentralen Nervensystem (ZNS). Der Plexus myentericus reguliert die Motilität der Zirkulär- und der Longitudinalmuskulatur. Damit steuert er die Magenentleerung sowie den Transport im Dünn- und Dickdarm. Die Plexus submucosus regulieren unter anderem Schleimhautfunktionen, wie z. B. die Ausschüttung von Sekreten, endokrinen oder parakrinen Mediatoren, die Sekretion und Resorption von Ionen und damit Wasser sowie die Aufnahme von Nährstoffen. Gemeinsam beeinflussen beide Plexus die Durchblutung des Darms und das enterische Immunsystem. Makrophagen, T-Lymphozyten und Mastzellen existieren in großer Anzahl, insbesondere in der Lamina propria, und sind eng mit Nerven assoziiert [2]. Es ist daher nicht verwunderlich, dass Nerven des ENS Rezeptoren für Immunmediatoren exprimieren.

Das ENS besitzt sensorische Neurone, Interneurone und Motoneurone, als Basis für die Autonomie des ENS [3]. Mechanosensoren registrieren die Dehnung der Darmwand, die Muskelspannung oder den intraluminalen Druck, nicht aber Scherreize. Die dehnungssensitiven Neurone gehören zu den langsam adaptierenden Sensoren, während die spannungssensitiven schnell akkommodieren. Daher resetten Spannungssensoren schnell, um nur auf Änderungen zu reagieren, ohne die Notwendigkeit, kontinuierlich die Wandspannung zu registrieren. Ein ausreichender Muskeltonus ist für deren Sensitivität entscheidend. Spannungssensoren werden in einem atonischen Darm nicht aktiviert. Chemosensoren reagieren auf Nährstoffe (spezifisch auf Glukose, Aminosäuren oder Fettsäuren) sowie auf Änderungen des pH-Wertes oder der Osmolarität. ENS-Sensoren werden auch durch Mediatoren enteroendokriner Zellen aktiviert, die damit intraluminale Stimuli weiterleiten. Basierend auf ihrer molekularen Ausstattung wird auch die Existenz von Temperatur- und Geschmackssensoren postuliert. Mechano- und/oder chemosensitive enterische Nervenzellen bilden größere sensorische Einheiten mit unterschiedlichen Aufgaben. Dies bedeutet, dass sensorische ENS-Nervenzellen Reize im Verband kodieren und die sensorischen Signale innerhalb des Netzwerkes moduliert werden können. Interneurone im ENS sind hemmend oder erregend und dienen der Signalverstärkung oder -abschwächung. Nervenfasern der Hirn-Darm-Achse innervieren Interneurone, um die Aktivität in Reflexschaltkreisen hoch- oder runterzufahren.

Sensorische Neurone innervieren entweder direkt oder über Interneurone die Motorneurone, die am Ende für die Aktivität der Zielstrukturen, wie Muskulatur, Schleimhaut, Blutgefäße oder Immunzellen, verantwortlich sind. Die Reflexverschaltung im ENS folgt nicht dem Alles-oder-Nichts-Prinzip. Dies bedeutet, dass, anders als z. B. beim Patellarsehnenreflex, die sensorischen Schwellen wie auch die Antworten der Zielzellen variieren. Den größten Einfluss haben hierbei Faktoren, die das direkte Milieu der Nervenzelle bestimmen. Dies können ganz klassisch Neurotransmitter sein, aber auch Mediatoren des enterischen Immunsystems, der enteroendokrinen Zellen, Faktoren im Blut oder intraluminale Faktoren, zu denen auch die Mikrobiota gehören.

Wie das ZNS verfügt auch das ENS über das gesamte Repertoire synaptischer Aktivierung oder Hemmung (Tab. 2.1). Es nutzt eine Vielzahl an Neurotransmittern, deren Wirkungen und Rezeptoren sich aber durchaus unterscheiden können. Zum Beispiel sind die Aminosäuren Glycin und γ-Aminobuttersäure im ZNS hemmende Transmitter, im ENS hingegen aktivieren sie. Außerdem kann die Wirkung der Transmitter auf Nerven eine andere sein als auf die Muskulatur oder Schleimhaut. So kann zum Beispiel Acetylcholin auch Motoneurone aktivieren, die Stickstoffmonoxid ausschütten und die Muskulatur entspannen. Darüber hinaus kann ein Botenstoff hemmende und aktivierende Funktionen zeigen.

Nichtneuronale Botenstoffe, z. B. enteroendokrine oder Immun-Mediatoren, spielen im ENS eine größere Rolle als im ZNS, wo die Blut-Hirn-Schranke viele äußere Einflüsse fernhält. Das ENS wird also bombardiert mit Informationen, die es integrieren muss, um eine adäquate Antwort aufzurufen.

> Das ENS verfügt über Mechano- und Chemosensoren, die reflektorische aktivierende und hemmende Nervenzellen aktivieren.

2.3.3 Die extrinsische Innervation

Da sich sympathische und parasympathische Nerven intensiv verzweigen, sobald sie in die Darmwand eintreten, haben sie – trotz ihrer geringen Zahl – doch einen er-

Tab. 2.1: Funktionen der wichtigsten Neurotransmitter des ENS und der extrinsischen Nerven sowie die Wirkung nichtneuronaler Mediatoren.

Funktion	Mediator (Rezeptor)
Interneuronale Aktivierung	Acetylcholin (als ENS-Transmitter, nikotinerg, z. T. auch muskarinerg; als Transmitter des Parasympathikus, nikotinerg), Serotonin (5-HT$_3$, 5-HT$_4$, 5-HT$_{1P}$), Substanz P, Adenosintriphosphat (P2$_X$), Glutamat (NMDA und metabotrope Rezeptoren), γ-Aminobuttersäure (GABA$_A$ und GABA$_B$), Glycin (Glycinrezeptor), Vasoaktives Intestinales Peptid (PACAP), Schwefelwasserstoff, Gastrin Releasing Peptid
Interneuronale Hemmung	Opioide (μ und κ), Endocannabinoide (CB1), Stickstoffmonoxid, Serotonin (5-HT$_7$), Adenosintriphosphat (P2$_Y$), Kohlenmonoxid, Dopamin, Neuropeptid Y, Noradrenalin (Sympathikus, präsynaptische α$_2$ Rezeptoren, die Acetylcholinausschüttung im ENS hemmen)
Muskelaktivierend	Acetylcholin (muskarinerg), Substanz P
Muskelentspannend	Adenosintriphosphat (ATP), Stickstoffmonoxid, Beta Nicotinamidadenindinukleotid, Vasoaktives Intestinales Peptid, Opioide und Endocannabinoide Dopamin, Kohlenmonoxid
Sekretionsfördernd	Acetylcholin (muskarinerg), Vasoaktives Intestinales Peptid, Stickstoffmonoxid, Substanz P, Schwefelwasserstoff
Sekretionshemmend	Neuropeptid Y, Noradrenalin (Sympathikus, präsynaptische α$_2$ Rezeptoren, die Acetylcholinausschüttung im ENS hemmen)
ENS-aktivierende nichtneuronale Mediatoren	Corticotropin Releasing Factor, Acetylcholin, Bradykinin, Bombesin, kurzkettige Fettsäuren, Glukose, Hormone wie Cholecystokinin, Gastrin, Leptin, Ghrelin, Orexin, Entzündungsmediatoren wie Histamin, Prostaglandine, Leukotriene, Interleukine, Tumor Nekrosefaktor, Proteasen
ENS-hemmende nichtneuronale Botenstoffe	Adenosin (A3), Glukagon-like-Peptides (GLP-2)

heblichen Einfluss auf die Darmaktivität. Im Prinzip aktiviert der Parasympathikus Motilität und Sekretion, während der Sympathikus diese Funktionen hemmt. Eine der wenigen Ausnahmen ist die durch vagovagale Reflexe ausgelöste rezeptive Relaxation des Magens. Die motorischen Nervenfasern aktivieren hierbei hemmende Motoneurone des ENS, die über eine gesteigerte Stickstoffmonoxidausschüttung den Magenfundus relaxieren. Dieselben Schaltkreise werden bei der adaptiven Magenrelaxation aktiviert, nur dass sie jetzt ausschließlich über ENS-Sensoren initiiert werden.

Auch die sensorischen Fasern der Darm-Hirn-Achse bilden in der Darmwand Kollaterale, die in Kontakt mit enterischen Nervenzellen treten [4]. Dies hat zwei Konsequenzen: Erstens werden Informationen, die zum Gehirn gesendet werden, parallel auch in der Darmwand verarbeitet. Umgekehrt nimmt das ENS auch Einfluss auf die Sensibilität der Darm-Hirn-Achse und kann die Signale zum Gehirn verstärken oder abschwächen.

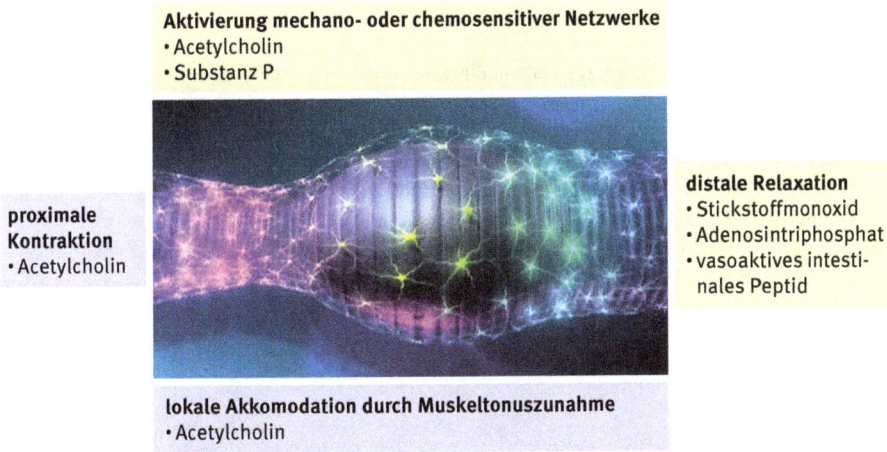

Aktivierung mechano- oder chemosensitiver Netzwerke
- Acetylcholin
- Substanz P

distale Relaxation
- Stickstoffmonoxid
- Adenosintriphosphat
- vasoaktives intestinales Peptid

proximale Kontraktion
- Acetylcholin

lokale Akkomodation durch Muskeltonuszunahme
- Acetylcholin

Abb. 2.4: Der peristaltische Reflex wird vom ENS reguliert. Aktivierung sensorischer Netzwerke (gelb), aktiviert lokale und aszendierende erregende Motoneurone (violett) und deszendierende hemmende Motoneurone (grün).

Das extrinsische Nervensystem bildet die Darm-Hirn-Achse für die afferenten, sensorischen Signale und die Hirn-Darm-Achse für die efferenten, motorischen Signale.

2.3.4 Der peristaltische Reflex

Der Reflex garantiert, dass nach Dehnung oder chemischem Reiz einer Region die Muskulatur an dieser Stelle und proximal kontrahiert, während die Muskulatur distal entspannt (Abb. 2.4) [3]. Diese gegensätzlichen Reflexantworten der Muskulatur spielen sich jeweils entlang wenigen Zentimetern ab. Sie garantieren den von oben nach unten gerichteten Ablauf der Muskelaktivität und damit auch den Transport der Nahrung in diese Richtung. Viele dieser Schaltkreise, jeder bestehend aus Hunderten von Sensoren, hemmenden und erregenden Motorneuronen, müssen nacheinander aktiviert werden. Dazu bedarf es der ordnenden Hand von Interneuronen, Vermittlern, die solche peristaltischen Schaltkreise wie auf einer Perlenkette aufgereiht über längere Strecken (z. T. mehrere 10 cm) verbinden. Dies hätte eine propulsive Motilität zur Folge. Falls eine kontinuierliche Aktivierung der peristaltischen Reflexschaltkreise unterbrochen wird, entsteht Segmentation, ein motorisches Muster, welches durch scheinbar chaotisch auftretende kurze peristaltische Wellen den Transport von Darminhalt verlangsamt und so die Resorption von Nährstoffen ermöglicht.

Das ENS reguliert den peristaltischen Reflex und kontrolliert auf diese Weise das Verhältnis von propulsiver zu nichtpropulsiver Motilität.

2.3.5 Literatur

[1] Furness JB. The enteric nervous system. Blackwell Publishing, Massachusetts, USA, Blackwell Publishing. 2006.

[2] Buhner S, Schemann M. Mast cell-nerve axis with a focus on the human gut. Biochim Biophys Acta. 2012; 1822: 85–92.

[3] Mazzuoli-Weber G, Schemann M. Mechanosensitivity in the enteric nervous system. Front Cell Neurosci. 2015; 13(9): 408.

[4] Blackshaw LA1, Brookes SJ, Grundy D, Schemann M. Sensory transmission in the gastrointestinal tract. Neurogastroenterol Motil. 2007; 19(1): 1–19.

W. Neuhuber

2.4 Funktionelle Anatomie des Zentralnervensystems

2.4.1 Einleitung

Gehirn und Rückenmark bilden zusammen das Zentralnervensystem (ZNS). Dieses verarbeitet nicht nur die Informationen aus den Sinnessystemen und verwendet sie für kognitive und motorische Prozesse, sondern dient auch dem Verdauungstrakt [1]. Von den präganglionären sympathischen und parasympathischen Neuronen in Rückenmark und Hirnstamm bis hinauf zu bestimmten Kortexarealen finden sich auf jeder Ebene Nervenzellverbände, die gastrointestinale Funktionen efferent beeinflussen. Andererseits gelangen Signale aus dem Verdauungstrakt über spinale und vagale Afferenzen ins ZNS. Dort werden sie nicht nur für reflektorische Steuervorgänge genutzt (z.B. Schlucken, Defäkation), sondern formen emotionelle und sogar kognitive Prozesse [2]. Bemerkenswert ist, dass sowohl die efferente als auch die afferente extrinsische Innervation der oberen (Ösophagus, Magen, Duodenum) und untersten (Anorektum) Abschnitte des Gastrointestinaltrakts (GIT) am dichtesten ist, während Jejunum, Ileum und Kolon vergleichsweise schütter versorgt werden.

2.4.2 Rückenmark

Aus der präganglionären cholinergen Zellsäule des Sympathikus, die sich von C8 bis L2 erstreckt, beteiligen sich Neurone aus fast allen Segmenten an der Steuerung des GIT. Ihre Axone werden teils in Grenzstrangganglien, zum allergrößten Teil aber in prävertebralen (z. B. Ggl. coeliacum) und Becken-Ganglien, wohin sie über thorakale und lumbale Nn. splanchnici sowie über die Nn. hypogastrici gelangen, auf das postganglionäre adrenerge Neuron umgeschaltet [3].

Die Axone aus den präganglionären cholinergen Zellkörpern des sakralen Parasympathikus (beim Menschen S2–4) zweigen als Nn. splanchnici pelvici im kleinen Becken von den Spinalnerven zu postganglionären cholinergen Neuronen in Beckenganglien ab [3].

Die präganglionären spinalen Neurone sind eingebettet in Interneurone, in denen Programme zur Regulation von Motilität und Sekretion modular verankert sind, ähnlich den Programmen z. B. für Gehen im skelettmotorischen Apparat des Vorderhorns. Diese Module werden von Afferenzen aus der Peripherie und absteigenden Bahnen aus Hirnstamm und Hypothalamus selektiv angesteuert. Die Abstimmung zwischen den einzelnen Rückenmarkssegmenten, insbesondere der oberen lumbalen und sakralen für die Steuerung der Hohlorgane des Beckens, leisten auf- und absteigende propriospinale Neurone [3].

Die Zellkörper spinaler viszeroafferenter Neurone liegen in thorakolumbalen und sakralen Spinalganglien derselben Segmente, in denen die präganglionären Neurone lokalisiert sind. Ihre dünnen, langsam leitenden Axone (myelinisierte A- und unmyelinisierte C-Fasern) verlaufen in denselben autonomen Nerven wie die efferenten Fasern und ziehen über die Hinterwurzeln ins Rückenmark. Allerdings ist eine Einteilung in „sympathische" und „parasympathische" Afferenzen nicht angebracht, da spätestens nach Eintritt ins ZNS die Zuordnung der Afferenzen zu einem der beiden efferenten Systeme verloren geht [3]. Im Rückenmark verteilen sie sich kranio-kaudal über viele Segmente und geben Abzweigungen vor allem zu den oberflächlichsten Schichten des Hinterhorns ab. Im Gegensatz dazu bleiben dünne Afferenzen aus der Haut im Wesentlichen auf das Eintrittssegment beschränkt. Dieser Unterschied dürfte ein Grund für den diffusen Charakter des Eingeweideschmerzes sein [4].

Im Hinterhorn treffen Viszeroafferenzen, die nur wenige Prozent aller spinalen Afferenzen ausmachen, auf sekundäre Neurone, überwiegend Interneurone, die für die komplexe Verarbeitung viszeroafferenter Signale verantwortlich sind (Nozizeption, viszero-viszerale bzw. viszero-somatische Reflexe) [3, 5]. Nur von einem kleinen Teil der sekundären Neurone gehen lange Projektionen aus, die im kontralateralen Vorderseitenstrang aufsteigen. Von ventromedialen Thalamuskernen gelangen die Viszeroafferenzen zum Kortex von Insel und Operculum [2, 6]. Bemerkenswerterweise wurden keine sekundären Neurone gefunden, die nur viszerale Afferenzen empfangen; das bedeutet, dass Afferenzen aus inneren Organen immer mit solchen aus der Haut und meist auch tiefen somatischen Strukturen (Muskeln, Gelenken etc.) zusammentreffen. Diese Konvergenz wird als Basis für „übertragene" Phänomene (Head-Zonen, referred pain) angesehen [3]. Die Verarbeitung viszeraler Afferenzen wird auch von schnellleitenden dicken Aβ-Fasern aus Haut und tiefen somatischen Strukturen beeinflusst, darüber hinaus von absteigenden Bahnen aus dem Hirnstamm [3, 5].

Das Rückenmark ist die primäre Koordinationsinstanz für den distalen GIT sowie die Verarbeitung nozizeptiver Afferenzen.

2.4.3 Hirnstamm

Der dorsale Vaguskern (DMV) und der Solitariuskern (NTS) bilden zusammen mit dem Ncl. ambiguus (AMB) den Vaguskernkomplex. Der DMV und NTS liegen im Boden des vierten Ventrikels, der AMB in der ventrolateralen Medulla. Letzterer beherbergt die Motoneurone für quergestreifte Muskulatur in Ösophagus, Pharynx und Larynx sowie die präganglionären parasympathischen Neurone für Herz und untere Luftwege. Der DMV ist Sitz der cholinergen präganglionären parasympathischen Neurone für das enterische Nervensystem bis ins distale Kolon; nur ein kleiner Teil zieht zu Ganglien in Herz und Lunge. Der NTS empfängt alle vagalen Afferenzen aus Brust- und Bauchorganen, deren Zellkörper in den Vagusganglien liegen und die etwa dreimal zahlreicher sind als vagale Efferenzen. Gastrointestinale Afferenzen enden im NTS medio-kaudal, dicht unter dem Boden der Rautengrube. Der rostrale Abschnitt des NTS empfängt Geschmacksafferenzen; dieser chemische Sinn ist also bereits in der Medulla den gastrointestinalen Afferenzen eng benachbart. Ein weiteres Endigungsgebiet gastrointestinaler Afferenzen bildet die Area postrema, ein bluthirn-schrankenloses zirkumventrikuläres Organ. Sie liegt im hintersten Winkel der Rautengrube, zwischen Liquorraum und NTS [3].

Die enge Nachbarschaft von DMV und NTS ermöglicht auf kurzem Wege die Umschaltung gastrointestinaler Afferenzen auf parasympathische präganglionäre Neurone. Allerdings sind zahlreiche Fragen der spezifischen Kanalisation von Afferenzen aus der Muskelwand oder Schleimhaut des GIT zu motilitäts- bzw. sekretionsregulierenden Neuronen des DMV noch unbeantwortet.

Direkte Projektionen aus dem NTS zum Ncl. ambiguus steuern die sequentiellen Reflexvorgänge des Schluckaktes. Der nahtlose Übergang von der oro-pharyngealen zur ösophagealen Phase, die Koordination des unteren Ösophagusspinkters mit dem cruralen Diaphragma und der rezeptiven Relaxation des Magenfundus erfordern die Kooperation zwischen Vagus und den Hirnnerven V, VII und XII sowie dem zervikalen Rückenmark, wobei die medulläre Formatio reticularis vermittelt. Das „Schluckzentrum", der deglutitive Pattern-Generator, ist im NTS und in den retikulären Interneuronen, in welche die genannten Hirnnervenkerne eingebettet sind, verborgen [7].

Der NTS leitet vagale Afferenzen zu ventromedialen Kernen des Thalamus, von wo sie hauptsächlich die Inselrinde erreichen. Dort sind auch die Geschmacksafferenzen repräsentiert sowie langsam leitende spinale Afferenzen, die ebenfalls über einen ventromedialen Thalamuskern weitergeschaltet werden. Die Insel ist reziprok mit limbischen Arealen (Amygdala, cingulärer und präfrontaler Kortex) verbunden [2].

Der NTS ist auch reziprok mit dem periaquäduktalen Grau (PAG) im Mittelhirn verbunden. Dieses Areal wiederum steht mit Hypothalamus und Amygdala in Verbindung und wird von limbischen Kortexarealen beeinflusst. Umgekehrt steuert es über seine Projektionen auf verschiedene Kerne im Tegmentum von Brücke (z. B. Locus coeruleus) und Medulla (z. B. Raphékerne) und deren spinale Projektionen viszero- und skelettmotorische Muster, die auf „Angriff" oder „Ruhe" gerichtet sind. Über diese

Projektionen moduliert es auch, zum Teil über opioiderge Mechanismen, die Verarbeitung nozizeptiver Information im Hinterhorn [3].

Der Vaguskernkomplex beeinflusst den GIT bis ins distale Kolon. Andere Kerne in Medulla, Brücke und Mittelhirn projizieren auf präganglionäre autonome Neurone.

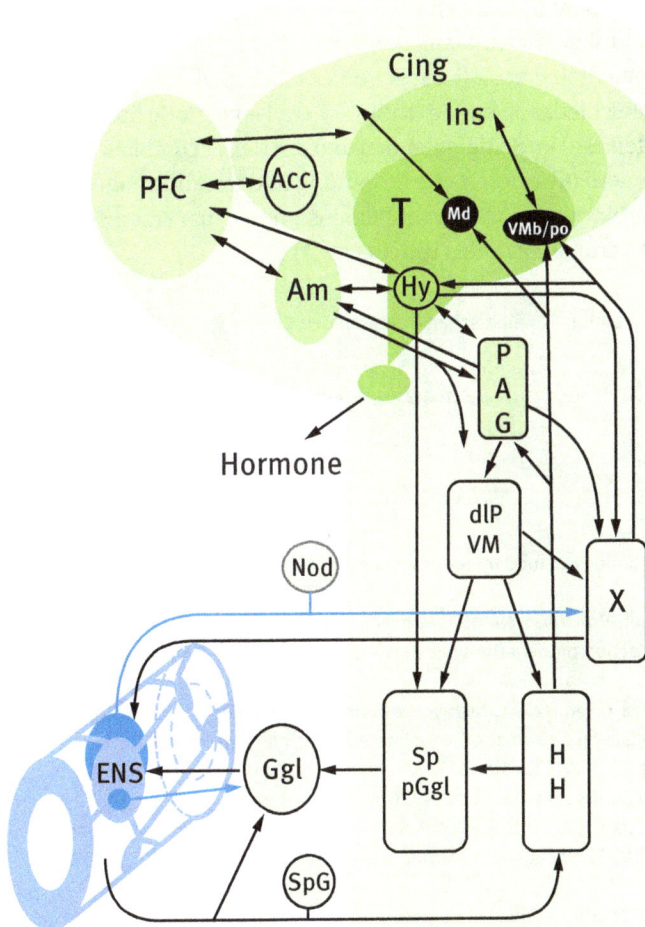

Abb. 2.5: Synopsis der ZNS-Strukturen und ihrer wichtigsten Verbindungen, die den Verdauungstrakt beeinflussen. Acc – Ncl. accumbens, Am – Amygdala, Cing – Gyrus cinguli, dlP – dorsolateraler Pons, ENS – enterisches Nervensystem, Ggl – sympathische und parasympathische Ganglien, HH – spinales Hinterhorn, Hy – Hypothalamus, Ins – Insula, Md – Ncl. mediodorsalis thalami, Nod – Ganglion nodosum, PAG – periaquäduktales Grau, PFC – präfrontaler Kortex, SpG – Spinalganglion, SppGgl – spinale präganglionäre Neurone, T – Thalamus, VM – ventrale Medulla, VMb/po – Ncl. ventromedialis basalis/posterior, X – Vaguskernkomplex.

2.4.4 Zwischenhirn und Großhirn

Der Hypothalamus steuert als übergeordneter neuro-endokriner Koordinator auch Nahrungsaufnahme und Verdauung [1]. Er erhält über vagale und spinale Afferenzen und aus dem Blut Signale aus der Peripherie und projiziert auf Vaguskerne und spinale autonome Neurone. Durch reziproke Verbindungen mit Amygdala, limbischen Kortexarealen und dem PAG ist er in die Steuerung des Verhaltens eingebunden. Die Bahnen zu den autonomen Kernen stammen von nichtendokrinen Neuronen des Ncl. paraventricularis und lateralen Hypothalamus, die wiederum von anderen Kernen (Ncl. arcuatus und dorsomedialis) beeinflusst werden. Dabei spielen neben konventionellen Transmittern verschiedene Peptide (NPY, CRF etc.) eine große Rolle [8].

Die Amygdala (Mandelkern) im Schläfenlappen und der Ncl. accumbens (vorderster Teil des Striatums) steuern die emotionelle Bewertung und Handlungsmotivation. Durch ihre reziproken Verbindungen mit Hypothalamus und Vaguskernen sind auch sie für die Steuerung des Verdauungstrakts bedeutsam [1].

Neben dem Hypothalamus beeinflussen limbische Strukturen den GIT.

Abb. 2.5 fasst die wichtigsten Verbindungen schematisch zusammen.

2.4.5 Literatur

[1]   Berthoud HR. The neurobiology of food intake in an obesogenic environment. Proc Nutr Soc. 2012; 71: 478–487.
[2]   Craig AD. How do you feel? Princeton, NJ, USA, Princeton University Press. 2015.
[3]   Jänig W. The integrative action of the autonomic nervous system. Cambridge, UK, Cambridge University Press. 2006.
[4]   Sugiura Y, Terni N, Hosoya Y, Tonosaki K, Nishiyama K, Honda T. Quantitative analysis of central terminal projections of visceral an somatic unmyelinated (C) primary afferent fibers in the guinea pig. J Comp Neurol. 1993; 332: 315–325.
[5]   Peirs C, Seal RP. Neural circuits for pain. Science. 2016; 354: 578–584.
[6]   Eickhoff SB, Lotze M, Wietze B, Amunts K, Enck P, Zilles K. Segregation of visceral and somatosensory afferents: An fMRI and cytoarchitectonic mapping study. Neuroimage. 2006; 31: 1004–1014.
[7]   Neuhuber W, Bieger D. Brainstem control of deglutition: Brainstem neural circuits and mediators regulating swallowing. In: Shaker R. et al., eds. Principles of deglutition. New York, USA, Springer. 2013: 89–113.
[8]   Mönnikes H, Tebbe J, Bauer C, Grote C, Arnold R. Neuropeptide Y in the paraventricular nucleus of the hypothalamus stimulates colonic transit by peripheral cholinergic and central CRF pathways. Neurogastroenterol Motil. 2000; 12: 343–352.

K.-H. Schäfer

2.5 Stammzellen im Gastrointestinaltrakt

2.5.1 Einleitung und Hintergrund

Der Gastrointestinaltrakt rekrutiert sich aus Anteilen aller Keimblätter und verändert sich während der embryonalen und postnatalen Entwicklung sehr stark. Er muss sich daher auch im adulten Zustand an Veränderungen z. B. der Diät oder im Rahmen von systemischen oder gastrointestinalen Erkrankungen anpassen. Dies gelingt im Wesentlichen auf der Basis zweier Stammzellsysteme, dem der intestinalen sowie dem der neuralen enterischen Stammzelle. Stammzellen haben spezifische Eigenschaften, wie die des „self-renewals" und der Differenzierbarkeit. Dies bedeutet, dass die Zelle in der Lage ist, einerseits gleichartige Tochterzellen zu generieren, andererseits diese in Richtung einer spezifischen funktionellen Zellpopulation zu differenzieren. Das Potenzial einer Stammzelle ist enorm, bedarf jedoch einer strengen Kontrolle und Regulation, um ein unkontrolliertes, überschießendes Wachstum zu vermeiden. Dies würde unweigerlich zu einem Tumor führen. Die Einbettung der Stammzellen in eine geeignete Mikroumgebung, die so genannte Stammzellnische, führt zu einer geregelten Nachproduktion entsprechend notwendigen Zellpopulationen, in diesem Fall von Enterozyten, Nerven- und Gliazellen. Während sich das enterische Nervensystem in der Embryonalzeit aus neuralen Stammzellen der Neuralleiste bildet [1] und danach mehr oder weniger stabil bleibt, erneuert sich die Schleimhaut kontinuierlich. Innerhalb weniger Tage werden die meisten Enterozyten erneuert und die alten in den Darm abgestossen und verdaut.

> Der Darm beherbergt nicht nur intestinale, sondern auch neurale Stammzellen.

2.5.2 Intestinale Stammzellen

Das Epithel des Darms besteht im Dünndarm aus Zotten-Krypten-Komplexen und im Dickdarm aus Krypten. Es ist seit langem bekannt, dass die Krypten eine signifikante Anzahl von intestinalen Stammzellen beherbergen, welche für die immense Zahl neugebildeter Enterozyten verantwortlich sind. Das Epithel des Mausdünndarms erneuert sich alle fünf Tage. Das bedeutet, dass pro Tag ca. 300 Zellen pro Krypte neu gebildet werden [2]. Diese neugebildeten Zellen stammen von ca. vier bis fünf intestinalen Stammzellen pro Krypte ab, welche in einem hierarchisch geordneten Prozess eine ganze Kaskade von so genannten „Dividing transit cells" bilden. Die Lage dieser intestinalen Stammzellen wurde lange Zeit kontrovers diskutiert. Inzwischen werden sie in einer Gruppe von kleinen Zellen, welche am Kryptenboden, im Dünn- und Dickdarm gefunden wurden, verortet. Eine Microarraystudie zum Wnt-Signaling in einer humanen Kolonkarzinomlinie offenbarte interessante Parallen zwischen Kolonkarzinom-

und Kryptengenen [3]. Eines dieser Gene war Lgr5, welches sich auch in den intestinalen Stammzellen fand. Ein weiterer Marker identifizierte Zellen in der +4-Position der Krypte. Diese Zellen exprimierten Bmi1. Bmi1 und Lgr5 identifizieren zwei funktionell unterschiedliche Stammzellpopulationen. Während Lgr5 mitotisch aktive Zellen markiert, welche stark vom Wnt-Signalweg abhängen, stellen Bmi1-Zellen eher ruhende Stammzellen dar, die strahlungsunempfindlich sind.

> Die intestinalen Stammzellen sind am Kryptengrund verortet und bestehen aus unterschiedlichen Populationen, welche eine hoch mitogene Aktivität (Lgr5) und gleichzeitig eine ruhende, strahlungsresistentere Reserve (Bmi1) ermöglichen.

2.5.3 Neurale Stammzellen

Das enterische Nervensystem entsteht aus neuralen Stammzellen der Neuralleiste. Diese wandern in relativ kleinem Umfang in den Vorderdarm und besiedeln von dort den gesamten Darm. Beim Menschen geschieht das in der 4. Schwangerschaftswoche, bei der Maus etwa im Embryonalstadium E 9–9.5 [1]. Die Besiedelung ist bei der Maus an E 15, beim Menschen nach sieben Wochen abgeschlossen, ohne dass die Zellen bis dahin bereits ausgereift sind. Es könnte von einem Abschluss der longitudinalen Migration entlang der Darmachse gesprochen werden, während die vertikale Migration, mesenterial-antimesenterial, sowie die Reifung und Differenzierung noch nicht komplett sind. Dies zeigt sich sehr schön bei Untersuchungen der Verteilung PGP 9.5 positiver unreifer Nervenzellen im humanen Darm in der 9. Schwangerschaftswoche. Deutlich wird ein mesenterial-antimesenterialer Gradient der Zelldichte [5]. Eine kürzlich entdeckte zusätzliche Quelle zur Besiedelung des Darms mit neuralen Stammzellen besteht aus Derivaten der Schwann'schen Zellen extrinsischer Nerven.

Die neuralen intestinalen Stammzellen müssen drei wichtige Aufgaben erfüllen: Zunächst muss die kritische Masse zur Besiedelung des gesamten Darms erreicht werden. Lediglich ca. 70 Zellen sind notwendig, um das gesamte Mauskolon zu besiedeln [6]. Gehen wir davon aus, dass der gesamte Darm einige Millionen Nerven- und Gliazellen beherbergt, ist dies eine gigantische Proliferationsleistung. Zweitens müssen die Zellen den gesamten Darm besiedeln. Dies bedarf entsprechender Signalmoleküle, wie des Neurotrophin GDNF (glial-cell-line-derived-neurotrophic-factor) oder EDN3 (Endothelin 3), welche an verschiedenen „hot spots" in hohen Konzentrationen exprimiert werden und als „chemoattractant" fungieren. Drittens entwickeln sich die enterischen neuralen Stammzellen in unterschiedliche gliale und neuronale Subtypen. Dies erfordert eine komplexe Orchestrierung von unterschiedlichen Genen und Transkriptionsfaktoren. Dazu gehören neben den Rezeptoren für die oben erwähnten Moleküle GDNF und EDN3 – Ret und EDNRB – auch viele weitere Faktoren wie Mash-1, Sox10 und Phox2B. Während der Entwicklung zeigen die neuralen Stammzellen zunächst keine spezifischen Marker einer besonderen Zellpopulation. Im humanen

Darm ist z. B. ein Switch von Zellen zu sehen, welche sowohl den neuronalen Marker PGP 9.5 als auch den neuralen Stammzellmarker Nestin zwischen der 14. und der 24. Schwangerschaftswoche aufweisen [5]. In dieser und anderen Studien konnte der neuronale Stammzellmarker Nestin nicht nur während der Schwangerschaft, sondern auch bis ins hohe Alter im Plexus myentericus nachgewiesen werden, in der Regel in enterischen Gliazellen (Abb. 2.6). Interessanterweise konnte Nestin auch in enterischen Nervenzellen gefunden werden [8].

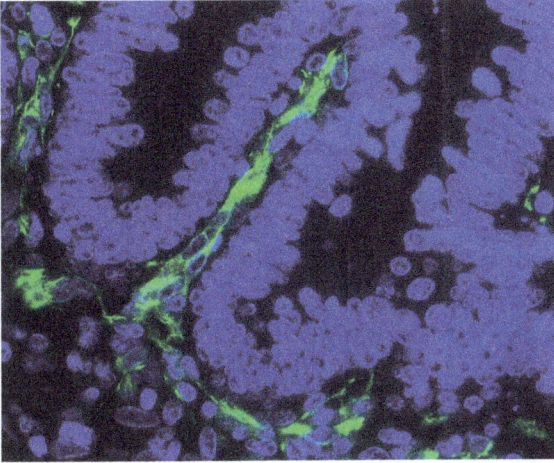

Abb. 2.6: Humane Darmschleimhaut: Nestin-exprimierende enterische Gliazellen (grün) in unmittelbarer Nachbarschaft der Enterozyten (blau markierte Kerne, DAPI).

Neben genetischen Faktoren kommen auch andere Faktoren in Frage. Teilweise kontrovers wird die Interaktion von Neuro- und Angiogenese diskutiert. Hier gibt es zahlreiche Hinweise, dass die Gefäßbildung zumindest einen modellierenden Einfluss auf das ENS nimmt. Die Neurogenese ist jedoch nicht mit der Geburt abgeschlossen, sondern reicht sogar bis in die adulte Periode hinein. Eine Serotonin-abhängige Neurogenese im adulten enterischen Nervensystem konnte bereits von Michael Gershon 2009 gezeigt werden [9].

Das enterische Nervensystem ist insgesamt sehr plastisch und kann sich im Rahmen eines ausgeprägten neuralen Stammzellpotenzials an unterschiedliche neue Situationen anpassen. Dies erlaubt die Unterstützung von Heilungsprozessen nach Inflammation oder operativen Eingriffen sowie die Anpassung an wechselnde Diäten oder mikrobiotische Veränderungen. Im Rahmen entzündlicher Darmerkrankungen konnte eine Erhöhung der GFAP-Expression in der humanen enterischen Glia beobachtet werden [10], verbunden mit einer Erhöhung der GDNF-Expression. Beides spricht für eine Regulation der enterischen neuralen Stammzellnische durch entzündliche Faktoren oder Veränderungen des Mikrobioms [11] im Sinne einer reaktiven Gliose. Basierend auf vielen Studien in embryonalen, postnatalen und adulten ENS konnte die enterische Gliazelle als Sitz der neuralen enterischen Stammzelle identifiziert werden.

> Das ENS beherbergt eine hohe Anzahl neuraler Stammzellen nicht nur während der Entwicklung, sondern bis ins hohe Alter. Basierend auf diesem Stammzellpotenzial kann sich das ENS fortlaufend auf neue Bedingungen oder Veränderungen im Sinne von Krankheiten oder wechselnden Diäten einstellen.

2.5.4 Stammzellen des Darms im Rahmen von Krankheiten

Sowohl intestinale als auch neurale Stammzellen des Darms sind in unterschiedliche Krankheitsbilder involviert. Dies umfasst neben dem M. Hirschsprung oder inflammatorischen Darmerkrankungen auch Karzinome oder Neurodegenerationen.

Intestinale Stammzellen werden durch das ENS moduliert [12]. Darmepithel, Mikrobiom und enterische Glia sind eng verknüpft. Kürzlich konnte von der Gruppe um Vassilis Pachnis gezeigt werden, dass es eine kontinuierliche Versorgung der Darmzotten mit „frischer" enterischer Glia gibt. Diese wird in den submucösen Plexus generiert und wandert in die Villi ein [13].

Auch in Erkrankungen der Darmanhangsgebilde, wie z.B. der Bauchspeicheldrüse, sehen wir Veränderungen des ENS. Die Mikroumgebung von Pankreaskarzinomen oder chronischer Pankreatitis führt zu einer neuralen Plastizität und einem „Neural Remodeling" [14]. So kommt es z.B. bei einem Pankreaskarzinom zu einer Hypertrophie der intrinsischen, dem ENS zugerechneten Fasern. Dies zeigen einerseits eine Zunahme des neuralen Stammzellmarkers Nestin, andererseits eine Abnahme der Tyrosinhydroxylase oder Sox10-Expression. In einem Mausmodell der Alzheimer'schen Erkrankung konnte im Verlauf der Erkrankung ebenfalls eine Erhöhung von Nestin im ENS gefunden werden.

Insgesamt bleibt die adulte Neurogenese überschaubar und ist sicher nicht ausreichend, um größere Defekte zu kompensieren. Insofern ist der Ansatz der Isolation und Expansion neuraler Stammzellen, insbesondere des postnatalen und adulten humanen ENS, eine logische Konsequenz. Neurale enterische Stammzellen lassen sich inzwischen aus allen Darmanteilen embryonaler, postnataler und adulter Nager- und humaner Därme isolieren [15]. Dies, kombiniert mit Expansionsstrategien, wird in Zukunft die Transplantation ausreichend großer Zellzahlen erlauben, um neurale Defizite im Darm, aber auch im zentralen Nervensystem [16], zu therapieren.

> Intestinale und neurale Stammzellen sind in unterschiedliche Krankheitsbilder involviert. Ihr Zusammenspiel erlaubt dem Gastrointestinaltrakt, sich auf wechselnde Situationen einzustellen. Neurale Stammzellen lassen sich isolieren und expandieren. Strategien zur Zelltherapie werden aktuell untersucht.

2.5.5 Zusammenfassung und Ausblick

Der Gastrointestinaltrakt verfügt mit den intestinalen und enterischen neuralen Stammzellen über zwei potente Werkzeuge, welche ihm eine hohe Plastizität verleihen, so dass er auf wechselnde in- oder extrinsische Einflüsse adäquat reagieren kann.

2.5.6 Literatur

[1]   Heanue TA, Pachnis V. Enteric nervous system development and Hirschsprungs disease: advances in genetic and stem cell studies. Nature Reviews Neuroscience. 2007; 8: 466–479.
[2]   Marshman E, Booth C, Potten CS. The intestinal epithelial stem cell. Bioessays. 2002; 24(1): 91–98.
[3]   van de Wetering M, Sancho E, Verweij C, et al. The catenin/TCF-4 complex imposes a crypt progenitor phenotype on colorectal cancercells. Cell. 2002; 111: 241–250.
[4]   Rauch U, Klotz M, Maas-Omlor S, et al. Expression of intermediate filament proteins and neuronal markers in the human fetal gut. J Histochem. Cytochem. 2006; 54: 39–46.
[5]   Sidebotham EL, Woodward MN, Kenny SE, et al. Localizataion and Endothelin-3 dependence of Stem Cells of the Enteric Nervous System in the embryonic Colon. J Ped. Surg. 2002; 37: 145–150.
[6]   Azan G, Low WC, Wendelschafer-Crabb G, et al. Evidence for neural progenitor cells in the human adult enteric nervous system. Cell Tissue Res. 2011; 344: 217–225.
[7]   Grundmann D, Markwart F, Scheller A, et al. Phenotype and distribution pattern of nestin-GFP-expressing cells in murine myenteric plexus. Cell Tissue Res. 2016; 366(3): 573–586.
[8]   Liu MT, Kuan YH, Wang J, et al. 5-HT4 Receptor Mediated Neuroprotection and Neurogenesis in the Enteric Nervous System of Adult Mice. J Neuroscience. 2009; 29(31): 9683–9699.
[9]   von Boyen GBT, Steinkamp M, Reinshagen M, et al. Proinflammatory cytokines increase GFAP expression in enteric glia. GUT. 2004; 53(2): 222–228.
[10] Obata Y and Pachnis V. The effect of Microbiota and the Immune System on the Development and Organization of the Enteric Nervous System. Gastroenterology. 2016;151: 836–844.
[11] Bjerknes M and Cheng H. Modulation of specific intestinal epithelial progenitors by enteric neurons. PNAS. 2001; 98: 12497–12502.
[12] Kabouridis PS, Lasrado R, McCallum S, et al. The gut microbiota keeps enteric glial cells on the move; prospective roles of the gut epithelium and immune system. Gut Microbes. 2015; 6(6): 398–403.
[13] Ceyhan GO, Demir IE, Rauch U, et al. Pancreatic neuropathy results in „neural remodelling" and altered pancreatic innervation in chronic pancreatitis and pancreatic cancer. American Journal of Gastroenterology. 2009; 104: 2555–2565.
[14] Metzger M, Caldwell C, Barlow AJ, et al. Enteric nervous system stem cells derived from human gut mucosa for the treatment of aganglionic gut disorders. Gastroenterology. 2009; 136(7): 2214–2225.
[15] Grundmann D, Klotz M, Rabe H, et al. Isolation of high-purity myenteric plexus from adult human and mouse gastrointestinal tract. Sci Rep. 2015; 5: 9226.
[16] Hagl CI, Heumüller-Klug S, Wink E, et al. From the Appendix to the Brain: The human gastrointestinal tract, a potential autologous neural stem cell source. PLoS One. 2013; e72948.

A. Friebe

2.6 Schrittmacher und Muskel im Magen-Darm-Trakt

2.6.1 Einleitung und Hintergrund

Die Motilität des Magen-Darm-Trakts ist notwendig für den Transport der Nahrung, für die Zerkleinerung der Nahrungsbestandteile und damit für eine effektive Verdauung und Resorption der Nährstoffe. Die meisten Bereiche des Magen-Darm-Trakts weisen rhythmische Kontraktionen auf, die von der glatten Muskulatur ausgehen. Das enterische Nervensystem kann diese Kontraktionen beeinflussen und koordiniert somit die Motilität, aber auch Sekretion und Resorption. Sowohl die Generierung dieses Schrittmachers als auch die Modulation exzitatorischer und inhibitorischer nervaler Reize werden durch interstitielle Zellen von Cajal (ICC) innerhalb der glatten Muskulatur vermittelt [1, 2].

ICC sind mesenchymalen Ursprungs. Sie sind durch gap junctions untereinander verbunden, so dass sich ein weites zelluläres Netzwerk ergibt. Auch mit den glatten Muskelzellen existieren gap junctions, die die Kommunikation zwischen beiden Zelltypen erleichtern. ICC tragen auf der Zellmembran den cKit-Rezeptor (CD 117), was eine immunhistochemische Identifizierung möglich macht. cKit ist eine Tyrosin-Kinase, die Zellteilung, Differenzierung und damit das Wachstum von ICC, aber auch anderen Zellen, reguliert [3]. Als Protoonkogen können Mutationen im cKit-Gen zu einer Tumorentstehung führen (s. Klinik).

Es existieren verschiedene Unterarten von ICC, die aufgrund ihrer Lage und Funktion unterschieden werden (Abb. 2.7). Schrittmacher-ICC liegen im myenterischen Plexus (ICC-MY) zwischen der longitudinalen und zirkulären Muskelschicht. ICC-MY sind elektrisch miteinander gekoppelt. Eine zweite Gruppe von ICC bildet ein Netzwerk innerhalb der longitudinalen bzw. zirkulären Muskelschicht. Diese intramuskulären ICC (ICC-IM) nehmen die Informationen des enterischen Nervensystems auf, prozessieren diese und geben entsprechende Stimuli an die glatten Muskelzellen weiter.

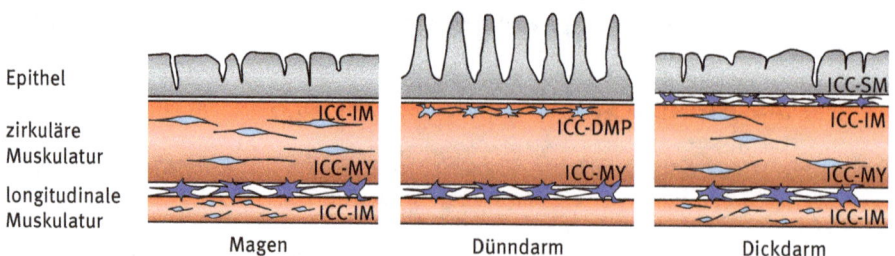

Abb. 2.7: Schematische Darstellung der ICC in verschiedenen Bereichen des Gastrointestinaltrakts. Gezeigt sind die ICC-Subtypen, welche in verschiedenen Teilen des GI-Trakts vorkommen. Für nähere Informationen siehe Text. ICC-MY: myenterische ICC; ICC-IM: intramuskuläre ICC; ICC-SM: submucosale ICC; ICC-DMP: deep muscular plexus ICC. Abb. modifiziert nach [11].

Weitere Untergruppen der ICC sind zum einen submucosale ICC (ICC-SM), die im Colon auftreten, und ICC im so genannten ‚deep muscular plexus' (ICC-DMP), die im Dünndarm vorzufinden sind. Sie werden ebenfalls mit einer Schrittmacheraktivität in Verbindung gebracht. Zusätzlich scheinen ICC auch bei der Mechanosensitivität des Darms beteiligt zu sein. Insgesamt wird die Darmmotilität also hauptsächlich von drei Zelltypen gesteuert: enterischen Neuronen, ICC und glatten Muskelzellen. Interaktion innerhalb dieses motorischen Ensembles ermöglicht die Ausbildung verschiedener Motilitätsformen wie z. B. den Transport in aboraler Richtung, aber auch Pendel- sowie Mischbewegungen.

> Die funktionelle Darmmotilität entsteht durch das Zusammenspiel von enterischen Neuronen, ICC und glatten Muskelzellen.

2.6.2 ICC als Schrittmacher

Im Gegensatz zum Herzen, in dem spezialisierte Muskelzellen des Sinusknotens einen elektrischen Rhythmus generieren, sind im Gastrointestinaltrakt nicht Muskelzellen, sondern ICC als Schrittmacher identifiziert worden [4, 5]. Diese Schrittmacherzellen befinden sich in der Regel zwischen den beiden Muskelschichten (ICC-MY). Aufgrund dieser Lage können sie durch Generierung und Weiterleitung so genannter ‚slow waves' sowohl die glatten Muskelzellen der longitudinalen als auch der zirkulären Muskelschicht elektrisch beeinflussen und damit deren Tonus und Kontraktilität mitbestimmen. Slow waves sind periodische Oszillationen des Membranpotenzials der ICC, die an die glatten Muskelzellen weitergeleitet werden. Slow waves entstehen durch eine rhythmische Änderung der intrazellulären Calcium-Konzentration. Eine wichtige Rolle scheint dabei der Calcium-abhängige Chlorid-Kanal Ano1 (auch TMEM16) zu spielen, der bei Anstieg der cytosolischen Calcium-Konzentration aktiviert wird und durch den resultierenden Chlorid-Ausstrom eine Depolarisation der Zelle bewirken kann.

Die Frequenz der slow waves ist abhängig von der Region des GI-Trakts: Beim Menschen kommt es im Magen zu einer Frequenz von ca. 3/min, während im Dünndarm diese bis zu 12/min und im Colon bis zu 4/min beträgt. Aufgrund der Verbindung durch gap junctions kann die elektrische Potenzialänderung der slow waves aus den ICC auf die glatten Muskelzellen übergehen. Wird hierdurch eine Depolarisation der Membran über das Schwellenpotenzial hervorgerufen, so kommt es zum Einstrom von Calcium in die glatte Muskelzelle und nachfolgend zur Kontraktion. Eine Oszillation des Membranpotenzials führt daher zur periodischen Öffnung und Schließung der Calcium-Kanäle. Logischerweise ist damit das Kontraktionsmuster der glatten Muskelzellen, die unter Slow-wave-Kontrolle stehen, ebenfalls periodisch.

2.6.3 ICC als Vermittler der Neurotransmission

Ein weiterer ICC-Subtyp vermittelt den Einfluss des enterischen Nervensystems. Aufgrund ihrer Lage innerhalb der Glattmuskelschicht werden diese ICC als intramuskuläre ICC (ICC-IM) bezeichnet. ICC-IM sind von spindelartiger Morphologie, sie bilden innerhalb der Glattmuskelschicht ein dreidimensionales Netzwerk aus und zusätzlich synapsenartige Strukturen mit den Varikositäten sowohl der exzitatorischen als auch der inhibitorischen Neurone [6]. Der genaue Mechanismus der enterischen Neurotransmission wird allerdings noch intensiv beforscht: So steht immer noch zur Debatte, in welchem Ausmaß Neurone direkt glatte Muskelzellen innervieren bzw. inwieweit das ICC-IM-Netzwerk die neuronalen Informationen bündelt, verarbeitet und dann erst an das Glattmuskelsyncytium weitergibt [7, 8]. Ebenfalls ungeklärt ist der genaue Mechanismus der Kommunikation zwischen ICC-IM und glatten Muskelzellen. Sehr wahrscheinlich regulieren ICC-IM über gap junctions das Membranpotenzial der glatten Muskelzellen und können dadurch Ruhepotenzial bzw. Tonus der glatten Muskulatur steuern.

> Es gibt verschiedene Arten von ICC: Die im myenterischen Plexus liegenden ICC (ICC-MY) fungieren als Schrittmacher, indem sie slow waves generieren. Diese oszillierenden Schwankungen des Membranpotenzials werden auf die benachbarten glatten Muskelzellen übertragen. So kann es zur Entstehung von rhythmischen Kontraktionen kommen. Intramuskuläre ICC (ICC-M) hingegen vermitteln die Übertragung nervaler Signale. Sie sammeln und koordinieren die Information exzitatorischer und inhibitorischer Nerven und führen damit zu einer organisierten Kontraktilität.

2.6.4 Klinik

Die Bedeutung der ICC bei der Darmmotilität zeigt sich an den verschiedenen Krankheitsbildern, die bei Verminderung oder Verlust von ICC auftreten können [9]. Eine veränderte Dichte der ICC lässt sich mit Hilfe des ckit-Antikörpers immunhistochemisch in Biopsien darstellen. Eine Verringerung von ICC konnte z. B. bei der Achalasie, der infantilen hypertrophen Pylorusstenose, bei chronischer intestinaler Pseudoobstruktion, beim kongenitalen Megakolon oder bei entzündlichen Darmerkrankungen nachgewiesen werden. Interessanterweise kann es auch im Rahmen des Diabetes mellitus zu einer Verminderung der ICC-Zahl kommen, was eine diabetische Enteropathie zur Folge haben kann.

ICC sind auch an der Bildung mesenchymaler Tumoren, so genannter gastrointestinaler Stromatumore (GIST), beteiligt [10]. Bei GIST finden sich häufig Mutationen im cKit-Gen. Eine aktivierende Mutation kann zu einem gain of function führen, also einer andauernden Aktivierung des cKit-Rezeptors. Hierdurch kommt es zu unkontrollierter Proliferation und damit zu einem möglichen Tumorwachstum. Da cKit von den meisten ICC gebildet wird, können GIST in allen Bereichen des Gastrointestinaltrakts vorkommen.

Ein Verlust von ICC kann verschiedene Darmerkrankungen nach sich ziehen, die alle mit einer Motilitätsstörung assoziiert sind. Aktivierende Mutationen des auf praktisch allen ICC befindlichen ckit-Rezeptors können zur Ausbildung mesenchymaler Tumore führen.

2.6.5 Zusammenfassung und Ausblick

ICC modulieren und steuern wichtige Funktionen im GI-Trakt: Während ICC-MY für die Generierung des Schrittmacherpotenzials verantwortlich sind, integrieren ICC-IM die Einflüsse erregender und hemmender Neurone und modulieren somit die Kontraktilität der glatten Muskulatur. Neben diesen etablierten Funktionen der ICC haben diese Zellen auch eine Bedeutung als Mechanorezeptoren. ICC tragen als prominenten Marker das Protoonkogen cKit auf der Zelloberfläche. Mehrere verschiedene Krankheitsbilder werden mit ICC in Verbindung gebracht. So können Defekte in der Bildung von ICC-Netzwerken die Grundlage für die chronische intestinale Pseudoobstruktion darstellen. Mutationen im cKit-Gen können zur Ausbildung mesenchymaler Tumore führen. Eine ursächliche Behandlung dieser Krankheitsbilder erscheint schwer, da eine Therapie die Struktur des ICC-Netzwerkes, die Zahl der Zellen oder die Mutation des Protoonkogens adressieren müsste.

2.6.6 Literatur

[1] Cajal SR. Sur les ganglions et plexus nerveux de l'intestin. CRSoc Biol (Paris). 1893; 45: 217–223.
[2] Sanders KM, Kito Y, Hwang SJ, Ward SM. Regulation of Gastrointestinal Smooth Muscle Function by Interstitial Cells. Physiology (Bethesda). 2016; 31: 316–326.
[3] Maeda H, Yamagata A, Nishikawa S, et al. Requirement of c-kit for development of intestinal pacemaker system. Development. 1992; 116: 369–375.
[4] Thuneberg L. Interstitial cells of Cajal: intestinal pacemaker cells? Adv Anat Embryol Cell Biol. 1982; 71: 1–130.
[5] Huizinga JD, Thuneberg L, Klüppel M, Malysz J, Mikkelsen HB, Bernstein A. W/kit gene required for interstitial cells of Cajal and for intestinal pacemaker activity. Nature. 1995; 373: 347–349.
[6] Daniel EE, Posey-Daniel V. Neuromuscular structures in opossum esophagus: role of interstitial cells of Cajal. Am J Physiol. 1984; 246: G305–315.
[7] Sanders KM, Ward SM, Friebe A. Interstitial cells are involved and physiologically important in neuromuscular transmission in the gut. J Physiol. 2016; 594: 1507–1509.
[8] Goyal RK. Interstitial cells are not involved and physiologically important in neuromuscular transmission in the gut. J Physiol. 2016; 594: 1511–1513.
[9] Farrugia G. Interstitial cells of Cajal in health and disease. Neurogastroenterol Motil. 2008; 20(1): 54–63.
[10] Corless CL. Gastrointestinal stromal tumors: what do we know now? Mod Pathol. 2014; 27(1): S1–16.
[11] Lino S, Horiguchi K. Interstitial cells of cajal are involved in neurotransmission in the gastrointestinal tract. Acta Histochem Cytochem. 2006; 39: 145–153.

P. Prinz, A. Stengel

2.7 Intestinale Hormone und gastrointestinale Funktionen

2.7.1 Einleitung und Hintergrund

Im Gastrointestinaltrakt (GIT) werden verschiedene Peptidhormone in speziellen Zellen exprimiert, die an der Regulation gastrointestinaler Funktionen wie Motilität, Sekretion und Absorption von Nährstoffen beteiligt sind. Dabei können sie lokal oder über die Darm-Hirn-Schranke wirken. Viele Peptidhormone des GIT haben noch weitere Funktionen und sind zum Beispiel an der Regulation der Nahrungsaufnahme und der Energiehomöostase beteiligt. Dieses Kapitel wird sich vor allem auf die gastrointestinalen Funktionen etablierter und damit besser charakterisierter Hormone des Darms fokussieren.

Hormone des GIT haben eine Vielzahl unterschiedlicher Funktionen.

2.7.2 Hormone des Gastrointestinaltrakts

2.7.2.1 Sekretin

Sekretin ist ein Peptid, das aus 27 Aminosäuren besteht und in den endokrinen S-Zellen des Dünndarms gebildet wird. Beim Menschen wurden die S-Zellen aber auch im Magen und Kolon gefunden, was auf eine Expression im gesamten GIT hinweist. Der Hauptstimulus für die Sekretin-Sekretion ist ein geringer duodenaler pH-Wert zwischen 2 und 4,5, der postprandial durch die Magensäure ausgelöst wird. Des Weiteren wird die Sekretion durch Gallensäuren sowie Spaltprodukte aus verdauten Fetten oder Peptiden angeregt. Auf molekularer Ebene regt das Sekretin-releasing peptide die Freisetzung von Sekretin an. Seine Effekte löst Sekretin über die Bindung an den Sekretin-Rezeptor aus. Sekretin ist ein physiologischer Inhibitor der gastrischen Motilität und reduziert ebenso die Sekretion der Magensäure sowie die Freisetzung von Gastrin. Sekretin wirkt im Zusammenspiel mit Cholezystokinin (CCK) auf das Pankreas und stimuliert dort die Freisetzung des Pankreassaftes und Bikarbonat. Dabei werden CCK und Sekretin simultan nach der Nahrungsaufnahme freigesetzt. Den gleichen Effekt löst Sekretin auch in der Gallenblasse aus und regt die Sekretion von Gallensaft und Bikarbonat an. Sekretin scheint ebenso eine Rolle im Schutz der duodenalen Mukosa zu spielen, da es die Sekretion der Brunner-Drüsen anregt [1].

Sekretin führt zu einer reduzierten Magenmotilität sowie Magensäuresekretion und steigert synergetisch mit CCK die Sekretion des Pankreassaftes.

2.7.2.2 Cholezystokinin

CCK ist in vielen verschiedenen Formen bekannt, wobei die Zahl im Namen immer die Anzahl der Aminosäuren des Peptides angibt. Heutige Analysen weisen darauf hin, dass CCK-58 die endogene Form darstellt und die weiteren bekannten Formen (zum Beispiel CCK-33, CCK-22 oder CCK-8) proteolytische Spaltprodukte von CCK-58 sind. Neben dem GIT wurde CCK auch im Gehirn entdeckt, wo es die Funktion eines Neurotransmitters hat. Im GIT wird es vorrangig in den I-Zellen des Duodenums exprimiert. Die Freisetzung von CCK wird durch Kohlenhydrate, Lipide und Proteine stimuliert, wobei Proteine und Lipide am potentesten wirken. Interessanterweise stimulieren Fettsäuren mit mehr als zwölf Kohlenstoffen die CCK-Sekretion stärker als kürzere Fettsäuren. Nach seiner Freisetzung reduziert CCK die Magenentleerung durch Aktivierung des Nervus vagus über den CCK_A-Rezeptor. Des Weiteren stimuliert CCK das Pankreas, die Leber und die Gallenblase zur Freisetzung von Verdauungsenzymen und Gallensäure [2].

> CCK reduziert die Magenentleerung über den Nervus vagus.

2.7.2.3 Motilin

Motilin besteht aus 22 Aminosäuren und wird fast ausschließlich in den speziellen endokrinen M-Zellen des Duodenums und Jejunums gefunden, in kleineren Mengen auch im Antrum des Magens. Motilin ist beim Menschen an der Phase III des migrierenden motorischen Komplex (MMC) des Magens beteiligt, bei der sich der Magen maximal zusammenzieht und somit den Inhalt des Magens in den Dünndarm entleert. Dies ist jedoch nicht nur für die Entleerung des Magens relevant, sondern führt auch dazu, dass sich die Gallensäuren und der Verdauungssaft vermengen. Während dieser Phase ist Motilin ebenfalls an der Sekretion von Verdauungsenzymen des Pankreas sowie des Magens beteiligt. Dabei wird davon ausgegangen, dass dieser Effekt durch die Aktivierung des Motilin-Rezeptors im Magen vermittelt wird. Die Sekretion von Motilin wird im Fastenzustand stimuliert. Erreichen Nährstoffe das Duodenum, wird die Sekretion von Motilin unterdrückt [3].

> Motilin ist über die MMC des Magens an der Weiterleitung des Speisebreis und der Vermengung mit den Verdauungssäften beteiligt.

2.7.2.4 Somatostatin

Somatostatin (SST) ist in fast allen Geweben des Körpers zu finden. Dabei sind die Hauptsekretionsorte die Langerhans-Inseln des Pankreas, der Hypothalamus und die endokrinen D-Zellen des oberen GIT. SST wird in zwei biologisch aktiven Formen sezerniert, SST-14 und SST-28, wobei SST-14 die prädominante Form ist, jedoch eine geringere biologische Aktivität als SST-28 aufweist. Die Freisetzung von SST wird vor allem durch Fette und Proteine stimuliert. Für seine physiologische Wirkung muss SST an den SST-Rezeptor binden, von denen es fünf bekannte Formen gibt (sst_1–sst_5). SST inhibiert die Produktion der Magensäure, indem es zum einen an den sst_2 der G-Zellen bindet und so die Aktivität von Gastrin unterdrückt oder direkt über Aktivierung des gleichen Rezeptors an den Belegzellen wirkt. Weitere Funktionen von SST sind die Hemmung der Sekretion endokriner sowie exokriner Pankreasprodukte (Insulin, Glucagon, Bikarbonat und Verdauungsenzyme), die Hemmung der Magenentleerung sowie die Unterdrückung der Gallenblasenkontraktion und damit verbunden des Flusses der Gallensäuren. Auf der anderen Seite stimuliert SST die Resorption von Wasser und Elektrolyten im GIT [4].

SST hat überwiegend hemmende Funktionen im oberen GIT.

2.7.2.5 Neurotensin

Neurotensin ist ein 13 Aminosäuren langes Peptid, das aus den N-Zellen des Dünndarms sezerniert wird. Neurotensin ist ein Neuropeptid, welches neben dem GIT auch im Gehirn exprimiert und über die Bindung an einen seiner drei Rezeptoren (NTR_{1-3}) wirkt. Die NTR_1 und NTR_2 werden im Gehirn sowie in der Peripherie exprimiert, der NT_3 hingegen nur in peripheren Geweben. Die intestinale Freisetzung von Neurotensin erfolgt durch die Präsenz von Magensäure, Pankreassaft oder Gallensäuren im Dünndarm. In der Nahrung enthaltene Fette sind ebenfalls ein potenter Stimulator. Die hydrolytische Spaltung von Fetten zu Fettsäuren (v. a. langkettigen Fettsäuren) führt im distalen Teil des Dünndarms zu einer direkten Stimulation der Neurotensin-Sekretion aus den N-Zellen. Im proximalen Teil des Dünndarms führen langkettige Fettsäuren zur Freisetzung von CCK, welches wiederum die Sekretion von Neurotensin stimuliert. Neurotensin regt die Aktivität des exokrinen Pankreas, die hepatische Gallensäuren-Sekretion sowie die Gallensäuren-Absorption im Ileum an. Damit trägt es wesentlich zur Regulation des intestinalen Lipidstoffwechsels über den enterohepatischen Kreislauf bei. Des Weiteren regt Neurotensin die Freisetzung von Insulin an und hemmt die Sekretion von Magensäure, was auf einen negativen Rückkopplungsmechanismus schließen lässt. Neurotensin unterdrückt die Motilität des Dünndarms, regt aber die Entleerung des Dickdarms an [5].

Neurotensin ist ein wichtiger Regulator des intestinalen Lipidstoffwechsels.

2.7.2.6 Serotonin

Serotonin ist vor allem als Neurotransmitter bekannt. Der Hauptanteil des im Körper gebildeten Serotonins (oder 5-Hydroxytryptoamin, 5-HT) wird jedoch in den endokrinen enterochromaffinen Zellen der intestinalen Mukosa gebildet. Dabei sind die enterochromaffinen Zellen über den gesamten GIT verteilt, der höchste Anteil findet sich jedoch im distalen Dünndarm. Ein kleiner Anteil von Serotonin wird auch in den Neuronen des enterischen Nervensystems gebildet. Serotonin wird durch mechanische sowie chemische Reize freigesetzt, zum Beispiel durch einen erhöhten intraluminalen Druck. Serotonin ist an der Stimulation der Darmperistaltik und -sekretion sowie den Segmentationsbewegungen des Darms beteiligt. Dabei vermittelt Serotonin seine Wirkung über verschiedene Serotonin-Rezeptoren ($5\text{-}HT_1$–$5HT_7$). Die 5-HT-Rezeptoren werden auch auf den afferenten Nervenenden des Nervus vagus exprimiert [6].

> Serotonin regt die Darmmotilität und -sekretion an.

2.7.2.7 Glukoseabhängiges insulinotropes Peptid

Glukoseabhängiges insulinotropes Peptid (GIP) wurde als erstes Inkretin beschrieben. Hierbei stimuliert GIP nahrungsabhängig die Biosynthese von Insulin sowie dessen Glukose-abhängige Sekretion aus den β-Zellen des Pankreas. Weiterhin konnte eine Hemmung der Magensäuresekretion gezeigt werden, allerdings waren hierfür pharmakologische Dosen notwendig. Im Gegensatz zum Effekt auf die Magensäure konnte der Inkretin-Effekt bei physiologischen Konzentrationen beobachtet werden. GIP macht nur einen Teil des Inkretin-Effekts aus, für den anderen Teil ist wie unten beschrieben Glucagon-like Peptide 1 verantwortlich. GIP wird aus den K-Zellen freigesetzt, welche hauptsächlich im Duodenum und proximalen Jejunum lokalisiert sind. Die GIP-Sekretion erfolgt postprandial als Antwort auf die Nährstoffzufuhr, wobei Fett beim Menschen der potenteste Stimulator ist. Die Halbwertszeit von GIP liegt zwischen fünf und sieben Minuten, da es durch die Dipeptidylpeptidase IV (DPPIV) gespalten und inaktiviert wird. GIP wirkt über Bindung an seinen Rezeptor (GIP-Rezeptor), welcher multilokulär in der Peripherie sowie in den verschiedenen Regionen des zentralen Nervensystems exprimiert wird. Neben den oben genannten Effekten wirkt GIP auch anabol und stimuliert die Fettsäuresynthese und Lipogenese in den Fettzellen [7].

> GIP inhibiert die Sekretion der Magensäure und vermittelt zusammen mit Glucagon-like Peptide 1 den Inkretin-Effekt.

2.7.2.8 Glucagon-like Peptide 1

Glucagon-like Peptide 1 (GLP-1) wird hauptsächlich in den L-Zellen des distalen Ileums und Kolons synthetisiert und postprandial v. a. durch Kohlenhydrate freigesetzt. Die biologisch aktiven Formen von GLP-1 sind GLP-$1_{7\text{-}37}$ und das GLP-$1_{7\text{-}37\text{-}Amid}$. GLP-1 ist vor allem durch seinen Effekt als Inkretin bekannt, was bedeutet, dass GLP-1 nahrungsabhängig die Insulinsekretion aus den β-Zellen des Pankreas stimuliert und gleichzeitig die Freisetzung von Glukagon aus den α-Zellen hemmt [7]. Durch Bindung an den GLP-1-Rezeptor (GLP-1R) werden weitere Effekte von GLP-1, wie zum Beispiel die Reduktion der Nahrungsaufnahme, Magenentleerung, intestinalen Motilität und der Magensäuresekretion, vermittelt. GLP-1 wirkt dabei über den Nervus vagus auf die gastrointestinale Motilität. Allerdings konnten Studien zeigen, dass GLP-1 sowohl nach Injektion in den Gehirnventrikel die Magenentleerung hemmt als auch direkt über das enterische Nervensystem wirkt, was ebenfalls den GLP-1R exprimiert [7]. Dabei sollte beachtet werden, dass die aktiven GLP-1-Formen rasch durch DPPIV im Blut abgebaut werden, wodurch ihre Halbwertszeit nur ein bis zwei Minuten beträgt und unklar ist, ob zirkulierendes GLP-1 die relevanten Rezeptoren erreichen kann oder eher parakrin wirkt.

> GLP-1 reduziert die Magenentleerung und trägt so zum Sättigungsgefühl bei. Neben GIP vermittelt es den Inkretin-Effekt.

2.7.2.9 Peptid YY

Peptid YY (PYY) wird wie Glukagon-like Peptide 1in den L-Zellen des distalen Ileums und Kolons exprimiert. Nach der Stimulation durch die Nahrungsaufnahme erfolgt die Aktivierung von PYY_{1-36} zur biologisch aktiven Form PYY_{3-36} durch DPPIV, diese macht circa 60 % des zirkulierenden PYY beim Menschen aus. Es ist zu bemerken, dass DPPIV PYY aktiviert, wohingegen GLP-1 oder GIP inaktiviert werden. Der Effekt von Kohlenhydraten auf die intestinale Sekretion von PYY fällt eher schwach aus, wohingegen Fett und Proteine die Sekretion von PYY stärker anregen. Dabei wird PYY biphasisch sezerniert, mit der ersten Spitze nach 15–30 Minuten und einer zweiten langanhaltenden Spitze 60–90 Minuten nach der Nahrungsaufnahme, die bis zu sechs Stunden bestehen bleibt [2]. PYY_{3-36} bindet selektiv an den Y_2-Rezeptor und reduziert so die Nahrungsaufnahme sowie die Motilität im Kolon, wohingegen beide PYY-Formen die Magenentleerung reduzieren. PYY ist ein wichtiger Bestandteil der so genannten „Ileal Brake", eines Effekts, der zur Inhibierung des oberen GIT (Ösophagus, Magen und Duodenum) führt, solange sich im distalen Teil des GIT noch nichtabsorbierte Nährstoffe befinden. An diesem Effekt ist auch GLP-1 beteiligt [2, 8].

> PYY vermittelt zusammen mit GLP-1 den Ileal Brake.

2.7.3 Zusammenfassung und Ausblick

Inzwischen weiß man schon viel über die Rolle intestinaler Peptide in der Regulation der Nahrungsaufnahme sowie gastrointestinaler Funktionen. In diesem Kapitel wurden die bekanntesten und damit etabliertesten intestinalen Peptidhormone vorgestellt. Es ist jedoch anzumerken, dass in den letzten Jahren zahlreiche neue im GIT exprimierte Peptidhormone beschrieben wurden, hier seien z. B. Xenin und Nesfatin-1 genannt, welche ebenfalls Effekte auf gastrointestinale Funktionen haben. Es werden in den nächsten Jahren weitere Kandidaten hinzukommen so dass das Bild über die peptiderge Regulation gastrointestinaler Funktionen einerseits klarer, andererseits auch komplexer werden wird.

> Es gibt noch eine Vielzahl weiterer gastrointestinaler Hormone, deren genaue Wirkungsweise besser erforscht werden muss.

2.7.4 Literatur

[1]   Chey WY, Chang T-M. Secretin: historical perspective and current status. Pancreas. 2014; 43(2): 162–182.
[2]   Steinert RE, Feinle-Bisset C, Geary N, Beglinger C. Digestive physiology of the pig symposium: secretion of gastrointestinal hormones and eating control. J Anim Sci. 2013; 91(5): 1963–1973.
[3]   Sanger GJ, Furness JB. Ghrelin and motilin receptors as drug targets for gastrointestinal disorders. Nat Rev Gastroenterol Hepatol. 2016; 13(1): 38–48.
[4]   Barnett P. Somatostatin and somatostatin receptor physiology. Endocrine. 2003; 20(3): 255–264.
[5]   Kalafatakis K, Triantafyllou K. Contribution of neurotensin in the immune and neuroendocrine modulation of normal and abnormal enteric function. Regul Pept. 2011; 170(1–3): 7–17.
[6]   Mawe GM, Hoffman JM. Serotonin signalling in the gut—functions, dysfunctions and therapeutic targets. Nat Rev Gastroenterol Hepatol. 2013; 10(8): 473–486.
[7]   Baggio LL, Drucker DJ. Biology of incretins: GLP-1 and GIP. Gastroenterology. 2007; 132(6): 2131–2157.
[8]   Wu T, Rayner CK, Young RL, Horowitz M. Gut motility and enteroendocrine secretion. Curr Opin Pharmacol. 2013; 13(6): 928–934.

S. C. Bischoff
2.8 Intestinales Mikrobiom und Magen-Darm-Funktionen

2.8.1 Einleitung und Hintergrund

Unser Verständnis des Darm-Mikrobioms hat sich in kurzer Zeit drastisch erweitert. Bis vor ca. zehn Jahren wurde nur wenig von den kommensalen Darmbakterien geredet. Man wusste, dass sie vorwiegend im Dickdarm existieren, dass sie Nahrungsreste metabolisieren, z. T. unter erheblicher Gasbildung, und dass ihr Eindringen in die Blutbahn eine schwere gramnegative Sepsis verursachen kann. Der Wissenszuwachs wurde dadurch möglich, dass Bakterien nicht mehr nur mittels klassischer mikrobiologischer Kulturmethoden, welche für meist obligat anaerobe Bakterien mit speziellen Milieubedingungen nicht einfach anwendbar sind, sondern vorwiegend mittels molekularbiologischer Sequenziermethoden identifiziert und funktionell charakterisiert werden können.

2.8.2 Charakteristika des intestinales Mikrobioms

Schleimhäute sind generell mit Bakterien kolonisiert. Die meisten Bakterien sind im Dickdarm lokalisiert und weisen dort eine Dichte auf (10^{10}–10^{12} koloniebildende Einheiten (KBE) pro ml), die sonst nirgendwo in der Natur beobachtet wurde. Insgesamt beherbergt der Darm ca. 3×10^{13} Bakterien. Die lebenden Bakterien befinden sich schleimhautnah, aber beim Gesunden nie direkt in Berührung mit der Schleimhaut, denn der Schleim, der zur Schleimhaut hin zunehmend viskös wird, verhindert das Vordringen der kommensalen Bakterien bis zur Enterozytenmembran.

Es konnten mehr als 1000 verschiedene Bakterienspezies im Darm identifiziert werden, die insgesamt mehr als zehn Millionen mikrobielle Gene exprimieren. Das sind ca. 400-mal mehr Gene als alle menschlichen Gene zusammen! Die Funktion vieler dieser Gene ist bis heute nicht geklärt. Ein Großteil der mikrobiellen Gene findet sind trotz aller interindividuellen Variabilität der Zusammensetzung des Mikrobioms bei allen Menschen und wird „core microbiome" genannt. Einige der mikrobiellen Gene variieren von Mensch zu Mensch und könnten Ausdruck der interindividuellen Variabilität sein oder eine krankheitsassoziierte Variabilität bedeuten. Im Darm dominieren zwei Phyla, die Firmicutes (ca. 60 % aller Bakterien) und die Bacteroidetes (ca. 30 %). In anderen Mikrobiota kann dieses Verhältnis völlig anders sein. Trotz der Variabilität an Bakterien variieren die mikrobiellen Gene, die sich im Darm befinden, relativ wenig; dieses Phänomen wird „funktionelle Redundanz" genannt.

2.8.3 Physiologische Funktion des intestinales Mikrobioms

Vier wesentliche physiologische Funktionen des intestinalen Mikrobioms konnten identifiziert werden (Tab. 2.2).

2.8.3.1 Immunabwehr

Das intestinale Mikrobiom spielt eine fundamentale Rolle bei der Entwicklung und dem Erhalt der Funktionalität des Darmimmunsystems und damit der Abwehr von Pathogenen und Toxinen.

Keimfrei aufgezogene Mäuse zeigen einen weitgehend normalen Phänotyp, abgesehen von etwas Untergewicht (s. u.), solange sie im sterilen Inkubator leben. Sobald sie in eine unsterile Umgebung transferiert werden, zeigen sie eine hohe Mortalität, weil die Tiere mit Infekten kaum umgehen können. Die histologische Untersuchung keimfreier Tiere lässt auch erkennen, dass sich das mukosale Immunsystem, gemessen an der Anzahl der *isolated lymphoid follicles*, in Abwesenheit der kommensalen Bakterien nicht entwickelt. Der bakterielle Stimulus (z. B. Lipopolysaccharid) ist somit

Tab. 2.2: Physiologische und pathophysiologische Funktionen des intestinalen Mikrobioms.

Physiologische Funktionen	Immunabwehr	Entwicklung und Erhalt des Darmimmunsystems
		Abwehr von Pathogenen und Toxinen
	ZNS-Regulation	Gut-Brain-Axis: bidirektionales signaling
	Unterstützung der Verdauung	Erweiterung der enzymatischen Kapazität
		Optimierung der Energie- und Substratgewinnung
	Temperaturadaptation*	Erhöhung der Insulinsensitivität und des browning von weissem Fettgewebe
		Steigerung der intestinalen Absorptionskapazität durch Darmvergrößerung
Pathophysiologische Funktionen	Adipositas	Erhöhung der Energieaufnahme
	Metabolisches Syndrom	LPS-Translokation und subklinische Entzündung → Leberverfettung, Insulinresistenz
	Chronisch-entzündliche Darmerkrankungen	Immunologische Hypersensitivität gegen kommensale Bakterien
	Reizdarmsyndrom	Nervale Hypersensitivität durch Dysbiose?
	Rheumatoide Arthritis	Immunologische Hypersensitivität gegen kommensale Bakterien
	Gastrointestinale Infektionen	Reduzierte Diversität der intestinalen Mikrobiota
	Parodontose	Reduzierte Diversität der bukkalen Mikrobiota
	Neurologisch-psychiatrische Krankheiten	Autismus, Depression, Angstzustände, chronischer Schmerz (Mechanismen unbekannt)
	Dermatosen	Mechanismus unbekannt (immunologische Hypersensitivität gegen Bakterien?)
	Gramnegative Sepsis	Plötzliche Schädigung der Darmbarriere, z. B. durch Ischämie

* bislang nur im Mausmodell gezeigt

ein Trigger für die postnatale Entwicklung lymphatischer Gewebe in der Mukosa und für den Erwerb immunologischer Kompetenz [1].

2.8.3.2 ZNS-Regulation

Es gibt zunehmende Evidenz für die Existenz einer Gut-Brain-Axis mit bidirektionalem Signaling zwischen Darm und Gehirn, wobei die Darmbakterien eine wichtige Rolle spielen. Veränderungen im Mikrobiom beeinflussen emotionales Verhalten, umgekehrt können psychologische und physikalische Stressoren das Mikrobiom beeinflussen. Dies könnte zahlreiche Implikationen für zerebrale Erkrankungen wie Autismus, Angstzustände, chronischen Schmerz und auch Reizdarmsyndrom haben [2].

2.8.3.3 Temperaturadaptation

In Mausexperimenten konnte gezeigt werden, dass sich die Komposition der Mikrobiota nach Kälte- bzw. Wärmeexposition verändert. Ein „Kälte-Mikrobiom" führt zu einer Transformation von weißem in braunes Fettgewebe (browning) und einer Erhöhung der Insulinsensitivität. Außerdem induziert das „Kälte-Mikrobiom", wie Stuhltransferexperimente zeigten, eine Steigerung der intestinalen Absorptionskapazität durch Vergrößerung der Darmzirkumferenz und -länge [3]. Dadurch kann sich der Organismus der Kälte metabolisch und nutritiv anpassen.

2.8.3.4 Unterstützung der Verdauung

> Die wohl wichtigsten physiologische Funktion der kommensalen Darmbakterien für die menschliche Evolution ist die Unterstützung der Verdauung.

Die mikrobielle Unterstützung der Verdauung gelingt durch eine Erweiterung der enzymatischen Kapazität, indem die Darmbakterien Gene liefern, die für zusätzliche Verdauungsenzyme kodieren, welche dem menschlichen Organismus per se nicht zur Verfügung stehen. Dadurch wird eine Optimierung der Energie- und Substratgewinnung mit unterschiedlichen Gewichtungen möglich, die v. a. in Phasen des Hungerns überlebenswichtig sein kann. In heutigen Zeiten des alimentären Überflusses in Kombination mit weniger Energieverbrauch wird diese Optimierung der Energie- und Substratgewinnung dem Menschen zum Verhängnis, denn sie begünstigt die Entwicklung von Übergewicht und Adipositas.

Wenn unverdauliche Kohlenhydrate (Ballaststoffe) dank der intestinalen Mikrobiota doch verdaut werden, dann werden sie unter gleichzeitiger Gasbildung zu kurzkettigen Fettsäuren (SCFA) metabolisiert, die nicht nur Energielieferanten, sondern auch Signalmoleküle sind. Im Colon werden zwei SCFA-Rezeptoren exprimiert, FFAR2 (GPR43) und FFAR3 (GPR41). Sowohl der Konsum von Ballaststoffen als auch die Applikation von SCFA wurden mit zahlreichen klinischen Vorteilen assoziiert wie einer Verbesserung der Körperzusammensetzung, der Glukosetoleranz und dem Lipidprofil sowie der Reduktion des Risikos für Adipositas und Colonkarzinom [4]. Die zugrundeliegenden Mechanismen sind wenig geklärt. Eine Dysfunktion dieser Rezeptoren könnte zu metabolischen Störungen und anderen Konsequenzen führen.

Die Diversität, d. h. die bakterielle Vielfalt eines Mikrobioms, gilt als Qualitätsmarker, denn je höher die Diversität, desto robuster scheint das mikrobielle Milieu im Darm und desto effektiver werden die Funktionen wie Immunabwehr und Unterstützung der Verdauung ausgeübt.

2.8.4 Pathophysiologische Funktion des intestinales Mikrobioms

Tab. 2.2 führt ebenso diverse pathophysiologische Funktionen des intestinales Mikrobioms auf, die im Folgenden kurz erläutert werden. Auf Krankheiten wie rheumatoide Arthritis, Parodontose und Dermatosen, die auch mit Störungen des Mikrobioms assoziiert sind, aber nicht direkt mit dem Gastrointestinaltrakt in Zusammenhang stehen, wird hier nicht näher eingegangen.

2.8.4.1 Adipositas und metabolisches Syndrom

Adipositas geht, zumindest in der Entstehungsphase, mit Hyperalimentation einher. Diese bewirkt eine Anpassung der Darmbakterien dahingehend, dass solche Bakterien proliferieren, die zur optimalen Verdauung des vermehrten Substratangebots benötigt werden. Dies erklärt, warum sich die Zusammensetzung des Mikrobioms bei Adipösen deutlich von dem Mikrobiom schlanker Menschen unterscheidet. Ein solcher Unterschied ist allerdings noch kein Beweis dafür, dass es Menschen gibt, die per se ein besonderes Mikrobiom aufweisen, welches sie übergewichtig werden lässt. Die Reaktion des Mikrobioms auf Hyperalimentation mit der Konsequenz, dass nicht nur mehr Kalorien zugeführt, sondern zusätzlich noch mehr aufgenommen werden, konnte in tierexperimentellen und in kleinen Humanstudien nachgewiesen werden.

Die Optimierungskapazität des Darmmikrobioms wurde, was die Energiegewinnung anbetrifft, auf etwa 5–10 % geschätzt [5].

Die Rolle des Mikrobioms des Adipösen beschränkt sich nicht auf eine Adaptation an erhöhte Substratzufuhr mit dem Ziel, dieses erhöhte nutritive Angebot möglichst effektiv zu metabolisieren. Das „Westernstyle microbiome" begünstigt auch die Entwicklung metabolischer Folgeerkrankungen wie Fettlebererkrankungen (nonalcoholic fatty liver disease, NAFLD), Diabetes und kardiovaskulären Erkrankungen.

2.8.4.2 Gastrointestinale Infektionen und gramnegative Sepsis

Eine reduzierte Diversität des intestinalen Mikrobioms begünstigt die Entstehung von gastrointestinalen Infekten und die Ausbreitung fakultativ pathogener Bakterien im Darm.

Dies konnte besonders eindrücklich für die *Clostridium-difficile*-Infektion gezeigt werden, die sich auf dem Boden eines Verlusts der bakteriellen Diversität im Darm entwickelt und die mittels Stuhltransplantation höchst effektiv behandelt werden kann [6].

2.8.4.3 Chronisch-entzündliche Darmerkrankungen (CED)

Die den CED zugrunde liegenden Mechanismen sind noch immer weitgehend unklar, aber die derzeit überzeugendsten Konzepte zur Pathophysiologie der CED basieren auf einer immunologischen Hypersensitivität gegen kommensale Bakterien [7]. Während sich probiotische Therapien zur Remissionsprophylaxe bei Colitis ulcerosa bewährt haben, gibt es derzeit keine klare Evidenz für die Stuhltransplantation bei CED.

2.8.4.4 Reizdarmsyndrom (RDS)

Antibiotika, Probiotika und Präbiotika werden mit einem gewissen Erfolg zur Therapie des RDS eingesetzt. Die Dysbiose – wenngleich wenig definiert, so doch im weiteren Sinn als Störung der Darmbakterienfunktion zu verstehen – ähnelt in ihrer klinischen Symptomatik mit Blähungen, Schmerzen und ggf. auch Diarrhöe vielen Leitsymptomen des RDS. Diese beiden Aspekte deuten darauf hin, dass es einen pathophysiologischen Zusammenhang zwischen RDS und intestinalem Mikrobiom geben könnte. Dafür spricht auch, dass RDS mit einer (subklinischen) Schleimhaut-Inflammation einhergeht und dass CED-ähnliche Veränderungen bei RDS beobachtet werden, wie eine Störung der Darmbarriere, strukturelle und funktionelle Veränderungen des Darmnervensystems sowie Dysbiose [8]. Dies könnte klinische Konsequenzen haben für die zukünftige Behandlung von Symptomen des RDS wie viszeraler Hypersensitivität und Schmerzen, die typischerweise mit Stress assoziiert sind bzw. – ebenso wie die Darmmotilität und -permeabilität – durch Stress verstärkt werden. Neure Daten zeigen, dass neben Stress auch das intestinale Mikrobiom ein wichtiger Regulator viszeraler Schmerzwahrnehmung ist [9]. Das Mikrobiom des Darms könnte deshalb ein neues Target zukünftiger Therapiekonzepte für das RDS werden.

2.8.5 Zusammenfassung und Ausblick

Oft wird gefragt, wie das Darm-Mikrobiom analysiert, der „gesunde Darm" untersucht werden kann. Vielfach werden Stuhlanalysen angeboten, die Derartiges suggerieren, aber nicht leisten. Eine erste hilfreiche Orientierung bietet die Anamnese: insbesondere die Stuhlanamnese und vor allem die Frage nach Blähungen. Die zweite Möglich-keit betrifft die Untersuchung der mukosalen Immunität und der Darmbarriere, wobei auch hierfür nur wenige etablierte Marker existieren.

> Mikrobiom-Analysen sind technisch machbar, aber die derzeit noch völlig unzureichende klinische Interpretation der Daten rechtfertigt nach dem aktuellen Stand keine dieser Analysen als Routine-Untersuchungen.

Ferner wird die erhebliche Variabilität der Ergebnisse, die sich aus der enormen gene-tischen Variabilität der Bakterien und der Vielfalt der Einflussfaktoren ergibt, diese Art von Untersuchungen auch in Zukunft kaum als Routine-Untersuchung etablieren las-sen. Am ehesten ließen sich zukünftig Marker-Bakterien zur Messung für die Routine vorstellen, wie beispielsweise *Akkermansia muciniphila*, eine Bakterienspezies, die mit einem gesunden Darm assoziiert wird und z. B. bei CED u. a. Erkrankungen deutlich reduziert ist.

Es wird spannend zu beobachten, inwieweit die Erkenntnisse zu intestinalem Mikrobiom und Magen-Darm-Funktionen neue therapeutische Konzepte bringen werden. Beim RDS werden Pro- und Präbiotika bereits eingesetzt und könnten weiter optimiert werden. Sehr erfolgreich ist auch die Dysbiosetherapie mit der *FODMAP-Diät* beim RDS von Blähtyp, die interessanterweise nicht nur zu einer Linderung des Symptoms der Flatulenz, sondern auch zu einer Änderung der Mikrobiom-Zusammensetzung und -funktion führt, v. a zu einer Erhöhung der Akkermansia-muciniphila-Häufigkeit [10], was die Relevanz dieser Spezies für die Darmgesundheit unterstreicht.

2.8.6 Literatur

[1]   Caballero S, Pamer EG. Microbiota-mediated inflammation and antimicrobial defense in the intestine. Annu Rev Immunol. 2015; 33: 227–256.
[2]   Mayer EA, Knight R, Mazmanian SK, Cryan JF, Tillisch K. Gut microbes and the brain: paradigm shift in neuroscience. J Neurosci. 2014; 34: 15490–15496.
[3]   Chevalier C, Stojanovifá O, Colin DJ, Suarez-Zamorano N, Tarallo V, Veyrat-Durebex C, et al. Gut microbiota orchestrates energy homeostasis during cold. Cell. 2015; 163: 1360–1374.
[4]   Byrne CS, Chambers ES, Morrison DJ, Frost G. The role of short chain fatty acids in appetite regulation and energy homeostasis. Int J Obes. 2015; 39: 1331–1338.
[5]   Tremaroli V, Bäckhed F. Functional interactions between the gut microbiota and host metabo-lism. Nature. 2012; 489: 242–249.
[6]   van Nood E, Vrieze A, Nieuwdorp M, Fuentes S, Zoetendal EG, de Vos WM, et al. Duodenal infusion of donor feces for recurrent Clostridium difficile. N Engl J Med. 2013; 368: 407–415.
[7]   Sheehan D, Shanahan F. The Gut Microbiota in Inflammatory Bowel Disease. Gastroenterol Clin North Am. 2017; 46: 143–154.
[8]   Spiller R, Major G. IBS and IBD – separate entities or on a spectrum? Nat Rev Gastroenterol Hepatol. 2016; 13: 613–621.

[9]   Moloney RD, Johnson AC, O'Mahony SM, Dinan TG, Greenwood-Van Meerveld B, Cryan JF. Stress and the Microbiota-Gut-Brain Axis in Visceral Pain: Relevance to Irritable Bowel Syndrome. CNS Neurosci Ther. 2016; 22: 102–117.

[10] Halmos EP, Christophersen CT, Bird AR, Shepherd SJ, Gibson PR, Muir JG. Diets that differ in their FODMAP content alter the colonic luminal microenvironment. Gut. 2015; 64: 93–100.

A. Stengel, P. Kobelt
2.9 Die Regulation der Nahrungsaufnahme

2.9.1 Einleitung und Hintergrund

Datenerhebungen der WHO für Europa zeigen, dass sich die Prävalenz für Übergewicht im Zeitraum von 1980 bis 2008 nahezu verdoppelt hat. In Deutschland sind 29 % der Frauen und 44 % der Männer übergewichtig (Body Mass Index, BMI, > 25 kg/m^2) und weitere 24 bzw. 23 % adipös (BMI > 30 kg/m^2). Die Ursachen für Übergewicht und Adipositas sind vielschichtig. Neben genetischen Faktoren, Bewegungsmangel sowie hochkalorischer Nahrung sind auch psychosoziale Faktoren für die Entstehung von Fettleibigkeit mitverantwortlich. Adipositas ist Grundlage für zahlreiche Erkrankungen, u. a. für Herz-Kreislauf-Erkrankungen, Diabetes mellitus, diverse Malignome und psychische Erkrankungen. Um geeignete pharmakologische Therapien gegen Adipositas zu entwickeln, ist es notwendig, sich mit der physiologischen Regulation von Nahrungsaufnahme zu beschäftigen.

> Um geeignete pharmakologische Therapien gegen die stark verbreitete Adipositas zu entwickeln, ist es notwendig, sich mit der physiologischen Regulation der Nahrungsaufnahme zu beschäftigen.

2.9.2 Der Hypothalamus als Zentrum der Appetitregulation

Der Nucleus arcuatus (ARC, beim Menschen Nucleus infundibularis genannt) bzw. Nucleus infundibularis ist ein zentraler Hirnkern zur Regulation der Nahrungsaufnahme. Der ARC sitzt am Boden des Hypothalamus beidseits des 3. Hirnventrikels. Für die Appetitregulation sind zwei Typen von ARC-Nervenzellen bedeutsam: zum einen die **N**euro**p**eptid-**Y**-(NPY-)/**Ag**outi-**R**elated-**P**eptid-(AgRP-)Neurone und zum anderen die **Pro**opio**m**elano**c**ortin-(POMC-)Neurone. POMC-Neurone produzieren u. a. das α-**M**elanocyte-**S**timulating **H**ormone (α-MSH). α-MSH ist ein Agonist des **M**elano**c**ortin 4-Rezeptors (MC4R). Besetzt α-MSH den MC4R, wird die Nahrungsaufnahme eingestellt. Die Freisetzung von NPY/AgRP hingegen induziert Nahrungsaufnahme. AgRP führt zur Verdrängung von α-MSH am MC4R, die Aktivierung von NPY-Rezeptoren *via* NPY induziert ebenfalls die Nahrungsaufnahme. Gastrointestinale Peptidhormone sowie Leptin, ein Hormon aus dem Fettgewebe, treten mit diesen ARC-Neuronen di-

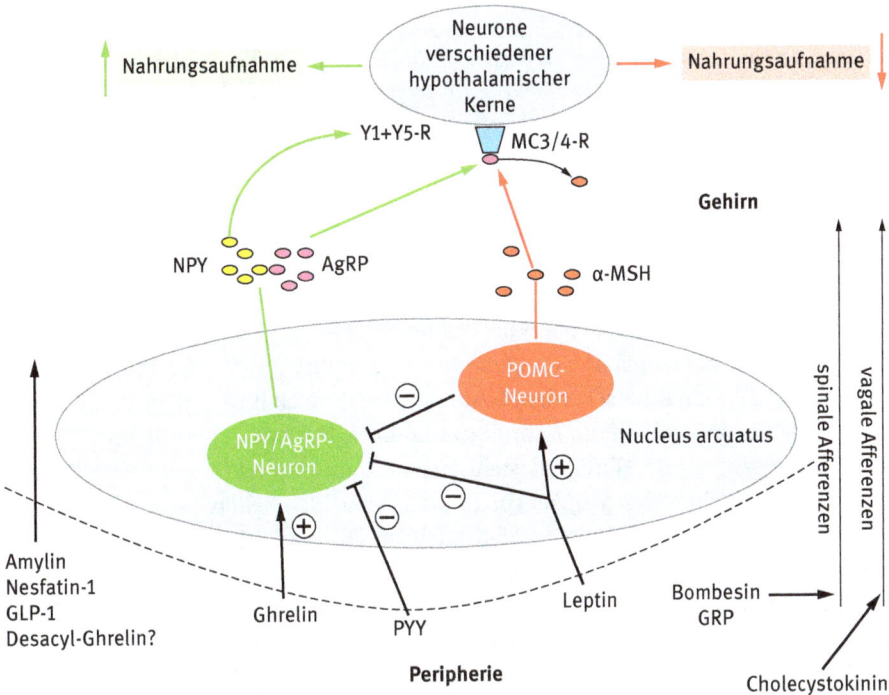

Abb. 2.8: Der Nucleus arcuatus als zentraler Angriffspunkt der Hunger- und Sättigungsregulation. Die gestrichelte Line zeigt die Blut-Hirn-Schranke an. Abkürzungen: +, Stimulation; -, Hemmung; α-MSH, α-Melanocyte-Stimulating Hormone; MC3/4R, Melanocortin-Rezeptor 3 und 4; Y1 und Y5-R, Neuropeptid Y-Rezeptoren 1 und 5.

rekt oder indirekt in Wechselwirkung und modulieren die Freisetzung oder Hemmung von NPY/AgRP und α-MSH (Abb. 2.8). Der ARC liegt benachbart zur Eminentia mediana (EM). Zirkumventrikuläre Organe, wie die EM oder die Area postrema (AP), besitzen ein fenestriertes Endothel. Aufgrund dessen ist die Blut-Hirn-Schranke in diesem Areal für Peptide passierbar. Es besteht somit die Möglichkeit, dass einige Peptide direkt auf ARC-Neurone einwirken. Indirekt empfängt der ARC Projektionen von zahlreichen Hirnkernen, u. a. vom Nucleus tractus solitarii (NTS). Weiterhin haben NPY/AgRP- und POMC-Neurone efferente Projektionen in andere für die Nahrungsaufnahme wichtige Hirnkerne.

Die Regulation von Hunger sowie Sättigung erfolgt zu einem relevanten Anteil über die Darm-Hirn-Achse. Eine Schlüsselstellung bei der bidirektionalen Kommunikation zwischen Gehirn und Gastrointestinaltrakt nimmt der Nervus vagus ein. Die Zellkörper des Nervus vagus bestehen aus bipolaren Neuronen, die im Ganglion nodosum lokalisiert sind. Die efferenten Bahnen projizieren u. a. zum Darmtrakt, wohingegen die afferenten Bahnen zum NTS projizieren. Der NTS dient als Relaisstation, die einlaufenden elektrischen Informationen werden hier verrechnet und weitergeleitet.

Der Nucleus arcuatus (ARC) (beim Menschen auch Nucleus infundibularis genannt) ist ein zentraler Hirnkern im Hypothalamus, in dem die Regulation der Nahrungsaufnahme erfolgt. Die bidirektionale Regulation von Hunger sowie Sättigung erfolgt über die Darm-Hirn-Achse über den Nervus vagus.

2.9.3 Gastrointestinale Peptide mit Einfluss auf die Nahrungsaufnahme

In den 70er Jahren des letzten Jahrhunderts wurde erstmals postuliert, dass im Verdauungstrakt gebildete Peptide an der Regulation der Nahrungsaufnahme mitbeteiligt sind. Je nach dem Effekt auf die Nahrungsaufnahme werden orexigene und anorexigene Peptide unterschieden. Fast alle Peptidmoleküle aus dem Verdauungstrakt wirken hemmend auf die Nahrungsaufnahme. Nur das Peptid **Ghrelin** fördert die Nahrungsaufnahme. Ghrelin besteht aus 28 Aminosäuren (AS) und wird in den X/A-ähnlichen Zellen des Magens (beim Menschen P/D$_1$-Zellen genannt) gebildet. Geringere Mengen von Ghrelin werden auch im Gehirn und in anderen Geweben synthetisiert. Nach Abspaltung eines Signalpeptids entsteht aus dem Präpro-Ghrelin das Pro-Ghrelin, nach Abspaltung eines weiteren Peptids und durch die enzymatische Aktivität der **G**hrelin-**O**-**A**cetyltransferase (GOAT) entsteht das biologisch aktive Ghrelin. GOAT bindet kovalent einen Fettsäurerest an das Serin in Position 3, welcher für die Interaktion mit dem GHS1a-Rezeptor (**G**rowth **H**ormone **S**ecretagogue **1a**-Rezeptor) und damit die stimulierende Wirkung auf die Nahrungsaufnahme essentiell ist. Ghrelin induziert eine Aktivierung von NPY/AgRP-Neuronen im ARC. Neben Ghrelin existieren noch weitere Varianten des Hormons, u. a. das Desacyl-Ghrelin. Dieses ist mit Ghrelin strukturell identisch, verfügt aber nicht über einen Fettsäurerest am Serin in Position 3. Da Desacyl-Ghrelin nicht an den Ghrelin-Rezeptor bindet, wurde ihm lange Zeit keine Funktion zugeschrieben. Interessanterweise zeigen erste Studien, dass Desacyl-Ghrelin eine gegensätzliche Funktion im Sinne einer Hemmung der Nahrungsaufnahme innehaben könnte [1]. Beide Peptidmoleküle können die Blut-Hirn-Schranke ungehindert passieren. Zudem kann Ghrelin seine Effekte auf die Nahrungsaufnahme auch über vagale afferente Nervenfasern zum Gehirn übermitteln.

In den Ghrelin-bildenden Zellen des Magens wird ein weiteres Peptid, das **Nesfatin-1**, gebildet. Nesfatin-1 besteht aus 82 AS und wird aus dem Vorläufermolekül **Nuc**leo**b**indin**2** (NUCB2) enzymatisch gespalten. Im Tiermodell vermindert Nesfatin-1 die Nahrungsaufnahme nach zentralnervöser, in hohen Dosen auch nach systemischer Gabe [2]. Auch für Nesfatin-1 ist der Rezeptor unbekannt. NUCB2/Nesfatin-1 könnte bei der Interaktion von Ghrelin und Desacyl-Ghrelin gleichfalls eine Rolle spielen. Werden beide Peptide im Tiermodell simultan peripher injiziert, so kommt es nicht zur Ghrelin-induzierten Nahrungsaufnahme. Hierbei werden durch Desacyl-Ghrelin im ARC NUCB2/Nesfatin-1-Neurone aktiviert, welche zur Reduktion der Nahrungsaufnahme beitragen könnten [3].

Cholecystokinin (CCK) wird in den enteroendokrinen I-Zellen im Duodenum und im Jejunum sowie in Nervenzellen des Gehirns gebildet. Aufgrund einer posttranslationalen und einer extrazellulären Modifikation/Degradation sind verschiedene CCK-Fragmente im Organismus bekannt. CCK vermittelt seine biologische Wirkung über zwei G-Protein-gekoppelte Rezeptoren: Der CCK_1-Rezeptor (CCK_A-(alimentary-)Rezeptor) ist überwiegend im gastrointestinalen Trakt lokalisiert und der CCK_2-Rezeptor (CCK_B-(brain-)Rezeptor) ist hauptsächlich im Gehirn anzutreffen. CCK wird postprandial freigesetzt. Bereits in den 70er Jahren wurde berichtet, dass die Injektion von CCK zu einer von der Dosis abhängigen Reduktion der Mahlzeitgröße führt. CCK vermittelt seinen inhibitorischen Effekt auf die Nahrungsaufnahme über den CCK_1-Rezeptor. Die Aktivierung von CCK_1-Rezeptoren, lokalisiert auf afferenten vagalen Fasern, induziert eine Erhöhung der elektrischen Feuerrate der Nervenfasern. Die viszeroafferenten Fasern des Vagus projizieren zum NTS im Hirnstamm und es kommt zu einer Aktivierung entsprechender Nervenzellen, hierbei werden insbesondere katecholaminerge Zellen der A2-Gruppe neuronal erregt. Die aktivierten Nervenzellen projizieren u. a. in den Paraventrikulären Nucleus des Hypothalamus (PVN). Im PVN kommt es zu einer neuronalen Aktivierung von **C**orticotropin-**R**eleasing-**F**actor-(CRF-), NUCB2/Nesfatin-1-, **C**ocaine-and-**A**mphetamine-**R**egulated-**T**ranscript-(CART-) sowie Oxytocin-Neuronen. Da die Neuropeptide CRF, NUCB2/Nesfatin-1, CART und Oxytocin selbst anorexigen wirken, ist eine CCK-vermittelte Reduktion der Nahrungsaufnahme über diese Transmitter wahrscheinlich. Tieren, denen simultan CCK und Ghrelin injiziert wurden, zeigten keine Nahrungsaufnahme, ein Effekt, welcher wahrscheinlich über die Hemmung der Ghrelin-vermittelten Aktivierung von NPY/AgRP-Neuronen im ARC vermittelt wurde [4].

Bombesin (BN) ist ein weiteres Peptid, das mit Ghrelin interagiert. BN wurde in den 70er Jahren aus der Haut der europäischen Kröten Bombina bombina und Bombina variegata isoliert [5]. In Säugetieren finden sich Peptide mit einer AS-Homologie zum BN. Hierzu gehören die BN-ähnlichen Peptide, u. a. das Gastrin-Releasing Peptide (GRP) und das Neuromedin B. Im Verdauungstrakt sowie im ZNS können die entsprechenden Rezeptoren, an die BN-ähnliche Peptide binden, nachgewiesen werden (Neuromedin-B-(BB_1-)Rezeptor, GRP-(BB_2-)Rezeptor). BN-ähnliche Peptide werden im Magen, Duodenum sowie im Zentralnervensystem gebildet [5] und vermitteln ihre anorexigene Wirkung z. T. über afferente spinale Projektionen zum Gehirn. Die systemische Injektion von BN führt zu einer neuronalen Aktivität im PVN und NTS. Hierbei rekrutiert BN z. T. dieselben anorexinogenen Neurone, die auch bei CCK-Gabe aktiviert werden (NUCB2/Nesfatin-1-, Oxytocin-, Tyrosinhydroxylase-Neurone). Hierbei kann postuliert werden, dass diese Neurone für den inhibitorischen Effekt von BN auf die Nahrungsaufnahme verantwortlich sind [6]. CCK und BN haben einen zeitlich beschränkten Effekt auf die Nahrungsaufnahme und dienen damit u. a. zur Modulation der Mahlzeitgröße. Beide Peptide verzögern die Magenentleerung und induzieren Sättigung. Wie für CCK und Ghrelin beschrieben, führt die simultane Injektion von BN und Ghrelin zu einer Blockade der Ghrelin-induzierten Nahrungsaufnahme [7].

Im Gegensatz zu BN konnte keine nahrungsmodulatorische Interaktion von Ghrelin und **Amylin** beobachtet werden [7]. Amylin besteht aus 37 AS und wird in den β-Zellen der Bauchspeicheldrüse synthetisiert und mit Insulin kosezerniert. Studien zur Amylin-Wirkung zeigen, dass das Peptid u. a. eine inhibitorische Wirkung auf die Nahrungsaufnahme ausübt. Amylin vermittelt seine Wirkung über den Amylin-Rezeptor. Anders als CCK und BN-ähnliche Peptide erfolgt die Wirkungsvermittlung auf die Nahrungsaufnahme nicht über afferente vagale Nervenfasern, sondern auf humoralem Weg und durch das Passieren der Blut-Hirn-Schranke. Peripher injiziertes Amylin führt zu einer neuronalen Aktivierung von Nervenzellen der AP, des NTS, des Lateralen Parabrachialen Nucleus und des Zentralen Nucleus der Amygdala. Die Vermittlung des anorexigenen Effekts erfolgt über eine Hemmung von orexigen wirksamen Neuropeptiden im Lateralen Hypothalamus [8].

Das **Peptid YY (PYY)**, (36 AS) ist ein weiteres Molekül aus dem Gastrointestinal-trakt [9] und wird u. a. von den L-Zellen im distalen Dünndarm gebildet. Das Peptid wird postprandial entsprechend der kalorischen Aufnahme in die Blutzirkulation abgegeben. In der Zirkulation ist PYY_{3-36} die am häufigsten vorkommende und biologisch aktive Form von PYY. Die inhibitorische Wirkung von PYY auf die Nahrungsaufnahme ist ein mittellanger Effekt und konnte bei Nagetieren und beim Menschen beobachtet werden. PYY vermittelt seine Wirkung partiell über den präsynaptischen inhibitori-schen Autorezeptor Y_2 (einen NPY-Rezeptor), der auf ARC-Neuronen lokalisiert ist.

Das **Glucagon-like Peptid 1 (GLP-1)** wird in den L-Zellen im Ileum und im Colon aus Präglucagon gebildet und postprandial in die Blutzirkulation abgegeben. GLP-1 wird durch das Enzym Dipeptidylpeptidase IV (DPP IV) innerhalb weniger Minu-ten abgebaut. Der Sättigungseffekt von GLP-1 wird über den GLP-1-Rezeptor im Gehirn vermittelt. Die periphere Injektion von GLP-1 induziert neuronale Aktivität u. a. in Ner-venzellen der Area postrema (AP). Die aktivierten AP-Neurone sind partiell katecho-laminerge Zellen, welche vermutlich in den NTS projizieren und so das Sättigungsver-halten auslösen [10].

Das Protein **Leptin** besteht aus 167 AS und wird hauptsächlich in Adipozyten synthetisiert. Die Bildung von Leptin kann aber auch im Magen beobachtet werden. Die Leptin-Konzentration im Blut ist positiv korreliert mit dem Körpergewicht. Nach Passage der Blut-Hirn-Schranke führt Leptin über Leptin-Rezeptoren (ObR) im ARC zu einer Hemmung von NPY/AgRP-Neuronen und einer Stimulation von POMC-Neuronen und dies wiederum zu einer Reduktion der Nahrungsaufnahme [11]. Dieser Effekt ist langanhaltend, da das Protein neben der Regulation der Nahrungsaufnahme auch in die Aufrechterhaltung des Körpergewichts involviert ist.

Neben den genannten Peptidhormonen existieren noch weitere gastrointestinale Peptide mit Einfluss auf die Nahrungsaufnahme (u. a. Insulin, Oxyntomodulin, Obe-statin, Pankreatisches Polypeptid).

Fast alle Peptidmoleküle aus dem Verdauungstrakt wirken hemmend, nur das Peptid Ghrelin fördernd auf die Nahrungsaufnahme.

2.9.4 Zusammenfassung

Hunger und Sättigung werden von einer Vielzahl nahrungsregulatorischer Hormone gesteuert, welche vorrangig im Gastrointestinaltrakt gebildet werden und über die Darm-Hirn-Achse auf Schaltzentren im Hirnstamm und Hypothalamus wirken. Interessanterweise ist mit Ghrelin bislang nur ein einziges peripher produziertes und zentral wirksames Hormon bekannt, welches die Nahrungsaufnahme stimuliert. Demgegenüber steht eine hohe Anzahl nahrungsinhibitorischer Hormone, so dass eine große Redundanz des nahrungsregulatorischen Systems erwartet werden kann. Diese Redundanz, verbunden mit der Komplexität des Regulationssystems, erschwert die pharmakologische Beeinflussbarkeit von Hunger und Sättigung.

Hunger und Sättigung werden von einer Vielzahl nahrungsregulatorischer Hormone gesteuert, welche vorrangig im Gastrointestinaltrakt gebildet werden und über die Darm-Hirn-Achse auf Schaltzentren im Hirnstamm und Hypothalamus wirken.

2.9.5 Literatur

[1] Inhoff T, Wiedenmann B, Klapp BF, Mönnikes H, Kobelt P. Is desacyl ghrelin a modulator of food intake? Peptides. 2009; 30(5): 991–994.

[2] Stengel A, Mori M, Taché Y. The role of nesfatin-1 in the regulation of food intake and body weight: recent developments and future endeavors. Obes Rev. 2013; 14(11): 859–870.

[3] Inhoff T, Mönnikes H, Noetzel S, Stengel A, Goebel M, Dinh QT, et al. Desacyl ghrelin inhibits the orexigenic effect of peripherally injected ghrelin in rats. Peptides. 2008; 29(12): 2159–2168.

[4] Kobelt P, Tebbe JJ, Tjandra I, Stengel A, Bae HG, Andresen V, et al. CCK inhibits the orexigenic effect of peripheral ghrelin. Am J Physiol Regul Integr Comp Physiol. 2005; 288(3): R751–R758.

[5] Sayegh AI. The role of bombesin and bombesin-related peptides in the short-term control of food intake. Prog Mol Biol Transl Sci. 2013; 114: 343–370.

[6] Engster KM, Kroczek AL, Rose M, Stengel A, Kobelt P. Peripheral injection of bombesin induces c-Fos in NUCB2/nesfatin-1 neurons. Brain Res. 2016; 1648(Pt A): 46–53.

[7] Kobelt P, Goebel M, Stengel A, Schmidtmann M, van der Voort, I, Tebbe JJ, et al. Bombesin, but not amylin, blocks the orexigenic effect of peripheral ghrelin. Am J Physiol Regul Integr Comp Physiol. 2006; 291(4): R903–913.

[8] Lutz TA. Pancreatic amylin as a centrally acting satiating hormone. Curr Drug Targets. 2005; 6(2): 181–189.

[9] Nguyen AD, Herzog H, Sainsbury A. Neuropeptide Y and peptide YY: important regulators of energy metabolism. Curr Opin Endocrinol Diabetes Obes. 2011; 18(1): 56–60.

[10] Yamamoto H, Kishi T, Lee CE, Choi BJ, Fang H, Hollenberg AN, et al. Glucagon-like peptide-1-responsive catecholamine neurons in the area postrema link peripheral glucagon-like peptide-1 with central autonomic control sites. J Neurosci. 2003; 23(7): 2939–2946.

[11] Sáinz N, González-Navarro CJ, Alfredo MartínezJ, Moreno-Aliaga MJ. Leptin signaling as a therapeutic target of obesity. Expert Opin Ther Targets. 2015; 19(7): 893–909.

T. Frieling
2.10 Magen-Darm-Funktion und Alter

2.10.1 Einleitung und Hintergrund

In vielen westlichen Ländern nimmt der Anteil älterer Menschen an der Gesamtbevölkerung überproportional zu [1]. Diese demographische Entwicklung wird zu einer weiteren Zunahme neurogastroenterologischer Erkrankungen führen. Durch den hierdurch verursachten Gewichtsverlust, die Anorexie, die verminderte Sozialfähigkeit und die erhöhte Sterblichkeit wird dies eine erhebliche sozioökonomische Belastung hervorrufen. Zu diesen Erkrankungen gehören insbesondere Schluckstörungen und Refluxbeschwerden durch Motilitätsstörungen von Speiseröhre und Magen, Übelkeit und Erbrechen durch Funktionsstörungen des Magens und des Dünndarms bzw. die chronische Obstipation und die Stuhlinkontinenz [2, 3].

> Die demographische Entwicklung mit überproportionaler Zunahme älterer Menschen wird zu einem weiteren Anstieg neurogastroenterologischer Erkrankungen führen.

Wissenschaftliche Untersuchungen über altersbezogene Veränderungen im Verdauungstrakt werden von vielen Faktoren wie u. a. der Urbanisation, unterschiedlichen Lebensstilen bzw. Kohorteneffekten beeinflusst und zeigen daher häufig differente Ergebnisse [2–4]. Zusätzlich können altersassoziierte gastrointestinale Funktionsstörungen grundsätzlich primär durch einen alternden Verdauungstrakt selbst oder sekundär durch andere im Alter zunehmende Erkrankungen bedingt sein. Hierbei können Tumorerkrankungen, neurologische Erkrankungen, Entzündungen, anatomische Veränderungen, Medikamente oder allein das Vorhandensein einer Multimorbidität bzw. einer Mangelernährung erhebliche Funktionsstörungen im Verdauungstrakt induzieren oder verstärken. So kann die im Alter häufiger auftretende Helicobacter-pylori-Infektion mit chronisch atrophischer Gastritis und konsekutiver bakterieller Dünndarmfehlbesiedlung (SIBO) zur Entwicklung einer Dyspepsie, eines Meteorismus, eines Gewichtsverlusts und von Stuhlveränderungen führen [3]. Diese Risikokonstellation kann auch bei der Langzeiteinnahme von Protonenpumpenhemmern auftreten. Ein weiterer wichtiger Faktor ist die im Alter häufig eingeschränkte viszerale Sensorik, so dass neurogastroenterologische Störungen nicht oder nur eingeschränkt wahrgenommen werden und klinisch nicht ausreichend erkannt werden können.

> Eine Differenzierung zwischen primären und sekundären altersbedingten neurogastroenterologischen Erkrankungen ist häufig schwierig. Durch die altersbedingte Einschränkung der Wahrnehmung können Funktionsstörungen häufig nicht adäquat erkannt werden.

2.10.2 Neurogastroenterologie

2.10.2.1 Altersbedingte strukturelle Veränderungen

Altersabhängige Veränderungen sind in den jeweiligen Magen-Darm-Abschnitten unterschiedlich und folgen einem festen zeitlichen Bezug. Sie beginnen bereits im Erwachsenenalter mit Fortsetzung im mittleren und höheren Alter. Alle Strukturen im Magen-Darm-Trakt können grundsätzlich betroffen sein. Dies sind u. a. Muskelzellen, Epithel, Immunzellen, Mikrobiom, Nervenzellen, Schrittmacherzellen (interstitielle Zellen von Cajal, ICC), Gliazellen, sympathische Nervenfasern bzw. viszerale Afferenzen. Neurodegenerative Veränderungen finden sich häufiger im Dickdarm als im Dünndarm und Magen und überwiegend im myenterischen, weniger im submukösen Nervenplexus [5]. Überwiegend sind cholinerge Neurone (cholinerge Degeneration), seltener nitrerge Neurone betroffen. Als Ursachen der Neurodegeneration werden reaktive Sauerstoff- und Stickstoffsubstanzen (RONS – Reactive Oxygen Nitrogen Species) angeschuldigt. Zusätzlich finden sich eine Erhöhung von Ca^{2+} in den Zellen, eine Zellnekrose bzw. Apoptose, eine veränderte intrazelluläre Signaltransduktion, eine Schädigung der Mitochondrien, eine Verminderung von Neurotrophinen bzw. eine abnorme Insulin/IGF-I-Kaskade. Protektiv und reparierend scheinen neurogene Stammzellen und Serotonin-mediierte 5-HT_4-Rezeptorstimulationen durch Induktion regenerativer Prozesse zu sein [3, 6–8].

> Altersabhängige strukturelle und funktionelle Veränderungen betreffen alle Bereiche des Verdauungstrakts wie Muskulatur, Epithel, Nervenzellen, Gliazellen, Immunzellen und das Mikrobiom. Wesentlich erscheint eine differenzierte und regionenspezifische Neurodegeneration.

2.10.3 Altersbedingte Funktionsstörungen

2.10.3.1 Ösophagusfunktionsstörungen und Alter

Schluckbeschwerden treten im Alter häufiger auf [2]. Untersuchungen zeigen, dass Schluckstörungen zu etwa 20 % in Akutkrankenhäusern, zu 30–40 % in neurologisch-geriatrischen Kliniken und zu 60 % in Altersheimen zu finden sind und für etwa 45 % der Einjahressterblichkeit mitverantwortlich sein sollen. Insbesondere bei Schlaganfallpatienten sollte frühzeitig, d. h. bereits auf der Stroke Unit, gezielt nach Schluckstörungen gefahndet werden, da diese entscheidende prognostische Bedeutung durch die Gefahr einer Aspirationspneumonie aufweisen.

Altersabhängige Schluckstörungen umfassen die oropharyngeale Dysphagie mit Schwächung der propulsiven Zungenbewegung, der Pharynxkontraktionen und der pharyngealen Schluckmotorik zusammen mit einer Störung des afferenten Schenkels des oberen Ösophagussphinkter-Relaxationsreflexes und der cortikalen Aktivierung des Schluckaktes. Ob die altersabhängige ösophageale Dysphagie durch einen Altersösophagus (Presbyösophagus) bedingt ist, ist noch unklar. Die Verminderung bzw.

Degeneration von myenterischen Nervenzellen, insbesondere am oropharyngealen Übergang, unterstützen aber diese Vermutung. Sie können eine reduzierte Ösophaguspropulsion und Clearancefunktion mit geschwächter primärer und sekundärer Peristaltik und eine vermehrte Refluxgefahr durch eine insuffiziente Sphinkterfunktion bedingen. Die verminderte Clearancefunktion der Speiseröhre kann Ösophagusentzündungen begründen, die durch eine verminderte Sensorik relativ spät klinisch bemerkt werden und deshalb verstärkt auftreten können. Dies trifft insbesondere für reflux- bzw. tabletteninduzierte Ösophagusentzündungen bzw. ulcera zu [3]. Die im Alter häufig verminderte Sensorik ist daher von großer klinischer Relevanz und sollte bei ungeklärter Inappetenz und Gewichtsverlust zur weiteren Diagnostik, z. B. einem Probetrunk, führen (Tab. 2.3). Bei der Spiegelung der Speiseröhre sollte auch an eine eosinophile Ösophagitis (Biopsien) gedacht werden. Im Alter können ebenfalls vermehrt primäre Motilitätsstörungen der Speiseröhre (Achalasie, Spasmus) auftreten [9].

> Altersabhängige Störungen der Speiseröhre führen zu Motilitätsstörungen mit oropharyngealer und ösophagealer Dysphagie, zu gastroösophagealem Reflux und zur Kachexie.

Tab. 2.3: Alter und Ursachen von Schluckstörungen.

Mund/Rachen	Xerostomie, Exsikkose, reduzierter Zahnstatus
Viszerale Afferenzen	Verminderte Sensorik
Anatomie	Osteophyten der HWS, Aortenbogensyndrom, Zenker´sches Divertikel, Rechtsherzinsuffizienz mit Vorhofvergrößerung
Tumore	Oropharyngeale Tumore, Ösophagustumore
Entzündungen	Refluxösophagitis, Eosinophile Ösophagitis, tabletteninduzierte Entzündungen
Medikamente	Anticholinergika, Antihistaminika, Calciumkanalhemmer
Neurologische Erkrankungen	Zerebrovaskulärer Insult, M. Parkinson, Myasthenia gravis, Amyatrophische Lateralsklerose
Rheumatologische Erkrankungen	Kollagenosen
Ösophagusmotilitätsstörungen	Verminderte Kontraktionen; reduzierter unterer Schließmuskeldruck; Achalasie, Ösophagusspasmus

2.10.3.2 Magen- und Dünndarm-Funktionsstörungen und Alter

Alterungsvorgänge im oberen Verdauungstrakt beinhalten überwiegend Prozesse der Mukosaprotektion (verminderte Schleim-Bikarbonatsekretion, reduzierte mukosale Prostaglandinsekretion durch verminderte Cyclooxygenase verminderter Mukosablutfluss, verminderte Kapazität zellulärer Reparaturmechanismen, der mukosalen

Regenerationsprozesse (verringerte Mukosaproliferation, erhöhte Apoptose), vermindertes Ansprechen auf die Mediatoren Gastrin, Bombesin und EGF (epithelial growth factor) bzw. veränderte neuroendokrine Prozesse (erhöhte CCK-Konzentration in der duodenalen Mukosa, veränderte Leptin- bzw. Ghrelin-Expression im Magen). Klinisch wird die mukosale Dünndarmintegrität mit regelrechter Permeabilität, Schleimhautaufbau und -höhe und membranständigen Enzymen, aber durch das Alter kaum beeinflusst. Lediglich der duodenale Schleimhautbesatz mit Laktase nimmt mit dem Alter ab, ist aber aufgrund der fehlenden Symptomatik ohne klinische Relevanz. Die motorischen Funktionen des Magens und Dünndarms mit Magenentleerung, Dünndarmmotilität, Transit bzw. Nahrungsassimilation sind häufig unverändert. Auch die Magensäuresekretion ist durch das Alter unbeeinflusst und kann teilweise sogar mit dem Alter zunehmen. Die klinisch relevanten altersabhängigen Veränderungen im Magen und Dünndarm sind also eher Folge von im Alter zunehmenden sekundären Einflüssen wie z. B. Medikamenten (PPI, NSAID) bzw. einer Helicobacter-pylori-Infektion (s. o.), auf die der Magen durch die Abnahme protektiver Faktoren verstärkt reagiert.

Auch beim älteren Menschen sollte intensiv nach möglichen Ursachen gefahndet werden. So kann die Spiegelung des oberen Verdauungstrakts ebenso als nasogastrale Technik ohne Sedierung durchgeführt werden [10]. Weiterführende Funktionsuntersuchungen bestehen aus der Funktionssonographie (Magenentleerung), C13-Atemtests (Helicobacter pylori, Magenentleerung) und Wasserstoffatemtests (bakterielle Dünndarmfehlbesiedlung, Milchzucker- Fruchtzuckermalabsorption, orozökaler Transit).

> Altersabhängige Veränderungen im Magen und Duodenum beinhalten überwiegend Schwächungen defensiver Faktoren, die aber in der Regel ohne klinische Relevanz sind. Die Magensäuresekretion ist unbeeinflusst.

2.10.3.3 Funktionsstörungen des Kolons bzw. Anorektums und Alter

Die chronische Obstipation und die Stuhlinkontinenz gehören zu den häufigsten Beschwerden in der Allgemeinbevölkerung und nehmen mit dem Alter zu [3, 11]. Die chronische Obstipation kann in eine Obstipation mit verlangsamter Dickdarmpassage (Slow-transit Obstipation) und eine Obstipation bei anorektaler Entleerungsstörung (outlet obstruction) differenziert werden. Häufig treten beide Formen der Obstipation auch kombiniert auf. Die im Alter zu findende cholinerge Neurodegeneration im myenterischen Nervenplexus des Dickdarms wird als Ursache für die verlängerte Kolontransitzeit mit Obstipation angesehen. Ebenso sind die Kontinenzfunktionen wie Sphinkterruhedruck, Kneifdruck und Rektumcompliance altersabhängig vermindert [11, 12]. Für die Stuhlinkontinenz gilt das Alter aber nicht als direkter Risikofaktor, sondern das weibliche Geschlecht, eine Komorbidität (u. a. Diabetes mellitus, multiple Sklerose, M. Parkinson, Kollagenosen, Amyloidose), die Reduktion des allgemeinen Gesundheitsstatus und eine eingeschränkter Mobilität. Eine Stuhlinkontinenz bei Durchfall sollte hierbei immer zur Abklärung infektiöser Ursachen führen. Im Einzelfall ist auch beim älteren Menschen eine weiterführende anorektale Funktionsdiagnostik angebracht.

Altersabhängige Störungen der Dickdarms können zum trägen Darm (Slow-transit Obstipation) oder zu Stuhlentleerungsstörungen (outlet obstruction) mit Stuhlinkontinenz führen.

2.10.3.4 Zusammenfassung und Ausblick
Aufgrund der demographischen Entwicklung werden primäre und sekundäre altersbezogene Erkrankungen zunehmen und zu einer hohen sozioökonomischen Belastung führen. Hierzu gehören viele neurogastroenterologische Erkrankungen wie Ösophagus-, Magen-, Dünndarm-, Dickdarm- und anorektale Funktionsstörungen. Wesentliche Folgen sind die Kachexie, eine verminderte Sozialfähigkeit und eine erhöhte Sterblichkeit durch Dysphagie, Reflux, Dyspepsie, Obstipation und Stuhlinkontinenz.

2.10.4 Literatur

[1] Statistisches Bundesamt Wiesbaden. Bevölkerung Deutschlands bis 2060. 2009. Abgerufen von: www.destatis.de/kontakt.
[2] Goldacre MJ. Demography of aging and the epidemiology of gastrointestinal disorders in the elderly. Best Practice and Research Clinical Gastroenterology. 2009; 23: 793–804.
[3] Frieling T. Funktionelle gastrointestinale Erkrankungen und Alter. Z Gastroenterol. 2011; 49: 47–53.
[4] Van Kerkhoven LAS, Eikendal T, Laheij RJF, et al. Gastrointestinal symptoms are still common in general Western population. J Med. 2008; 66: 16–26.
[5] Krueger D, Michel K, Zeller F, Demir IE, Ceyhan GO, Slotta-Huspenina J, et al. Neural influences on human intestinal epithelium in vitro. J Physiol. 2016; 594: 357–372.
[6] Saffrey MJ. Aging of the mammalian gastrointestinal tract: a complex organ system. AGE. 2014; 36: 1019–1032.
[7] Phillips RJ, Powley TL. Innervation of the gastrointestinal tract: patterns of aging. Auton Neurosci. 2007; 136: 1–19.
[8] Camillieri M, Cowen T, Koch R. Enteric neurodegeneration in ageing. Neurogastroenterol Mot. 2008; 20: 419–429.
[9] Sonnenberg A. Hospitalization for achalasia in the United States 1997–2006. Dig Dis Sci. 2009; 54: 1680–1685.
[10] Frieling T, Schindler P, Kuhlbusch-Zicklam R, Heise J, Hülsdonk A, Kreysel C. Krefelder CONTRA – study: conventional peroral esophagogastro-duodenoscopy (EGD) vs. transnasal EGD – a prospective and randomized study with independent evaluation of conscious sedation, endoscopic diameter, and access path. Z Gastroenterol. 2012; 50: 279–284.
[11] Müller-Lissner S. General geriatrics and gastroenterology: constipation and fecal incontinence. Best Prac Res Clin Gastroenterol. 2002; 16: 115–133.
[12] Rayner CK, Horowitz M. Physiology of the aging gut. Curr Opin Clin Nutr Metab Care. 2013; 16: 33–38.

P. Enck, S. Elsenbruch
2.11 Perzeption/Interozeption

2.11.1 Einleitung: Definitionen – Perzeption, Interozeption, Nozizeption

Die Wahrnehmung schmerzhafter und nichtschmerzhafter Empfindungen aus den somatisch innervierten Organen (Haut, Muskeln) unterscheidet sich grundlegend von der autonom innervierter Organe (Viszera = Eingeweide) (Magen/Darm, Lunge, Blase, Nieren, Herz, Gefäße u. a. m.) dahingehend, dass a) viele Funktionen überhaupt nicht wahrgenommen werden, beispielsweise die Funktion von Galle, Leber, Pankreas, Nieren, dass b) andere Funktionen nur dann wahrgenommen werden, wenn sie einen spezifischen Zustand erreicht haben, zum Beispiel die Blasen-, Magen- oder Enddarmfüllung, und c) dass manche Funktionen nur dann wahrgenommen werden, wenn ein pathologischer Zustand, z. B. eine Entzündung des Organs, vorliegt; Beispiele dafür sind die kolikartigen Schmerzen bei einer Darminfektion, die Schmerzen bei einer Pankreas-Entzündung oder bei Karzinomen.

Aber selbst dann, wenn viszerale Funktionen und Zustände wahrgenommen werden, unterscheiden sich die Empfindungen deutlich von denen aus der Körperperipherie: Sie sind meist diffus in ihrer Lokalisierung (Zuordnung zu einem Organ) und – im Falle viszeraler Schmerzen – dumpf und bedrohlicher. Dies ist mehreren Umständen geschuldet, die anatomischer und physiologischer Natur sind [1]:

(a) Die viszeralen Organe kennen keine spezifischen Nozizeptoren, sondern niedrig- und hochschwellige organspezifische Rezeptoren, z. B. für Dehnungsreize; erst die Aktivierung hochschwelliger Rezeptoren führt zu einer bewussten Wahrnehmung der Funktion.

(b) Afferente, nicht schmerzhafte Signale werden meist über Vagusfasern zum Hirnstamm geleitet, während Schmerzreiz über sympathische Fasern spinal umgeschaltet werden, allerdings werden für den gleichen Organabschnitt mehrere spinale Segmente in Anspruch genommen, und unterschiedliche Organe projizieren auf das gleiche spinale Segment.

(c) Dabei teilen sich sympathische Projektionen aus den Viszera die spinalen Hinterhornsegmente mit afferenten Informationen aus der Körperperipherie, weshalb häufig nozizeptive Signale aus den Viszera auf kutane Areale projiziert werden (übertragener Schmerz, z. B. die Head'schen Zonen).

(d) Es handelt sich um reguläre, nichtschmerzhafte Signale, z. B. aus den Abschnitten des Magen-Darm-Trakts, die in den Vaguskernen des Hirnstamms registriert und gegebenenfalls in efferente Aktionen überführt (beispielsweise eine Stimulation der rektalen Entleerung bei Magenfüllung, der so genannte gastro-kolische Reflex), jedoch nicht unbedingt bewusst wahrgenommen, während Schmerzreize in eine organ-unspezifische „Schmerzmatrix" des ZNS eingespeist werden [2].

(e) Schließlich sind auf kortikaler Ebene die intestinalen Organe nicht im somatosensorischen (S1) Kortex repräsentiert, sondern in einem entwicklungsbiologisch älteren zweiten somatosensorischen (S2) Kortex zwischen S1 und Insel, im „Dach" des zentrale Sulkus; dabei kennt auch der S2 eine topographische Organisation nach Organen [3].

Dies alles rechtfertigt es, Empfindungen aus dem Körperinneren anders zu bezeichnen als solche aus der Körperperipherie, und der Begriff der Interozeption im Gegensatz zur Perzeption hat sich dafür eingebürgert. Die neuere gastrointestinale Psychophysiologie hat darüber hinaus den Begriff der „Viszerozeption" geprägt, um die Interozeption aller autonom innervierten Organe von denen der intestinalen Hohlorgane abzugrenzen.

> Die neuere gastrointestinale Psychophysiologie hat den Begriff der „Viszerozeption" geprägt, um die Interozeption aller autonom innervierten Organe von denen der intestinalen Hohlorgane abzugrenzen.

2.11.2 Psychophysiologie, klinische Phänomenologie

Gesunde Menschen unterscheiden sich erheblich im Hinblick auf ihre Fähigkeit, interozeptive Signale wahrzunehmen und zu interpretieren; dies gilt für die Wahrnehmung des Herzschlages ebenso wie für Funktionen des Magen-Darm-Trakts, z. B. die Kontraktion oder Füllung des Magens. Spezifische und unspezifische Tests sind entwickelt worden, um diese Fähigkeit zu testen, unter anderen mit der Hypothese, dass sich Patienten mit funktionellen Magen-Darm-Störungen wie dem Reizdarmsyndrom (RDS) durch eine veränderte (erhöhte) Interozeptionsfähigkeit für Signale aus dem Gastrointestinaltrakt charakterisieren lassen.

Dass funktionelle Erkrankungen eine wichtige sensorische Komponente tragen, belegt allein schon die Begriffsbildung: Ein Reizdarm (oder ein irritierbarer Darm, in der englischen Terminologie) verweist bereits darauf, dass hier eine Überempfindlichkeit des Darms gegenüber an sich „normalen" Reizen vorliegen könnte. Dieser Befund wurde im Übrigen früh erbracht: Bereits 1978 zeigte Ritche [4], dass beim RDS (damals noch irritable colon genannt) eine experimentelle Darmdehnung mit einem Ballon schon dann Schmerzen auslöste, wenn Volumina benutzt wurden, die bei Gesunden keine Empfindung oder jedenfalls keine Schmerzen induzierten. Dieser Befund einer Hyperalgesie wurde erst viele Jahre später repliziert [5] und in seiner klinischen Bedeutung adäquat gewürdigt, wenngleich auch Hypoalgesie beim RDS gelegentlich berichtet wurde. Von Allodynia wird gesprochen, wenn – bei einem Individuum – ein zuvor nichtschmerzhafter Reiz durch eine experimentelle oder klinische Manipulation zu einem Schmerzreiz geworden ist; auch dies lässt sich bei Gesunden induzieren: Wurde ein Darmabschnitt wiederholt gereizt, entstand eine RDS-ähnliche Überempfindlichkeit [6].

Ohne weitergehende Untersuchungen bliebt es natürlich zunächst offen, wo diese Hyperalgesie entsteht: im Darmlumen, in der Darmwand, auf spinaler Ebene oder bei der subkortikalen oder kortikalen Bewertung der Signale aus dem Intestinum. Inzwischen liegen jedoch vielfältige Befunde vor, die zeigen, dass es in der Gruppe der RDS-Patienten Pathologien auf allen diesen Ebenen gibt, was die Frage aufwirft, ob es sich beim RDS überhaupt um eine einzelne klinische Entität oder um verschiedene Krankheitsbilder mit gleicher Symptomatik handelt [7].

> Bein Reizdarmsyndrom (RDS) kann die Hyperalgesie im Darmlumen, in der Darmwand, auf spinaler Ebene oder bei der subkortikalen oder kortikalen Bewertung der Signale aus dem Intestinum entstehen. Daher ist unklar, ob RDS überhaupt um eine einzelne klinische Entität oder um verschiedene Krankheitsbilder mit gleicher Symptomatik handelt.

2.11.3 Kortikale Bildgebung

Im Zuge der verbesserten Verfügbarkeit und Qualität bildgebender Verfahren wie beispielsweise der Positronen-Emissions-Tomographie (PET) und der funktionellen Magnetresonanztomographie (fMRT) rückt das Gehirn als „zentrale Schaltstelle" der Gehirn-Darm-Achse bei der Integration sensorischer, kognitiver und emotionaler Aspekte der Interozeption in den Fokus humanexperimenteller Forschungsaktivitäten. An der Schnittstelle zwischen Neurogastroenterologie und den Neurowissenschaften stehen Arbeiten zur zentralnervösen Verarbeitung viszeraler Wahrnehmungen, insbesondere viszeraler Schmerzen, aus dem oberen (Ösophagus, Magen) und unteren Gastrointestinaltrakt (Kolon, Rektum), die im Kontext der funktionellen Magen-Darm-Erkrankungen, aber auch für chronisch-entzündliche Darmerkrankungen von Bedeutung sind [8]. Neuere Forschungsansätze adressieren darüber hinaus zentralnervöse Korrelate von Sättigung, Völlegefühl und Übelkeit, was klinische Bezüge zu Störungen der Hunger-Sättigungs-Regulation zeigt, wie sie für verschiedenste Patientengruppen in der Gastroenterologie und angrenzenden klinischen Bereichen von Bedeutung sind.

Neben komplexen methodischen Aspekten der verschiedenen zur Verfügung stehenden bildgebenden Verfahren [9] ist die Implementierung geeigneter, klinisch relevanter Stimulationsparadigmen eine der zentralen methodischen Herausforderungen dieser experimentellen Arbeiten, die sich inhaltlich mit funktionellen Hirnprozessen, d. h. der Aktivierung spezifischer Hirnareale oder -netzwerke, durch definierte Stimuli aus dem Gastrointestinaltrakt befassen sowie ggfs. durch den Einsatz radioaktiv markierter Liganden die Beteiligung spezifischer Neurotransmittersysteme testen. Vielfach kommen druckkontrollierte Dehnungsreize oder elektrische Stimuli zum Einsatz, es gibt aber auch neuere methodische Ansätze wie die intragastrale Infusion nährstoffhaltiger Lösungen sowie der Einsatz virtueller 3-D-Realität. Zusätzlich zu Erfassung Stimulus-induzierter funktioneller Hirnprozesse mittels PET, fMRT und Magnetenzephalographie (MEG) ermöglichen hirnbildgebende Verfahren wie das Diffusion-Tensor-Imaging (DTI) sowie die Voxel-basierte Morphometrie (VBM) die Analyse der Hirnstruktur, d. h. struktureller Eigenschaften der grauen oder weißen Substanz in bzw. zwischen spezifischen Hirnregionen [9]. Vergleiche zwischen Patientengruppen und Kontrollstichproben in Bezug auf strukturelle Unterschiede und deren Assoziation mit krankheitsrelevanten biologischen oder psychologischen Maßen wie der Symptomausprägung ermöglichen inhaltliche Aussagen, die Befunde der Stimulus-induzierten funktionellen Aktivierungen ergänzen. Wegweisend sind hier neuere Analyseverfahren zur funktionellen und strukturellen Konnektivität zwischen verschiedenen Hirnregionen bzw. -netzwerken [8].

Zur Erfassung basaler und Stimulus-induzierter funktioneller Hirnprozesse eignen sich PET, fMRT und Magnetenzephalographie (MEG), Diffusion-Tensor-Imaging (DTI) sowie die Voxel-basierte Morphometrie (VBM)

2.11.4 Befunde bei Patienten

Bei Patienten mit funktionellen Magen-Darm-Erkrankungen haben Bildgebungsstudien Veränderungen funktioneller und struktureller Maße der Hirnbildgebung im Vergleich zu Gesunden nachgewiesen [8]. In Bezug auf die durch viszerale Stimulation induzierte Hirnaktivierung weisen RDS-Patienten einer Meta-Analyse zufolge [10] im Vergleich zu Gesunden veränderte, d. h. stärkere, aber teilweise auch reduzierte Aktivierungen in verschiedenen Netzwerken auf, die an der viszeralen Schmerzverarbeitung beteiligt sind und unterschiedliche Komponenten von Schmerz und endogener Schmerzregulation reflektieren [8]. Die Abweichungen bei Patienten treten teilweise auch bereits während der Antizipation (also im Vorfeld) der Schmerzstimulation auf und betreffen insbesondere Regionen des homöostatischen afferenten Netzwerks sowie des emotionalen Erregungs-(Arousal-) Netzwerks. Die beobachteten Veränderungen stehen mit der viszeralen Hyperalgesie im Zusammenhang, reflektieren aber auch Aspekte der Hypervigilanz sowie negative Emotionen (akute Angst, Furcht) und komorbide Affektstörungen [1, 11]. Darüber hinaus gibt es Hinweise auf eine veränderte kortikale Schmerzkontrolle durch präfrontale Mechanismen unter Beteiligung deszendierender Schmerz-regulatorischer Regionen im Hirnstamm. Zusammenfassend ist zu konstatieren, dass bildgebende Verfahren maßgeblich dazu beigetragen, die neurobiologischen Grundlagen der Wahrnehmung und Bewertung viszeraler Reize bei Gesunden und Patienten mit chronischen Veränderungen der Viszerozeption aufzuklären. Der Stellenwert dieser Arbeiten – auch in Abgrenzung zu anderen neurowissenschaftlichen Studien im Bereich der Schmerzforschung und den affektiven Neurowissenschaften unter Anwendung somatischer Schmerzreize – ist dadurch gegeben, dass es neben Gemeinsamkeiten bzw. Überlappungen (s. o.) auch dezidierte Unterschiede zwischen der viszeralen (interozeptiven) und somatischen (exterozeptiven) Schmerzverarbeitung gibt [3, 11, 12]. Somit ist der Einsatz spezifischer klinisch relevanter Stimuli aus dem Gastrointestinaltrakt für Studien zu Stimulus-induzierten Aktivierungen unerlässlich. Ob und inwieweit funktionelle und/oder strukturelle Veränderungen spezifisch für bestimmte Erkrankungen sind und sich beispielsweise zwischen Patienten mit Reizdarmsyndrom und chronischen Rückenschmerzen unterscheiden, ist nicht abschließend geklärt. Angesichts der Komplexität und Vielfalt der gastrointestinalen Symptome ist anzunehmen, dass neben zentralnervösen auch periphere Prozesse der Gehirn-Darm-Achse beteiligt sind [13] und über aszendierende und deszendierende Mechanismen bei Entstehung und Aufrechterhaltung chronischer Symptome eine bislang unvollständig erforschte Rolle spielen.

> Bildgebende Verfahren können helfen, die neurobiologischen Grundlagen der Wahrnehmung und Bewertung viszeraler Reize bei Gesunden und Patienten mit chronischen Veränderungen der Viszerozeption aufzuklären.

2.11.5 Literatur

[1] Boeckxstaens G, Camilleri M, Sifrim D, Houghton LA, Elsenbruch S, Lindberg G, et al. Fundamentals of Neurogastroenterology: Physiology/Motility - Sensation. Gastroenterology. 2016.

[2] Mayer EA, Labus JS, Tillisch K, Cole SW, Baldi P. Towards a systems view of IBS. Nature reviews Gastroenterology & hepatology. 2015.

[3] Eickhoff SB, Lotze M, Wietek B, Amunts K, Enck P, Zilles K. Segregation of visceral and somatosensory afferents: an fMRI and cytoarchitectonic mapping study. NeuroImage. 2006; 31(3): 1004–1014.

[4] Ritchie J. Pain from distension of the pelvic colon by inflating a balloon in the irritable colon syndrome. Gut. 1973; 14(2): 125–132.

[5] Whitehead WE, Holtkotter B, Enck P, Hoelzl R, Holmes KD, Anthony J, et al. Tolerance for rectosigmoid distention in irritable bowel syndrome. Gastroenterology. 1990; 98(5 Pt 1): 1187–1192.

[6] Ness TJ, Metcalf AM, Gebhart GF. A psychophysiological study in humans using phasic colonic distension as a noxious visceral stimulus. Pain. 1990; 43(3): 377–386.

[7] Wessely S, Nimnuan C, Sharpe M. Functional somatic syndromes: one or many? Lancet (London, England). 1999; 354(9182): 936–939.

[8] Mayer EA, Gupta A, Kilpatrick LA, Hong JY. Imaging brain mechanisms in chronic visceral pain. Pain. 2015; 156(1): S50–63.

[9] Omran Y, Aziz Q. Functional brain imaging in gastroenterology: to new beginnings. Nat Rev Gastroenterol Hepatol 2014; 11(9): 565–576.

[10] Tillisch K, Mayer EA, Labus JS. Quantitative meta-analysis identifies brain regions activated during rectal distension in irritable bowel syndrome. Gastroenterology 2011; 140(1): 91-100.

[11] Elsenbruch S, Häuser W, Jänig W. Viszeraler Schmerz. Schmerz. 2015; 29(5): 496–502.

[12] Horing B, Enck P. [Psychophysiology of visceral pain]. Schmerz. 2014; 28: 252–258.

[13] Enck P, Aziz Q, Barbara G, Farmer AD, Fukudo S, Mayer EA, et al. Irritable bowel syndrome. Nat Rev Dis Primers. 2016; 2: 16014.

M. Schemann

2.12 Biomarker für funktionelle Magen-Darm-Erkrankungen

2.12.1 Warum ist es so schwer, Biomarker für Reizdarm und Reizmagen zu entwickeln

Drei Reizdarm-(RDS-)Subtypen lassen sich auf Grund der Stuhlunregelmäßigkeiten unterscheiden: der Durchfall-dominierte RDS-D, der Obstipations-dominierte RDS-O und der zwischen Durchfall und Obstipation wechselnde RDS-M (mixed) [1]. Beim Reizmagen (funktionelle Dyspepsie, FD) wird zwischen Mahlzeit-abhängigen (postprandiales Völlegefühl, PDS) und -unabhängigen (epigastrischer Schmerz, EPS) Symptomen unterschieden [2]. Diese Differenzierungen haben nicht immer ein pathophysiologisches Korrelat, sondern beruhen auf dem leicht zu erhebenden klinischen Phänotyp. Allein dadurch erklärt sich die zum Teil geringe Assoziation zwischen den pathophysiologisch relevanten Faktoren und der klinischen Ausprägung. Zusätzlich wird mehr und mehr deutlich, dass RDS-Symptome nicht primär im Kolon entstehen und dass eine wesentliche Ursache für FD-Symptome in gestörten Funktionen des Duodenums zu suchen ist.

Ein Problem bei RDS oder FD liegt darin, dass die gepoolte Sensitivität und Spezifität der Symptome relativ schwach sind. Selbst die Rom-III-Kriterien haben nur eine Sensitivität von 68,8 % und eine Spezifität von 79,5 % [3]. Warum ist es bisher nicht gelungen, bei all dem Wissen über relevante pathophysiologische Faktoren Biomarker zu etablieren? Ein Biomarker ist idealerweise ein messbarer Indikator für biologische Vorgänge, pathologische Prozesse, pharmakologische Antworten und therapeutische Intervention. Letzteres stellt das eigentliche Problem dar. Die Heterogenität von RDS und FD impliziert, dass kein Biomarker eine ausreichende Spezifität und Selektivität aufzeigt, um alle phänotypisch unterschiedlichen Patientengruppen zu identifizieren. Es muss daher zunächst das Ziel sein, Biomarker zu entwickeln, die pathophysiologisch definierte Untergruppen von RDS oder FD charakterisieren. Hierbei stellt sich die Frage, ob Biomarker einzeln oder kombiniert besser geeignet sind. Momentan ist diese Frage nicht zu beantworten, da nicht klar ist, welche pathophysiologischen Faktoren zwingend gemeinsam oder separat vorkommen.

Viele der pathologisch relevanten Faktoren hängen eng miteinander zusammenhängen. Offensichtlich ist zum Beispiel die Assoziation zwischen einer beeinträchtigten Fundusakkomodation und dem Symptom frühe Sättigung. Plausibel ist ebenfalls die Beziehung zwischen erhöhter Gallensäure-Konzentration im Kolon und Durchfall oder zwischen einer erhöhten Proteaseaktivität, der Zunahme epithelialer Permeabilität und viszeraler Hypersensitivität. Last but not least bilden Infektionen, postinfektiöse Immunaktivierung und nervale Sensibilisierung eine logische Kette.

2.12.2 Potenzielle Biomarker

Trotz all dieser Einschränkungen gibt es vielversprechende potenzielle Biomarker (Tab. 2.4; s. a. Tab. 1.1). Selbst ein nicht omnipräsenter Biomarker wäre für die gezielte Therapie symptomdefinierter Patientenkollektive hilfreich. Eine Hypersensitivität auf Magen- bzw. Rektumdehnung wäre ein exzellenter Biomarker, vorausgesetzt, es gäbe ein viszerales Analgetikum. Für eine standardisierte Dehnung wird der Barostat einge-setzt; bei Magenfunktionsstörungen ist der Trinktest ein probates Mittel [3]. Biomarker können auch Patienten identifizieren, die auf eine bestimmte Therapie reagieren. So profitieren insbesondere RDS-D-Patienten mit beschleunigtem Kolontransit von einer Verlangsamung des Transits durch einen 5-HT$_3$-Rezeptorantagonisten [4].

Tab. 2.4: Potenzielle Biomarker für Reizmagen (FD) und Reizdarm (RDS)*.

Biomarker*	Klinik
Viszerale Hypersensitivität (Barostat oder Trinktest mit Expressions-studien in der Biopsie) – auf Magendehnung – auf Rektumdehnung (konditioniert auf Sigmadehnung) eventuell mit Cav3.2-Expression in der Biopsie	FD, RDS (alle Subtypen)
48 Stunden Kolontransit + Gallensäure-Konzentration im Stuhl (Motilitätsmessung und Stuhluntersuchungen)	RDS-D
Vorangegangene Infektion (Anamnese, Blutuntersuchungen), eventuell mit Cytokinmuster und Antikörperprofil im Blut	RDS-D
Abnahme der Chromagranin A+ Zellen in der Duodenalbiopsie Abnahme der Peptid-YY-Zellen in der Rektumbiopsie	FD, RDS (alle Subtypen) RDS
Beeinträchtigte Fundusakkomodation, eventuell mit Volumenfehl-verteilung im Magen (bildgebende Verfahren)	FD
Immunaktivierung (Histologie) – erhöhte eosinophile Granulozyten und Makrophagen in der Duodenalbiopsie – erhöhte intraepitheliale Immunzelldichte	FD, RDS

Siehe auch * Tab. 1.1 im Kapitel „Funktionen und funktionelle Erkrankungen"

Serotonin (5-HT) ist der Mediator, der im Zusammenhang insbesondere mit RDS bei weitem am meisten Aufmerksamkeit genießt, obwohl die Bedeutung eines gestörten Serotoninmetabolismus und -signaling nicht wirklich klar ist. RDS-D-Patienten ha-ben prä- und postprandial erhöhte Serotoninplasmaspiegel [4], sehr wahrscheinlich als Konsequenz eines reduzierten Serotoninmetabolismus bzw. einer reduzierten Wie-deraufnahme von Serotonin. Dagegen zeigen Patienten mit RDS-O keinen erhöhten

5-HT-Plasma-Spiegel nach einer Mahlzeit, sehr wahrscheinlich als Konsequenz einer reduzierten 5-HT-Freisetzung. Eine Mutationsanalyse der untranslatierten Genbereiche (UTR) der 5-HT$_{3A}$- und 5-HT$_{3E}$-Rezeptoren ergab eine Assoziation zwischen der 5-HT$_{3E}$-3'-UTR-Variante c.*76G > A und weiblichen RDS-D-Patienten [5]. Diese genetischen Faktoren könnten die Erklärung dafür sein, dass RDS-D-Patienten von 5-HT$_3$-Antagonisten durch Verlangsamung des Kolontransits profitieren.

Für viele potenzielle Biomarker gibt es zurzeit noch keine spezifische oder validierte Therapie, unter anderem da sie nicht zwischen gesunden Kontrollen und RDS und gleichzeitig zwischen RDS-D, RDS-O und RDS-M differenzieren. Dies könnte dahingehend interpretiert werden, dass die Biomarker alle untauglich sind. Wahrscheinlicher ist jedoch, dass sich die Stuhlunregelmäßigkeiten schwer durch Biomarker abbilden lassen.

Chromagranin A (CgA) ist ein Marker für enteroendokrine Zellen in der Darmschleimhaut. Mikrobiota, Immunzellen und Nerven nehmen Einfluss auf die Entwicklung enteroendokriner Zellen. Die Zahl der CgA-positiven Zellen bei RDS-D, RDS-O und RDS-M ist im Duodenum erniedrigt [6]. Die Sensitivität liegt bei 86 % und die Spezifität bei 95 % (bei einem cut-off von 200 Zellen/mm^2). Interessanterweise ist auch bei FD die Zahl der CgA-positiven Zellen in der Region des Bulbus duodeni, nicht aber in distaleren Regionen des Duodenums, reduziert [7].

Bei allen RDS-Subtypen war die Zahl der Peptid-YY-(PYY-)positiven enteroendokrinen Zellen im Rektum erniedrigt, die Zahl der Somatostatin-(SSR-)positiven Zellen jedoch erhöht [8]. Je nach RDS-Subtyp lag die Sensitivität der PYY-Zelldichte als RDS-Biomarker zwischen 89–100 % bei einer Spezifität von 87 % (bei einem cut off von < 188 Zellen/mm^2). Die SST-Zelldichte hatte als RDS-Biomarker eine Sensitivität von 81–100 % und eine Spezifität von 81–90 % (je nach RDS-Subtyp und bei einem cut off von > 182 Zellen/mm^2).

Ein sehr vielversprechender Biomarker umfasst den nach 48 Stunden gemessenen Kolontransit und die Konzentration von Gallensäuren im Stuhl. Während beide Parameter separat bereits einen guten Biomarker darstellen, unterschieden sich bei der Kombination beider RDS-Patienten von Gesunden und RDS-D von RDS-O mit einer 75- bis 90%igen Spezifität bei einer Sensitivität von 60 % [9]. Dies ist momentan der einzige Biomarker, der durch den Einsatz von Gallensäure-Bindern die Möglichkeit einer gezielten Therapie eröffnet.

In Zukunft werden weitere Biomarker mit ausreichend hoher Sensitivität und Spezifität folgen, wie zum Beispiel Proteasen im Stuhl und in Schleimhautbiopsie-Überständen.

Auch wenn die Positivdiagnose FD oder RDS noch eine Herausforderung bleibt, werden in absehbarer Zukunft Biomarker RDS und FD Untergruppen besser charakterisieren und spezifische Therapiestrategien ermöglichen.

2.12.3 Literatur

[1] Lacy BE, Mearin F, Chang L, et al. Bowel disorders Gastroenterology. 2016; 150: 1393–1407.
[2] Stanghellini V, Chan F, Hasler WL, et al. Gastroduodenal disorders. Gastroenterology. 2016; 150: 1380–1392.
[3] Oustamanolakis P, Tack J. Dyspepsia Organic Versus Functional. J Clin Gastroenterol. 2012; 46: 175–190.
[4] Camilleri M. Biomarkers and Personalized Therapy in Lower Functional Gastrointestinal Disorders. Aliment Pharmacol Ther. 2015; 42: 818–828.
[5] Celli J, Rappold G, Niesler B. The Human Serotonin Type 3 Receptor Gene (HTR3A-E) Allelic Variant Database. Hum Mutat. 2016. doi: 10.1002/humu.23136.
[6] El-Salhy M, Gilja OH, Gundersen D, et al. Duodenal Chromogranin A Cell Density as a Biomarker for the Diagnosis of Irritable Bowel Syndrome. Gastroenterology Research and Practice Article. 2014; ID 462856.
[7] Witte AB, Walker MM, Talley NJ, et al. Decreased Number of Duodenal Endocrine Cells with Unaltered Serotonin-Containing Cells in Functional Dyspepsia. Am J Gastroenterol. 2016; 111: 1853–1854.
[8] El-Salhy M1, Hatlebakk JG2, Gilja OH, et al. Densities of rectal peptide YY and somatostatin cells as biomarkers for the diagnosis of irritable bowel syndrome. Peptides. 2015; 67: 12–19.
[9] Camilleri M1, Shin A, Busciglio I, et al. Validating biomarkers of treatable mechanisms in irritable bowel syndrome. Neurogastroenterol Motil. 2014; 26: 1677–1685.

B. Niesler
2.13 Genetik und funktionelle Magen-Darm-Erkrankungen

2.13.1 Einleitung und Hintergrund

Die bidirektionale Darm-Hirn-Interaktion (Darm-Hirn-Achse) steuert die komplexe Regulation von Kognition, Emotion, Schmerzverarbeitung sowie die Verdauungsfunktion. Störungen in diesen Prozessen werden in der Pathogenese von funktionellen Magen-Darm-Erkrankungen, wie der gastroösophagalen Refluxerkrankung, Dyspepsie und dem Reizdarmsyndrom (RDS), diskutiert. Bisherige Untersuchungen fokussierten hauptsächlich auf die Pathogenese des RDS. Charakteristische Symptome des RDS umfassen chronisches Unwohlsein und Abdominalschmerzen, gepaart mit veränderten Darmgewohnheiten. Entsprechend den jeweilig dominierenden Hauptsymptomen werden folgende RDS-Subtypen unterschieden: Diarrhöprädominantes (RDS-D), Obstipations-prädominantes (RDS-O), gemischtes (RDS-M) und unspezifisches (RDS-U) RDS [1]. Zudem treten beim RDS häufig Depressionen und Angstzustände komorbid auf, was die komplexe Beziehung zwischen viszeralen und psychologischen Empfindungen vermittelt über die Darm-Hirn-Achse widerspiegelt. Darüber hinaus leiden Patienten häufig an einer veränderten Schmerzwahrnehmung, welche sich in somatischen Schmerzsyndromen (Migräne, Fibromyalgie) und dem chronischen Erschöpfungssyndrom manifestiert.

Aufgrund des limitierten Verständnisses bezüglich des multifaktoriellen Ursprungs von RDS sind bisher keine Biomarker etabliert und gängigen Therapieansätzen mangelt es oftmals an Effizienz [1].

Beim RDS handelt es sich um eine komplexe Erkrankung multifaktorieller Genese, bei der extrinsische Faktoren, wie psychologischer Stress, Ernährung, Rauchen, Geschlecht und infektiöse Gastroenteritis, und intrinsische Faktoren, wie die individuellen genetischen Varianten innerhalb des Humangenoms sowie die individuelle intestinale Mikrobiota, die Ausprägung des Phänotyps beeinflussen bzw. für das Auftreten des RDS und dessen Komorbiditäten prädisponieren [2] (Abb. 2.9a).

> Neurogastroenterologische Störungen zählen zu den komplexen, multifaktoriellen Erkrankungen, in denen eine genetische Prädisposition in Kombination mit Umweltfaktoren zur Manifestation der Erkrankung führt.

2.13.2 Genetische Befunde

Bis dato umfassen genetische Studien zum RDS Familien- und Zwillingsstudien sowie Kandidatengen- und genomweite Assoziationsstudien (*Genome Wide Association Study*, GWAS). Unabhängig von der Stichprobengröße, der statistischen Teststärke und entsprechenden Meta-Analysen sind bisher nur wenige mit dem RDS assoziierte genetische Varianten identifiziert bzw. in unabhängigen Kohorten verifiziert (repliziert) worden. Die Rolle der bereits mit dem RDS assoziierten Varianten, welche repliziert werden konnten, in den genetischen Mechanismen der Pathogenese bzw. der Prädisposition zu dieser multifaktoriellen Erkrankung ist bis heute wenig verstanden. Die Mehrheit der bisherigen Studien beschränkte sich auf die Analyse einiger weniger ausgewählter SNPs (Single Nucleotide Polymorphisms) in Kandidatengenen. Bis heute wurden lediglich zwei Studien in einem Hypothese-freien Ansatz, in welchem das gesamte Humangenom untersucht wurde, durchgeführt [2].

2.13.2.1 Genvarianten des Serotonin-Systems

Bisherige Studien fokussierten meist auf plausibel in den Pathomechanismus involvierte Kandidatensysteme. Dementsprechend wurde das Serotonin-(5-Hydroxytryptamin-, 5-HT-)System bislang am intensivsten untersucht. Insbesondere der Promotorlängen-Polymorphismus (s-short, l-long) des Serotonintransporter-(SERT-)Gens *SLC6A4* konnte sowohl mit dem Auftreten von RDS-D als auch RDS-O assoziiert werden. Das Short-Allel s korreliert auf funktioneller Ebene mit einer verminderten Transkriptionsrate des SERT-Gens und somit einer reduzierten 5-HT-Wiederaufnahme. Damit einhergehend konnten bei RDS-D-Patienten mit ‚ss'-Genotyp im Vergleich zu sl- und ll-Genotypen signifikant höhere 5-HT-Mengen in Darm-Biopsien

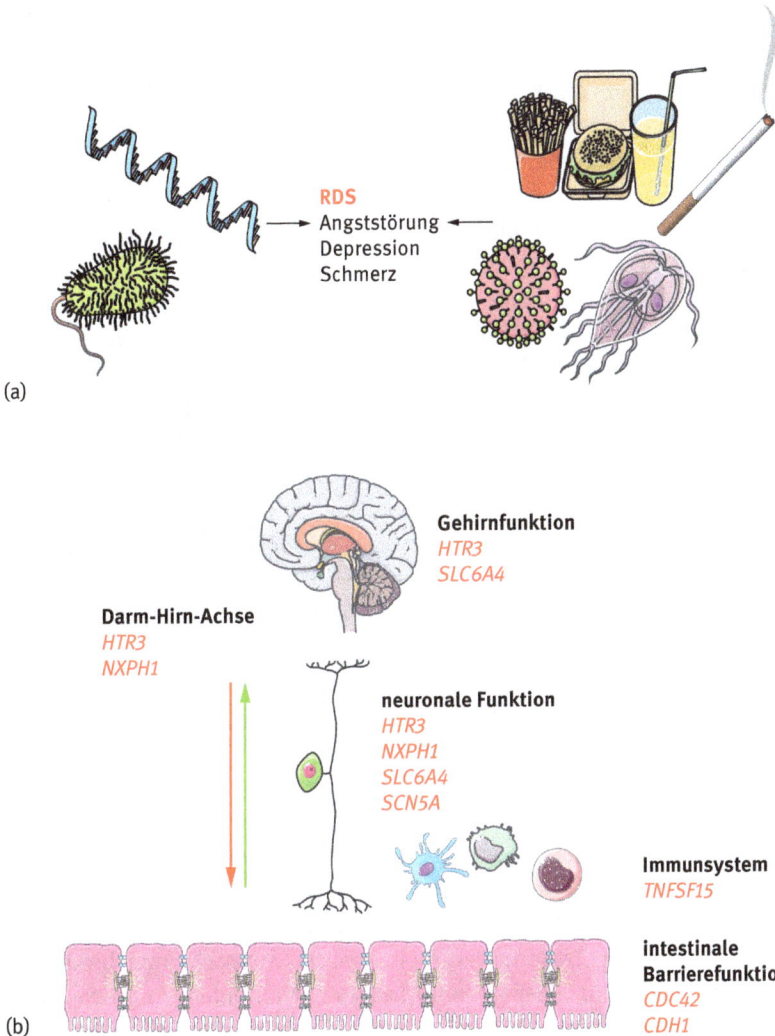

(a)

(b)

Abb. 2.9: (a) Multifaktorielle Genese des RDS. Gene und die individuelle Mikrobiota sowie Umweltfaktoren wie der Lebensstil (Ernährung, Rauchen, Stress/Trauma) und Infektion tragen im Wechselspiel zur Pathogenese des RDS-Phänotyps und komorbid auftretender Erkrankungen wie Angststörung, Depression und Schmerzen bei. (b) Assoziationen mit Genen unterschiedlicher Signaltransduktionswege und Funktionen/Systeme bei RDS: epitheliale Barrierefunktion, Immunsystem, neuronale Funktion im peripheren (enterisches Nervensystem) und zentralen Nervensystem (Gehirn), bidirektionale Kommunikation der Darm-Hirn-Achse. *CDC42*: kodiert für eine GTPase, welche die Verteilung von Tight-Junction-Proteinen reguliert, *CDH1*: Cadherin 1, kodiert ein Tight-Junction-Protein, *HTR3*: Serotonin-Typ-3-Rezeptorgen, *NXPH*: Neurexophilin1, *SCN5A*: Gen kodierend für den spannungsabhängigen Natriumkanal NaV1.5, *SLC6A4*: Serotonintransporter-Gen, *TNFSF15*: Tumor necrosis factor ligand superfamily member 15, Bildelemente: Servier Medical Art: www.servier.com/Powerpoint-image-bank

nachgewiesen werden. Weiterhin konnte das Short-Allel mit bei RDS komorbid auftretenden Phänotypen, wie Depression und Angstzuständen, höherem Neurotizismus/Angstwerten und Sympathikustonus, geringerem Parasympathikustonus und höheren Cortisolspiegeln, assoziiert werden. s-Allelträger zeigen Veränderungen in der zentralnervösen Verarbeitung von emotionalen und viszeralen Schmerzreizen. Entsprechend dem existierenden biopsychosozialen Modell für das RDS können Veränderungen im psychologischen Profil somit zu einer erhöhten viszeralen Schmerzempfindsamkeit beitragen.

Neben genetischen Varianten im 5-HT-System können auch Störungen im Serotonin-Typ 3-Rezeptorsystem (5-HT$_3$R) den Phänotyp beeinflussen. Die entsprechenden Gene *HTR3A, HTR3B, HTR3C, HTR3D, HTR3E* kodieren jeweils für Liganden-gesteuerte Ionenkanäle, welche sowohl eine Rolle in der Regulation der gastrointestinalen Funktionen, wie Peristaltik und Sekretion, spielen als auch in der Verarbeitung emotionaler Reize, der Gemütslage sowie viszeraler Empfindungen von Bedeutung sind. Dementsprechend werden 5-HT$_3$R-Antagonisten, so genannte Setrone, in der Therapie von RDS-D eingesetzt. SNPs in den Genen *HTR3A* (rs1062613), *HTR3C* (rs6766410) und *HTR3E* (rs62625044) konnten mit RDS-D assoziiert werden. Die SNPs rs1062613 und rs62625044 sind funktionell relevant und führen zu einer gesteigerten Genexpression. Die Variante rs1062613 konnte neben Hypersensitivität bei Patienten mit gastroösophagealer Refluxerkrankung und Dyspepsie in einer neueren Studie mit dem Schweregrad von RDS-Symptomen assoziiert werden. Darüber hinaus war diese genetische Variante mit Depression und Schadenvermeidungsverhalten, harm avoidance (einem angeborenen Charakterzug, der durch Depression, Angstgefühl, übertriebene Besorgnis, Übervorsicht, Pessimismus, Schüchternheit und Müdigkeit gekennzeichnet ist), assoziiert. Auch in einer funktionellen MRT-Bildgebungsstudie konnte das Auftreten des SNPs rs1062613 in *HTR3A* mit einer veränderten Aktivität im emotionalen Zentrum des Gehirns, der Amygdala, korreliert werden, was auf eine genspezifische Rolle in der Emotionsverarbeitung und Wahrnehmung hindeutet. Außerdem wurde der SNP in einer neueren Studie mit erhöhtem Angstlevel und erhöhter RDS-Symptomstärke korreliert. Demzufolge scheinen *HTR3*-Varianten im Allgemeinen die Interaktion der Darm-Hirn-Achse direkt zu modulieren. Die entsprechend stimulierten Hirnareale sind in die Verarbeitung negativer Emotionen, der Körperwahrnehmung und der Reizdifferenzierung involviert. All diese Studien zusammengenommen unterstützen die Theorie, dass Störungen innerhalb der Serotoninsignalverarbeitung zumindest in spezifischen RDS-Subtypen, wie RDS-D, von potenzieller Bedeutung sind [2].

2.13.2.2 Genvarianten, die die neuronale Funktionen modulieren

Bekanntermaßen leiden viele RDS-Patienten unter einer erhöhten viszeralen Schmerzempfindung. Diese wird vermutlich durch Veränderungen in der neuronalen Funktionsweise, beispielsweise einer veränderten Reizempfindung afferenter

Nervenbahnen, einer erhöhten Schmerzweiterleitung oder einer veränderten Hirnfunktion, verursacht. Diesbezüglich konnten wiederholt genetische Varianten im Gen des spannungsabhängigen Natriumkanals NaV1.5 *SCN5A* und im Synapsen-Protein Neurexophilin1 *NXPH1* mit dem RDS assoziiert werden. Mutationen im *SCN5A*-Gen ziehen Störungen der neuromuskulären Erregung und ein erhöhtes Schmerzempfinden nach sich. *NXPH1* wurde außerdem bereits im Zusammenhang mit Neurotizismus beschrieben. Genetische Varianten konnten für beide Gene in verschiedenen RDS-Kohorten repliziert werden [2].

2.13.2.3 Genvarianten, die die intestinale Barrierefunktion stören

Aktuelle Studien zeigten außerdem Veränderungen von Tight-Junction-Proteinen (Occludin, Zonula occuldens 1, Claudin 1 und 2), was auf eine gestörte intestinale Barrierefunktion bei RDS hinweist. Des Weiteren wurden SNPs in den Genen *CDH1* (Cadherin 1, kodiert ein Tight-Junction-Protein) und *CDC42* (kodiert für eine GTPase; welche die Verteilung von Tight-Junction-Proteinen reguliert) mit RDS assoziiert [2].

2.13.2.4 Genvarianten, die die Immunfunktion beeinflussen

Auch eine veränderte Immunantwort kann die Entstehung von RDS beeinflussen, weshalb SNPs in Genen, die die Immunantwort modulieren und die Entzündungsreaktion regulieren, für das RDS prädisponieren können. Das Immunogen TNFSF15 (Tumor necrosis factor ligand superfamily member 15) wurde bislang mit verschiedenen RDS-Subtypen assoziiert und in Darmbiopsien von RDS- und Morbus-Crohn-Patienten konnte eine gesteigerte Expression analysiert werden. SNPs in TNFSF15 korrelierten mit einer gesteigerten Immunzellreaktion und einer erhöhten Zytokinproduktion. Dementsprechend können Risikovarianten in TNFSF15 durch eine veränderte Modulation der proinflammatorischen und/oder der antibakteriellen Immunantwort zur Pathophysiologie des RDS beitragen[2].

2.13.2.5 Genomweite Assoziationsstudien (GWAS)

Bis heute wurden erst zwei GWAS durchgeführt, von denen die erste eine Assoziation im Proto-Cadherin 15-Gen *PCDH15* mit RDS zeigte. In der anderen wurde eine Region auf Chromosom 7p22.1 mit RDS assoziiert, welche die Gene *KDELR2* (Endoplasmic reticulum protein retention receptor 2) und *GRID2IP* (Glutamate receptor, ionotropic, delta 2 interacting protein) beinhaltet. Ergänzend zeigten sich erhöhte *KDELR2*-Level in der Darmmukosa von RDS-Patienten. Inwiefern und zu welchem Ausmaß diese Gene die Symptomatik und den RDS-Phänotyp modulieren, ist noch unklar. Ebenso nicht verstanden ist, ob *KDELR2* tatsächlich das ursächliche Gen ist oder ob ein anderes Gen in der entsprechenden chromosomalen Region oder einer damit verbundenen Region in die Entstehung des RDS involviert ist [2].

2.13.3 Zusammenfassung und Ausblick

Bisherige genetische Untersuchungen stützen existierende Modelle zur Pathophysiologie des RDS, da sie sowohl Veränderungen in neuronalen Signaltransduktionskaskaden und der intestinalen Barrierefunktion als auch Beeinträchtigungen in der Immunantwort durch entsprechende genetische Varianten belegen (Abb. 2.9b). Wie die bis heute charakterisierten genetischen Varianten Veränderungen in der Struktur und Funktion des gastrointestinalen Systems, die Interaktion zwischen Gehirn und Darm sowie die Stressverarbeitung beeinflussen, ist bislang unklar. Deshalb sind Folgestudien in Patientengewebe und *In-vitro*-Zellmodellen unabdingbar, um zukünftig zu einem besseren Verständnis der genetischen Varianten auf funktioneller Ebene beizutragen. Des Weiteren sollen bisher vernachlässigte Interaktionsstudien zwischen Genen und Umweltfaktoren in Zukunft stärker in den Fokus gerückt werden [2].

Genetische Veränderungen beim RDS beeinflussen die neuronale Signaltransduktion, die intestinale Barrierefunktion, beeinträchtigen die Immunantwort sowie die Kommunikation der Darm-Hirn-Achse.

2.13.4 Literatur

[1] Enck P, Aziz Q, Barbara G, et al. Irritable Bowel Syndrome, Nature Reviews Disease Primers. 2016; 2(16015): doi:10.1038/nrdp.2016.
[2] Gazouli M, Wouters MM, Kapur-Pojskić L, et al. Lessons learned: Resolving the enigma of genetic factors in Irritable Bowel Syndrome, Nature Reviews Gastroenterology & Hepatology. 2016; 13(2): 77–87. doi: 10.1038/nrgastro.2015.206.

M. Diener
2.14 Sekretion und funktionelle Magen-Darm-Erkrankungen

2.14.1 Einleitung und Hintergrund

Das Epithel des Magen-Darm-Trakts produziert eine Vielzahl von Sekreten. Deren Zusammensetzung unterscheidet sich deutlich je nach Kompartiment, in dem die Sekretion stattfindet (Abb. 2.10). Diese Vielfalt ist notwendig, damit die spezialisierten Verdauungsvorgänge in den einzelnen Abschnitten wie z. B. Proteinverdauung im Magen, Verdauung und Resorption praktisch aller Nährstoffklassen im Dünndarm und Fermentation in den distalen Darmabschnitten durch Mikroorganismen ablaufen können. Dazu kommen Aufgaben wie Regulation des pH-Werts im Lumen zur Schaffung eines optimalen Milieus für die jeweils wirkenden Verdauungsenzyme oder Schutz der Schleimhaut durch Überzug mit einer Flüssigkeitsschicht. Das Volumen dieser epithelialen Sekrete, zu denen noch die Sekrete der großen Verdauungsdrüsen wie Speichel-

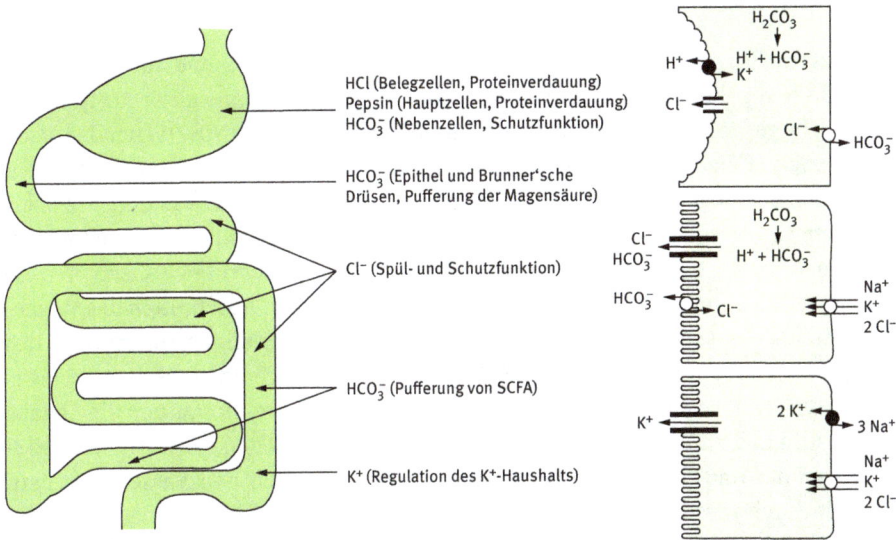

Abb. 2.10: Hauptsekrete in den verschiedenen Kompartimenten des Magen-Darm-Trakts und wichtige Ionentransporter, die an der gastralen H^+-Sekretion (oben), der intestinalen Anionensekretion (Mitte) bzw. der K^+-Sekretion im Dickdarm (unten) beteiligt sind. Aus Gründen der Übersichtlichkeit ist die basolaterale Na^+-K^+-Pumpe, die den Motor für viele aktive epitheliale Transportvorgänge darstellt, nur in die untere Zelle eingezeichnet. SCFA: kurzkettige Fettsäuren (short-chain fatty acids).

drüsen, Leber und Pankreas kommen, überschreitet das Flüssigkeitsvolumen, das mit der Nahrung aufgenommen wird, um ein Mehrfaches.

> Sekretion gehört zu den physiologischen Prozessen im Gastrointestinaltrakt.

2.14.2 Sekretion im Magen

2.14.2.1 Mechanismen

Die Belegzellen in der Magenschleimhaut sezernieren durch einen primär aktiven Transporter (H^+-K^+-ATPase) unter Verbrauch von ATP Protonen (Abb. 2.10). Diesen folgt Cl^- durch apikale Anionenkanäle, so dass letztlich Salzsäure sezerniert wird, die unter anderem notwendig ist für die Aktivierung von Pepsin aus Pepsinogen, ein optimales pH-Optimum für diese Peptidase aus den Hauptzellen der Magenschleimhaut schafft und zudem die Keimzahl im Magen gering hält. Die Oberfläche des Magens und der obere Bereich der Magendrüsen sind hingegen von Nebenzellen ausgekleidet, die durch den Aufbau einer Schleim-HCO_3^--Barriere die Magenschleimhaut vor dem aggressiven Sekret der Belegzellen schützen.

2.14.2.2 Neurale Regulation

Die Magensäuresekretion wird durch Neurotransmitter, Hormone und parakrine Botenstoffe reguliert. Bei der nervalen Steuerung spielt der Transmitter Acetylcholin eine wichtige Rolle. Acetylcholin wird aus parasympathischen Nervenendigungen des N. vagus freigesetzt. Der Transmitter aktiviert Neurone des vegetativen Nervensystems in der Magenwand, d. h. Nervenzellen im Plexus submucosus und im Plexus myentericus. Diese schütten wiederum Transmitter, hauptsächlich Acetylcholin, in nächster Nähe der Belegzellen aus, wo Acetylcholin über muscarinerge Rezeptoren die HCl-Sekretion anregt. Dabei bestehen – wie auch in späteren Abschnitten des Magen-Darm-Trakts – enge Interaktionen mit anderen lokalen Regulationssystemen. So löst Acetylcholin eine Freisetzung von Histamin aus enterochromaffin-ähnlichen (ECL-)Zellen aus, welches über H_2-Rezeptoren die Belegzellen stimuliert. Auch die Abgabe von Gastrin in die Blutbahn, einem Hormon, das in den G-Zellen der Antrumschleimhaut gebildet und pH-reguliert freigesetzt wird, wird durch den Vagus stimuliert. Bedingt durch diese zentrale Stellung des Parasympathikus besteht nachts – trotz meist nüchternen Magens – wegen des hohen Parasympathikotonus eine starke basale HCl-Sekretion.

Sowohl der Sympathikus mit seinen Transmittern Adrenalin und Noradrenalin als auch der Parasympathikus fördern an den Hauptzellen die Enzymabgabe. An den Nebenzellen wirken Sympathikus und Parasympathikus hingegen als klassische Gegenspieler. Acetylcholin und auch gastrointestinale Peptidhormone, wie z. B. Sekretin, oder parakrine Mediatoren wie Prostaglandine, fördern die Schleim- und HCO_3^--Bildung. Hemmend auf diese protektive Tätigkeit der Nebenzellen wirkt dagegen der Sympathikus.

2.14.2.3 Pathophysiologie

Eine wichtige funktionelle Störung, die auf eine veränderte Sekretion im Magen-Darm-Trakt zurückgeht, ist das Stressulkus. Chronische Stimulation des Sympathikus führt zu einer Hemmung der Schleim- und HCO_3^--Sekretion in den Nebenzellen des Magens und auch im Duodenum, mit der sich der Dünndarm normalerweise gegen Salzsäure aus dem Magen schützt. Die Folgen sind Schleimhauterosionen bis hin zur Ulkusbildung oder -perforation der Magen- bzw. Duodenalwand.

> Die HCl-Sekretion wird durch cholinerge Neurone (enterische Neurone und N. vagus) stimuliert. Der Sympathikus hingegen hemmt lokale Schutzmechanismen gegen die Einwirkung der Salzsäure.

2.14.3 Sekretion in Dünn- und Dickdarm

2.14.3.1 Mechanismen

Hauptherausforderung für das Epithel des Duodenums ist die rasche Pufferung des Darminhalts nach Magenentleerung, um einerseits die Darmschleimhaut vor der Einwirkung des sauren Mageninhalts zu schützen, andererseits um ein neutrales bis leicht alkalisches Milieu zu schaffen, das dem pH-Optimum der vom Pankreas sezernierten Verdauungsenzyme sowie der Verdauungsenzyme, die in der Bürstensaummembran des Villusepithels verankert sind, entspricht. Dazu wird HCO_3^- als Pufferbase sezerniert. Der Efflux von HCO_3^- aus den Epithelzellen in das Darmlumen wird durch Anionenkanäle wie den CFTR (cystic fibrosis transmembrane regulator), der neben seiner hohen Cl^--Permeabilität auch eine HCO_3^--Permeabilität aufweist, sowie durch Anionenaustauscher, die einen elektroneutralen Austausch von Cl^- gegen HCO_3^- erlauben, vermittelt [1]. Das HCO_3^- stammt in der Hauptsache aus im Zellmetabolismus anfallendem CO_2, das sich mit Wasser spontan zu Kohlensäure verbindet, die dann beschleunigt durch eine Carboanhydrase in HCO_3^- und H^+ zerfällt. Ein basolateraler Na^+-H^+-Antiporter sorgt für die Ausschleusung der anfallenden Protonen. Um innerhalb von wenigen Minuten den stark sauren Mageninhalt nach Passage durch den Pylorus zu neutralisieren, gibt es im Duodenum zudem submucosale Brunner'sche Drüsen, deren Hauptaufgabe ebenfalls in der Sekretion von HCO_3^- besteht. Außerdem ist die Sekretion von HCO_3^- in den Darmanteilen bedeutsam, in denen eine starke Besiedlung des Lumens mit symbiontischen Mikroorganismen besteht, also insbesondere dem Caecum oder dem Kolon, aber auch schon dem distalen Ileum. Hier werden Strukturkohlenhydrate wie Cellulose oder andere Bestandteile von Pflanzenfasern, deren beta-glykosidische Bindungen im Unterschied zu beta-glykosidischen Bindungen wie etwa in der Amylose nicht durch körpereigene Enzyme des Säugers gespalten werden können, anaerob zu kurzkettigen Fettsäuren fermentiert, die vom Darmepithel resorbiert werden und zur Energieversorgung sowohl des Epithels als auch des Gesamtorganismus beitragen. Aufgabe der HCO_3^--Sekretion in diesen Darmabschnitten ist die Pufferung der Protonen, die bei der Dissoziation der kurzkettigen Fettsäuren anfallen.

Über die gesamte Länge von Dünn- und Dickdarm besitzt das Epithel die Fähigkeit, Cl^- zu sezernieren. Das ist eine Aufgabe vor allem der jüngeren Zellen des Darmepithels im Bereich der Krypten, obwohl auch die reifen Villuszellen im Dünndarm bzw. die Oberflächenzellen im Dickdarm zur Cl^--Sekretion beitragen können. Zu sezernierende Cl^--Ionen werden basolateral sekundär aktiv durch einen Na^+-K^+-$2Cl^-$-Cotransport aufgenommen (Abb. 2.10). Sie verlassen die Zelle apikal in der Hauptsache über den cAMP-regulierten CFTR-Kanal und zu einem geringeren Ausmaß über Ca^{2+}-abhängige Cl^--Kanäle. Das Kolon ist außerdem ein Ort, über den der Mensch regulierend in seinen K^+-Haushalt eingreifen kann. Bei genügender oder bei überschießender Kaliumversorgung werden K^+-Ionen über apikale K^+-Kanäle in das Dickdarmlumen sezerniert und damit ausgeschieden. Die Aufnahme des K^+ aus dem Blut erfolgt durch die Na^+-K^+-Pumpe sowie den Na^+-K^+-$2Cl^-$-Cotransporter in der basolateralen Membran (Abb. 2.10).

2.14.3.2 Neurale Regulation

Die Sekretion durch das Darmepithel wird durch sekretomotorische Neurone, die in der Hauptsache im Plexus submucosus gelegen sind, reguliert. Nervenfasern ziehen von dort zur Lamina epithelialis und enden in nächster Nähe der Epithelzellen. Dabei gibt es Gruppen von Neuronen, die prosekretorische Transmitter (z. B. Acetylcholin, Vasoaktives Intestinales Peptid (VIP)) oder antisekretorisch wirkende Transmitter (z. B. Neuropeptid Y, Somatostatin) ausschütten. Eine Sekretion wird z. B. reflektorisch ausgelöst bei einer Dehnung der Darmwand. Dies initiiert nicht nur eine peristaltische Welle, sondern auch die Sekretion von Cl^-, dem aus Gründen der Elektroneutralität parazellulär Na^+ folgt. Die sezernierten Ionen ziehen aus osmotischen Gründen Wasser nach, wodurch sich eine Gleitschicht auf der Schleimhaut bildet, die den Weitertransport des Darminhalts erleichtert und eine mechanische Beschädigung des Epithels vermeidet [2]. Eine experimentelle Möglichkeit, die neuronale Regulation der epithelialen Anionensekretion und die daran beteiligten Neurotransmitter *in vitro* zu untersuchen, bietet die elektrische Feldstimulation. Dabei zeigt sich, dass Acetylcholin und VIP am humanen Dünndarm die quantitativ bedeutsamsten prosekretorischen Transmitter darstellen, wohingegen am Kolon (wegen der hohen Abbaurate von Acetylcholin durch die Acetylcholinesterase) VIP und NO den größten Anteil der neuronal induzierten Anionensekretion tragen [3]. Eine K^+-Sekretion im Kolon lässt sich hingegen durch Adrenalin via β-Rezeptoren auslösen [4].

Es bestehen zudem enge Wechselwirkungen zu anderen lokalen Regulationssystemen in der Darmwand, z. B. durch Interaktion der enterischen Neurone mit Mastzellen, die verschiedenste Mediatoren (Histamin, Proteasen etc.) freisetzen, enteroendokrinen Zellen, die z. T. die gleichen Botenstoffe (z. B. Somatostatin, VIP, Serotonin) freisetzen wie manche submucöse Neurone, sowie lokalen Botenstoffen des Epithels wie etwa nonneuronal gebildetem Acetylcholin [5] oder Gasotransmittern wie NO oder H_2S, die sowohl von enterischen Neuronen als auch von Epithelzellen produziert werden.

2.14.3.3 Pathophysiologie

Eine überschießende Aktivierung von sekretomotorischen Neuronen des Plexus submucosus führt zu einer sekretorischen Diarrhoe. Dies ist z. B. ein Pathomechanismus, wie eine Diarrhoe bei einer Nahrungsmittelallergie entsteht. Mediatoren wie Histamin, Serotonin, Proteasen oder Eicosanoide werden bei Allergenkontakt durch eine Mastzelldegranulation in nächster Nähe von enterischen Neuronen freigesetzt und erregen diese. Neurotransmitter sekretomotorischer Neurone lösen dann eine epitheliale Sekretion aus, insbesondere von Cl^-, woraus klinisch eine sekretorische

Diarrhoe resultiert [6]. Eine Degranulation von Mastzellen, die ihrerseits von parasympathischen Fasern des N. vagus innerviert sind, und nachfolgende Stimulation sekretomotorischer enterischer Neurone scheinen zentral an der Entstehung der Stress-induzierten Diarrhoe beteiligt zu sein [7]. Auf der anderen Seite reagieren submucöse Neurone von Patienten mit Reizdarm, und zwar unabhängig davon, ob vom Diarrhoe- oder vom Obstipationstyp, auf Mastzellmediatoren wesentlich schwächer als Neurone aus gesunden Kontrollgeweben [8].

> Eine Fehlaktivierung sekretomotorischer Neurone löst eine sekretorische Diarrhoe aus.

2.14.4 Zusammenfassung und Ausblick

Sekretionsprozesse in den unterschiedlichen Abschnitten des Magen-Darm-Trakts, welche einer engen Kontrolle durch neuronale, endokrine oder parakrine Botenstoffe unterliegen, sind unerlässlich für die physiologische Funktion dieses Organsystems. Eine Fehlregulation kann hingegen Krankheitssymptome hervorrufen. Ein verbessertes Verständnis der Funktionsweise des enterischen Nervensystems, der zentralen Instanz für diese Regulation, bietet daher möglicherweise neue Ansatzpunkte für die Therapie einer Reihe von Magen-Darm-Erkrankungen.

2.14.5 Literatur

[1] Jacob P, Rossmann H, Lamprecht G, Kretz A, Neff C, Lin-Wu E, et al. Down-regulated in adenoma mediates apical Cl^-/HCO_3^- exchange in rabbit, rat, and human duodenum. Gastroenterology. 2002; 122: 709–724.

[2] Diener M, Rummel W. Distension-induced secretion in the rat colon: mediation by prostaglandins and submucosal neurons. Eur J Pharmacol. 1990; 178: 47–57.

[3] Krueger D, Michel K, Zeller F, Demir IE, Ceyhan GO, Slotta-Huspenina J, et al. Neural influences on human intestinal epithelium in vitro. J Physiol. 2016; 594: 357–372.

[4] Halm ST, Zhang J, Halm DR. Adrenergic activation of electrogenic K^+ and Cl^- secretion in guinea pig distal colonic epithelium proceeds via separate cAMP signaling pathways. Am J Physiol Gastrointest Physiol. 2010; 299: G81–G95.

[5] Wessler I, Kirkpatrick CJ. Acetylcholine beyond neurons: the non-neuronal cholinergic system in humans. Brit J Pharmacol. 2008; 154: 1558–1571.

[6] Cooke HJ. Enteric tears: chloride secretion and its neural regulation. News Physiol Sci. 1998; 13: 275–280.

[7] Wood JD. Enteric neuroimmunophysiology and pathophysiology. Gastroenterology. 2004; 127: 635–657.

[8] Ostertag D, Buhner S, Michel K, Pehl C, Kurjak M, Götzberger M, et al. Reduced responses of submucous neurons from irritable bowel syndrome patients to a cocktail containing histamine, serotonin, TNFα, and tryptase (IBS-Cocktail). Front Neurosci. 2015; 9: 465.

P. Holzer

2.15 Pharmakologie Tier – Mensch

2.15.1 Einleitung

Tiermodelle neurogastroenterologischer Erkrankungen sind unabdingbar für die präklinische Entwicklung wirksamer und sicherer Medikamente. Für die Übertragbarkeit pharmakologischer Ergebnisse zwischen Tier und Mensch muss insbesondere die Konstrukt- und Vorhersagevalidität der Testmodelle gegeben sein. Außerdem muss gesichert sein, dass die molekularen Angriffspunkte für Pharmaka bei Tier und Mensch von denselben Zellsystemen exprimiert werden und eine idente Funktion haben und dass die Wirkstoffe ähnliche pharmakokinetische und pharmakodynamische Eigenschaften und infolgedessen eine vergleichbare Wirksamkeit und Sicherheit aufweisen. Die Wirkprinzipien bei den in den Kapiteln 6 und 7 besprochenen Pharmaka und Phytopharmaka unterscheiden sich nicht wesentlich zwischen Tier und Mensch. Unterschiede gibt es beispielsweise im Tachykinin-, Serotonin- und Dopamin-System, die hier exemplarisch besprochen werden, wobei auf folgende Faktoren eingegangen wird: Unterschiede in den molekularen Angriffspunkten, Unterschiede hinsichtlich der Wirkebenen in der Darm-Hirn-Achse und Divergenzen aufgrund der unsicheren Validität der Krankheitsmodelle (Tab. 2.5).

Tab. 2.5: Faktoren, die im Bereich neurogastroenterologischer Erkrankungen für eine Äquivalenz pharmakologischer Wirkungen bei Tier und Mensch relevant sind.

Faktor	Beispiel
Polymorphismen/homologe Varianten von Genen für pharmakokinetisch relevante Enzyme	Polymorphismen in Cytochrom P450-Oxidoreduktasen
Polymorphismen/homologe Varianten von Genen für Wirkstoffrezeptoren	Speziesunterschiede in der Antagonistenaffinität von Tachykinin NK_1-Rezeptoren
Polymorphismen/homologe Varianten von wirkungsrelevanten Genen	Promotorlängen-Polymorphismen des Serotonin-Transporters bei Patienten mit Reizdarmsyndrom, Depression oder Angsterkrankungen
Zelluläre Expression von Wirkstoff-angriffspunkten	Speziesabhängige Expression von Dopamin und Dopaminrezeptoren im gastroduodenalen Bereich
Funktionelle Bedeutung des vom Wirkstoff beeinflussten biologischen Systems	Fragliche Äquivalenz des Tachykinin-Systems in den Schmerzmechanismen von Tier und Mensch
Konstruktvalidität	Idente Mechanismen entlang der Darm-Hirn-Achse
Vorhersagevalidität	Idente therapeutische Wirkung im Tiermodell und bei der neurogastroenterologischen Erkrankung

2.15.2 Vorhersagevalidität von Tiermodellen

Die komplexe Ätiologie neurogastroenterologischer Erkrankungen, die mit einer Störung der bidirektionalen Interaktion zwischen Darm und Gehirn einhergehen, stellt eine besondere Herausforderung dar, valide Tiermodelle für die präklinische Testung von Wirkstoffen zu etablieren. Wie auch bei komplexen neuropsychiatrischen Erkrankungen wie der Schizophrenie lassen sich meist nur Teilaspekte der Krankheit im Tiermodell darstellen. Dies ist mit einer Einschränkung der Vorhersagevalidität der Tiermodelle verbunden, was mit zum Scheitern vielversprechender Reizdarmmedikamente in der klinischen Testphase geführt hat. Ein kritischer Unterschied zwischen Tiermodell und Erkrankung liegt auch darin, dass die chronischen Beschwerden des Reizdarmsyndroms, insbesondere viszerale Schmerzen, oft spontan ohne direkt erkennbare Auslöser auftreten. In der präklinischen Forschung wurden Wirkstoffe jedoch hinsichtlich der Hemmung akut ausgelöster Schmerzreaktionen unter Bedingungen einer viszeralen Hypersensitivität getestet. Die Messung operanter Parameter [1], die das chronische Schmerzerleben mit bildgebenden Gehirnaktivitätsmessungen und Verhaltensreaktionen abbilden, könnte sehr wahrscheinlich die Vorhersagevalidität erhöhen.

2.15.3 Konstruktvalidität von Tiermodellen

Die Konstruktvalidität bezieht sich auf die Identität der neurobiologischen Mechanismen, die einer neurogastroenterologischen Erkrankung und ihrem Tiermodell zugrunde liegen. Ein Hauptsymptom funktioneller Darmerkrankungen wie des Reizdarmsyndroms ist nach den Rom-IV-Kriterien chronischer Schmerz [2]. Die Schmerzforschung der letzten Jahrzehnte hat übereinstimmend gezeigt, dass chronische Schmerzen viszeralen und somatischen Ursprungs eine eigenständige Krankheit darstellen [3], die in den neurobiologischen Mechanismen von akuten Schmerzen differenziert werden kann. Während die pharmakologische Unterdrückung akuter Schmerzen kein Problem darstellt, ist die Behandlung chronischer Schmerzen unbefriedigend geblieben und das medikamentöse Portfolio nur geringfügig erweitert worden. Dies hängt damit zusammen, dass die Komplexität der neurobiologischen Mechanismen chronischer Schmerzen unzureichend berücksichtigt wurde und primär nur singuläre pharmakologische Angriffspunkte außerhalb des Gehirns ins Auge gefasst wurden. Chronische Schmerzen gehen jedoch mit einer tiefgreifenden strukturellen und funktionellen Änderung der Schmerzmatrix im Gehirn und damit der zerebralen Verarbeitung von Schmerzsignalen einher [3]. Wird bedacht, dass neurale, endokrine, immunologische und mikrobielle Signale der Darm-Hirn-Achse auf die Schmerzmatrix einwirken, scheint eine effektive Beherrschung chronischer Schmerzen ohne Wirkung im Gehirn nicht möglich zu sein, ein Konstrukt, das in der polymodalen Schmerztherapie realisiert wird.

2.15.4 Unterschiede in pharmakologischen Wirkmechanismen zwischen Mensch und Tier

Genetische Polymorphismen und Unterschiede in den homologen Genen bei Tier und Mensch stellen wichtige Faktoren dar, die den Wirkstoffmetabolismus (beispielsweise über Cytochrom P450-Oxidoreduktasen) oder die Affinität zu den Wirkstoffrezeptoren und damit die biologische Wirksamkeit beeinflussen.

2.15.4.1 Tachykinine

Trotz vielversprechender präklinischer Testergebnisse schlug die klinische Entwicklung von Tachykininrezeptor-Antagonisten als einer neuen Klasse von Analgetika fehl [4]. Dazu haben nicht nur die eingeschränkte Konstrukt- und Vorhersagevalidität der präklinischen Testmodelle, sondern auch Unterschiede in den Tachykininrezeptoren [5] und möglicherweise in der funktionellen Bedeutung des Tachykininsystems bei Tier und Mensch beigetragen. Tachykinine wie Substanz P kommen im enterischen Nervensystem, in nozizeptiven afferenten Neuronen, in Neuronen des medullären Brechzentrums und in anderen zentralen Neuronen vor. Ihre biologischen Wirkungen werden durch Tachykinin NK_1-, NK_2- und NK_3-Rezeptoren vermittelt [5]. Eine genetisch bedingte Variation an der Rezeptorbindungsstelle bringt es mit sich, dass gewisse Antagonisten eine hohe Affinität zu NK_1-Rezeptoren bei Maus und Ratte, jedoch eine geringe Affinität zu humanen NK_1-Rezeptoren aufweisen, so dass für die klinische Entwicklung eigene Wirkstoffe für humane NK_1-Rezeptoren entworfen werden mussten. In experimentellen Hyperalgesiemodellen zeigten NK_1-Rezeptorantagonisten eine vielversprechende Wirksamkeit als Analgetika, doch in den klinischen Studien blieben sowohl NK_1- als auch NK_3-Rezeptorantagonisten ohne signifikante analgetische Wirkung. Zentralgängige NK_1- Rezeptorantagonisten erwiesen sich jedoch als wirksame Antiemetika [5, 6].

2.15.4.2 Serotonin und Dopamin

Speziesbedingte Varianten in der genetischen Struktur sind nicht nur für den Tachykinin-NK_1-Rezeptor, sondern auch für den Serotonin-5-HT_3-Rezeptor bekannt (Tab. 2.5), was unterschiedliche Wirkungen von 5-HT_3-Rezeptoragonisten bei Tier und Mensch [7] erklären könnte. Promotorlängen-Polymorphismen (S short, L long) des Serotonintransporter-(5-HTT-)Gens sind einerseits Risikofaktoren für Reizdarmsyndrom und Depression und beeinflussen andererseits über Änderungen der Gentranskriptionsrate und neuronalen Wiederaufnahme von Serotonin auch die Wirkung von Serotoninrezeptorliganden. So ist bei Vorliegen des SS-Genotyps die Expression des 5-HTT verringert, was bei Reizdarmpatienten mit Obstipation die prokinetische Wirkung des 5-HT_4-Rezeptoragonisten Tegaserod abschwächt. Umgekehrt erhöht der LL-Genotyp die Expression des 5-HTT und verstärkt bei Reizdarmpatienten mit Diarrhoe die antidiarrhoische Wirkung des 5-HT_3-Rezeptorantagonisten Alosetron [7]. Solche wirkrelevanten Polymorphismen müssen auch bei der Übertragung von Ergebnissen vom Tier auf den Menschen berücksichtigt werden.

Die chemische Kodierung von Neuronen zeigt Unterschiede zwischen Tier und Mensch, die von pharmakologischer Relevanz sind. So enthält das enterische Nervensystem des adulten Menschen dopaminerge Neurone, während bei Nagetieren katecholaminerge Neurone nur transient während der Entwicklung nachzuweisen sind [8, 9]. Obwohl die Expression von Dopaminrezeptoren im Gastrointestinaltrakt unzureichend bekannt ist, wird die **gastroprokinetische Wirkung** von Domperidon auf seine antagonistische Wirkung an gastroduodenalen Dopamin-D_2-Rezeptoren zurückgeführt [6]. Ein ähnlicher Wirkmechanismus wird für die gastroprokinetische Wirkung von Metoclopramid angenommen, obschon dieser Wirkstoff auch ein **Agonist** an 5-HT_4-Rezeptoren und ein Antagonist an 5-HT_3-Rezeptoren ist.

2.15.4.3 Mikrobielle Faktoren

Die bei Tier und Mensch unterschiedliche Zusammensetzung des Darmmikrobioms bedingt sehr wahrscheinlich einen differentiellen Metabolismus gewisser Medikamente und modifiziert damit deren Kinetik und Wirkung. Umgekehrt verändern Medikamente wie Lubiproston das Mikrobiom [7] in einer möglicherweise speziesabhängigen Weise.

2.15.5 Zusammenfassung und Ausblick

Polymorphismen in den Genen für Wirkstoffmetabolismus und molekulare Wirkmechanismen sowie eine unterschiedliche Expression der Wirkstoff-Angriffspunkte in wirkrelevanten Zellsystemen bestimmen, ob Wirkstoffe ähnliche pharmakokinetische und pharmakodynamische Eigenschaften bei Mensch und Tier zeigen (Tab. 2.5). Für die Translation tierexperimenteller pharmakologischer Ergebnisse in die therapeutische Anwendung bildet die Konstrukt- und Vorhersagevalidität der Krankheitsmodelle am Tier eine wichtige Voraussetzung.

Die speziesübergreifende Entwicklung von neuen Wirkstoffen für so komplexe multifaktorielle Pathologien, wie sie die funktionellen Magen-Darm-Erkrankungen darstellen, stellt eine besondere Herausforderung dar, da für eine therapeutische Wirksamkeit ein Angriff an multiplen zellulären und molekularen Ebenen der Darm-Hirn-Achse erforderlich ist. Dieses Ziel kann nur in enger Abstimmung zwischen präklinischer und klinischer Neurogastroenterologie erreicht werden.

2.15.6 Literatur

[1] Mayer EA. The challenge of studying the biology of complex, symptom-based GI disorders. Gastroenterology. 2008; 134: 1826–1827.

[2] Lacy BE, Mearin F, Chang L, Chey WD, Lembo AJ, Simren M, et al. Bowel disorders. Gastroenterology. 2016; 150: 1393–1407. e5.

[3] Bushnell MC, Ceko M, Low LA. Cognitive and emotional control of pain and its disruption in chronic pain. Nat Rev Neurosci. 2013; 14: 502–511.

[4] Herbert MK, Holzer P. Warum versagen Substanz P (NK$_1$)-Rezeptorantagonisten in der Schmerztherapie? Anaesthesist. 2002; 51: 308–319.

[5] Holzer P (ed). Tachykinins. Handb Exp Pharmacol, Vol. 164. Berlin, Springer. 2004.

[6] Holzer P. Pharmakotherapie gastrointestinaler Erkrankungen. In: Aktories K, Förstermann U, Hofmann F, Starke K, eds. Allgemeine und spezielle Pharmakologie und Toxikologie, 12. Aufl. München, Elsevier. 2017; in Druck.

[7] Camilleri M, Bueno L, Andresen V, De Ponti F, Choi MG, Lembo A. Pharmacological, pharmacokinetic, and pharmacogenomic aspects of functional gastrointestinal disorders. Gastroenterology. 2016; 150: 1319–1331. e20.

[8] Anlauf M, Schäfer MK, Eiden L, Weihe E. Chemical coding of the human gastrointestinal nervous system: cholinergic, VIPergic, and catecholaminergic phenotypes. J Comp Neurol. 2003; 459: 90111.

[9] Gershon MD, Chalazonitis A, Rothman TP. From neural crest to bowel: development of the enteric nervous system. J Neurobiol. 1993; 24: 199–214.

3 Psyche und gastrointestinale Funktionen

U. Martens

3.1 Psychosomatische Störungen

3.1.1 Einleitung

Die Bedeutung psychologischer Faktoren bei Reizmagen und Reizdarm sowohl für die Entstehung als auch in der Aufrechterhaltung der Symptome, in der Krankheitsverarbeitung und dem Krankheitserleben und nicht zuletzt in der Therapie der Erkrankungen ist durch unzählige Publikationen dokumentiert und spiegelt sich entsprechend auch in den nationalen und internationalen Leitlinien zur Diagnostik und Therapie der Störungen wider (*NICE guidlines, AWMF-Leitlinie*).

In der psychosomatischen Medizin werden Reizmagen und Reizdarm als somatoforme autonome Funktionsstörungen (SAF) klassifiziert (ICD 10 F45.31 SAF des oberen Gastrointestinaltrakts und F45.32 SAF des unteren Gastrointestinaltrakts), wenn neben den Symptomen, die den Gastrointestinaltrakt direkt betreffen (Völlegefühl, Schmerzen, (Sod-)Brennen, Blähungen, Durchfall und/oder Verstopfung) noch unspezifische Beschwerden geschildert werden, die Folge der vegetativen Erregung sind (z. B. Herzklopfen, Zittern, Schwitzen oder Erröten u. a.). Sie sind als Angst- und Erregungsäquivalente zu interpretieren.

Bei den Patienten, die mit somatoformen Störungen in der Psychosomatik vorstellig werden, handelt es sich um solche, die in der Regel eine lange Krankheitsdauer aufweisen, viele Vorbehandler gesehen und Voruntersuchungen bekommen haben (high utilizer) [1] und bei denen in 21–91 % der Fälle eine psychische Komorbidität mit anderen psychischen Erkrankungen vorliegt [2–4]. Traumatische Lebensereignisse wie sexueller Missbrauch und körperliche Gewalt oder der Verlust eines Elternteils oder beider wurden in der englischsprachigen Literatur überdurchschnittlich häufig bei Patienten mit RDS beschrieben [5], während bei deutschen Patienten mit RDS keine vermehrten Missbrauchserfahrungen nachgewiesen werden konnten [6].

Darüber hinaus gibt es auch eine hohe Komorbidität mit anderen funktionellen Erkrankungen wie der Fibromyalgie, dem Chronic-fatigue-Syndrom oder dem Chronic-pelvic-pain-Syndrom [7, 8]. Je nachdem, welches Symptom zuerst zum Arzt führt, werden die Patienten auch von Behandlern anderer Fachrichtungen gesehen (Gynäkologen, Orthopäden, Rheumatologen, Urologen u. a.).

> Bei Verdacht auf psychosoziale Belastungsfaktoren, hohen Leidensdruck, Chronifizierung (Beschwerden länger als sechs Monate), hoher Komorbidität sowohl mit anderen somatoformen Störungen als auch psychischen Diagnosen sollte eine Überweisung zum Psychosomatiker erfolgen.

https://doi.org/10.1515/9783110475470-004

3.1.2 Pathogeneseverständnis

In der psychodynamischen, tiefenpsychologisch orientierten Psychosomatik wird die Entwicklung einer Somatisierungsstörung als eine somatisierte Depression verstanden, die sich für den Patienten und Behandler primär nicht wie eine Depression (und oder Angst) darstellt [9]. Es wird gleichsam ein innerpsychischer (z. B. Unsicherheit, Ambivalenz, Angst oder generell unerträgliche Gefühle) oder ein interpersoneller Konflikt (z. B. Paarproblematik, familiärer Streit, Arbeitsplatzkonflikt) unbewusst in den Körper verlagert, womit zunächst das innerpsychische Gleichgewicht des betroffenen Menschen wiederhergestellt wird. Der betroffene Patient ist somit den Konflikt innerpsychisch losgeworden und kann mit dem Körpersymptom zum Arzt, der sich darum kümmern soll. Beziehungen werden dadurch geschont, Probleme nicht mehr dort wahrgenommen, wo sie eigentlich liegen (z. B. am Arbeitsplatz, in der Familie u. a.), sondern als körperliches Symptom spürbar [10, 11]. Deswegen ist es immer hilfreich, sich als Behandler zu fragen, wozu das Symptom im Leben des Erkrankten dient bzw. dem Patienten nutzt, ihn entlasten könnte.

Neben diesen Mechanismen sind auch Konzepte aus der Verhaltenstherapie für das Verständnis der Erkrankungen wichtig, darunter Lernerfahrungen aus der Kindheit wie der Umgang mit Erkrankungen in der Familie (coping), Angehörige mit chronischen Darmerkrankungen als Vorbilder und die individuelle Bewertung von Symptomen. Hierbei ist der Denkstil (Kognition) des Patienten von Bedeutung, der sich bei Patienten mit somatoformen Störungen meist als ungünstig im Sinne einer Katastrophisierung erweist: Körperliche Sensationen, wie z. B. Blähungen, Stuhlfrequenz oder -konsistenz oder peristaltische Bewegungen im Bauch, werden nicht als „normal", sondern als krankhaft wahrgenommen und interpretiert, zumal bei den Patienten mit funktionellen Erkrankungen die viszerale Sensibilität erhöht ist und Schmerzen generell stärker wahrgenommen werden. Finden dann die Ärzte keine Diagnose, wird das nicht als Beruhigung erlebt, sondern als Beweis dafür, dass etwas sehr Schlimmes dahintersteckt und der Betroffene Opfer von Fehldiagnosen bzw. der Unfähigkeit der Ärzte wird. Dann wird die Aufmerksamkeit auf das Körpersymptom nochmals erhöht und durch Angst, Stress und Verzweiflung verstärkt, was die Kaskade von Untersuchungen, Interventionen, Symptomfixierung und -chronifizierung weiter erhöht [12].

3.1.3 Psychosomatische Diagnostik

3.1.3.1 Anamnese
Neben der ausführlichen Anamnese zur Symptomatik, Krankheitsdauer, Beschwerdeintensität und Auslösesituation sowie einer Ernährungsanamnese gehört in der Psychosomatik die Anamnese mit Fragen zu der aktuellen Lebenssituation, dem Beruf, der Partnerschaft, Familie und wirtschaftlichen Situation unbedingt dazu. Eine weitere wichtige Frage ist die nach der subjektiven Krankheitstheorie, nämlich:

„Was denken Sie selber, was die Ursache Ihres Leidens ist?" Diese Frage ist deshalb wichtig, weil sie Hinweise dazu liefert, ob der Patient somatisch fixiert ist, d. h. weiterhin an einer somatischen Genese seiner Beschwerden festhält und gar eine Gesundheitsangststörung oder Karzinophobie hat oder ob er selber auch andere wichtige Bereiche seines Lebens als mitbeteiligt oder ursächlich für die Ätiologie seiner Erkrankung in Betracht ziehen kann. Daraus würde sich ein unterschiedliches Vorgehen zur Therapieempfehlung ableiten (s. Abschnitt Behandlung). Mit Patienten, die psychosoziale Faktoren für sich nicht als bedeutend wahrnehmen, sollte zunächst ein **psychosomatisches Krankheitsmodell** und damit eine Motivation zur Mitbehandlung in der Psychosomatik erarbeitet werden.

Die Frage, warum der Patient gerade jetzt psychosomatische Hilfe aufsucht, ist wichtig, weil sie uns Informationen über die akute Belastung gibt. Hat sich sie persönliche Situation verschärft? Wird der Patient fremdmotiviert vorgestellt, weil das familiäre Umfeld oder der Hausarzt ratlos und erschöpft sind?

Darüber hinaus sollte die biographische Entwicklung mit der körperlichen, schulischen, beruflichen und sexuellen Entwicklung erfragt werden. Fragen nach Krisen in der Vergangenheit und Stressoren oder so genannte life events (sowie Traumata und Gewalterfahrungen) sollten in einer vertraulichen Arzt-Patient-Beziehung eruiert werden.

Das Vorliegen einer Depression kann durch die Fragen zu Gefühlen von Hoffnungslosigkeit, Resignation und Niedergeschlagenheit sowie nach Interessensverlust und Freudlosigkeit abgeklärt werden – konkret, ob die Dinge und Aktivitäten, die früher einmal Freude bereitet haben, heute noch genauso positiv gesehen werden können. Mit diesen Fragen wird mit einer hohen Sensitivität und Spezifität das Vorliegen einer behandlungsrelevanten Depression diagnostiziert. Hinzu kommen häufig Schlafstörungen, sowohl Ein- als auch Durchschlafstörungen, Appetitverlust oder Heißhungerattacken mit Gewichtsveränderungen und Abnahme der Libido. Auch nach Suizidalität sollte bei Verdacht auf eine Depression gefragt werden.

Da ebenfalls Angststörungen und Panik häufige komorbide Störungen darstellen, sollten auch sie in der Anamnese abgefragt werden. Dazu sollte gefragt werden, ob der Patient in letzter Zeit häufig Angstgefühle verspürt, die dazu führen, dass er bestimmte Aktivitäten nicht mehr ausführen kann, was den Hinweis auf einen sozialen Rückzug liefert. Patienten mit SAF des Gastrointestinaltrakts zeigen sehr häufig ein Rückzugsverhalten, da sie in ständiger Sorge sind, nicht schnell genug ein WC in für sie unbekannter Umgebung zu finden. Dazu kommen Schamgefühle wegen nicht kontrollierbarer Blähungen und Darmgeräusche. Die Panikstörung kann durch Fragen zur akuten Angst und zu plötzlichen Angstanfällen abgeklärt werden.

Aufgrund der zumeist langen Krankheitsdauer ist es wichtig, nach den durchgeführten Untersuchungen, Vorbehandlungen und Erfahrungen mit Ärzten zu fragen, da wir daraus Rückschlüsse auf die Erwartung und Einstellung (Hilfserwartung, Enttäuschung, Selbstwirksamkeit u. a.) ziehen können, die unser weiteres Vorgehen beeinflussen sollten.

3.1.3.2 Fragebögen ergänzend zur Anamnese

Standardisierte Fragebögen werden zumeist für Forschungszwecke eingesetzt. Es gibt jedoch Screening-Fragebögen, die sich für die Diagnostik in hausärztlichen und internistischen Praxen empfehlen, um die Anamnese zu unterstützen und zu erweitern. Hier soll exemplarisch der *Patients Health Questionnaire*, Gesundheitsfragebogen für Patienten in der deutschen Übersetzung, PHQ – D, genannt werden. Er dient zur Erkennung und Diagnostik der häufigsten psychischen Störungen [13] wie z. B. von Somatoformen, depressiven Störungen, Angstsyndromen und Panik. Sein Modulsystem aus 78 Items ist zur Erstdiagnostik, Verlaufsbeurteilung psychischer Störungen, bei Forschungsfragestellungen und als Screeningmethode in Arztpraxen praktikabel anwendbar. Er ist der am häufigsten genutzte diagnostische Fragebogen weltweit.

3.1.3.3 Motivation zur Psychotherapie

Da die Patienten vor allem körperliche Beschwerden aufweisen, ist die Motivation zur Psychotherapie zumeist gering. Deshalb ist es wichtig, den Patienten früh ein bio-psycho-soziales Krankheitsmodell [14] zu vermitteln, in dem die Zusammenhänge zwischen dem vegetativem Nervensystem und den gastroenterologischen Funktionen einerseits und der Einfluss von Angst, Stress und akuten sowie chronischen Belastungsfaktoren und schwierigen Lebensumständen andererseits verdeutlicht werden. Je nachdem, welche biographische oder akute Problematik bedeutend oder mit ursächlich ist, sollte das Psychotherapieverfahren ausgewählt werden.

3.1.4 Literatur

[1]   Drossman DA, Li Z, Andruzzi E, et al. U.S. householder survey of functional gastrointestinal disorders. Prevalence, sociodemography and health impact. Digestive Disease and Sciences. 1993; 9: 1569–1580.
[2]   Whitehead WE, Palsson O, Jones KR. Systematic review of the comorbidity of irritable bowel syndrome with other disorders: What are the causes and implications? Gastroenterology. 2004; 122: 1140–1156.
[3]   Whitehead WE. Psychosocial aspects of functional gastrointestinal disorders. Gastroenterology Clinics of North America. 1996; 1: 21–34.
[4]   Sibelli A, Chalder T, Everitt H, Workman P, Windgassen S, Moss-Morris R. A systematic review with meta-analysis of the role of anxiety and depression in irritable bowel syndrome onset. Psychol Med. 2016; 46(15): 3065–3080.
[5]   Levy RL, Olden KW, Naliboff BD, et al. Psychosocial aspects of the functional gastrointestinal disorders. Gastroenterology. 2006; 130: 1447–1458.
[6]   Porsch U, Wanitschke R, Linhart P, et al. Eine vergleichende Untersuchung zum Reizdarmsyndrom bei konsekutiven Patienten zweier internistischer Ambulanzen. Psychother Psychosom med Psychol. 2001; 51: 267–275.
[7]   Whitehead WE, Palsson OS, Levy RR, Feld AD, Turner M, von Korff M. Comorbidity in irritable bowel syndrome. Am J Gastroenterol. 2007; 102: 2767–2776.

[8]   Matheis A, Martens U, Kruse J, Enck P. Irritable bowel syndrome and chronic pelvic pain: a singular or two different clinical syndrome? World J Gastroenterol. 2007; 13(25): 3446–3455.

[9]   Rudolf G, Henningsen P, (Hrsg). Klinische Differentialdiagnose somatoformer Störungen. Somatoforme Störungen. Theoretisches Verständnis und therapeutische Praxis. Stuttgart, New York: Schatthauer. 1998.

[10] Fenichel O. Psychoanalytische Neurosenlehre in 3 Bdn. Gießen: Psychosozial Verlag. 1996/1997.

[11] Küchenhoff J. Zur Psychodynamik und Psychotherapie von somatoformen Störungen und Körpertherapien in Praxis der Psychotherapie, Senf W, Broda M, Stuttgart: Thieme. 1996.

[12] Kleinstäuber M, Thomas P, Witthöft M, Hiller W. Kognitive Verhaltenstherapie bei medizinisch unerklärten Körperbeschwerden und somatoformen Störungen, Springer, ISBN 978-3-642-20108-0.

[13] Löwe B, Spitzer RL, Zipfel S, Herzog W. PHQ-D, Gesundheitsfragebogen für Patienten. Manual: Komplettversion und Kurzform. 2002.

[14] Tanaka Y, Kanazawa M, Fukudo S, Drossman DA. Biopsychosocial model of irritable bowel syndrome. J Neurogastroenterol Motil. 2011; 17(2): 131–139.

S. Benson

3.2 Psyche und Immunsystem

3.2.1 Einleitung und Hintergrund

Entzündungsprozesse sind an der Pathophysiologie verschiedener Magen-Darm-Erkrankungen wie Colitis ulcerosa oder M. Crohn beteiligt. Inzwischen mehren sich Hinweise, dass auch bei funktionellen Magen-Darm-Erkrankungen, die nicht als primär entzündliche Erkrankungen gelten, unterschwellige lokale und systemische Entzündungsprozesse, eine Dysregulation von Immunfunktionen und eine veränderte Neuro-Immun-Kommunikation bestehen. In diesem Kapitel soll am Beispiel des Reizdarmsyndroms (RDS) die aktuelle Befundlage dargestellt werden, verbunden mit der Frage, inwieweit Entzündungsprozesse zur Ätiologie bzw. Symptomatik funktioneller Magen-Darm-Erkrankungen beitragen.

3.2.2 Lokale und systemische Entzündungsprozesse bei funktionellen Magen-Darm-Erkrankungen

3.2.2.1 Lokale Entzündungsprozesse

Die Annahme einer Beteiligung immunologischer Prozesse in der Pathophysiologie des RDS und weiterer funktioneller Magen-Darm-Erkrankungen wie der funktionellen Dyspepsie stützt sich einerseits auf klinische Beobachtungen bei Patienten mit Colitis ulcerosa in Remission. Bei dieser Patientengruppe sind trotz fehlender akuter Entzündungszeichen gehäuft RDS-ähnliche Symptome wie abdominelle Schmerzen und Stuhlgangsveränderungen zu beobachten, deren Auftretenshäufigkeit mit ca.

33–57 % deutlich über der zu erwartenden Prävalenz liegt [1, 2]. Weitere Evidenz basiert auf Studien, in denen eine erhöhte Inzidenz bzw. Prävalenz funktioneller Magen-Darm-Erkrankungen nach gastrointestinalen Infektionen berichtet wurde: Beim so genannten post-infektiösen RDS persistieren auch nach Remission der akuten Infektion viszerale Schmerzen, reduzierte Schmerzschwellen sowie eine erhöhte Zahl und Aktivität mukosaler Immunzellen [3]. Das Risiko für das postinfektiöse RDS ist nach einer bakteriellen oder viralen Infektion bis zu siebenfach erhöht. Interessanterweise wurde ein erhöhtes Erkrankungsrisiko mit psychosozialen Faktoren wie chronischem Stress, Depressivität oder Angst in Verbindung gebracht, wobei die zugrunde liegenden Mechanismen bislang nicht geklärt sind [2–4].

Inzwischen wurden auch bei Patienten ohne akute gastrointestinale Infektion in der Vorgeschichte direkte oder indirekte Hinweise auf unterschwellige lokale Entzündungsprozesse vor allem im Bereich der Darmmukosa dokumentiert, wobei die Befunde aufgrund unterschiedlicher Messmethoden und Entnahmestellen sowie teils kleiner und geographisch diverser Patientenpopulationen keinesfalls einheitlich ausfallen. Die positiven Befunde umfassen Veränderungen der angeborenen und adaptiven Immunität, darunter eine veränderte Zytokinproduktion, eine erhöhte Dichte bzw. Aktivität von T-Lymphozyten und EC-Zellen, eine erhöhte Konzentration des anti-mikrobiell wirkenden Peptids Beta-Defensin-2 im Stuhl sowie eine veränderte Keimzahl und Diversität der Mikrobiota [5, 6]. Mehrere Studien zeigten eine erhöhte Dichte bzw. Aktivität von Mastzellen bei RDS-Patienten. Aktivierte Mastzellen sezernieren verschiedene Entzündungsmediatoren einschließlich Proteasen, Prostaglandinen, Histamin und Zytokinen, welche die Aktivität von Nervenzellen modulieren können [7].

3.2.2.2 Systemische Entzündungsprozesse

Entzündungsprozesse beim Reizdarmsyndrom scheinen nicht lokal auf den Magen-Darm-Trakt beschränkt zu sein. Zumindest für Untergruppen von RDS-Patienten zeigt eine wachsende Anzahl von Studien erhöhte Spiegel von Entzündungsmediatoren in Plasma- bzw. Serumproben, möglicherweise vermittelt über eine erhöhte Permeabilität der Darmmukosa [1, 2]. Zu den Hinweisen auf systemische Entzündungsprozesse zählen erhöhte Konzentrationen von pro-inflammatorischen Zytokinen wie TNF-α, Interleukin (IL)-1beta, IL-6 oder IL-8. Zugleich ist die Konzentration des anti-inflammatorischen IL-10 erniedrigt, wobei bislang eindeutige Hinweise auf ein verändertes Th1-/Th2-Profil beim RDS fehlen. Daneben weisen periphere mononukleäre Blutzellen (PBMCs) von RDS-Patienten nach Stimulation mit bakteriellem Material wie Lipopolysaccharid (LPS) ein erhöhtes pro-inflammatorisches Zytokinprofil auf [2, 4, 7].

3.2.2.3 Assoziation mit RDS-Symptomatik

Eine zentrale Frage lautet, ob diese immunologischen Veränderungen auch mit der RDS-Symptomatik assoziiert sind und welche Mechanismen hierbei zugrunde liegen. Obwohl die Zahl der Befunde, in denen immunologische Veränderungen nicht nur beschrieben, sondern darüber hinaus auch mit der RDS-Symptomatik in Beziehung gesetzt werden, noch gering ist, ergeben sich doch eine Reihe interessanter Hinweise. So war das Ausmaß der Mastzellinfiltration in der Mukosa bei weiblichen RDS-Patientinnen mit RDS-Symptomen assoziiert. Zudem fanden sich bei RDS-Patienten aktivierte Mastzellen in größerer räumlicher Nähe zu Nervenzellen, wobei die Lokalisation mit der viszeralen Schmerzsymptomatik assoziiert war [7]. In Schleimhautbiopsien wurde weiterhin eine verstärkte Expression des Capsaicinrezeptors TRPV-1 gezeigt, welche mit abdominellen Schmerzen sowohl bei RDS-Patienten als auch bei Patienten mit entzündlichen Darmerkrankungen in Remission assoziiert war [4, 7]. Überstände der Schleimhautbiopsien von Patienten mit einem Diarrhöprädominanten RDS induzieren eine Aktivierung sensorischer Nervenfaser, wobei dieser Effekt von durch Mastzellen sezernierten Entzündungsmediatoren abhängig zu sein scheint [7]. Auch für systemische Immunmarker wurden Assoziationen mit der RDS-Symptomatik berichtet. So waren periphere pro-inflammatorische Zytokinkonzentrationen, (normwertig) erhöhte Spiegel des hochsensitiven CRPs sowie die periphere T-Zell-Aktivität mit Symptomschwere und Symptomscores beim RDS korreliert. Pro-inflammatorische Zytokine wie TNF-α, IL-1beta und IL-6 können über eine Aktivierung von Neuronen in der Submukosa die Motilität, Absorption, Sekretion und Durchblutung des Darms beeinflussen [8]. Auch Symptome der funktionellen Dyspepsie wie Schmerz, Krämpfe, Übelkeit und Erbrechen wurden mit Immunparametern wie einer erhöhten Produktion proinflammatorischer Zytokine in Beziehung gesetzt [3].

Zusammenfassend dokumentiert eine wachsende Zahl klinischer Studien, dass lokale und systemische Entzündungsprozesse zur Ätiologie bzw. Symptomatik funktioneller Magen-Darm-Erkrankungen beitragen. Hohe Korrelationen zwischen einer erhöhten Permeabilität der Darmmukosa und abdominellen Schmerzen sowie Befunde, dass die Zahl mukosaler Immunzellen in der Nähe von Nervenzellen mit der abdominellen Schmerzsymptomatik assoziiert ist, unterstützen die pathophysiologische Relevanz einer veränderten Neuro-Immun-Kommunikation [1] (Kap. 2.2).

> Bei Patienten mit funktionellen Magen-Darm-Erkrankungen wie dem RDS finden sich Hinweise auf lokale sowie unterschwellige systemische Entzündungsprozesse und eine veränderte Neuro-Immun-Kommunikation. Diese Befunde sind zumindest bei einer Subgruppe der Patienten mit der viszeralen (Schmerz-)Symptomatik assoziiert.

3.2.3 Integration immunologischer Befunde mit extraintestinaler und psychologischer Symptomatik

Obwohl das RDS in erster Linie durch Unterbauchbeschwerden charakterisiert ist, bestehen häufig komorbid weitere gastrointestinale Symptome wie die funktionelle Dyspepsie, extraintestinale Syndrome wie Migräne oder Fibromyalgie sowie psychische Symptome wie Angst oder Depressivität [1]. Finden sich auch hier Hinweise auf eine Beteiligung immunologischer Prozesse? In der Tat lassen sich RDS-Patienten mit und ohne komorbides Fibromyalgiesyndrom anhand des pro-inflammatorischen Zytokinprofils differenzieren. In weiteren Studien wurden bei RDS-Patienten Assoziationen zwischen einer erhöhten TNF-α-Produktion nach LPS-Stimulation *in vitro* und der Angstsymptomatik sowie zwischen einer erhöhten Mastzellzahl und Fatigue sowie Depressivität gefunden [1].

Jedoch ist bislang ungeklärt, ob diese Befunde ursächlich mit der Symptomatik funktioneller Magen-Darm-Erkrankungen verbunden sind oder vielmehr eine Folge psychologischer Komorbidität bzw. ein Epiphänomen darstellen. Einen interessanten Ansatz zur Interpretation der Relevanz systemischer Entzündungsprozesse und zur Integration der RDS-Symptomatik mit extraintestinalen und psychologischen Symptomen bietet die Psychoneuroimmunologie mit dem Konzept des Sickness Behaviors. Tier- und humanexperimentelle Evidenz aus diesem Forschungsfeld zeigte, dass Immunmediatoren wie proinflammatorische Zytokine, vermittelt über neurale und humorale Kommunikationswege, das zentrale Nervensystem erreichen und so das Befinden und Verhalten beeinflussen können. Eine besondere Relevanz kommt hierbei dem afferenten Vagusnerv zu, der durch proinflammatorische Mediatoren sensitiviert werden kann und über den Nucleus tractus solitarii (NTS) unter anderem zu dem Hypothalamus, der Amygdala, der Inselrinde und dem anterioren Cingulum projiziert. So können viszerosensorische Informationen mit Affekt und Verhalten integriert werden [6, 9]. Ein transientes Auftreten von Symptomen des Zytokin-vermittelten Sickness Behaviors einschließlich Depressivität, Ängstlichkeit, Fatigue sowie viszeraler und somatischer Hyperalgesie, wurde bei Gesunden nach der experimentellen Gabe niedrig-dosierten Endotoxins beobachtet [9, 10]. Diese humanexperimentellen Befunde bestätigen, dass Entzündungsmediatoren wie proinflammatorische Zytokine charakteristische intestinale und extraintestinale Symptome funktioneller Magen-Darm-Erkrankungen auslösen können, und unterstützen so klinische Beobachtungen zur Relevanz systemischer Entzündungsprozesse.

3.2.4 Zusammenfassung und Ausblick

Eine wachsende Zahl klinischer und experimenteller Studien zeigt, dass entzündliche Prozesse und eine veränderte Kommunikation zwischen dem Immunsystem und dem Nervensystem entlang der Darm-Gehirn-Achse an der Pathophysiologie funktioneller

Magen-Darm-Erkrankungen beteiligt sind. Dabei können Entzündungsprozesse auch zu psychischer Komorbidität wie Angst oder Depressionen beitragen. Jedoch ist noch nicht abschließend verstanden, wie und für welche Patientensubgruppen diese Veränderungen im Einzelnen zur Symptomatik beitragen. Eine interessante, jedoch zum jetzigen Zeitpunkt noch nicht umfassend geklärte Frage lautet, inwieweit immunmodulierende Therapieansätze wie Antibiotika oder die Darmflora beeinflussende Pre- oder Probiotika zur Behandlung funktioneller Magen-Darm-Erkrankungen geeignet sind.

3.2.5 Literatur

[1]   Barbara G, et al., The immune system in irritable bowel syndrome. Journal of Neurogastroenterology and Motility. 2011; 17(4): 349–359.
[2]   Ohman L, Simren M. Pathogenesis of IBS: role of inflammation, immunity and neuroimmune interactions. Nat Rev Gastroenterol Hepatol. 2010; 7(3): 163–173.
[3]   Barbara G., et al., The Intestinal Microenvironment and Functional Gastrointestinal Disorders. Gastroenterology. 2016; 150(6): 1305–1318. e8.
[4]   Elsenbruch S. Abdominal pain in Irritable Bowel Syndrome: A review of putative psychological, neural and neuro-immune mechanisms. Brain Behavior and Immunity. 2011; 25(3): 386–394.
[5]   Al-Khatib K, Lin HC. Immune Activation and Gut Microbes in Irritable Bowel Syndrome. Gut and Liver. 2009; 3(1): 14–19.
[6]   Cryan, JF, Dinan TG. Mind-altering microorganisms: the impact of the gut microbiota on brain and behaviour. Nat Rev Neurosci. 2012; 13(10): 701–712.
[7]   Hughes PA, et al., Immune activation in irritable bowel syndrome: can neuroimmune interactions explain symptoms? Am J Gastroenterol. 2013; 108(7): 1066–1074.
[8]   O'Malley D, et al., Do interactions between stress and immune responses lead to symptom exacerbations in irritable bowel syndrome? Brain Behav Immun. 2011; 25(7): 1333–1341.
[9]   Goehler LE, Lyte M, Gaykema RPA. Infection-induced viscerosensory signals from the gut enhance anxiety: Implications for psychoneuroimmunology. Brain Behavior and Immunity. 2007; 21(6): 721–726.
[10] Schedlowski M, Engler H, Grigoleit JS. Endotoxin-induced experimental systemic inflammation in humans: A model to disentangle immune-to-brain communication. Brain Behavior and Immunity. 2014; 35: 1–8.

S. Elsenbruch, P. Enck
3.3 Stress

3.3.1 Kurze historische Einleitung

Zwar wurden Zusammenhänge zwischen einer akuten oder chronischen Belastung des ZNS (Stress) und körperlichen Reaktionen, vermittelt über das autonome Nervensystem, früh nicht nur am Herzen, sondern auch am Magen-Darm-Trakt erkannt, aber anders als bei kardiovaskulären Reaktionen ist die Registrierung solcher Funktionen und ihrer Änderung im Magen-Darm-Trakt erheblich schwieriger und erfordert meist invasive Methoden. Es war dem amerikanischen Armee-Arzt William Beaumont (1785–1853) vorbehalten, die sekretorischen Reaktionen des Magens nicht nur auf physiologische, sondern auch auf psychische Belastungen bei seinem Patienten Alexis St.Martin (1802–1888), der eine durch eine Schussverletzung erzeugte Magenfistel hatte, erstmals direkt zu beobachten [1]. In der besten Tradition Ivan P. Pavlows (1849–1936) untersuchte Walter B. Cannon (1871–1945) in seinem Labor vor allem mit Hilfe der neuen Röntgentechnik erstmals die Darmmotorik bei Versuchstieren *in vivo* und entwickelte sein Konzept des Einflusses von Emotionen (Wut, Hunger, Angst und Schmerz, engl. *1915*/deutsch *1975*) auf physiologische Funktionen. Den zentralen Baustein einer Stresstheorie lieferte schließlich Hans Selye (1907–1982), bei der Ausgangspunkt nicht physiologische Funktionen, sondern pathophysiologische Befunde waren: Unter Stress entwickelten seine Versuchstiere unter anderem Magenulzera, und auf der Suche nach einem endokrinen Mediator dafür beschrieb er erstmals die Hypothalamus-Hypophysen-Nebennierenrinden-Achse (HPA-Achse) als Prinzip der Vermittlung von zentralem Stress auf periphere, z. B. gastrointestinale Funktionen [2].

> Die Registrierung von funktionellen Änderungen im Magen-Darmtrakt auf akuten oder chronischen Belastung des ZNS (Stress) ist schwierig und wurde durch Fallberichte begonnen.

3.3.2 Tierexperimentelle Stressforschung

Als ein solches fehlendes endokrines Bindeglied zwischen Stress-Ereignis und Ulkus-Genese haben Schüler von Hans Seyle, insbesondere Yvette Taché am Center of Ulcer Research (CURE) an der UCLA, schließlich zentral ausgeschüttete Hormone wie das Corticotrophin-Releasing-Hormone (CRH) bzw. den Corticotropin-Releasing-Factor (CRF) (Corticoliberin) identifiziert, das – exogen verabreicht – die zentralen Stresswirkungen direkt imitiert [3]; CRF-Antagonisten, die eine exzessive Stressreaktion blockieren, sind gegenwärtig als Anti-Stress-Medikamente in der Entwicklung.

Unter experimenteller Stressbelastung zeigt der Magen-Darm-Trakt typische Veränderungen: Verzögerung der Magenentleerung, Beschleunigung der Dünn- und besonders der Dickdarmpassage, Stimulation der Säuresekretion, Hemmung der Durchblutung der Schleimhaut und vieles mehr [4]. Auch wenn dies den beim Menschen berichteten Stresswirkungen entspricht (s. unten), wurden doch seit Selye vor allem physikalische Stressoren (vor allem Kälte und Bewegungseinschränkungen) benutzt, die eine Nähe zum psychischen Stress des Menschen vermissen lassen. Ein erster „psychischer Stressor in der Tierforschung war dann das auf dem Prinzip des passiven Vermeidungsverhaltens beruhende Water-avoidance-stress-Modell [5], das weite Verbreitung fand. Aber erst das Modell der maternal separation (Neugeborene werden für kurze Zeit, aber wiederholt, vom Muttertier getrennt) [6] hat der gastrointestinalen

Stressforschung neue Impulse gegeben. Damit lassen sich nicht nur komplexe patho-physiologische Reaktionen (z. B. eine viszerale Hyperalgesie) auslösen, sondern diese Darm-spezifische Überempfindlichkeit wird auch an die nächste Generation von Tieren vererbt [7], und sie wird durch die Darm-ständige Mikrobiota vermittelt, da bei einer Stuhltransplantation – von gestressten Tieren auf Kontrolltiere – diese Überempfindlichkeit mit übertragen wird [8]. Dieses Modell ist daher auch geeignet, chronische (über Wochen bis Monate anhaltende) Wirkungen eines Stressors zu untersuchen, und kommt damit Befunden nahe, die beim Menschen den Unterschied zwischen akuter und chronischer Stressbelastung markieren.

> Nach Stressbelastung im Tiertierexperiment entsteht u.a. eine Verzögerung der Magenentleerung, eine Beschleunigung der Dünn- und besonders der Dickdarmpassage, eine Stimulation der Säuresekretion bzw. eine Hemmung der Durchblutung der Schleimhaut.

3.3.3 Stresswirkungen beim Gesunden

Auch bei Untersuchungen am Menschen stellt sich natürlich das Problem, dass Stresswirkungen zunächst und vor allem immer Wirkungen einer Akutbelastung sind, sei es von mehr physischen oder mehr psychischen Stressoren. Für Magen-Darm-Funktionen stammen die ersten systematischen Studien von Thomas P. Almy (1915–2002), der an funktionellen Magen-Darm-Störungen interessiert war und diese Untersuchungen auch bei Patienten mit RDS durchgeführt hat, zum Teil mit heute aus ethischen Gründen fragwürdigen Methoden [9]. Die Registrierung der gastrointestinalen Antworten auf solche Stressbelastungen erfolgte zunächst mittels endoskopischer Beobachtung der Darmschleimhaut und -muskulatur, aber auch schon mit Ballonsonden zur Messung von Druckveränderungen aufgrund motorischer Aktivität, die in den vorbereiteten Darm gelegt wurden. Bessere Sondentechniken haben dann in den 80er und 90er Jahren bessere Aufzeichnungen aus allen Darmabschnitten ermöglicht. Gleichzeitig wurden die Registriersysteme zu Stimulationssystemen erweitert, vor allem mit der Barostat-Technologie [10].

Auf diese Weise konnten viele der tierexperimentellen Befunde auch beim Menschen bestätigt werden: Stress verändert die gastrointestinale Motorik, Sekretion und Resorption, aber differentiell in den verschiedenen Darm-Abschnitten, und zwar durchaus in Richtung auf eine Simulation gastrointestinaler Funktionsstörungen wie beim Reizdarmsyndrom, aber selten in der von Patienten berichteten Intensität, oftmals nur bei einer Teilpopulation der Versuchspersonen und in Abhängigkeit von der Art und Intensität des Stressors [11]. Chronischer Stress lässt sich demgegenüber beim Menschen lediglich durch die epidemiologische Erhebung belastender Lebensereignisse (so genannte Life-Event-Forschung) bestimmen [12].

Beim Menschen verändert Stress die gastrointestinale Motorik, Sekretion und Resorption, aber differentiell in den verschiedenen Darm-Abschnitten.

3.3.4 Klinische Befunde zum akuten Stress

Da akuter psychologischer Stress oder neuroendokrine Mediatoren der Hypothalamus-Hypophysen-Nebennierenrinden-Achse auch bei Gesunden vielfältige Einflüsse auf die gastrointestinale Motorik und Sensorik nehmen, stellt sich die zentrale Frage, ob und inwieweit dies bei Patienten verändert ist. Für sensorische Funktionen gibt es in der Tat experimentelle Belege dafür, dass akuter Stress bei Patienten mit funktionellen Magen-Darm-Erkrankungen zu ausgeprägteren Veränderungen der viszeralen Sensitivität führt. Auch andere experimentell induzierte Veränderungen des akuten Affektzustands in Richtung negativer Emotionen (z. B. erhöhte Zustandsangst, Ärger), beispielsweise durch Hypnose, reduzieren die Toleranz für viszerale Schmerzen spezifisch beim RDS [13, 14]. Ähnliche Befunde existieren auch für sensomotorische Funktionen des Magens bei der funktionellen Dyspepsie [15]. Bildgebungsstudien haben mittels funktioneller Magnetresonanztomographie (fMRT) die neuralen Prozesse untersucht, die dem Einfluss emotionaler Zustandsvariablen wie akutem Stress oder Angst auf die viszerale Sensorik zu Grunde liegen. Bei Gesunden zeigte sich, dass negative Emotionen, psychologischer Stress oder Administration von Corticotropin-Releasing-Hormon (CRH) die Verarbeitung viszeraler Stimuli unter Beteiligung verschiedener Hirnareale wie der Insula, des Cingulum sowie präfrontalen Cortex modifizieren. Diese normalen Anpassungsreaktionen sind ebenfalls bei Patienten mit funktionellen Magen-Darm-Erkrankungen verändert bzw. gestört [14–16]. Obwohl für Patienten mit chronisch-entzündlichen Darmerkrankungen bislang kaum Bildgebungsstudien vorliegen, weisen erste Ergebnisse ebenfalls darauf hin, dass der akute Affektzustand die zentralnervösen Verarbeitungsprozesse im Kontext viszeraler Stimuli verändert [17]. Weitere Forschungsergebnisse müssen zeigen, ob eine gestörte Emotionsregulation zur Entstehung oder Aufrechterhaltung der viszeralen Hypersensitivität und Hypervigilanz beiträgt. Auch Zusammenhänge zwischen zentralnervösen Stresseffekten und peripheren Mechanismen wie beispielsweise der Barrierefunktion des Darms müssen insbesondere im Kontext chronisch-entzündlicher Darmerkrankungen weiter aufgeklärt werden [17].

Akuter Stress führt bei Patienten mit funktionellen Magen-Darm-Erkrankungen zu ausgeprägteren Veränderungen der viszeralen Sensitivität als bei Gesunden.

3.3.5 Klinische Befunde zu chronischem Stress und Affektstörungen

Für die funktionellen Magen-Darm-Erkrankungen sind eine erhöhte chronische Stressbelastung sowie eine hohe Komorbidität mit Affektstörungen, insbesondere

Symptomen der Angst und Depression, gut belegt. Ähnliches gilt für eine erhöhte Prävalenz (früh-)kindlicher Missbrauchserfahrungen bzw. Kindheitstraumata [15, 16]. Diese psychosozialen Befunde finden im bio-psycho-sozialen Krankheitsmodell als Risikofaktoren Berücksichtigung und sind sowohl für den Ausprägungsgrad der gastrointestinalen Symptomatik als auch für Einschränkungen der Lebensqualität und das Krankheitsverhalten (z. B. mangelnde Adhärenz) von großer Bedeutung [15, 16]. Auch für chronisch-entzündliche Darmerkrankungen wurde ein Einfluss von chronischem Stress auf den Krankheitsverlauf, insbesondere auf die Schubfrequenz sowie auf den Schweregrad von Schüben, in prospektiven Studien nachgewiesen [17].

Chronische psychosoziale Risikofaktoren sind zweifelsohne wichtige modulierende, das Krankheitserleben und Verhalten beeinflussende Faktoren und müssen nicht zwingend ursächlicher Mechanismus sein. Dennoch existieren einzelne prospektive Studien, die vorsichtige Schlussfolgerungen zu Ursache-Wirkungs-Zusammenhängen für die funktionellen Magen-Darm-Erkrankungen erlauben: So haben sich eine reduzierte Lebensqualität und erhöhte Angstsymptome als unabhängige Prädiktoren für die Erstmanifestation des RDS erwiesen, was jedoch eine mögliche Beteiligung weiterer, auch biologischer Faktoren keineswegs ausschließt. Beispielsweise beeinflussen neuroendokrine Mediatoren der Hypothalamus-Hypophysen-Nebennierenrinden-Achse, insbesondere das Corticotropin-Releasing-Hormons (CRH), lokale Prozesse in der Darmmukosa einschließlich der Permeabilität [13, 17]. Das komplexe Zusammenspiel psychologischer und biologischer Mechanismen der Gehirn-Darm Achse, die zentral für die Pathophysiologie funktioneller, aber auch chronisch-entzündlicher Magen-Darm-Erkrankungen ist, zeigen mehrfach replizierte Befunde zum postinfektiösen Reizdarmsyndrom eindrücklich auf. Hier sind eine erhöhte chronische Stressbelastung, Depressivität und Somatisierung Risikofaktoren für die Chronifizierung der Symptomatik und der Diagnosestellung [16].

Psychosoziale Risikofaktoren modulieren auch zentralnervöse Prozesse, die für die Pathophysiologie chronischer viszeraler Schmerzen als zentral erachtet werden. So gibt es Befunde, die Zusammenhänge zwischen Missbrauchserfahrungen und viszeraler Hypersensitivität nahelegen. Auch korrelieren Affektstörungen beim RDS und bei der funktionellen Dyspesie mit der subjektiven Schmerzhaftigkeit viszeraler Schmerzreize sowie mit deren zentralnervöser Verarbeitung. In der Tat ist ein Teil der mittels Hirnbildgebung nachgewiesenen Unterschiede zwischen Patienten und gesunden Kontrollpersonen auf Affektstörungen zurückzuführen [13]. Zusammenfassend ist zu konstatieren, dass psychosoziale Risikofaktoren, insbesondere Affektstörungen, im Rahmen der Ätiologie, Pathophysiologie und Therapie funktioneller Magen-Darm-Erkrankungen unter Beteiligung peripherer und zentralnervöser Mechanismen der Gehirn-Darm Achse eine wichtige Rolle spielen.

Für die funktionellen Magen-Darm-Erkrankungen sind eine erhöhte chronische Stressbelastung sowie eine hohe Komorbidität mit Affektstörungen, insbesondere Symptomen der Angst und Depression, gut belegt.

3.3.6 Literatur

[1]   Beaumont W. Experiments and observations of the gastric juice and the physiology of digestion. Plattsburgh: Allen FP. 1833 (*deutsch*: Neue Versuche und Beobachtungen über den Magensaft und die Physiologie der Verdauung. Leipzig, Kollmann. 1834).

[2]   Selye H. A syndrome produced by diverse nocuous agents. J Neuropsychiatry Clin Neurosci. 1998 Spring; 10(2): 230–231 (*zuerst publiziert in*: Nature. 1936; 32: 138).

[3]   Taché Y, Brunnhuber S. From Hans Selye's discovery of biological stress to the identification of corticotropin-releasing factor signaling pathways: implication in stress-related functional bowel diseases. Ann N Y Acad Sci. 2008; 1148: 2941.

[4]   Enck P, Holtmann G. Stress and gastrointestinal motility in animals – A review of the literature. J Gastrointestinal Motility. 1992; 4: 83–90.

[5]   Enck P, Merlin V, Erckenbrecht JF, Wienbeck M. Stress effects on gastro-intestinal transit in the rat. Gut. 1989; 30: 455–459.

[6]   Welting O, Van Den Wijngaard RM, De Jonge WJ, Holman R, Boeckxstaens GE. Assessment of visceral sensitivity using radio telemetry in a rat model of maternal separation. Neurogastroenterol Motil. 2005; 17(6): 838–845.

[7]   van den Wijngaard RM, Stanisor OI, van Diest SA, Welting O, Wouters MM, Cailotto C, et al. Susceptibility to stress induced visceral hypersensitivity in maternally separated rats is transferred across generations. Neurogastroenterol Motil. 2013; 25(12): e780–790.

[8]   Crouzet L, Gaultier E, Del'Homme C, Cartier C, Delmas E, Dapoigny M, et al. The hypersensitivity to colonic distension of IBS patients can be transferred to rats through their fecal microbiota. Neurogastroenterol Motil. 2013; 25(4): e272–282.

[9]   Almy TP, Tulin M. Alterations in colonic function in man under stress; experimental production of changes simulating the irritable colon. Gastroenterology. 1947; 8(5): 616–626.

[10] Whitehead WE, Delvaux M. Standardization of barostat procedures for testing smooth muscle tone and sensory thresholds in the gastrointestinal tract. The Working Team of Glaxo-Wellcome Research, UK. Dig Dis Sci. 1997; 42(2): 223–241.

[11] Holtmann G, Enck P. Stress and gastrointestinal motility in humans - A review of the literature. J Gastrointestinal Motility. 1991; 3: 245–254.

[12] Park SH, Videlock EJ, Shih W, Presson AP, Mayer EA, Chang L. Adverse childhood experiences are associated with irritable bowel syndrome and gastrointestinal symptom severity. Neurogastroenterol Motil. 2016; 28(8): 1252–1260.

[13] Elsenbruch S. Abdominal pain in Irritable Bowel Syndrome: A review of putative psychological, neural and neuro-immune mechanisms. Brain Behav Immun. 2011; 25: 386–394.

[14] Elsenbruch S, Enck P. [Psychobiological mechanisms in the pathophysiology of chronic visceral pain]. Schmerz. 2016; 30(5): 407–411.

[15] Van Oudenhove L, Crowell MD, Drossman DA, et al. Biopsychosocial Aspects of Functional Gastrointestinal Disorders. Gastroenterology. 2016; 150(6): 1355–1367. e2.

[16] Boeckxstaens G, Camilleri M, Sifrim D, Houghton LA, Elsenbruch S, Lindberg G, et al. Fundamentals of Neurogastroenterology: Physiology/Motility – Sensation. Gastroenterology. 2016; 18: pii: S0016-5085(16)00221-3.

[17] Bonaz BL, Berstein CN. Brain-gut interactions in inflammatory bowel disease. Gastroenterology. 2013; 144: 36–49.

S. Elsenbruch, P. Enck
3.4 Placebo- und Noceboeffekte

3.4.1 Historische Einleitung

Erst etwa zur Mitte des 20. Jahrhunderts wurde die doppelblinde, randomisierte und Placebo-kontrollierte Überprüfung der Wirksamkeit neuer Medikamente zur Forschungsmethode der Wahl, und von Anbeginn an [1] lag die Frage auf der Hand, was eigentlich die treibenden Faktoren sind, die dafür sorgen, dass auch im Placeboarm solcher Studien klinische Besserungen auftreten. Dass dabei neben der Spontanbesserung der Beschwerden, die in beiden Studienarmen gleichermaßen auftreten kann, einer der zentralen Effekte psychologischer Natur ist, hat schon früh Stewart Wolf gezeigt [2], der darlegte, dass sowohl durch Erwartungsmanipulation als auch durch klassische Konditionierung Placeboeffekte auf gastrointestinalen Funktionen erzeugt werden können und dass auch Symptomverschlechterungen (Noceboeffekte) diesen Regeln folgen.

> Durch Erwartungsmanipulation als auch durch klassische Konditionierung können Placeboeffekte auf gastrointestinalen Funktionen erzeugt werden, und auch Symptomverschlechterungen (Noceboeffekte) folgen diesen Regeln.

3.4.2 Placebo- und Noceboeffekte in klinischen Studien

Gastrointestinale Funktionsstörungen vom Typ Reizdarmsyndrom oder funktionelle Dyspepsie standen von Anfang an in dem Verdacht, in klinischen Studien mit besonders hohen Placeboresponseraten assoziiert zu sein, im Gegensatz zum Beispiel zu den chronisch-entzündlichen Darmerkrankungen (M. Crohn, Colitis ulcerosa); diese Einschätzung beruht jedoch auf einer falschen Sicht der Dinge: Wie in einer Übersicht über mehr als 100 RCTs im Bereich Reizdarmsyndrom gezeigt werden konnte [3], sind hohe Placeboeffekte von mehr als 40 % vor allem den frühen RCT beim RDS geschuldet, die relativ kleine Studienpopulationen untersucht haben und bei denen das Risiko einer hohen Placeboantwort *a priori* gegeben ist, während bei hinreichender Stichprobengröße die mittlere Placeboresponse bei etwa 40 % liegt, wie auch die Placeboresponse über alle bisher durchgeführten RCT.

Sie ist damit etwa so groß wie bei anderen klinischen Krankheitsbildern, die vorwiegend auf patient reported outcomes (PRO) beruhen, subjektiven Symptomeinschätzungen und Bewertungen im Gegensatz zu Biomarkern einer Erkrankung. Dies trifft zum Beispiel auch auf psychiatrische Symptome und Krankheitsbilder zu (Depression), auf andere Schmerzsyndrome (Migräne) oder neurologische Erkrankungen (M. Parkinson). Auch bei eindeutig somatischen gastrointestinalen Erkrankungen wie der Colitis ulcerosa beträgt die Placeboresponse zwischen 20 und 30 %, je nachdem, ob klinische, endoskopische oder histologische Remissionskriterien zugrunde gelegt werden [4].

> Beim Reizdarmsyndrom liegt der mittlere Placeboresponse bei etwa 40 % und ist damit mit anderen klinischen Krankheitsbildern, die vorwiegend auf *patient reported outcomes* (PRO), d. h. subjektiven Symptomeinschätzungen und Bewertungen basieren, vergleichbar.

3.4.2.1 Prädiktoren der Placebo- und Noceboeffekte in RCT

Weder Alter, Geschlecht oder Persönlichkeitsmerkmale noch (bislang) genetische Marker sind in der Lage, die Vorehrsage der Symptombesserung im Placeboarm von RCT beim RDS oder bei der FD vorherzusagen [5].

Meta-Analysen über eine Vielzahl von Studien zu einer oder mehrere Erkrankungen haben jedoch deutlich gemacht, dass sowohl bei funktionellen Magen-Darm-Erkrankungen als auch bei anderen Krankheitsbildern, die auf PRO beruhen, hohe Placeboresponsraten üblicherweise einhergehen mit niedriger Symptomschwere zu Krankheitsbeginn, einer kurzen Krankheitsdauer und kurzzeitigen und monozentrischen Studien [6]. Andererseits lässt sich zum Beispiel die Tendenz zu höheren Placeboresponseraten in jüngerer Zeit, wie sie für psychiatrische Krankheitsbilder diskutiert werden, für funktionelle Darmstörungen nicht bestätigen [3], vermutlich aufgrund der zunehmenden Zahl größerer Studien, die insbesondere von der pharmazeutischen Industrie gesponsert wurden. Mit Sicherheit spielen hier auch die Standardisierung der Krankheitskriterien (Rom-Kriterien) und die Suche nach dem optimalen klinischen Endpunkt solcher Studien (adäquate klinische Besserung) eine zentrale Rolle.

In RCTs werden Nebenwirkungen der Medikamente, die im Placeboarm der Studien auftreten, seit einigen Jahren als Noceboeffekte bezeichnet – verursacht werden sie üblicherweise durch Patienteninformationssysteme (Beipackzettel, Aufklärungsbroschüren, Einverständniserklärungen), in denen die Möglichkeiten solcher Symptome nach ihrer statistischen Wahrscheinlichkeit aufgelistet werden, was aber insbesondere von ängstlichen Patienten falsch oder unzureichend verstanden wird. Welche Rolle hier die sozialen Medien und die weitverbreitete Kommunikation zwischen Patienten, die in einer Studie behandelt werden, spielen, ist bislang unbekannt.

> Weder Alter, Geschlecht oder Persönlichkeitsmerkmale noch (bislang) genetische Marker können die Symptombesserung im Placeboarm von Studien beim RDS oder bei der FD vorherzusagen; dies gilt auch für alle anderen Krankheitsbilder.

3.4.3 Experimentelle Placebo- und Noceboeffekte (Mechanismen)

An der Schnittstelle zwischen Neurogastroenterologie und den Verhaltens- und Neurowissenschaften dienen experimentelle Forschungsansätze dem Verständnis der psychologischen und neurobiologischen Mechanismen von Placebo- und Noceboeffekten. Im Bereich der Neurogastroenterologie fokussieren bislang vorliegende Studien auf den viszeralen Schmerz sowie die Übelkeit [3]. So können Therapie- oder Schmerz-bezogene Erwartungen sowie Lernprozesse der klassischen Konditionierung die Wahrnehmung experimentell-induzierter Schmerzen und Symptome der Übelkeit signifikant verändern. Für den viszeralen Schmerz zeigt das Phänomen der Placebo-Analgesie die Bedeutung psychologischer Einflussfaktoren besonders eindrücklich auf. So führt die positive Erwartung einer Schmerzlinderung nachweislich zu einer Schmerzreduktion, also einer Placebo-Analgesie. Auch gegensätzliche Effekte durch negative Erwartungen erscheinen jüngsten Erkenntnissen zufolge für den viszeralen Schmerz möglich, nämlich dass negative Erwartungen zu einer Zunahme der wahrgenommenen Schmerzintensität führen, also einer Nocebo-Hyperalgesie. Ebenso wurden für Symptome der Übelkeit Placebo- und Noceboeffekte experimentell nachgewiesen und insbesondere die Bedeutung klassisch konditionierter Effekte belegt [3].

Auch wenn diese Effekte im Bereich Schmerz und Übelkeit primär durch Änderungen der subjektiven Wahrnehmung von Probanden oder Patienten – also Symptomberichte im weitesten Sinne – definiert sind, wäre es falsch, sie als rein subjektiv oder lediglich Resultat von Antworttendenzen der sozialen Erwünschtheit zu betrachten und damit zu unterschätzen.

> Für den viszeralen Schmerz zeigt das Phänomen der Placebo-Analgesie die Bedeutung psychologischer Einflussfaktoren besonders eindrücklich auf.

3.4.3.1 Neurobiologie der Placeboantwort
Mit Hilfe der funktionellen Hirnbildgebung lassen sich Placebo-und Nocebo-Effekte bei viszeralen Schmerzen auf neuraler Ebene abbilden und ermöglichen ein Verständnis der zugrunde liegenden neurobiologischen Prozesse [7]. So führten positive Erwartungen einer Schmerzlinderung nachweislich zu Reduktionen der Schmerz-induzierten Aktivierung in somatosensorischen Arealen sowie im Inselkortex, einer zentralen Schaltstelle für die Integration viszeraler Reize. Negative Erwartungen korrelierten dahingegen mit einer erhöhten Schmerz-induzierten Aktivierung im Inselkortex. Die erwartungsinduzierte Modulation der zentralnervösen Prozesse bei Schmerzen ist jedoch nicht auf einzelne Hirnregionen beschränkt, sondern involviert veränderte Aktivierungsmuster in verschiedenen weiteren Hirnarealen bzw. Netzwerken, welche neben sensorisch-diskriminativen an komplexen emotionalen, motivationalen und kognitiven Aspekten von Schmerz beteiligt sind [3, 7, 8]. Auch

wenn die Mehrzahl der bisherigen Studien auf gesunde Probanden beschränkt ist, existieren erste Daten zu den neuralen Prozessen der Placebo-Analgesie bei RDS-Betroffenen. Im Vergleich zu Gesunden weisen Patienten demnach Veränderungen der neuralen Aktivierungsmuster während der Placebo-Analgesie auf, wobei die Abweichungen interessanterweise mit komorbiden affektiven Symptomen der Angst und Depression korrelierten [3]. Möglicherweise verändern also affektive Symptome die endogene Schmerzmodulation auf zentralnervöser Ebene bei Patienten mit chronischen viszeralen Schmerzen. Diese Hinweise auf eine potenzielle Bedeutung der Affektregulation sind ebenfalls im Kontext von Nocebo-Effekten interessant, auch wenn hier noch keine experimentellen Patientenstudien vorliegen. So wurde postuliert, dass der Nocebo-Hyperalgesie neben Kognitionen auch negative Emotionen, insbesondere Angst bzw. Stress, zugrunde liegen. Dies konnte in Experimenten mit viszeralen Schmerzreizen bislang jedoch nicht zweifelsfrei nachgewiesen werden, was die Frage nach möglichen Unterschieden zwischen viszeraler und somatischer Schmerzmodulation aufwirft und den Forschungsbedarf in klinisch-relevanten viszeralen Schmerzmodellen und bei Patienten mit chronischen viszeralen Schmerzen unterstreicht. Darüber hinaus legen erste Ergebnisse auch Nocebo-Effekte für den Stuhldrang nahe, was in Hinblick auf Patienten mit fäkaler Inkontinenz und anderen Defäkationsstörungen interessante Forschungsperspektiven aufzeigt [9].

> Mit Hilfe der funktionellen Hirnbildgebung lassen sich Placebo-und Nocebo-Effekte bei viszeralen Schmerzen auf neuraler Ebene abbilden und ermöglichen ein besseres Verständnis der zugrunde-liegenden neurobiologischen Prozesse.

3.4.3.2 Klinische Anwendungen

Die potenzielle klinische Relevanz der experimentellen Placeboforschung für die Behandlung von Patienten mit funktionellen Magen-Darm-Erkrankungen stützen Ergebnisse erster randomisierter kontrollierter Studien. Bei RDS-Patienten wurde die Effektivität einer Placebo-Akupunktur (Scheinakupunktur) in Kombination mit einer besonders empathischen Arzt-Patienten-Kommunikation eindrücklich dokumentiert, was die herausragende Bedeutung des psychosozialen Behandlungskontextes unterstreicht. Auch existiert eine erste klinische Studie, welche durch offene Gabe (open label) einer Placebotablette Behandlungserfolge beim RDS zeigte. Für die funktionelle Dyspepsie belegen erste klinische Daten, dass nahrungsinduzierte Symptome wie Völlegefühl und abdominelle Distension durch negative Erwartungen und damit über Nocebo-Mechanismen beeinflussbar sind, was interessante Implikationen für die große Gruppe der Patienten mit Nahrungsunverträglichkeiten hat [3]. Möglicherweise können also negative Erwartungen und Vorerfahrungen bei Patienten mit chronischen gastrointestinalen Symptomen neue Symptomepisoden triggern, vorhandene Beschwerden verschlechtern und den Behandlungserfolg negativ beeinflussen. Im Kontext der Übelkeit existieren ebenfalls erste Behandlungsansätze, welche die

Effektivität einer gezielten Veränderung behandlungsbezogener Erwartungen über spezifische mündliche oder schriftliche Informationen getestet haben [10]. Trotz einiger positiver Resultate sind die Ergebnisse jedoch bislang inkonsistent.

Die Anwendung der klassischen Konditionierung zur Verbesserung von Symptomen der antizipatorischen Übelkeit und des Erbrechens ist zumindest im Laborexperiment vielversprechend, insbesondere mit Blick auf onkologische Patienten, die im Zuge einer Chemotherapie unter Übelkeit leiden. Wegweisend sind hier Befunde, die Zusammenhänge zwischen negativen Erwartungen und Ängsten *vor* der Therapie und den tatsächlichen Beschwerden während und nach der Therapie belegen und damit die komplexe Interaktion zwischen Konditionierungsprozessen und Erwartungen bei Patienten aufzeigen. Insgesamt könnten Interventionen, die die Prinzipien der Konditionierung mit verbal-induzierten Erwartungen kombinieren, für eine wirksame Linderung von Übelkeitssymptomen sowie für postoperative Beschwerden in der Abdominalchirurgie vielversprechend sein [3, 10]. Wichtig ist es dabei zu betonen, dass es bei der Entwicklung innovativer und personalisierter Behandlungskonzepte, basierend auf Erkenntnissen der Placeboforschung, nicht allein darum geht, geeignete Placebo-Therapien zu testen. Im Gegenteil weist die Placeboforschung auf, dass bei allen – auch den pharmakologischen – Behandlungsansätzen Erwartungen und Lernprozesse den Behandlungserfolg beeinflussen [8, 11]. Die zukünftige Herausforderung dieser Forschungsansätze liegt demzufolge darin, durch die Berücksichtigung von Erkenntnissen aus der Placeboforschung in Hinblick auf den gesamten psychosozialen Behandlungskontext, insbesondere die Arzt-Patienten-Kommunikation und therapiebezogenen Ängste der Patienten, „klassische" Therapieansätze zu verbessern bzw. zu ergänzen, um den Therapieerfolg zu maximieren und Nebenwirkungen zu minimieren [11].

> Bei RDS-Patienten unterstreicht die Effektivität einer Placebo-Akupunktur (Scheinakupunktur) in Kombination mit einer besonders empathischen Arzt-Patienten-Kommunikation die herausragende Bedeutung des psychosozialen Behandlungskontextes.

3.4.4 Literatur

[1] Beecher HK. The powerful placebo. J Am Med Assoc. 1955; 159(17): 1602–1606.
[2] Wolf S. Effects of suggestion and conditioning on the action of chemical agents in human subjects; the pharmacology of placebos. J Clin Invest. 1950; 29(1): 100–109.
[3] Elsenbruch S, Enck P. Placebo effects and their determinants in gastrointestinal disorders. Nat Rev Gastroenterol Hepatol. 2015; 12(8): 472–485.
[4] Garud S, Brown A, Cheifetz A, Levitan EB, Kelly CP. Meta-analysis of the placebo response in ulcerative colitis. Dig Dis Sci. 2008; 53(4): 875–891.
[5] Weimer K, Colloca L, Enck P. Age and sex as moderators of the placebo response – an evaluation of systematic reviews and meta-analyses across medicine. Gerontology. 2015; 61(2): 97–108.

[6] Weimer K, Colloca L, Enck P. Placebo effects in psychiatry: mediators and moderators. Lancet Psychiatry. 2015; 2(3): 246–257.

[7] Elsenbruch S, Enck P. [Psychobiological mechanisms in the pathophysiology of chronic visceral pain]. Schmerz. 2016; 30(5): 407–411.

[8] Schedlowski M, Enck P, Rief W, Bingel U. Neuro-Bio-Behavioral Mechanisms of Placebo and Nocebo Responses: Implications for Clinical Trials and Clinical Practice. Pharmacol Rev. 2015; 67(3): 697–730.

[9] Roderigo T, Benson S, Schöls M, Hetkamp M, Schedlowski M, Enck P, Elsenbruch S. Effects of acute psychological stress on placebo and nocebo responses in aclinically relevant model of visceroception. Pain. 2017.

[10] Quinn VF, Colagiuri B. Placebo Interventions for Nausea: a Systematic Review. Ann Behav Med. 2015; 49(3): 449–462.

[11] Enck P, Bingel U, Schedlowski M, Rief W. The placebo response in medicine: minimize, maximize or personalize? Nat Rev Drug Discov. 2013; 12(3): 191–204.

4 Diagnostische Verfahren zur Messung gastrointestinaler Funktionen

J. Keller, P. Layer

4.1 Motilität

4.1.1 Einleitung

Motilitätsmessungen im Sinne der direkten Erfassung und Abbildung der kontraktilen Aktivität des Gastrointestinaltrakts stellen zentrale und besonders aussagekräftige neurogastroenterologische Diagnoseverfahren dar. Die Analyse der Kontraktionsmuster kann nämlich über die Diagnosesicherung hinaus Rückschlüsse auf zugrunde liegende Störungen erlauben und beispielsweise klären, ob eine Neuropathie oder eine Myopathie vorliegt.

Üblicherweise werden manometrische Verfahren angewandt, die auch als Referenzverfahren zur Diagnostik relevanter Motilitätsstörungen gelten. Die Aufzeichnung der intraluminalen Drücke erfolgt über transnasal oder transanal platzierte Katheter. Auch moderne bildgebende Verfahren wie cineMRT und Kapselendoskopie (unter Zuhilfenahme wissenschaftlich verfügbarer Auswertalgorithmen) und – mit Einschränkungen – die so genannte Smart Pill® können gastrointestinale Kontraktilität erfassen.

Konventionelle, häufig wasserperfundierte Systeme, deren Katheter eine limitierte Zahl an Druckaufnehmern besitzen, wurden in den letzten Jahren insbesondere für Druckmessungen am Ösophagus weitgehend durch hochauflösende Verfahren (high resolution manometry, HRM) ersetzt, bei denen Katheter mit multiplen Druckaufnehmern in 1 (bis 2) cm Abstand verwandt werden.

Im Folgenden werden die klinisch etablierten manometrischen Methoden zur Erfassung der Motilität der einzelnen Abschnitte des Gastrointestinaltrakts ausführlicher dargestellt.

> Motilitätsmessungen im Sinne der direkten Erfassung und Abbildung der kontraktilen Aktivität des Gastrointestinaltrakts stellen zentrale und besonders aussagekräftige neurogastroenterologische Diagnoseverfahren dar.

4.1.2 Manometrien

4.1.2.1 Ösophagusmanometrie
Indikationen und Kontraindikationen

Die Ösophagusmanometrie stellt in aller Regel nicht das primäre Diagnoseverfahren für Patienten mit ösophagealen Symptomen dar, sondern erfolgt erst nach Ausschluss

https://doi.org/10.1515/9783110475470-005

einer organischen Erkrankung. Sie ist indiziert bei nichtobstruktiver Dysphagie, nicht-kardialem Thoraxschmerz, ösophagealer Beteiligung bei Systemerkrankungen sowie vor einer geplanten Antireflux-Operation oder nach einer Antireflux-Operation bzw. endoskopisch-interventionellen Eingriffen bei anhaltenden bzw. wieder auftretenden Beschwerden. Die Ösophagusmanometrie gilt außerdem als Referenzverfahren zur Platzierung einer pH-Metrie-(+/-Impedanz-)Sonde, weil hierfür die Identifikation des Oberrandes des unteren Ösophagussphinkters erforderlich ist.

Invasivität und Komplikationsrisiko des Verfahrens sind gering, dennoch ist es kontraindiziert bei hoher Blutungsgefahr durch schwerwiegende, nicht substituier-bare Gerinnungsdefekte oder ausgeprägte Ösophagusvarizen sowie bei Perforations-gefahr, z. B. durch Divertikel, und die Untersuchung sollte nur beim nüchternen Pati-enten durchgeführt werden.

Durchführung und Auswertung

Konventionelle Messsysteme können weiter sinnvoll eingesetzt werden [1], die hoch-auflösende Manometrie (HRM) bietet aber für den Ösophagus erhebliche Vorteile [2]. Für die Untersuchung wird der Katheter transnasal in den Ösophagus eingeführt und in den Magen vorgeschoben. Die korrekte Sondenlage mit Erfassung des oberen (OÖS) und des unteren Ösophagussphinkters (UÖS) kann anhand des manometrischen Bil-des identifiziert werden. Die Untersuchung sollte standardisiert nach Vorgaben der international akzeptierten Chicago-Klassifikation [2] durchgeführt und ausgewertet werden. Sie sieht zunächst eine basale Messung über 30 Sekunden vor, in denen der Patient nicht schluckt, anschließend zehn Wasserschlucke à 5 ml in 20 bis 30 Sekun-den Abstand.

Die basale Messung dient zur Beurteilung von Morphologie und Kontraktili-tät des gastroösophagealen Übergangs. Relaxationsfähigkeit des UÖS (integrierter Relaxationsdruck, IRP) und tubuläre Motilität werden anhand der Wasserschlucke analysiert [2]. Ein erhöhter IRP kann für eine Achalasie sprechen, die dann anhand der zusätzlichen tubulären Motilitätsstörung diagnostiziert und in Subtypen unterteilt wird. Schwere, praktisch immer symptomatische Motilitätsstörungen bei normalem IRP sind der distale Ösophagusspasmus, der hyperkontraktile Ösophagus und die tubuläre Amotilität. Normwerte für quantitative Parameter hängen von dem exakten Vorgehen und dem verwendeten Manometriesystem ab.

Weiterführende Untersuchungen der Peristaltik während einer Testmahlzeit bzw. prolongierte Untersuchungen können die diagnostische Treffsicherheit wesentlich er-höhen, vor allem für hypertensive Motilitätsstörungen [1].

> Die Ösophagusmanometrie ist nach Ausschluss organischer Ursachen bei der nichtobstruktiven Dysphagie, dem nichtkardialem Thoraxschmerz, der ösophagealen Beteiligung bei Systemer-krankungen sowie vor einer geplanten oder nach einer Antireflux-Operation bzw. endoskopisch-interventionellen Eingriffen bei anhaltenden bzw. wieder auftretenden Beschwerden indiziert.

4.1.2.2 Antroduodenojejunale Manometrie

Die Untersuchung dient insbesondere der Beurteilung der Dünndarmmotilität. Sie wird nur an wenigen spezialisierten Zentren durchgeführt und lediglich bei Patienten mit relevanter Fragestellung sowie unklaren Befunden trotz ausführlicher Vordiagnostik.

Indikationen

Relevante Indikationen sind [3]:
- Bestätigung der Diagnose chronische intestinale Pseudoobstruktion (CIPO),
- Unterscheidung zwischen myopathischer und neuropathischer Dysfunktion,
- Identifizierung einer generalisierten Motilitätsstörung, vor allem vor evtl. subtotaler Kolektomie,
- unklare Symptome (z. B. Übelkeit, Erbrechen), die eine obere gastrointestinale Motilitätsstörung implizieren,
- Suche nach mechanischer Obstruktion bei fehlendem Nachweis durch bildgebende Untersuchungen,
- Bestimmung der zu transplantierenden Organe bei Patienten mit CIPO vor Dünndarmtransplantation.

Patientenvorbereitung

Der Patient muss zur Untersuchung nüchtern sein, üblicherweise über Nacht. Zudem gilt wie bei allen Motilitätsuntersuchungen, dass Medikamente mit Einfluss auf die Motilität rechtzeitig abgesetzt werden müssen, sofern möglich.

Durchführung und Auswertung

Zur Untersuchung werden Druckableitungsstellen zwischen Antrum und Jejunum platziert. Die Druckmuster werden über ≥ 3 h im Nüchternzustand und ≥ 2 h nach einer definierten Testmahlzeit aufgezeichnet. Veränderungen der Motilitätsmuster lassen Rückschlüsse auf die Schwere, bedingt auch auf die Art der Störung, zu [4]: Bei Myopathien sind die physiologischen Kontraktionsmuster typischerweise erhalten – bei aber reduzierter Kontraktionsamplitude. Bei Neuropathien finden sich gestörte Kontraktionsmuster. Mesenchymopathien mit Störung der interstitiellen Zellen von Cajal lassen sich manometrisch nicht eindeutig abgrenzen. Außerdem gibt es auch überlappende Formen, und in Spätstadien kann gelegentlich keine eindeutige Diagnose mehr gestellt werden.

Die antroduodenale Manometrie dient insbesondere der Beurteilung der Dünndarmmotilität.

4.1.2.3 Kolonmanometrie

Die Indikation zur Kolonmanometrie ist sehr eng zu stellen und betrifft fast ausschließlich Patienten, die wegen einer schweren Obstipation kolektomiert werden sollen und bei denen die Untersuchung zur Bestätigung oder zum Ausschluss einer gravierenden Kolonmotilitätsstörung dient [3].

Für die Untersuchung wird eine Multilumensonde endoskopisch in das Colon platziert. Je nach Messsystem werden phasische Kontraktionen über umschriebene Druckaufnehmer und/oder tonische Kontraktionen mittels Barostat-Ballon erfasst. Eine Reduktion oder sogar ein Fehlen der normalen Tonussteigerung in Antwort auf eine hochkalorische Testmahlzeit spricht für eine schwere Kolonmotilitätsstörung. Neue, hochauflösende Messverfahren zeigen, dass die Propagation von phasischen Kontraktionen im Kolon mit Hilfe distanter Druckaufnehmer nicht sicher beurteilt werden kann [5].

> Die Indikation zur Kolonmanometrie betrifft fast ausschließlich Patienten, die wegen einer schweren Obstipation kolektomiert werden sollen.

4.1.2.4 Sphinkter-Oddi-Manometrie

Die wichtigste Indikation ist der Verdacht auf eine Sphinkter-Oddi-Dysfunktion. Zur Messung wird ein Manometriekatheter mit ERCP-Technik in die Sphinkterzone platziert, anschließend werden Basaldrücke und phasische Kontraktionen über fünf bis zehn Minuten aufgezeichnet und zum Vergleich beim Rückzug auch der intraduodenale Druck registriert. Die Patienten sind wie für eine ERCP aufzuklären, wobei das Pankreatitisrisiko besonders hoch ist und in einzelnen Studien bis 30 % beträgt. Wegen des sehr hohen Komplikationsrisikos bei benigner Erkrankung wird die Untersuchung nur in einzelnen Zentren durchgeführt.

> Die wichtigste Indikation für eine Sphinkter-Oddi-Manometrie ist der Verdacht auf eine Sphinkter-Oddi-Dysfunktion.

4.1.2.5 Anorektale Manometrie

Die anorektale Manometrie ist sowohl bei schwerer Obstipation als auch bei Inkontinenz indiziert. Die manometrische Untersuchung des Sphinkterapparats muss dabei jeweils in ein gezieltes diagnostisches Programm eingefügt werden und hat isoliert teils nur wenig Aussagekraft, zumal die Befunde durch die Untersuchungssituation beeinflusst werden können [6]. Die Untersuchung ist risikoarm, Vorsicht ist aber geboten bei pathologischen Prozessen im Rektum (Stenose, Ulcus, Tumor). Deshalb ist die digitale Untersuchung vor Einführen der Sonde erforderlich.

Bei konventionellen Verfahren wird zur Untersuchung ein kurzer Multilumenkatheter eingeführt, der im Bereich des Analkanals vier bis acht Druckaufnahmestellen besitzt. Auch für die anorektale Manometrie werden zunehmend hochauflösende Systeme verwendet, deren Überlegenheit ist hier aber weniger klar als bei der Ösophagusmanometrie. Zusätzlich besitzen die Katheter an der Spitze einen distendierbaren Ballon. Durch diesen Aufbau sind die parallele Ableitung der Druckzonen des inneren und äußeren Analsphinkters sowie die Distension des Rektums möglich.

Bei der Untersuchung werden die folgenden Parameter untersucht: analer Ruhedruck, maximaler Kneifdruck (Willkürdruck), Relaxation beim Pressen, rektoanaler Inhibitionsreflex und Schwellenvolumina für die Perzeption unter Rektumdistension sowie die rektale Compliance [6]. Bei der Auswertung ist zu beachten, dass die Normwerte für Ruhe- und Willkürdruck sowohl alters- als auch geschlechts- und methodenabhängig sind.

Bei Stuhlinkontinenz ist die Beurteilung von Ruhe- und Willkürdruck von besonderer Bedeutung. Bei Patienten mit Obstipation geht es vorwiegend um den Ausschluss eines Morbus Hirschsprung oder um den Nachweis einer Beckenbodendyssynergie. Diese ist gekennzeichnet durch einen Verlust der normalen Koordination bei der Stuhlentleerung zwischen Bauchpresse (Anstieg des intrarektalen Drucks?) und Sphinkterrelaxation (Abfall des Tonus in diesem Bereich?). Das paradoxe Pressen mit Druckanstieg im Sphinkterbereich statt der normalen Relaxation stellt eine häufige Ursache einer Stuhlentleerungsstörung dar. Bei eindeutigem Nachweis des rektoanalen Inhibitionsreflexes mit Abfall des Sphinkterdrucks bei Rektumdehnung durch Ballonfüllung ist ein M. Hirschsprung ausgeschlossen. Ist dieser Reflex nicht auslösbar, sind histologische Untersuchungen zur Sicherung eines M. Hirschsprung erforderlich.

> Die anorektale Manometrie ist sowohl bei schwerer Obstipation als auch bei Inkontinenz indiziert. Untersucht werden analer Ruhedruck, maximaler Kneifdruck (Willkürdruck), Relaxation beim Pressen, rektoanaler Inhibitionsreflex und Schwellenvolumina für die Perzeption unter Rektumdistension sowie die rektale Compliance.

4.1.3 Literatur

[1] Keller J., et al. Durchführung und Interpretation der Ösophagusmanometrie: Empfehlungen der Deutschen Gesellschaft für Neurogastroenterologie und Motilität (DGNM), für Verdauungs- und Stoffwechselerkrankungen (DGVS) and für Allgemein- und Viszeralchirurgie. Z Gastroenterol. 2009; 47(9): 830–845.

[2] Kahrilas PJ, et al. The Chicago Classification of esophageal motility disorders, v3.0. Neurogastroenterol Motil. 2015; 27(2): 160–174.

[3] Keller J, et al. S3-Leitlinie der Deutschen Gesellschaft für Verdauungs- und Stoffwechselkrankheiten (DGVS) und der Deutschen Gesellschaft für Neurogastroenterologie und Motilität (DGNM) zu Definition, Pathophysiologie, Diagnostik und Therapie intestinaler Motilitätsstörungen. Z Gastroenterol. 2011; 49: 374–390.

[4] Keller J. Dünndarmmotilität. Der Gastroenterologe. 2011; 6: 30–35.

[5] Dinning PG, et al. Low-resolution colonic manometry leads to a gross misinterpretation of the frequency and polarity of propagating sequences: Initial results from fiber-optic high-resolution manometry studies. Neurogastroenterol Motil. 2013; 25(10): e640–649.

[6] Pehl C, et al. Anorectal manometry. Z Gastroenterol. 2007; 45(5): 397–417.

J. Keller

4.2 Transit

4.2.1 Einleitung

Gastrointestinale Transitmessungen haben den Vorteil, nicht invasiv zu sein, spiegeln aber auch „nur" den Gesamteffekt der gastrointestinalen Motilität sowie ggf. mechanischer Passagebehinderungen auf den Chymustransport wider. Als Messverfahren kommen klinisch Szintigraphien in Frage sowie Atemtests, röntgendichte Marker und die so genannte Smart Pill®, eine Kapsel, die Druck-, Temperatur- und pH-Messungen während des Transits durch den Gastrointestinaltrakt nutzt, um Magen-, Dünndarm- und Kolontransit zu ermitteln.

> Zur Messung des gastrointestinalen Transits eignen sich die Szintigraphie, Atemtests, Tests mit röntgendichte Marker und die so genannte Smart Pill®.

4.2.2 Szintigraphien

4.2.2.1 Ösophagus

Szintigraphische Verfahren gelten im Allgemeinen als Referenzverfahren zur Bestimmung des gastrointestinalen Transits, wobei Messungen des ösophagealen Transits zwar möglich, aber ungewöhnlich sind. Hier werden zumeist auch konventionelle Röntgenverfahren genutzt oder Impedanzmessungen, die den Bolustransit dezidiert beurteilen können.

4.2.2.2 Magen

Die **Magenentleerungs(ME)szintigraphie** gilt hingegen als Referenzverfahren zur Beurteilung der ME-Geschwindigkeit. Sie kann die ME von Festem und Flüssigem simultan erfassen, wenn beide Phasen mit unterschiedlichen Radiopharmaka markiert werden. Während es in den USA jedoch seit einigen Jahren ein standardisiertes Messverfahren gibt [1], ist die Vorgehensweise in Europa nicht standardisiert, weder in Bezug auf die verabreichte Testmahlzeit noch auf Messdauer und -intervalle. Entsprechend schwierig kann im Einzelfall die Beurteilung der klinischen Aussagekraft sein. Untersuchungen mittels flüssiger Testmahlzeit erfassen eine verzögerte ME beispielsweise weniger sensitiv, sind aber besser geeignet zur Diagnose der beschleunigten ME bei Dumping-Syndrom.

> Die Magenentleerungsszintigraphie (ME-Szintigraphie) gilt als Referenzverfahren zur Beurteilung der ME-Geschwindigkeit.

4.2.2.3 Dünndarm

Szintigraphische Messungen des Dünndarmtransits [2] werden meist als Teil einer Untersuchung des gesamten gastrointestinalen Transits durchgeführt. Auch bei Gesunden variiert die Dünndarmtransitzeit aber stark, so dass der Normalbereich sehr breit ausfällt. Zudem ist das Verfahren nicht einheitlich standardisiert und wird in Deutschland kaum durchgeführt.

4.2.2.4 Kolon

Sowohl der regionale als auch der Gesamttransit im Kolon können szintigraphisch gut erfasst und quantitativ beurteilt werden [2]. Nachteile des Verfahrens, neben der geringen Strahlenbelastung, sind seine Kosten und die sehr begrenzte Verfügbarkeit.

4.2.3 Atemtests

4.2.3.1 Magenentleerung

Klinische Alternativen zur Messung der ME-Geschwindigkeit bieten ^{13}C-Atemtests, bei denen Testmahlzeiten nichtradioaktiv mit ^{13}C-Oktansäure oder ^{13}C-Acetat markiert werden, um die ME für Festes bzw. Flüssiges zu messen [3]. Die Markersubstanz wird jeweils bei Eintritt in das Duodenum rasch resorbiert und zur Leber transportiert, wo sie unter Bildung von $^{13}CO_2$ verstoffwechselt wird. Dieses wird zur Lunge transportiert und exhaliert, so dass aus der Abatmungskinetik Rückschlüsse auf die ME-Geschwindigkeit gezogen werden können. Körperliche Aktivität beeinflusst ME und vor allem auch CO_2-Produktion erheblich und muss deshalb unterbleiben.

Bislang fehlt jedoch auch für diese Tests eine allgemein akzeptierte Standardisierung des Verfahrens. Insbesondere bei Verwendung einer anderen Testmahlzeit sind eigene Normalwerte erforderlich. Zudem sind sie in Deutschland nicht kommerziell verfügbar. In den USA ist demgegenüber ein ^{13}C-basierter ME-Test zugelassen, bei dem eine mit ^{13}C angereicherte Alge (Spirulina platensis) eingesetzt wird [4].

> Eine klinische Alternative zur Messung der ME-Geschwindigkeit bietet der ^{13}C-Atemtest.

4.2.3.2 Dünndarm

Laktulose-H_2-Atemtest

Mit Hilfe des Laktulose-H_2-Atemtests kann die orozökale Transitzeit (OCCT) bestimmt werden, die – zumindest beim Gesunden – im Wesentlichen durch die Dünndarmpassage bestimmt wird. Für den Test werden 10 g des im menschlichen Dünndarm nicht resorbierbaren Saccharids Laktulose in Wasser verabreicht [3]. Die Laktulose wird bei Erreichen des Zökums bakteriell verstoffwechselt, dabei wird H_2 gebildet, das sehr rasch resorbiert und exhaliert wird. Demnach entspricht die Zeit zwischen Ingestion der Laktulose und Anstieg der H_2-Exhalation um 20 ppm der OCCT. Validierungsstudien zufolge gilt eine OCCT von 60 bis 120 Minuten als normal [3]. Die erforderlichen Vorbereitungen sind relativ aufwendig, der Test ist bei bakterieller Überwucherung des Dünndarms nicht anwendbar und Laktulose beschleunigt den Dünndarmtransit artifiziell. Diese Einschränkungen reduzieren den klinischen Nutzen des Verfahrens.

Weil unterschiedliche Testprinzipien verfolgt werden, kann man den Laktulose-H_2-Atemtest mit dem ^{13}C-Acetat-Atemtest kombinieren und so nicht nur zeitsparend ME und OCCT simultan messen, sondern auch ein Maß für die Dünndarmtransitzeit errechnen [5].

> Mit Hilfe des Laktulose-H_2-Atemtests kann die orozökale Transitzeit (OCCT) bestimmt werden.

4.2.4 Radioopaque Marker

Radioopaque Marker werden als so genannter (modifizierter) Hinton-Test zur Messung der Kolontransitzeit eingesetzt [6]. Der Test ist ein nichtinvasives Screening-Verfahren und sollte bei Verdacht auf Kolontransitstörung (chronische Obstipation, Slow-transit Obstipation) eingesetzt werden [2, 7].

Patienten müssen an sechs aufeinanderfolgenden Tagen jeweils zur gleichen Zeit eine feste Zahl röntgendichter Marker einnehmen (10 oder 20). Am 7. Tag wird eine Abdomen-Leeraufnahme angefertigt, anhand derer sich die Zahl der nicht ausgeschiedenen Marker ermitteln lässt und die eine qualitative Beurteilung der Verteilung ermöglicht: Bei einem global verzögerten Kolontransit sollten sich die Marker über den Kolonrahmen verteilen, bei einer rektalen Entleerungsstörung wird eine Ansammlung im Rektosigmoid erwartet. Die Verteilungsmuster sind aber nicht eindeutig, zumal eine rektale Entleerungsstörung häufig zu konsekutiv verzögertem Kolontransit führt [8].

Die Gesamt-Kolontransitzeit liegt bei Männern normalerweise unter 60 h, bei Frauen unter 70 h. Bei Frauen werden aber auch Normwerte von bis zu 106 h berichtet. Deshalb ist die lange Testdauer erforderlich. Während der gesamten Zeit dürfen die Patienten keine Abführmaßnahmen durchführen, was nicht von allen toleriert wird.

Röntgendichte Marker werden als so genannter (modifizierter) Hinton-Test zur Messung der Kolontransitzeit eingesetzt.

4.2.5 Smart Pill®

Die Smart Pill® ist eine Kapsel, die Druck, Temperatur und pH-Wert während des Transits durch den Gastrointestinaltrakt misst. Sie ist in den USA zur Messung von ME und Kolontransit zugelassen [9] und besitzt ein CE-Zertifikat, wird hier aber nur selten eingesetzt. Die Magenentleerungszeit wird als Zeit zwischen der Einnahme und plötzlichem, starkem pH-Anstieg bei Eintritt in das Duodenum definiert. Sie liegt normalerweise unter 5–6 h. Allerdings wird die Kapsel wegen ihrer Größe nicht gemeinsam mit einer Mahlzeit, sondern üblicherweise erst bei Wiedereinsetzen der Nüchternmotilität aus dem Magen entleert. Ihre Aussagekraft in Bezug auf klinisch relevante Störungen der ME ist deshalb eingeschränkt.

Das Erreichen der Zökalregion wird durch einen anhaltenden Abfall des intraluminalen pH-Wertes um eine Stufe definiert, ist aber nicht immer gut zu identifizieren. Der normale Dünndarmtransit dauert 2,5 bis sechs Stunden. Der Kolontransit, die Zeitspanne bis zum Entleeren der Kapsel mit plötzlichem Temperaturabfall oder Signalverlust, umfasst beim Gesunden zwischen fünf und 59 Stunden, ist also sehr variabel.

Die Smart Pill® ist eine Kapsel, die Druck, Temperatur und pH-Wert während des Transits durch den gesamten Gastrointestinaltrakt misst.

4.2.6 Neue Verfahren

Neben diesen klinisch etablierten Verfahren zur Messung des gastrointestinalen Transits werden MRT-basierte Verfahren, funktioneller Ultraschall und auch Single Photon Emission Computed Tomography (SPECT) genutzt, um im Rahmen wissenschaftlicher Studien oder an hochspezialisierten Zentren gastrointestinale Transitstudien durchzuführen.

4.2.7 Literatur

[1]   Abell TL, et al. Consensus recommendations for gastric emptying scintigraphy: a joint report of the American Neurogastroenterology and Motility Society and the Society of Nuclear Medicine. Am J Gastroenterol. 2008; 103(3): 753–763.
[2]   Rao SS, et al. Evaluation of gastrointestinal transit in clinical practice: position paper of the American and European Neurogastroenterology and Motility Societies. Neurogastroenterol Motil. 2011; 23(1): 8–23.

[3] Keller J, et al. Klinisch relevante Atemtests in der gastroenterologischen Diagnostik - Empfehlungen der Deutschen Gesellschaft für Neurogastroenterologie und Motilität sowie der Deutschen Gesellschaft für Verdauungs- und Stoffwechselerkrankungen. Z Gastroenterol. 2005; 43(9): 1071–1090.

[4] Szarka LA, et al. A stable isotope breath test with a standard meal for abnormal gastric emptying of solids in the clinic and in research. Clin Gastroenterol Hepatol. 2008; 6(6): 635–643.e1.

[5] Bertram F, et al. Simultaneous non-invasive measurement of liquid gastric emptying and small bowel transit by combined 13C-acetate and H2-lactulose breath test. J Breath Res. 2014; 8(4): 046007.

[6] Metcalf AM, et al. Simplified assessment of segmental colonic transit. Gastroenterology. 1987; 92(1): 40–47.

[7] Keller J, et al. S3 guideline of the German Society for Digestive and Metabolic Diseases (DGVS) and the German Society for Neurogastroenterology and Motility (DGNM) to the definition, pathophysiology, diagnosis and treatment of intestinal motility. Z Gastroenterol. 2011; 49(3): 374–390.

[8] Rao SS, et al. Investigation of the utility of colorectal function tests and Rome II criteria in dyssynergic defecation (Anismus). Neurogastroenterol Motil. 2004; 16(5): 589–596.

[9] Saad RJ, Hasler WL. A technical review and clinical assessment of the wireless motility capsule. Gastroenterol Hepatol (N Y). 2011; 7(12): 795–804.

U. Seidler

4.3 Sekretion und Permeabilität

4.3.1 Einleitung

Die Entwicklung von Messtechniken für gastrointestinale Sekretionsprozesse und intestinale Permeabilität und deren Einsatz in Patienten hat im letzten Jahrhundert für einen enormen Erkenntnisgewinn in der Pathophysiologie gastrointestinaler Erkrankungen gesorgt. Die arbeitsaufwändigen und häufig invasiven Methoden wurden durch die Entwicklung hochauflösender Bildgebungs- und neuer Messsondentechniken in der Routinediagnostik weitgehend ersetzt. Für die klinische Forschung spielen sie weiterhin eine Rolle, können aber durch moderne Magnetresonanzuntersuchungen häufig nichtinvasiv und dennoch akzeptabel quantitativ durchgeführt werden.

> Die Messtechniken für gastrointestinale Sekretionsprozesse und intestinale Permeabilität sind arbeitsaufwändigen und häufig invasive und wurden durch hochauflösende Bildgebungs- und neue Messsondentechniken in der Routinediagnostik weitgehend ersetzt.

4.3.2 Magensäuresekretion

Im zwanzigsten Jahrhundert führte die hohe Rate an komplikativen Magengeschwüren zur Etablierung der Gastroenterologie als eigener Disziplin. Sowohl zum Verständnis der Pathophysiologie als auch der antisekretorischen Therapie und für die Erfassung des Erfolges der chirurgischen Therapien zur Reduktion der Säuresekretion war die genaue Quantifizierung der basalen und stimulierten Magensäuresekretion für den Einsatz im Patienten unabdingbar.

Messmethoden: Der Goldstandard, gegen den alle anderen Verfahren getestet wurden oder werden müssen, ist die Aspirationsmethode, bei der beim nüchternen Patienten eine Magensonde über die Nase ins Antrum gelegt, in regelmäßigen Zeitabständen der sich dort sammelnde Magensaft abgesaugt, das Volumen gemessen, mit Hilfe einer pH-stat-Titrationsanlage die Menge an Säureäquivalenten in Aliquots des Magensafts ermittelt und aus dem sezernierten Volumen und der Menge an Säureäquivalenten pro Volumeneinheit die Gesamtmenge an sezernierter Säure bestimmt wird. Nach Erfassung der Basalsekretion (**b**asal **a**cid **o**utput, BAO) wird die Sekretion mit Hilfe einer flüssigen Testmahlzeit (die portioniert wieder abgesaugt und „gegentitriert" wird) oder durch Applikation von Sekretagoga stimuliert, heute meist mit Hilfe von Penta- oder Tetragastrin i. v., und eine Messperiode zur Erfassung der Maximalsekretion (**m**aximal **a**cid **o**utput, MAO) angeschlossen [1]. Diese Säuresekretionsbestimmung ist für den Patienten wegen der viel kürzeren Zeitspanne nur geringfügig unangenehmer als eine 24-Stunden-pH-Metrie, ist kostengünstig, setzt aber Erfahrungen in der Technik voraus, die kaum mehr vorhanden sind. In Japan wird ein endoskopischer Gastrintest eingesetzt [2].

Die klinische Notwendigkeit einer Bestimmung der Magensäuresekretionsfähigkeit ergibt sich heutzutage meist bei der Frage der suffizienten Säureblockade unter antisekretorischer Therapie bei Nichterzielung des gewünschten therapeutischen Ansprechens. Diese Frage wird derzeit in den meisten Fällen mit der Durchführung einer 24h-pH-Metrie geklärt. Dabei wird eine dünne Messsonde durch die Nase in den Magen (falls es um den pH-Wert im Magen geht) vorgeschoben und der pH-Wert über 24 Stunden aufgezeichnet. Eine Aussage über die Säuresekretionskapazität des Magens kann nicht getroffen werden. Der pH-Wert ist im Magen im Nüchternzustand, meist in den Nachtstunden, am niedrigsten, da hier zwar die Sekretionsleistung insgesamt am niedrigsten liegt, aber keine Speise zur Pufferung im Magen anwesend und der Pylorus meist geschlossen ist. Darüber hinaus erweist sich die Methode als störanfällig [3]. Eine sondenlose Messung ist mit der „Bravo"-Kapsel von Given Imaging möglich, die allerdings mit einer endoskopischen Clip-Technik an der Magenwand befestigt werden muss, wenn eine Wanderung in den Darm verhindert werden soll [4].

Etliche nichtinvasive Verfahren zur Bestimmung der Magensäuresekretion sind entwickelt worden, von denen die meisten nicht quantitativ und allenfalls geeignet sind, um eine Achlorhydrie zu diagnostizieren (reviewt in 1). Eine Bestimmung der Pepsinogene I und II im Serum, deren Verhältnis sich bei Magenschleimatrophie ändert, kann eine Korpusatrophie nachweisen und hat sich in Asien als ein effektiver Biomarker für das Populationsscreening zur Früherkennung von Magenkrebs erwiesen [5]. Eine Sekretion von Magensaft (ohne Erfassung der Säuremenge oder des pH-Werts) kann auch mit Magnetresonanztechniken erfasst werden [6].

Die Messung der Magensäuresekretion zur Abklärung einer suffizienten Säureblockade unter antisekretorischer Therapie kann in der Klinik durch die 24h-pH-Metrie durchgeführt werden.

4.3.3 Intestinale Sekretion und Permeabilität

Eine aktive intestinale Flüssigkeitssekretion erfolgt immer in Folge einer aktiven elektrogenen Anionensekretion (durch den CFTR-Kanal und ggf. andere Anionenkanäle) und kann in isolierter Darmschleimhaut elektrophysiologisch durch Bestimmung der Kurzschlussstromänderung auf einen sekretorischen Reiz bestimmt werden. *In vivo* ist eine Stimulation der Anionensekretion durch Sekretagoga wie Bakterientoxine, Hormone, Neurotransmitter oder Medikamente meist (vermutlich immer) mit einer Hemmung der elektroneutralen NaCl-Resorption durch gekoppelten Na^+/H^+- und Cl^-/HCO_3^--Austausch verbunden, und das tatsächliche Ausmaß des Flüssigkeitsverlustes kann nur durch *In-vivo*-Perfusionstechniken mit Hilfe von mindestens zwei Ballons und mehreren Perfusionskathedern zur Schaffung von isoliert perfundierbaren Damsegmenten nachgewiesen werden, die beim Menschen lediglich noch experimentell, nicht diagnostisch zur Anwendung kommen [7, 8].

Messmethoden: Ein Fastentest (48 h unter i. v. Flüssigkeits-, ggf auch Kalorienensubstitution) erlaubt eine Unterscheidung von sekretorischer (sistiert beim Fasten nicht) und osmotischer (sistiert beim Fasten) Diarrhoe, allerdings verbessern sich auch Mischformen wie das Gallensäure-Verlustsyndrom und die Postgastrektomiediarrhöe durch Fasten. Auch eine Bestimmung der „osmotischen Lücke" im Stuhl (Serumosmolarität – 2 × ([Na] + [K]), bei der die Serumosmolarität als 290 gesetzt wird und nur eine Na^+- und K^+-Bestimmung im Stuhlwasser erforderlich sind), stellt bei vergrößerter Lücke einen Hinweis auf eine osmotische (malabsorptive) Diarrhöe dar. Nach Meinung der Autorin ist die Durchführung eines 24-h-Stuhlsammelns mit anschließendem Wiegen und einer basalen Stuhldiagnostik (Gewicht, Na^+, K^+, Fett) sowie einer Stuhlprobe auf Calprotektin eine extrem sinnvolle Initialuntersuchung zur Abklärung einer chronischen (> 4 Wochen) unblutigen Diarrhöe, die viel Zeit und Geld spart, weil sie die vielen Fälle von Reizdarm anhand des nicht oder minimal erhöhten Stuhlgewichtes (Pseudodiarrhöe) sofort zu erkennen hilft. Allerdings ist das Durchführen von Sammelstuhluntersuchungen wegen der Geruchsbelästigung unbeliebt.

Messmethoden Permeabilität: Die Erfassung einer erhöhten intestinalen Permeabilität für Moleküle, die im Darm nicht durch spezielle Carrierproteine, sondern vorwiegend parazellulär ins Blut gelangen, glomerulär filtriert und nicht tubulär reabsorbiert werden, wurde Anfang der achtziger Jahre des letzten Jahrhunderts als diagnostische Methode erarbeitet, um die klinische Aktivität entzündlicher Darmerkrankungen wie Morbus Crohn, Colitis ulzerosa oder Sprue zu bestimmen [9]. Sie wurde auch als Screening-Test und zur frühzeitigen Erfassung eines Rezidivs für solche Erkrankungen empfohlen [10]. Als Testsubstanzen wurden Disaccharide

(Cellobiose, Lactulose), Zuckeralkohole (C^{12}- oder C^{13}-Mannitol), Polyethylenglykole (PEG 400, 1000, 4000), radioaktiv markierte Chelat-Bildner (^{51}Cr EGTA, ^{99m}Tc DTPA), Kontrastmittel (Iohexol) oral appliziert und im Urin (selten im Serum) nachgewiesen [10]. Für das Screening und die Verlaufskontrolle bei entzündlichen Darmerkrankungen hat sich die Bestimmung von Leukozytenproteinen wie Calprotektin, Lactoferrin, Lysozym oder PML-Elastase im Stuhl als wesentlich einfacher, billiger und empfindlicher erwiesen. Beim Verdacht auf nichtentzündlichen intestinalen Eiweissverlust (niedriges Serumalbumin, Ödeme und/oder Ergüsse) durch eine gestörte Darmbarriere kann die alpha1-Antitrypsin Clearance oder ^{99m}Tc-Albuminszintigraphie den Verdacht erhärten. Zuckerabsorptionstests können bei der Differentialdiagnostik einer Nahrungsmittelallergie eine nach Antigenapplikation erhöhte Dünndarmpermeabilität nachweisen, allerdings ist die Sensitivität zwischen 30 und 75 % nur bei sorgfältig ausgewählten Patientengruppen akzeptabel, die Spezifität aber sehr hoch, da der Test vor und nach Allergenapplikation durchgeführt wird.

Mit Hilfe der konfokalen Laserendomikroskopie (CLE) kann eine direkte Visualisierung einer parazellulären Leckage des nichttoxischen Fluorescein nach i. v. Applikation bei entzündlichen und allergischen Erkrankungen realisiert werden [11]. Im Gegensatz zu den Zuckerabsorptionstests erscheint eine quantitative Aussage hinsichtlich des Ausmaßes der Permeabilitätserhöhung im Dünndarm durch die CLE überaus mühsam, dafür ist die Methode eindeutig und auch für die Beurteilung des Dickdarms geeignet. Da die Darmbakterien die eingesetzten Zuckermoleküle verstoffwechseln können, sind die Zickerabsorptionstests für die Beurteilung einer erhöhten Permeabilität im Dickdarm von stark eingeschränkter Aussagekraft.

> Die aufwendige Messung der Dünndarmsekretion bzw. -permeabilität erfolgt beim Menschen lediglich noch experimentell.

4.3.4 Zusammenfassung und Ausblick

Die im letzten Jahrhundert entwickelten Messmethoden zur quantitativen Erfassung von Sekretionsprozessen und intestinaler Permeabilität kommen in der modernen Routinediagnostik wegen des Zeitaufwandes, unzureichender Vergütung und zum Teil wegen der Invasivität kaum mehr zur Anwendung. Ersatzmethoden zeigen nicht immer eine adäquate Aussagekraft. Moderne bildgebende Verfahren sind zwar den Sekretionsbestimmungen hinsichtlich einer quantitativen Aussage unterlegen und weder kosten- noch zeitsparend, aber dafür nicht invasiv. Keine der nichtinvasiven funktionellen Messmethoden zur Bestimmung einer veränderten Permeabilität hatte eine hohe Sensitivität und Spezifität erzielt. Die konfokale Laserendomikroskopie kann eine parazelluläre Leckage, aber auch andere Veränderungen des Epithels erfassen und scheint eine für klinisch-wissenschaftlich arbeitende Gruppen besonders erstrebenswerte Technik.

4.3.5 Literatur

[1]   Ghosh T, Lewis DI, Axon AT, Everett SM. Review article: methods of measuring gastric acid secretion. Aliment Pharmacol Ther. 2011; 33(7): 768–781.

[2]   Iijima K, Koike T, Abe Y, Ohara S, Shimosegawa T. A Chronological Increase in Gastric Acid Secretion from 1995 to 2014 in Young Japanese Healthy Volunteers under the Age of 40 Years Old. Tohoku J Exp Med. 2016; 239(3): 237–241.

[3]   Fass R, Hell R, Sampliner RE, Pulliam G, Graver E, Hartz V, et al. Effect of ambulatory 24-hour esophageal pH monitoring on reflux-provoking activities. Dig Dis Sci. 1999; 44(11): 2263–2269.

[4]   Chang JH, Choi MG, Yim DS, Cho YK, Park JM, Lee IS, et al. A novel placement method of the Bravo wireless pH monitoring capsule for measuring intragastric pH. Dig Dis Sci. 2009; 54(3): 578–585.

[5]   Huang YK, Yu JC, Kang WM, Ma ZQ, Ye X, Tian SB, et al. Significance of Serum Pepsinogens as a Biomarker for Gastric Cancer and Atrophic Gastritis Screening: A Systematic Review and Meta-Analysis. PLoS One. 2015; 10(11): e0142080.

[6]   Steingoetter A, Sauter M, Curcic J, Liu D, Menne D, Fried M, et al. Volume, distribution and acidity of gastric secretion on and off proton pump inhibitor treatment: a randomized double-blind controlled study in patients with gastro-esophageal reflux disease (GERD) and healthy subjects. BMC Gastroenterol. 2015; 15: 111.

[7]   Thiagarajah JR, Donowitz M, Verkman AS. Secretory diarrhoea: mechanisms and emerging therapies. Nat Rev Gastroenterol Hepatol. 2015; 12(8): 446–457.

[8]   Bieberdorf FA, Gorden P, Fordtran JS. Pathogenesis of congenital alkalosis with diarrhea. Implications for the physiology of normal ileal electrolyte absorption and secretion. J Clin Invest. 1972; 51(8): 1958–1968.

[9]   Strobel S, Brydon WG, Ferguson A. Cellobiose/mannitol sugar permeability test complements biopsy histopathology in clinical investigation of the jejunum. Gut. 1984; 25, 1241–1246.

[10]   Wyatt, J, Vogelsang H, Hübl W, Waldhöer T, Lochs H. Intestinal permeability and the prediction of relapse in Crohn's disease. The Lancet. 1993; 341(8858): 1437–1439,.

[11]   Bischoff SC, Barbara G, Buurman W, Ockhuizen T, Schulzke JD, Serino M, et al. Intestinal permeability–a new target for disease prevention and therapy. BMC Gastroenterol. 2014; 14: 189.

V. Andresen, P. Layer
4.4 Sensitivität und Wandspannung

4.4.1 Einleitung

Typisch für viele funktionelle gastrointestinale Erkrankungen ist das Auftreten von Schmerzen, die sich durch die herkömmlichen Untersuchungsverfahren nicht erklären lassen. Als ein wesentlicher Pathomechanismus dieser Schmerzen, aber auch als möglicher diagnostischer Biomarker für funktionelle Erkrankungen, gilt eine viszerale Hypersensitivität (Hyperalgesie; vergleiche auch Kap. 2.15). Aus diesen Gründen werden Methoden zur Messung der viszeralen Sensitivität benötigt. Hierbei werden unterschiedliche Modi der perzeptiven Stimulation eingesetzt und die resultierenden Reizantworten des Zielorgans quantifiziert. Da die Erfassung der Sensitivität einerseits unmittelbar mit Veränderungen des viszeralen Wandtonus assoziiert ist, letztere aber auch wichtige Parameter einer alterierten Sensitivität darstellen, werden diese beiden komplementären Teilfunktionen im Folgenden gemeinsam dargestellt; die isolierte Messung der Wandspannung (mittels Tensostat; s. u.) hat sich weder als praktikabel noch (bis jetzt) als klinisch relevant erwiesen.

Typisch für viele funktionelle gastrointestinale Erkrankungen sind Schmerzen, die sich durch die herkömmlichen Untersuchungsverfahren nicht erklären lassen. Als ein wesentlicher Pathomechanismus dieser Schmerzen, aber auch als möglicher diagnostischer Biomarker für funktionelle Erkrankungen, gilt eine viszerale Hypersensitivität (Hyperalgesie).

4.4.2 Stimulationsarten

4.4.2.1 Mechanische Stimulation

Ballon-Distension: Am häufigsten wird die mechanische Stimulation eingesetzt. Die traditionelle Methode ist dabei die Volumen-kontrollierte Ballon-Distension, bei der durch Luftinsufflation und Dehnung eines an einer Sonde befindlichen Ballons ein definiertes Hohlorgan (z. B. Ösophagus, Magen, Rektum) mechanisch stimuliert werden kann. Ein Problem der Volumen-gesteuerten Stimulation liegt in der Abhängigkeit der Ergebnisse von anatomischen Variablen. So kann ein definiertes Ballonvolumen in einem engen Rektum deutliche Schmerzen hervorrufen, während es bei dilatiertem Rektum die Wand kaum berührt und vielleicht gar nicht wahrgenommen wird.

Barostat: Aufgrund dieser Limitation ist die modernere druckkontrollierte mechanische Stimulation mittels Computer-gesteuerten Barostats die deutlich überlegene Methode. Hierbei wird ein prädefinierter Druck mittels eines mit Luft gefüllten Ballons auf die Wand des Hohlorgans appliziert und das für diesen Druck nötige Ballon-Volumen individuell angepasst. So wird sichergestellt, dass gleiche Stimulationsstärken bei unterschiedlichen anatomischen Verhältnissen vorliegen. In der Regel werden definierte Stimulationsprotokolle mit Wechseln verschiedener Stimulationsstärken appliziert, um die Einflüsse der „Erwartung" gering zu halten. Zusätzlich lassen sich mit dem Barostat auch Tonus und Compliance messen (Kap. 4.4.3.2).

In einer Studie von Bouin und Kollegen wurde mittels rektaler Barostat-Untersuchung ein Normwert für die rektale Schmerzschwelle ermittelt. Bei einer Spezifität von 100 % liegt demnach die physiologische Schmerzschwelle bei einem Druck von 28 mm Hg. Hierbei wurde postuliert, dass diese Schmerzschwelle eine Differenzierung zwischen Gesunden, Reizdarmsyndrom und anderen Darmerkrankungen ermöglicht.

Allerdings haben nachfolgende Studien gezeigt, dass nur eine Subgruppe von RDS-Patienten tatsächlich eine viszerale Hypersensitivität aufweist; vielmehr sind viele Patienten normo-sensitiv, manche sogar hyposensitiv. Insofern ist die rektale Schmerzschwelle zwar nicht als genereller Biomarker für die Diagnose eines Reizdarmsyndroms geeignet, sie erweist sich jedoch als hilfreich für das Feststellen einer Hypersensitivität und kann somit bei vielen Patienten eine Erklärung für ihre Schmerzen oder auch einen starken Stuhldrang liefern.

4.4.2.2 Flüssigkeits-/Nährstoff-Stimulation

Nachteile der mechanischen Ballon-Distension sind Invasivität, direkte Beeinflussung der Sensitivität durch die unphysiologische Sonde sowie der hohe Aufwand der Untersuchung. Für den Magen bieten direkte Volumen-Stimulationen durch Flüssigkeit (Trinktests) mögliche Alternativen. Diese basieren darauf, dass die Patienten in einer definierten Zeit ein definiertes Volumen einer Flüssigkeit trinken, worunter dann standardisiert dyspeptische Symptome abgefragt werden.

Die Volumenbelastung kann mit Wasser zur spezifischen Erfassung der mechanischen Volumendehnung erfolgen. Beim Nährstoff-Trinktest wird demgegenüber ein breites Spektrum sensorisch vermittelter motorischer und neuro-hormoneller prandialer Reizantworten induziert. Hierbei trinken die Probanden pro Minute 15 ml einer 150 kcal/100 ml enthaltenden Trinknahrung, in der Regel so lange, bis eine maximale Sättigung erreicht ist. Gezielte Messpunkte können zum Beispiel das Volumen bei maximaler Sättigung oder die verschiedenen Sättigungsscores pro Volumen sein.

Auch für das Reizdarmsyndrom gibt es inzwischen mit dem Lactulose-Belastungstest einen modifizierten Nährstoffstimulationstest. Hierbei werden drei flüssige Nährstoffmahlzeiten verabreicht, denen jeweils 25 g Lactulose zugesetzt werden. Dieser Test erlaubte in einer Studie die Unterscheidung zwischen Reizdarmsyndrom und gesunden Kontrollen sowie das Eingruppieren der Reizdarmpatienten in unterschiedliche Symptomschwerpunkt-Gruppen. Alternativ können die Symptome ebenfalls bei einem normalen Lactulose-H2-Atemtest erfasst werden, die auch bei RDS-Patienten meist ausgeprägter sind als bei Vergleichskollektiven.

4.4.2.3 Intestinale Gas-Belastung

Weitere Stimulationsprotokolle beinhalten die Infusion von Gas (±Lipiden) ins Intestinum. Hierbei soll ein gestörter Gastransport zusammen mit einer Hypersensitivität mit reduzierter Gastoleranz erfasst werden. Diese Methode ist bisher praktisch nur im wissenschaftlichen Einsatz.

4.4.2.4 Chemische Stimuli

Beim gängigsten chemischen Stimulationstest, dem Bernstein-Test, wird eine Säure-Provokation des Ösophagus vorgenommen, um einen hypersensitiven Ösophagus zu identifizieren und ggf. eine Abgrenzung zu anderen, insbesondere kardialen Ursachen retrosternaler Schmerzen zu ermöglichen. Der Test zeigt jedoch eine eingeschränkte Sensitivität. Überdies scheinen die Beschwerden unter dem Test nicht den Beschwerden zu entsprechen, welche dieselben Personen unter ihrem endogenen physiologischen gastro-ösophagealen Säure-Reflux empfinden.

Ein weiterer chemischer Test ist der Capsaicin-Test. Hierbei werden mittels Capsaicin-Perfusion, z. B. des Ösophagus oder des Magens, Symptome von Funktionsstörungen provoziert. Im Klinikalltag hat sich auch dieser Test nicht durchgesetzt.

4.4.2.5 Thermische Stimulation

Auch die thermische Stimulation wird ausschließlich in wissenschaftlichen Studien eingesetzt. Dabei werden mechanische oder volumenbasierte Stimulationen um die Anwendung unterschiedlicher Temperaturen (kalt oder warm/heiß) ergänzt. Hintergrund ist das Konzept, dass die thermischen Stimuli über andere neuronale Netzwerke verschaltet sind als die mechanischen. Stimulation mit Kälte (aber nicht mit Wärme) scheint dabei die Schwellen der Schmerzwahrnehmung zu reduzieren.

4.4.2.6 Elektrische Stimulation

Elektrische Stimulation (als unphysiologischer Stimulus des Gastrointestinaltrakts) induziert eine unspezifische Aktivierung verschiedener Nervenfasern. Insofern ist diese Stimulationsform nicht geeignet, natürliche Bedingungen im Gastrointestinaltrakt zu messen. Diese Methode dient lediglich wissenschaftlichen Studien, in denen die verschiedenen Wege der neuronalen Prozessierung untersucht werden.

> Untersuchungstechniken zur Bestimmung der viszeralen Sensibilität sind die intraluminale Dehnung durch Ballons oder den Barostat, die Flüssigkeits- bzw. Nährstoffstimulation, die intestinale Gasbelastung, chemische bzw. thermische Stimulationstests oder die elektrische Stimulation. Multimodalen Techniken nutzen Sonden mit integrierten elektrischen, mechanischen und thermischen Stimulatoren.

4.4.2.7 Multimodale Stimulation

Auch die von einer dänischen Arbeitsgruppe entwickelten multimodalen Stimulationstechniken (mit integrierten elektrischen, mechanischen und thermischen Stimulatoren innerhalb derselben Sonde) sind lediglich für wissenschaftliche Untersuchungen sinnvoll.

4.4.3 Reizantworten

4.4.3.1 Subjektive Wahrnehmung

Die häufigste Messung der gastrointestinalen Sensitivität beruht auf der Erfassung von subjektiven Symptomen. Dabei werden die vielfältigen organspezifischen Symptome abgefragt. Von einem simplen Vorhandensein „ja/nein" über die Erfassung des Intensitätsspektrums per visueller oder numerischer Rating-Skala (VAS, NRS) bis hin zur Bestimmung von Reizschwellen kann die Sensitivität gemessen werden (Abb. 4.1). Diese Messmethode beinhaltet alle Vor- und Nachteile subjektiver Einschätzungen.

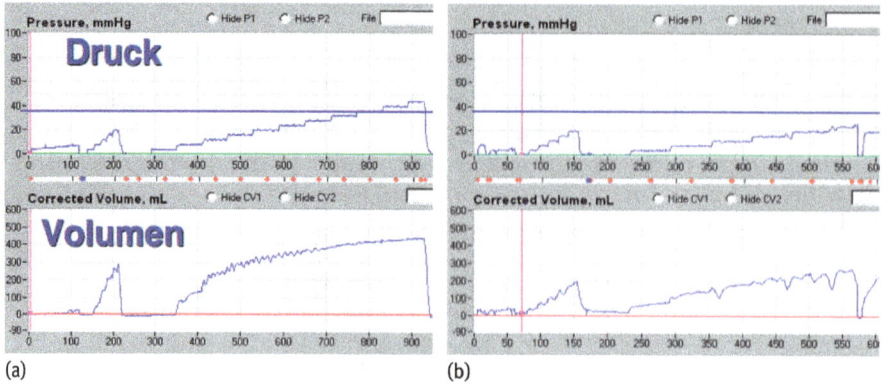

Abb. 4.1: Messung von rektaler Sensitivität und Compliance mittels computergesteuerter Barostat-Messung.

> Die Sensibilität wird durch die subjektiven Angaben der Symptome (ja/nein) oder über die Erfassung des Intensitätsspektrums mittels visueller oder numerischer Rating-Skalen (VAS, NRS) bis hin zur Bestimmung von Reizschwellen (erste Wahrnehmung, Schmerz, Toleranz) gemessen.

4.4.3.2 Motorische Antworten

Stimulationen des Gastrointestinaltrakts induzieren neben sensorischen auch komplexe motorische Reflexantworten, u. a. eine Veränderung der Compliance und/oder des Wand-Tonus. Diese wiederum können ebenfalls mit dem Barostat quantifiziert werden. Bei schrittweiser Steigerung der Stimulationsdrücke lässt sich so die Druck-Volumen-(= Compliance-)Kurve messen. Die Abb. 4.1a und 4.1b zeigen Beispiele unterschiedlicher Compliance-Kurven des Rektums. Gleichzeitig lassen sich auch Tonus-Schwankungen in der Kurve ablesen, da jede Tonus-Erhöhung bei gleichbleibendem Barostat-Druck mit einer Reduktion des Volumens einhergeht. Diese tonischen Kontraktionen lassen sich in Abb. 4.1b gut erkennen.

Compliance-Messungen sind vor allem im Magen und Rektum von Interesse. Eine reduzierte Compliance im Magen wird bei funktioneller Dyspepsie beobachtet; eine reduzierte Rektum-Compliance ist oft mit einem imperativen Stuhldrang (z. B. bei RDS vom Diarrhoe-Typ) assoziiert.

Zusätzlich lässt sich die reflektorische Tonus-Antwort des Colons auf eine gastrale Stimulationsmahlzeit mittels Barostat messen. Indiziert ist diese Untersuchung u. a. bei schwerer, therapierefraktärer Obstipation. Für die Untersuchung ist es erforderlich, den Druck im Barostat-Ballon an die Wandspannung so anzupassen, dass der Ballon direkt an der Wand anliegt, auf diese jedoch keinen Druck ausübt. Nachfolgende Tonus-Änderungen führen dann zur Volumen-Änderung im Barostat-Ballon, der sich aus der Volumen-Kurve ablesen lässt. Nach der Test-Mahlzeit sollte eine unmittelbare und anhaltende Zunahme des Tonus (= Abnahme des Barostat-Volumens) zu beobachten sein. Fehlt diese tonische Antwort, besteht der Anhalt für eine schwere Störung des enterischen Nervensystems.

Neben dem Barostat ist mit dem Tensostat ein weiteres Messgerät zur gezielten Messung der Wandspannung entwickelt worden. Dieses Gerät hat sich jedoch nicht durchgesetzt.

> Komplexe motorische Reflexantworten und Veränderungen der Elastizität und/oder des Tonus der Darmwand können mit dem Barostat quantifiziert werden.

4.4.3.3 Cerebrale Verarbeitungsantworten

Eine weitere Erfassung von Reizantworten auf gastrointestinale Stimuli ist die Messung der cerebralen Verarbeitungsmuster. Neben der Erfassung evozierter Potenziale durch EEG oder MEG haben sich hier insbesondere die funktionelle Kernspintomographie (fMRT) sowie die funktionelle Positronen-Emissions-Tomographie (fPET) etabliert. All diese Testverfahren finden in einer Vielzahl von wissenschaftlichen Analysen ihre Anwendung, wobei die Reaktionen auf ein breites Spektrum von Stimuli untersucht werden, z. B. von gastrointestinalen, somatischen, medikamentösen oder psychischen. Für die klinische Routine spielen diese sehr aufwendigen und teuren Untersuchungsverfahren bislang keine Rolle.

> Zerebrale Verarbeitungsantworten können durch die Erfassung evozierter Potenziale, durch EEG oder MEG, die funktionelle Kernspintomographie (fMRT) sowie die funktionelle Positronen-Emissions-Tomographie (fPET) erfasst werden.

4.4.4 Zusammenfassung und Ausblick

Die Entwicklung und Anwendung geeigneter Messmethoden müssen verschiedene Aspekte berücksichtigen. Zum einen stehen für den Reiz eine Reihe physiologischer und unphysiologischer Stimulationstechniken zur Verfügung: bei der (klinisch am wichtigsten) mechanischen Stimulation Volumen- oder Druck-kontrollierte Methoden, zusätzlich aber auch orale Flüssigkeitsvolumengabe (±Nährstoffe) oder chemische, thermische oder elektrische Stimulationsmethoden; multimodale Stimulationskonzepte kombinieren verschiedene Stimulationsarten. Auch die Reizantwort kann auf sehr unterschiedliche Weise erfasst werden, z. B. über subjektive Wahrnehmung, motorische Reflexantworten (Wandspannung/Tonus, Compliance, Kontraktilität) oder cerebrale Aktivierungen.

Methodologische Limitationen der aktuell verfügbaren Techniken beinhalten Unschärfen der Genauigkeit und/oder Reproduzierbarkeit, entweder wegen der notwendigen Invasivität (z. B. Barostat) oder der rein subjektiven Messparameter (z. B. Trinktests); aktuelle Forschungsprojekte arbeiten hier an technischen Verbesserungen. Hinzu kommt, dass sich die viszerale Hypersensitivität nicht als der allen funktionellen Krankheiten gemeinsame Pathomechanismus (und damit als sensibler und spezifischer Biomarker) erwiesen hat, als der sie ursprünglich propagiert worden war. Dennoch haben sich, wie dargelegt, einzelne der vorstehend beschriebenen Verfahren als wertvolle Komponenten des diagnostischen Repertoires für spezifische klinische Fragestellungen etabliert und bewährt.

4.4.5 Literatur

[1]   Tack J, Caenepeel P, Piessevaux H, Cuomo R, Janssens J. Assessment of meal induced gastric accommodation by a satiety drinking test in health and in severe functional dyspepsia. Gut. 2003; 52(9): 1271–1277.

[2]   Le Nevé B, Posserud I, Böhn L, Guyonnet D, Rondeau P, Tillisch K, et al. A combined nutrient and lactulose challenge test allows symptom-based clustering of patients with irritable bowel syndrome. Am J Gastroenterol. 2013; 108(5): 786–795.

[3]   Bouin M, Plourde V, Boivin M, Riberdy M, Lupien F, Laganière M, et al. Rectal distention testing in patients with irritable bowel syndrome: sensitivity, specificity, and predictive values of pain sensory thresholds. Gastroenterology. 2002; 122(7): 1771–1777.

[4]   Camilleri M, McKinzie S, Busciglio I, Low PA, Sweetser S, Burton D, et al. Prospective study of motor, sensory, psychologic, and autonomic functions in patients with irritable bowel syndrome. Clin Gastroenterol Hepatol. 2008; 6(7): 772–781.

[5]   Bernstein LM, Baker LA. A clinical test for esophagitis. Gastroenterology. 1958; 34(5): 760–781.

[6]   O'Connor OJ, McSweeney SE, McWilliams S, O'Neill S, Shanahan F, Quigley EM, et al. Role of radiologic imaging in irritable bowel syndrome: evidence-based review. Radiology. 2012; 262(2): 485–494.

[7]   Cremonini F, Houghton LA, Camilleri M, Ferber I, Fell C, Cox V, et al. Barostat testing of rectal sensation and compliance in humans: comparison of results across two centres and overall reproducibility. Neurogastroenterol Motil. 2005; 17(6): 810–820.

[8]   Jones MP, Hoffman S, Shah D, Patel K, Ebert CC. The water load test: observations from healthy controls and patients with functional dyspepsia. Am J Physiol Gastrointest Liver Physiol. 2003; 284(6): G896–904.

[9]   Andresen V. Visceral sensitivity testing. Best Pract Res Clin Gastroenterol. 2009; 23(3): 313–324.

[10] Brock C, Nissen TD, Gravesen FH, Frøkjaer JB, Omar H, Gale J, et al. Multimodal sensory testing of the rectum and rectosigmoid: development and reproducibility of a new method. Neurogastroenterol Motil. 2008; 20(8): 908–918.

N. Mazurak, P. Enck
4.5 Elektrophysiologie

4.5.1 Elektrophysiologische Ableitungen in der Gastroenterologie

Anders als in der Kardiologie für die Herzaktivität war die Registrierung von Funktionen des Gastrointestinalsystems und der sie initiierenden elektrischen Kontrollaktivität der glatten Muskulatur immer eine technische Herausforderung, weil invasiv und mit geringer Signalstärke. Übrig geblieben von allen historischen Bemühungen ist letztlich nur die Ableitung des Elektrogastrogramms (EGG), der elektrischen Aktivität des Magens mittels Oberflächenableitungen über dem Magen. Die elektrische Aktivität der quergestreiften Muskulatur des externen Analsphinkters und des M. puborectalis konnte für die Diagnostik und Therapie von Defäkationsstörungen genutzt werden, sowohl als intramuskuläre Ableitung von Einzelpotenzialen als auch als Ableitung von Summenpotenzialen, was hier nicht weiter behandelt werden soll; als diagnostische Maßnahme ist sie neurologischer Natur, ihre therapeutische Anwendung wird im Kap. 7.5 diskutiert. Stattdessen werden wir eine nichtintestinale elektrophysiologische Ableitung, die Herzratenvariabilität (HRV) im Elektrokardiogramm (EKG), in ihrer Bedeutung für die Neurogastroenterologie diskutieren.

> Von allen elektrophysiologischen Untersuchungen des Gastrointestinaltraktes ist nur die Ableitung des Elektrogastrogramms (EGG) noch im klinischen oder wissenschaftlichen Einsatz.

4.5.2 Das Elektrogastrogramm (EGG)

4.5.2.1 Hintergrund

Das Elektrogastrogramm (EGG) registriert die elektrische Aktivität des Magens mithilfe von Hautelektroden [1]. Schrittmacherzellen – hauptsächlich interstitielle Cajal-Zellen (interstitial cells of Cajal, ICC) – generieren spontan einen elektrischen Impuls. Diese regelmäßigen Impulse mit einer Frequenz von drei (2–4) Zyklen pro Minute (cycles per minute, cpm) werden langsame Wellen oder elektrische Kontrollaktivität (electrical control activity, ECA) genannt und stehen nicht notwendigerweise in Zusammenhang mit den Kontraktionen der glatten Muskulatur des Magens. Die elektrischen Stimuli durchwandern den Magen in Richtung des Pylorus und weiter distal. Ähnlich wie beim EKG besteht jedoch keine direkte Korrelation zwischen elektrischer und mechanischer Aktivität, nichtsdestotrotz können EGG-Auffälligkeiten ein Anzeichen gestörter Motilität sein.

> Das Elektrogastrogramm (EGG) registriert die elektrische Aktivität des Magens mithilfe von Hautelektroden.

4.5.2.2 EGG-Ableitung

Die ersten nichtinvasiven EGG-Aufzeichnungen beim Menschen wurden 1922 von Alvarez durchgeführt, aber der Kenntniszuwachs und die technische Entwicklung machten eine Weiterentwicklung erst ab den 1970er-Jahren möglich [2]. Erst der Übergang zum Mehrkanal-EGG verbesserte die Qualität der Aufzeichnung substantiell und ermöglichte die Untersuchung der Signalwanderung. Dennoch gibt es bis heute kein vereinheitlichtes Protokoll für EGG-Untersuchung. Die meisten Experten empfehlen die Rückenlage des Patienten, um Artefakte durch Bewegung zu minimieren. Die Hautelektroden werden auf der vorbereiteten Haut der Bauchwand platziert. Abhängig vom jeweiligen EGG-System (unipolar oder bipolar) kann die Anzahl der Elektroden zwischen drei und sechs variieren. Manche Autoren empfehlen ein standardisiertes Schema für die Platzierung der Elektroden, andere betonen die Notwendigkeit der vorangehenden Identifizierung der tatsächlichen Position des Magens (durch bildgebende Techniken) [2] – doch das erscheint unnötig, da EGG-Signale mithilfe von weiter entfernten Elektroden sogar an den Handgelenken empfangen werden können.

Das EGG wird üblicherweise in zwei Stadien aufgezeichnet: 30-Minuten-Aufzeichnung im Fastenzustand, gefolgt von 60 Minuten postprandialer Aufzeichnung [1]. Standardisierte Mahlzeiten sind jeweils für das Land spezifisch, in welchem die Studie erstellt wurde, Experten empfehlen jedoch solche, die praktisch und einfach zu konsumieren sind (wie Sandwiches und Saft in Nordamerika und Europa oder Fertignudeln bzw. Reisbällchen in asiatischen Ländern). Das von den Elektroden empfangene Signal passiert eine Reihe digitaler Filter, um Rauschen oder Artefakte durch Bewegung, Atmung oder Herzaktivität zu entfernen, und wird mittels Fast-Fourier-Transformation (FFT) umgewandelt.

> Das EGG wird üblicherweise in zwei Stadien aufgezeichnet: 30-Minuten-Aufzeichnung im Fastenzustand, gefolgt von 60 Minuten postprandialer Aufzeichnung.

4.5.2.3 Interpretation

Die folgenden Indices werden für die Auswertung des EGG verwendet – die exakte Interpretation und entsprechenden physiologischen Korrelate werden unter Experten jedoch immer noch kontrovers diskutiert.

- Dominierende Frequenz und Stärke: Die normale Frequenz des Magens bei gesunden Menschen liegt bei 2,5 bis 3,75 cpm (cycles per minute) (nach Angaben anderer Experten zwischen 2 und 4 cpm),
- Anteil der einzelnen Frequenzen an der aufgezeichneten Zeit: Normogastrie, wenn das Signal in über 70 % der aufgezeichneten Zeit bei etwa 3 cpm liegt; Bradygastrie, wenn die Wellen die meiste Zeit einer Frequenz weniger als 2 cpm haben; Tachygastrie, wenn die Frequenz die meiste Zeit über 4 cpm ist,

– weitere Indices: Leistungsverhältnis, Instabilitätskoeffizient, Prozentsatz der Kopplung langsamer Wellen (Mehrkanal-EGG).

Aktuell gibt es keine klaren klinischen oder physiologischen Korrelate zu diesen Rhythmen, jedoch scheint Bradygastrie mit der Kontraktion des Fundus sowie der Aufnahme kalter Nahrung oder hypertoner Lösungen verbunden zu sein. Tachygastrie kann unterschiedlichen Ursprungs sein, die Hauptgründe für eine Tachygastrie sind jedoch die Aufhebung der parasympathischen Regulierung (einschließlich des Zustands nach Vagotomie), eine Steigerung der Konzentration von Plasma-Adrenalin sowie Übelkeit und Reisekrankheit (Kinetose) [3].

> Aktuell gibt es keine klaren klinischen oder physiologischen Korrelate zu den EEG Befunden.

4.5.2.4 Ergebnisse bei Magen-Darm-Erkrankungen

Es sollte erwähnt werden, dass das EGG nicht die Möglichkeit der Diagnose einer spezifischen gastrointestinalen Erkrankung bietet, die Registrierung der elektrischen Aktivität des Magens aber eine Diagnose stützen oder eine zusätzliche Informationsquelle zur gastrischen Motilität ergeben kann.

Die Aufzeichnung eines EGG wurde hauptsächlich bei Patienten mit Reizmagensyndrom (functional dyspepsia, FD) durchgeführt, wobei sowohl im Fasten-Zustand als auch nach Verzehr einer Standardmahlzeit meist ein höheres Vorkommen von Tachy- und/oder Bradygastrie beobachtet wurde als bei gesunden Probanden. 36 bis 70 % der FD-Patienten zeigten ein auffälliges EGG [1] und 93 % Merkmale für Störungen der gastrischen Motilität. Die Ähnlichkeit dieser Ergebnisse mit denjenigen, die bei akutem Stress und bei experimentell induzierter Bewegungskrankheit beobachtet werden, legt nahe, dass die Aktivierung des sympathischen Nervensystems für die Entstehung gastrischer Rhythmusstörungen beim Reizmagensyndrom eine Rolle spielen könnte. Auf der anderen Seite haben andere Autoren [4] eine positive Korrelation zwischen dem empfundenem Schweregrad von Stress und dem tachygastrischen Anteil nachgewiesen. Eine weitere wichtige Korrelation ist diejenige zwischen gestörter elektrischer Aktivität des Magens und gastrischen Motilitätsmerkmalen, welche bei FD-Patienten mithilfe von Manometrie-Messungen gezeigt wurde [5].

Patienten mit Reizdarmsyndrom (irritable bowel syndrome, IBS) zeigten bei EGG-Untersuchungen eine mangelhafte postprandiale Steigerung der EGG-Amplitude und eine verzögerte Magenentleerung, welche simultan mithilfe eines radioaktiven Markers gemessen wurde, weshalb die Verfasser dieser Studie das Elektrogastrogramm als diagnostisches Hilfsmittel bei der Patienten-Untergruppe mit verzögerter Magenentleerung vorschlagen. Ähnliche Resultate wurden bei Kindern mit funktionellen Bauchschmerzen beobachtet [6], jedoch ohne Korrelation zu den klinischen Symptomen.

4.5.3 Herzraten-Variabilität (HRV) bei Magen-Darm-Erkrankungen

4.5.3.1 Hintergrund

Eine weitere elektrophysiologische Herangehensweise, um funktionelle gastrointestinale Erkrankungen zu untersuchen, beruht auf der Analyse der Herzraten-Variabilität (HRV) im EKG. Die Idee hinter dieser Methode ist, dass unser Herz permanent regulatorische Inputs vom autonomen Nervensystem (ANS), von Hormonen, Stoffwechselprodukten und Elektrolyten bekommt, um seine Aktivität an die Bedürfnisse des Organismus anzupassen [7]. Da das ANS ein Kernelement der Hirn-Darm-Achse darstellt, erlaubt die HRV-Analyse die indirekte Untersuchung seiner Aktivität, insbesondere des efferenten Anteils. Auf der anderen Seite können afferente Stimuli aus dem Verdauungstrakt über vagovagale Reflexe direkt zu Veränderungen des Herzrhythmus führen. Die mathematische Verarbeitung dieser Veränderungen von Herzschlag zu Herzschlag ermöglicht die Erhebung der allgemeinen Flexibilität des regulatorischen Systems, welche unter Stressbedingungen wichtig ist, sowie der Funktion spezifischer Bereiche (vagaler Efferenzen und Baroreflexbögen).

> Funktionelle gastrointestinale Erkrankungen können durch die Analyse der Herzraten-Variabilität (HRV) im EKG untersucht werden.

4.5.3.2 Ableitung

Der erste Schritt der HRV-Analyse besteht im Aufzeichnen des unbearbeiteten EKG-Signals, entweder unter spezifischen Bedingungen (z. B. Stress) im Labor oder durch ambulantes 24-Stunden-Monitoring, welches Einblick in die ANS-Funktion im „echten Leben" bietet. Die Zeitabstände zwischen aufeinanderfolgenden R-Zacken werden dann als Datenreihe dargestellt. Zeitliche (durchschnittliches Intervall zwischen zwei Herzschlägen (mean inter-beat-interval, IBI), Quadratwurzel des Mittelwerts der Quadratzahlen gradueller Unterschiede aufeinanderfolgender Intervalle (root mean square successive difference, RMSSD)) und spektrale Charakteristika der Veränderungen des Herzrhythmus (hochfrequente [HF] und niederfrequente [LF] Leistung) können aus dieser Zeitreihe abgeleitet werden. Spezifische Tests, welche die Reaktion entweder parasympathischer Reflexbögen (z. B. tiefe Atmung, Gesicht in kaltes Wasser tauchen) oder sympathischer/Baro-Reflexbögen (z. B. Orthostase, mentaler Stress) provozieren, werden oft angewandt, um subklinische Veränderungen hervorzurufen.

4.5.3.3 Interpretation

Ähnlich wie beim EGG ist die Analyse der HRV kein spezifisches diagnostisches Hilfsmittel (außer zum Ausschluss einer autonomen Neuropathie), so dass ihre Ergebnisse ausschließlich in der Zusammenschau mit anderen, auch klinischen Messergebnissen interpretiert werden können. Niedrigere Werte bei den zeitlichen Parametern wie mittlerer IBI oder RMSSD weisen auf eine allgemeine Reduktion der Anpassungsfähigkeit des Herzens und der regulatorischen Systeme hin, was häufig bei Patienten beobachtet wird, die unter chronischem Stress leiden. Eine Reduktion der hochfrequenten Leistung mit oder ohne simultaner Steigerung der niederfrequenten Leistung wird als Hinweis auf eine Aufhebung der vagalen Wirkung und eine sympathische Über-Reaktivität angesehen, welche typische Zeichen vieler psychosomatischer bzw. somatoformer Erkrankungen vor dem Hintergrund chronischen Stresses sind.

> Ähnlich wie beim EGG ist die Analyse der HRV kein spezifisches diagnostisches Hilfsmittel (außer zum Ausschluss einer autonomen Neuropathie), so dass ihre Ergebnisse ausschließlich in der Zusammenschau mit anderen, auch klinischen Messergebnissen interpretiert werden können.

4.5.3.4 Ergebnisse bei Magen-Darm-Störungen

Die Datenlage zu Veränderungen der HRV bei Patienten mit funktionellen gastrointestinalen Erkrankungen in der Literatur ist nicht homogen, doch die meisten Studien, die das Reizmagensyndrom untersucht haben, konstatieren eine Verminderung bei den zeitlichen Parametern mit oder ohne Reduktion der hochfrequenten Leistung. Die Autoren der letzteren Studie beobachteten außerdem eine langsamere postprandiale Erholung der HF bei den Patienten im Vergleich zu den Kontrollen. Diese Ergebnisse deuten auf einen Entzug vagalen efferenten Inputs hin, der zu einer gestörten gastrischen Motilität und Säuresekretion führen könnte.

Eine aktuelle Meta-Analyse zu HRV bei IBS-Patienten ergab eine globale Verringerung der hochfrequenten Leistung und eine Steigerung des Verhältnisses zwischen LF- und HF-Frequenzbändern [8]. Ein eigenes Review [9] zeigte, dass der parasympathische Entzug in der Obstipationsuntergruppe des IBS beziehungsweise in der Untergruppe mit hochgradigem abdominellem Schmerz oder Angststörungen und Depression als Begleiterkrankungen stärker ausgeprägt ist, was auf unterschiedliche Störungen der Darm-Hirn-Achse bei verschiedenen Patienten-Subpopulationen hindeutet. Kinder mit funktionellen gastrointestinalen Störungen weisen häufig keine Unterschiede in den ambulant erhobenen oder einfachen HRV-Messgrößen auf, zeigen aber bei Exposition gegenüber Aufgaben mit mentalem oder sozialem Stress autonome Störungen durch eine Ko-Aktivierung beider Systeme, die – in der Theorie – ein Schutzmechanismus gegen erwarteten Stress (Versagen bei der Aufgabe) sein könnte [10].

4.5.4 Ausblick

Elektrophysiologische Untersuchungen spielen aufgrund des Mangels an Spezifität, der schwierigen Auswertung der Ergebnisse und des Fehlens eines Standardprotokolls für die Datenerhebung nur in begrenztem Maße eine Rolle bei der Diagnostik funktioneller gastrointestinaler Erkrankungen. Dennoch könnten elektrogastrographische

Daten helfen, eine Dysmotilität bei Reizmagenpatienten zu diagnostizieren und deren Veränderung im Verlauf der Therapie zu überwachen. Die Messung von Stresslevels, die heutzutage mithilfe kleiner tragbarer Geräte möglich ist, könnte Patienten und Behandlern helfen, den Stress als zu einer funktionellen gastrointestinalen Erkrankung beitragenden Faktor zu kontrollieren. Biofeedback-Systeme, die auf der HRV basieren, können für die Korrektur gestörter autonomer Balance und Stressregulation genutzt werden und auf diese Weise andere Therapiemaßnahmen unterstützen.

4.5.5 Literatur

[1] Riezzo G, Russo F, Indrio F. Electrogastrography in adults and children: the strength, pitfalls, and clinical significance of the cutaneous recording of the gastric electrical activity. BioMed Research International. 2013; 2013: 282757

[2] Murakami H, Matsumoto H, Ueno D, Kawai A, Ensako T, Kaida Y, et al. Current status of multichannel electrogastrography and examples of its use. Journal of Smooth Muscle Research. 2013; 49: 78–88.

[3] Koch KL, Stern RM. Handbook of Electrogastrography. New York: Oxford University Press. 2004.

[4] Chen TS, Lee YC, Chang FY, Wu HC, Lee SD. Psychosocial distress is associated with abnormal gastric myoelectrical activity in patients with functional dyspepsia. Scand J Gastroenterol. 2006; 41(7): 791–796.

[5] Sha W, Pasricha PJ, Chen JD. Correlations among electrogastrogram, gastric dysmotility, and duodenal dysmotility in patients with functional dyspepsia. Scand J Gastroenterol. 2009; 43(8): 716–722.

[6] Devanarayana NM, de Silva DG, de Silva HJ. Gastric myoelectrical and motor abnormalities in children and adolescents with functional recurrent abdominal pain. J Gastroenterol Hepatol. 2008; 23(11): 1672–1677.

[7] TaskForce. Heart rate variability: standards of measurement, physiological interpretation and clinical use. Task Force of the European Society of Cardiology and the North American Society of Pacing and Electrophysiology. Circulation. 1996; 93(5): 1043–1065.

[8] Liu Q, Wang EM, Yan XJ, Chen SL. Autonomic functioning in irritable bowel syndrome measured by heart rate variability: a meta-analysis. Journal of Digestive Diseases. 2013; 14(12): 638–646.

[9] Mazurak N, Seredyuk N, Sauer H, Teufel M, Enck P. Heart rate variability in the irritable bowel syndrome: a review of the literature. Neurogastroenterol Motil. 2012; 24(3): 206–216.

[10] Puzanovova M, Arbogast PG, Smith CA, Anderson J, Diedrich A, Walker LS. Autonomic activity and somatic symptoms in response to success vs. failure on a cognitive task: a comparison of chronic abdominal pain patients and well children. J Psychosom Res. 2009; 67(3): 235–243.

H. Manner, R. Kiesslich
4.6 Bildgebung

4.6.1 Einleitung und Hintergrund

Von der starren Endoskopie hat sich die Endoskopie zur modernen hochauflösenden Videoendoskopie mit dem Advanced Imaging entwickelt. Zu diesen Techniken zählen Chromoendoskopie und Endomikroskopie mit der Möglichkeit der molekularen Bildgebung. Zudem wurden Systeme zur Sichtfeldvergrößerung entwickelt.

4.6.2 Verfahren der Bildgebung

4.6.2.1 Standard-Definition- und High-Definition-Endoskopie

Standard-Definition-(SD-)Endoskope sind mit CCD-Chips ausgerüstet (bis zu 400.000 Pixel). Im klinischen Alltag werden sie sehr häufig eingesetzt.

Aufgrund ihrer zweifach stärkeren Auflösung unterscheiden sich die neueren High-Definition-(HD-)Endoskope von den SD-Endoskopen. Die Chips erzeugen eine Auflösung bis über 1 Mio. Pixel.

Der Vorteil der HD-Endoskopie gegenüber der SD-Endoskopie liegt in der Erkennung bereits feinster Veränderungen [1]. Dies ist besonders wichtig bei Risikopatienten, wie z. B. Patienten mit einer langjährigen chronisch-entzündlichen Darmerkrankung [2].

> Der diagnostische Zugewinn von HD-Endoskopen spielt besonders bei Risikogruppen wie Patienten mit langjähriger Colitis ulcerosa eine wichtige Rolle.

4.6.2.2 Chromoendoskopie

Bei der Chromoendoskopie werden Färbemethoden während der Endoskopie mit dem SD- oder HD-Gerät angewandt, um Läsionen besser detektieren (so genannte „Red-Flag-Technik") und klassifizieren zu können. Eingesetzt werden die konventionelle Chromoendoskopie (kCE), wobei der Farbstoff mithilfe eines Katheters auf die Mukosa aufgesprüht wird, und die computerbasierte virtuelle Chromoendoskopie (vCE), die mittels Filterung von Licht bestimmter Wellenlängen erzeugt wird. Hierbei wird der Filter per Knopfdruck im Endoskop oder im Prozessor zugeschaltet.

Welche Chromoendoskopie-Technik eingesetzt wird, ist zumeist von der Expertise vor Ort abhängig. Oft sind die Erfahrungswerte mit der kCE höher, auch wenn sie einen größeren Zeitaufwand mit sich bringt. Auch eine Kombination der virtuellen und konventionellen Chromoendoskopie kann z. B. bei der Diagnostik früher Neoplasien im Barrettösophagus sinnvoll sein.

Konventionelle Chromoendoskopie

Zu den bei der kCE eingesetzten Farbstoffen zählen die Lugol'sche Lösung, Indigokarmin, Methylenblau und die Essigsäurefärbung.

Im oberen GI-Trakt werden vorwiegend die Essigsäurefärbung (1.5 %; Barrettösophagus), die Lugolfärbung (0,5–2 %; plattenepitheliale Neoplasien), die Indigokarminfärbung (0,5 %; Barrettösophagus und frühe Neoplasien des Magens) sowie die Methylenblaufärbung eingesetzt (1.5 %). Die Lugolfärbung hat ihren festen Platz als Red-Flag-Technik zur Detektion plattenepithelialer Neoplasien. Bei der Barrettdiagnostik wird in europäischen Zentren der Einsatz der Essigsäure-Kontrastverstärkung favorisiert [3].

Im unteren GI-Trakt werden vorwiegend die Indigokarmin- und Methylenblaufärbung eingesetzt. Bei der Überwachung von Patienten mit langjähriger CED konnte gezeigt werden, dass die kCE die Detektion von Dysplasien verbessert und eine genauere Diagnostik des Ausmaßes der entzündlichen Aktivität ermöglicht. Sie sollte somit in dieser Risiko-Patientengruppe regelhaft eingesetzt werden [4, 5]. Alternativ hierzu kann die Standard-Weißlichtendoskopie mit Quadrantenbiopsien verwendet werden, was allerdings einen höheren Zeitaufwand mit sich bringt.

Virtuelle Chromoendoskopie

Bei der vCE werden mittels Filterung von Licht bestimmter Wellenlängen das Gefäßmuster und die Oberflächenstruktur der Mukosa detaillierter dargestellt. Die von den verschiedenen Herstellern angebotenen Systeme sind Narrow Band imaging (NBI; Olympus, Japan), Blue Light Imaging (BLI; Fujifilm, Japan; Abb. 4.2), i-scan (Pentax, Japan) und Storz Professional Image Enhancement Systems (SPIES; Karl Storz, Deutschland). Die vCE hat sich besonders bei bestimmten Risikogruppen

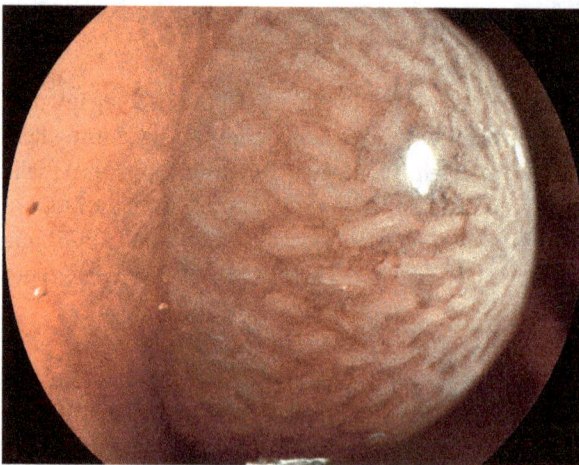

Abb. 4.2: Adenomatöser Polyp in der virtuellen Chromoendoskopie (Blue Light Imaging).

bewährt, z. B. bei der Barrettdiagnostik oder der Surveillance von CED-Patienten, wobei bei letzterer Patientengruppe gemäß den Leitlinien noch die kCE empfohlen wird [6]. Durch die sich stetig verbessernde Auflösung können selbst kleine Polypen in geschulten Händen treffgenau charakterisiert werden, was zukünftig Kosten einer histologischen Aufarbeitung sparen könnte [7].

> Die Chromoendoskopie kann den Untersucher bei der Detektion, Abgrenzung und Klassifikation von Läsionen unterstützen.

4.6.2.3 Magnifikationsendoskopie

Bei der Magnifikationsendoskopie (ME) werden bewegliche Linsen eingesetzt (optischer Zoom). Auf Knopfdruck kann die Mukosa um bis zu 150fach vergrößert werden [8]. Die Voraussetzung für den Einsatz der Vergrößerungstechnik liegt darin, dass die zu beschreibende Läsion vorher mit der Standardeinstellung des Endoskops identifiziert wurde. Mittels der ME können bei entsprechender Expertise verschiedene Läsionen korrekt klassifiziert werden, ggf. in Kombination mit der Chromoendoskopie [9].

> Die Magnifikationsendoskopie dient in erfahrenen Händen der Klassifikation früher und flacher Läsionen im Gastrointestinaltrakt.

4.6.2.4 Endomikroskopie und molekulare Bildgebung

Die konfokale Laser-Endomikroskopie (kLE) arbeitet mit der Emission von blauem Laserlicht. Vorher wird topisch (z. B. Acriflavin-Hydrochlorid) oder systemisch (z. B. Fluorescein-Natrium) Kontrastmittel gegeben. Das emittierte Licht wird reflektiert und auf das Detektionssystem mit 1.000facher Vergrößerung rückübertragen. Die kLE kann auf zwei Wegen eingesetzt werden: mittels eines in ein HD-Endoskop integrierten Systems (Pentax, Japan) oder eines sondenbasierten, für verschiedene Endoskoptypen kompatiblen Systems (Cellvizio, Mauna Kea, Frankreich). Bei der intergrierten kLE kann die Tiefe der Gewebeabtastung bis auf 250 µm eingestellt werden.

Einen attraktiven diagnostischen Ansatz bietet die kLE bei Patienten mit langjähriger CED: Die Kombination aus konventioneller Chromoendoskopie und kLE ist in der Lage, mehr Neoplasien als die SD-Weißlichtendoskopie zu detektieren [10]. In geübten Händen kann bei der Unterscheidung zwischen neoplastischen und nichtneoplastischen Läsionen eine Spezifität von 90 % erreicht werden [11]. Mit der kLE ist auch die Darstellung freier Nervenendigungen in der Mukosa möglich, was Implikationen für die Zukunft der Neurogastroenterologie haben könnte.

Ein weiterer diagnostischer Ansatz der kLE liegt in der Beurteilung der Entzündungsaktivität (z. B. Fluorescein-Leckage, epithelial gaps) [12]. Da die mukosale Heilung ein wichtiges Therapieziel bei CED-Patienten ergibt, könnte hier eine wichtige zukünftige Rolle der kLE liegen – wenn auch die neuen HD-Endoskopiesysteme mit ihrer hohen Auflösung inzwischen ein Konkurrenzverfahren darstellen.

Einen weiteren spannenden Ansatz bei der Verwendung der kLE ergibt die so genannte „molekulare Bildgebung". So lassen sich fluoreszenzmarkierte Antikörper bei Patienten mit CED mittels kLE darstellen, was ein Therapieansprechen auf eine Biologikatherapie vorhersagen kann [13].

> Der Einsatz der Endomikroskopie bietet faszinierende Möglichkeiten der Feindiagnostik.

4.6.2.5 Endozytoskopie
Mittels Endozytoskopie (EC) wird ebenfalls eine vielfache Vergrößerung des GI-Trakts erreicht (bis zu 1.390fach). Da es sich um ein Kontaktlichtmikroskopie-System handelt, ist ein direkter Kontakt des Objektivs mit der Mukosa notwendig.

4.6.2.6 Endoskopie mit vergrößertem Sichtfeld
Herkömmliche Endoskope mit antegrader Optik weisen ein Sichtfeld von maximal 170°auf. Neue Endoskoptypen versprechen mit einem größeren Sichtfeld von bis zu 330°(FUSE; EndoChoice) oder einem gesonderten retrograden Blickfeld (Third Eye Retroscope) eine verbesserte Adenom-Detektionsrate. Welches der neuen Systeme Eingang in den Markt finden wird, ist aktuell noch unklar.

4.6.3 Zusammenfassung und Ausblick

Die Basisausrüstung für den Endoskopiker besteht aus einem SD- oder HD-Endoskop. Gegebenenfalls wird ein chromoendoskopisches Verfahren bei besonderen Patientenkollektiven eingesetzt. Weitere Verfahren der endoskopischen Bildvergrößerung oder -erweiterung haben noch keinen breiten Eingang in den klinischen Alltag gefunden, werden aber beforscht. Gerade bei der molekularen Bildgebung z. B. unter Verwendung fluoreszierender Antikörper sind in Zukunft spannende neue Indikationsfelder zu erwarten.

4.6.4 Literatur

[1]   Subramanian V, Mannath J, Hawkey CJ, Ragunath K. High definition colonoscopy vs. standard video endoscopy for the detection of colonic polyps: a meta-analysis. Endoscopy. 2011; 43: 499–505.
[2]   Subramanian V, Ramappa V, Telakis E, et al. Comparison of high-definition with standard white light endoscopy for detection of dysplastic lesions during surveillance colonoscopy in patients with colonic inflammatory bowel disease. Inflamm Bowel Dis. 2013; 19: 350–355.

[3] Pohl J, Pech O, May A, et al. Incidence of macroscopically occult neoplasias in Barrett's esophagus: are random biopsies dispensable in the era of advanced endoscopic imaging? Am J
Gastroenterol. 2010; 105(11): 2350–2356.

[4] Kiesslich R, Fritsch J, Holtmann M, et al. Methylene blue-aided chromoendoscopy for the
detection of intraepithelial neoplasia and colon cancer in ulcerative colitis. Gastroenterology.
2003; 124: 880–888.

[5] Annese V, Daperno M, Rutter MD, et al. European Crohn's and Colitis Organisation. European
evidence based consensus for endoscopy in inflammatory bowel disease. J Crohn's Colitis.
2013; 7: 982–1018.

[6] Hoffman A, Kagel C, Goetz M, et al. Recognition and characterisation of small colonic neoplasia
with high-definition colonoscopy using i-scan is as precise as chromoendoscopy. Dig Liv Dis.
2010; 42: 45–50.

[7] Rath T, Tontini GE, Nägel A, et al. High-definition endoscopy with digital chromoendoscopy for
histologic prediction of distal colorectal polyps. BMC Gastroenterol. 2015; 15: 145.

[8] Kudo S, Tamara S, Nakajima T, et al. Diagnosis of colorectal tumorous lesions by magnifying
endoscopy. Gastrointest Endosc. 1996; 44: 8–14.

[9] Singh R, Hussain A, Loong CK. Narrow band imaging with magnification for the diagnosis of
lesions in the upper gastrointestinal tract. World J Gastrointest Endosc. 2013; 5: 584–589.

[10] Kiesslich R, Goetz M, Lammerdorf K, et al. Chromoscopy-guided endomicroscopy increases the
diagnostic yield of intraepithelial neoplasia in ulcerative colitis. Gastroenterology. 2007; 132:
874–882.

[11] Su P, Liu Y, Lin S, et al. Efficacy of confocal laser endomicroscopy for discriminating colorectal
neoplasms from non-neoplasms: a systematic review and meta-analysis. Colorectal Dis. 2013;
15: e1–12.

[12] Kiesslich R, Goetz M, Angus EM, et al. Identification of epithelial gaps in human small and
large intestine by confocal endomicroscopy. Gastroenterology. 2007; 133: 1769–1778.

[13] Atreya R, Neumann H, Neufert C, et al. In vivo imaging using fluorescent antibodies to tumor
necrosis factor predicts therapeutic response in Crohn's disease. Nat Med. 2014; 20: 313–318.

5 Klinik

H. D. Allescher

5.1 Dysphagie

5.1.1 Einleitung

Der normale Schluckakt läuft bei gesunden Menschen automatisiert bzw. reflektorisch ab. Ein gesunder Mensch schluckt mehr als 1000-mal am Tag, so dass eine Störung beim Ablauf dieses normalerweise automatisierten Prozesses für betroffene Patienten eine starke Beeinträchtigung im Alltag darstellt. Dysphagie (Schluckstörung) ist ein Symptom, das in verschiedenen Schweregraden und Ausprägungen auftreten kann.

> Dysphagie (Schluckstörung) ist ein Symptom, das in verschiedenen Schweregraden und Ausprägungen auftreten kann.

5.1.2 Physiologie des Schluckaktes

Der Schluckakt kann in drei verschiedene Phasen eingeteilt werden. In der ersten Phase des Schluckaktes (orale Phase) wird ein Bolus (z. B. Nahrung, Flüssigkeit) durch Willkürmotorik vorbereitet und in den Pharynx bewegt, der Zungengrund wird dabei gegen den harten Gaumen gedrückt. Im Bereich des hinteren Rachens und des Gaumenbogens sind Mechanorezeptoren lokalisiert, die den unwillkürlichen Schluckreflex auslösen (zweite, pharyngeale Phase des Schluckaktes). Dies geschieht über die Aktivierung des medullären Schluckzentrums über den Nervus glossopharyngeus.

Wird der Schluckreflex ausgelöst, kommt es zu einer Larynxelevation, zu einem Verschluss des Nasopharynx durch den weichen Gaumen und durch die Larynxelevation zu einem Verschluss der Trachea durch die Epiglottis. Durch eine Kontraktion der Zungengrundmuskulatur und der Pharynxmuskulatur wird der Bolus in Richtung Speiseröhre weitertransportiert. Zeitgleich relaxiert der obere Ösophagussphinkter und ermöglicht eine Passage in die tubuläre Speiseröhre. Der obere Ösophagussphinkter wird in der Ruhephase durch einen kontinuierlichen neuralen Tonus verschlossen. Während des Schluckaktes wird dieser neurale Tonus aus dem Hirnstamm inhibiert, der Schließmuskel erschlafft. Durch die propulsive Bewegung des Zungengrundes und der Pharynxmuskulatur gelangt der Bolus durch den oberen Ösophagussphinkter in die tubuläre Speiseröhre, es beginnt die dritte Phase des Schluckaktes, die ösophageale Phase.

Der Bolustransport durch die tubuläre Speiseröhre wird durch die Schwerkraft und eine propulsive Peristaltik der Ösophagusmuskulatur gewährleistet. In aufrechter Position wird die Front des Schluckbolus durch die Schwerkraft bestimmt, während

https://doi.org/10.1515/9783110475470-006

die peristaltische Kontraktion der Speiseröhre die komplette Entleerung der Speiseröhre am Ende des Schluckbolus gewährleistet. Im Liegen oder bei Kopf-Tief-Position wird der gesamte propulsive Schlucktransport durch die Ösophaguskontraktion gewährleistet. Das obere Drittel der tubulären Speiseröhre besteht aus quergestreifter Muskulatur, die durch eine extrinsische zentralnervöse Innervation sequentiell erregt wird. In Höhe des Aortenbogens erfolgt in der Übergangszone der Übergang (Transitionszone) von der quergestreiften in die glatte Muskulatur. Spätestens ab diesem Niveau sind auch autonome Ganglien in der Speiseröhrenwand zwischen der Ring- und Längsmuskulatur nachweisbar. Die glatte Muskulatur der unteren beiden Drittel der Speiseröhre wird über die intrinsischen Ganglien von den extrinsischen motorischen Nervenfasern des Nervus Vagus innerviert.

Durch den Schluckreflex und die Dehnung der Ösophaguswand kommt es zudem zu einer reflektorischen Relaxation des unteren Ösophagussphinkters, die durch inhibitorische extrinsische und intrinsische Neurone vermittelt wird. Als Transmitterstoffe dienen hier Stickstoffmonoxid (NO) und auch vasoaktives intestinales Polypeptid (VIP). Der Bolus kann dadurch in den Magen gelangen. Nach der Boluspassage kommt es zu einer nichtadrenerg-nichtcholinerg (NANC) vermittelten Kontraktion des Sphinkters, der damit den Reflux von Mageninhalt verhindert.

> Der Schluckakt kann in drei verschiedene Phasen (oral, pharyngeal, ösophageal) eingeteilt werden.

5.1.3 Dysphagie

Dysphagie kann in die oropharyngeale und die ösophageale Dysphagie unterteilt werden. Ersteres schließt Beeinträchtigungen im Bereich des Pharynx und des oberen ösophagealen Sphinkters mit ein, während die ösophageale Dysphagie Störungen des Bolustransportes im Bereich des tubulären Ösophagus und des unteren Ösophagusspinkters beschreibt. Klinisch wird diese Dysphagie durch Schluckprobleme vor und nach dem „Abschlucken" unterschieden.

Schmerzen beim Einschlucken oder häufiges Verschlucken mit Husten und Aspirationen weisen auf eine oropharyngeale Genese der Beschwerden hin. Dagegen lassen krampfartige, retrosternale Schmerzen bei der Nahrungsaufnahme oder Regurgitation eher auf eine ösophageale Dysphagie schließen.

> Schmerzen beim Einschlucken oder häufiges Verschlucken mit Husten und Aspirationen weisen auf eine oropharyngeale Genese der Beschwerden hin.

5.1.3.1 Diagnostik

Mit der Endoskopie können strukturelle Ursachen gefunden und ggf. therapiert werden. Bei der fiberoptischen endoskopischen Evaluation des Schluckaktes (FEES) wird ein flexibles Laryngoskop transnasal eingeführt und ermöglicht so die genaue visuelle Darstellung von Schluckakten. Im Rahmen der Untersuchung werden Boli unterschiedlicher Konsistenzen (flüssig, halbfest, fest) geschluckt.

Zusätzlich sind vor allem bei Funktionsstörungen des Ösophagus und bei oropharyngealer Dysphagie radiologische Untersuchungen (Ösophagusbreischluck, Videokinematographie) zur Ursachenklärung indiziert.

Die Messung der durch die Ösophaguskontraktion verursachten Druckkurven gibt einen genauen Einblick in deren Ablauf. Dazu wird die High-Resolution-Manometrie verwendet, bei der die Druckwerte an 36 Druckpunkten entlang einer Sonde gemessen und farbcodiert dargestellt werden (Abb. 5.1). Für die Auswertung der Untersuchungsergebnisse gibt es einen internationalen Konsensus und eine spezielle Klassifikation (Chicago-Klassifikation), mit der eine standardisierte Auswertung der Ergebnisse möglich ist.

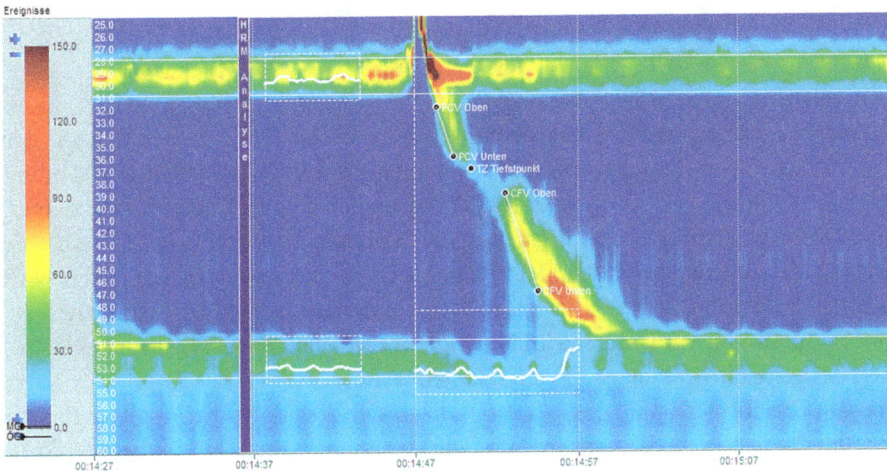

Abb. 5.1: Physiologischer Schluckakt in der High Resolution Manometrie (oberes grünes Band: oberer Ösophaussphinkter, unteres grünes Band: unterer Ösophagussphinkter, dazwischen tubuläre Speiseröhre).

Mit Hilfe der 24h-pH-Messung kann die Säurebelastung in der Speiseröhre über 24 Stunden gemessen werden. Im Gegensatz zur pH-Messung, mit der die Säurebelastung in der Speiseröhre gemessen werden kann, wird bei der Impedanzmessung jeglicher Reflux vom Magen in die Speiseröhre registriert. So kann neben dem sauren Reflux auch nichtsaurer Reflux nachgewiesen werden.

Zur Diagnostik von Funktionsstörungen des Ösophagus und bei oropharyngealer Dysphagie sind fiberoptische Endoskopie (FEES), radiologische Untersuchungen (Ösophagusbreischluck, Videokinematographie), die hochauflösende Ösophagusmanometrie und die 24h pH-Metrie indiziert.

5.1.3.2 Primäre Ösophaguserkrankungen
Zenker-Divertikel

Das Zenker-Divertikel ist eine Ausstülpung im Bereich des oberen Ösophagussphinkters. Das Divertikel entwickelt sich meist am Kilian'schen Dreieck zwischen dem M. cricopharyngeus und dem M. constrictor pharyngis inferior. Beide Muskelgruppen bilden den Verschlussmuskel des pharyngo-ösophagealen Übergangs, wobei aber vor allem der M. cricopharyngeus zum Tonus des oberen Schließmuskels beiträgt. Die Ursache des Zenker'schen Divertikels ist in einer mangelnden oder aufgehobenen Erschlaffung des M. constrictor pharyngis inferior zu sehen. Die Ursache scheint in einem degenerativen Vorgang in der Muskulatur des M. contrictor pharyngis inferior zu liegen [1]. Während früher die Therapie in einer operativen Exzision des Divertikels bestand, erfolgt heute meist eine endoskopische bzw. endoorale Spaltung des Divertikelstegs.

Zervikale (cricopharyngeale) Achalasie

Zu den Funktionsstörungen des oberen Ösophagussphinkters zählen sowohl der hypertensive obere Ösophagssphinkter als auch die zervikale Achalasie. Während sich beim hypertensiven Ösophagussphinkter lediglich erhöhte Druckwerte im oberen Sphinkter nachweisen lassen, handelt es sich bei der zervikalen Achalasie um eine Störung der koordinierten Relaxation des Musculus cricopharyngeus. Dieser wird durch einen kontinuierlichen neuralen Tonus aufrechterhalten. Die Relaxation des oberen Sphinkters wird vom medullären Schluckzentrum, das im Hirnstamm lokalisiert ist, gesteuert. Kommt es zu Verletzungen im Bereich des Schluckzentrums, kann dies eine Beeinträchtigung der Relaxation nach sich ziehen. Tumore oder Ischämien im Hirnstammes (z. B. Wallenberg-Syndrom), aber auch Muskelerkrankungen (oculopharyngeale Dystrophie, Einschlusskörperchen Myositis) können eine zervikale Achalasie verursachen.

Das Leitsymptom der zervikalen Achalasie ist eine oropharyngeale Dysphagie mit Aspirationen und Husten. Therapeutisch kommt je nach Schwere der Symptomatik eine Botulinum-Toxin-Injektion in den oberen Sphinkter oder eine Myotomie des M. cricopharyngeus in Frage [2].

Die Ursache des Zenker'schen Divertikels ist in eine mangelnden oder aufgehobenen Erschlaffung des M. constrictor pharyngis inferior. Zu den Funktionsstörungen des oberen Ösophagussphinkters zählen sowohl der hypertensive obere Ösophagssphinkter und die zervikale Achalasie.

5.1.3.3 Primäre Ösophagusmotilitätsstörungen
Hypertensive Peristaltik

Bei der hypertensiven Peristaltik lassen sich erhöhte Druckwerte im Bereich der tubulären Speiseröhre messen, der Bolustransport durch den tubulären Ösophagus ist verlängert. Eine propulsive Peristaltik bleibt jedoch erhalten. Die betroffenen Patienten leiden unter retrosternalem Druckgefühl und dieses kann sich gerade bei Nahrungsaufnahme verstärken. Treten die Beschwerden erstmalig auf, erfolgt aufgrund der plötzlich einsetzenden, sehr starken retrosternalen Schmerzen oft eine intensive kardiale Abklärung. Während die Endoskopie meist normal ausfällt, ist der Goldstandard die Druckmessung, bei der die erhöhten Druckwerte erfasst werden. Die Genese der hypertensiven Peristaltik ist nicht eindeutig geklärt. Sie kann sekundär induziert im Rahmen einer Refluxerkrankung durch die Säure-induzierte Reizung der Speiseröhre auftreten. Ob die Störung als wirkliche primäre Ösophagusmotilitätsstörung auftritt oder nur als Epiphenomen einer autonomen Störung, ist nicht ganz klar.

Hyperkontraktiler Ösophagus – Diffuser Ösophagospasmus

Der diffuse Ösophagospamus (DÖSP) zeichnet sich ebenfalls durch eine Hyperkontraktilität der Speiseröhre aus. Hier ist die propulsive Peristaltik jedoch aufgehoben, es kommt zu wiederholten simultanen und teils mehrgipfeligen Kontraktionen der Speiseröhre im Rahmen des Schluckaktes.

Diese Kontraktionen führen bei den Patienten zu teils massiv ausgeprägten retrosternalen, krampfartigen Schmerzen, durch die ausbleibende Peristaltik kommt es außerdem zu Bolusimpaktationen bei der Nahrungsaufnahme und zu starken Schmerzen. Die Genese des Ösophagospasmus ist unklar, auch hier gibt es eine sekundäre Form im Rahmen der gastro-ösophagealen Refluxkrankheit. Morphologisch lassen sich neben einer Hypertrophie der Ösophagusmuskulatur degenerative Veränderungen im myenterischen Plexus und im Nervus Vagus nachweisen.

Neben dem diffusen Spasmus gibt es auch den segmentalen Spasmus (spastische Kontraktion nur auf ein umschriebenes Segment der Speiseröhre beschränkt) und eine weitere Unterform des Ösophagospasmus, die sich lediglich mittels HR-Manometrie diagnostizieren lässt. Beim Jackhammer-Ösophagus liegt zusätzlich eine mehrgipfelige repetitive Kontraktion vor. Bislang liegt noch wenig Untersuchungsmaterial zu dieser Sonderform des DÖSP vor [3]. Der Goldstandard in der Diagnostik des diffusen Ösophagospasmus ist die High-Resolution-Manometrie.

Eine medikamentöse Therapie (Ca^{2+}-Antagonisten, Nitro-Spray) ist für die Dauertherapie nicht geeignet. Die Injektion von Botulinum-Toxin (BTX) in die tubuläre Speiseröhre kann die Symptomatik zeitweise aufheben [4]. Als neue Behandlungsmethode bietet sich die perorale endoskopische Myotomie (POEM) an [5], die eine dauerhafte Therapie dieser Motilitätsstörung ermöglicht, auch wenn noch Langzeitdaten zu dieser Therapie ausstehen.

Achalasie

Bei der Achalasie handelt es sich um eine neurodegenerative Erkrankung, die zu einer reduzierten Relaxation des unteren Ösophagussphinkters und zu einer Beeinträchtigung der Motilität der tubulären Speiseröhre führt. Der Erkrankung liegt eine Degeneration von Nervenzellen im myenterischen Plexus des Ösophagus und des unteren ösophagealen Sphinkters zugrunde. Als Ursache dieser Degeneration wird ein autoimmunes oder postinfektiöses Geschehen diskutiert [6]. Dies wurde durch den Nachweis von Suszeptilittsvarianten im HLA-DQ-Gen bei Patienten mit Achalasie weiter unterstützt [7].

Die Achalasie kann manometrisch/funktionell in drei unterschiedliche Formen eingeteilt werden. Die häufigste Form ist die hypo-/amotile Achalasie (Typ I), die neben der eingeschränkten Relaxation des UÖS eine Hypomotilität der tubulären Speiseröhre aufweist. Typ II zeigt eine synchrone Druckerhöhung in der tubulären Speiseröhre (Achalasie mit pan-ösophagealer Druckerhöhung). Die seltenste Form ist die spastische Achalasie (Typ III), bei der es zu ausgeprägten Spasmen im Bereich der tubulären Speiseröhre kommt [8]

Betroffene Patienten leiden unter nahrungsabhängiger Dysphagie und geben häufig einen nahrungsabhängigen retrosternalen Druck an. Bei der hypomotilen Achalasie kommt es aufgrund der Hypomotilität der Speiseöhre zu einer unzureichenden Entleerung der Speiseröhre. Im Verlauf kann eine Ausweitung des distalen Ösophagus einsetzen, was zu einer vorübergehenden Besserung der Symptomatik führen kann. Im fortgeschrittenen Stadium treten aktive und passive Regurgitationen unverdauter Nahrung auf, die mit einem erhöhten Aspirationsrisiko einhergehen.

Die Diagnostik der Achalasie basiert auf der endoskopischen Untersuchung, der HR-Manometrie und einem charakteristischen Röntgen-Befund.

Medikamentöse Therapieversuche sind in der Regel nicht erfolgreich. Die Injektion mit Botulinum-Toxin in den unteren ösophagealen Sphinkter bewirkt eine zeitlich begrenzte Besserung [9]. Die pneumatische Dilatation führt bei ca. 85 % der Patienten zu einer Beschwerdebesserung. Bei jüngeren Patienten oder in Fällen, in denen die pneumatische Dilatation nicht erfolgreich verläuft, stellt die laparoskopische Myotomie nach Gottstein und Heller die Therapie der Wahl dar. Mit der peroralen endoskopischen Myotomie (POEM) steht ein neues endoskopisches Verfahren zur Therapie der Achalasie zur Verfügung. Derzeit stehen Langzeitstudien noch aus, erste kontrollierte Studien zeigen aber eine gute Wirksamkeit dieses Verfahrens.

> Bei der hypertensiven Peristaltik lassen sich erhöhte Druckwerte im Bereich der tubulären Speiseröhre messen, der Bolustransport durch den tubulären Ösophagus ist verlängert. Eine propulsive Peristaltik bleibt jedoch erhalten.
>
> Der diffuse Ösophagospasmus (DÖSP) zeichnet sich ebenfalls durch eine Hyperkontraktilität der Speiseröhre aus. Hier ist die propulsive Peristaltik jedoch aufgehoben.
>
> Beim Jackhammer-Ösophagus liegt zusätzlich eine mehrgipflige repetitive Kontraktion vor.

Bei der Achalasie handelt es sich um eine neurodegenerative Erkrankung, die zu einer reduzierten Relaxation des unteren Ösophagussphinkters und zu einer Beeinträchtigung der Motilität der tubulären Speiseröhre führt.

5.1.4 Literatur

[1]   Cook IJ, Blumbergs P, Cash K, et al. Structural abnormalities of the cricopharyngeus muscle in patients with pharyngeal (Zenker's) diverticulum. J Gastroenterol Hepatol. 1992; 7: 556–562.
[2]   Kelly JH. Management of upper esophageal sphincter disorders: indications and complications of myotomy. Am J Med. 2000; 108(4a): 43S–46S.
[3]   Kahrilas PJ, Bredenoord AJ, Fox M, et al. The Chicago Classification of esophageal motility disorders, v3.0. Neurogastroenterol Motil. 2015; 27: 160–174.
[4]   Storr M, Allescher HD, Rosch T, et al. Treatment of symptomatic diffuse esophageal spasm by endoscopic injection of botulinum toxin: a prospective study with long term follow-up. Gastrointest Endosc. 2001; 54: 18A.
[5]   Khan MA, Kumbhari V, Ngamruengphong S, et al. Is POEM the Answer for Management of Spastic Esophageal Disorders? A Systematic Review and Meta-Analysis. Dig Dis Sci. 2017; 62: 35–44.
[6]   Moses PL, Ellis LM, Anees MR, et al. Antineuronal antibodies in idiopathic achalasia and gastro-oesophageal reflux disease. Gut. 2003; 52: 629–636.
[7]   Gockel I, Becker J, Wouters MM, et al. Common variants in the HLA-DQ region confer susceptibility to idiopathic achalasia. Nat Genet. 2014; 46: 901–904.
[8]   Pandolfino JE, Fox MR, Bredenoord AJ, et al. High-resolution manometry in clinical practice: utilizing pressure topography to classify oesophageal motility abnormalities. Neurogastroenterol Motil. 2009; 21: 796–806.
[9]   Storr M, Born P, Frimberger E, et al. Treatment of achalasia: the short-term response to botulinum toxin injection seems to be independent of any kind of pretreatment. BMC Gastroenterol. 2002; 2: 19.

T. Frieling
5.2 Thoraxschmerz

5.2.1 Einleitung und Hintergrund

Thoraxschmerzen werden in der Regel als lebensbedrohlich empfunden. Die Abklärung von Brustschmerzen gehört daher zu den häufigsten Gründen, warum sich Patienten beim Arzt vorstellen. Zahlreiche große Untersuchungen in verschiedenen Ländern zeigen einheitlich, dass sich, je nach untersuchtem Patientenkollektiv, bei 20–60 % der Patienten nach Ausschluss der relevanten akuten Differentialdiagnosen (STEMI, NSTEMI – ACS, stabile KHK, Aortendissektion, Lungenembolie, Spannungspneumothorax, Perikarderguss, Perikarditis, Pneumonie) keine kardialen Ursachen finden lassen [1]. Bei diesen Patienten mit den so genannten nichtkardialen Thoraxschmerzen (Non Cardiac Chest Pain, NCCP) finden sich in ca. 40 % muskuloskeletale, in ca. 20 % gastrointestinale, in ca. 10 % psychiatrische und in ca. 5 % pulmonale bzw.

Tab. 5.1: Wichtige Ursachen für nichtkardiale Thoraxschmerzen (NCCP).

Gastrointestinale Ursachen	– Gastroösophagealer Reflux (GERD), erosiv (ERD), nichterosiv (NERD) – Barrett Ösophagus – Ösophagusmotilitätsstörungen (diffuser Spasmus, hyperkontraktiler Ösophagus, Achalasie) – Hypersensitiver Ösophagus – Schatzki-Ring, Webs – Eosinophile Ösophagitis – Mallory-Weiss-Syndrom, Boerhaave-Syndrom – Medikamentös induzierte Ösophagusulcera – Infektionen (Virus-Soor-Ösophagitis) – Magen-Duodenalulcera – Pankreatitis, Gallenkolik, Cholangitis
Pneumologische Ursachen	– Lungenembolie – Pneumonie – Pneumothorax
Neurologische Ursachen	– Nervenwurzelkompression – Zosterinfektion – Interkostalneuralgie – Muskuloskeletale Syndrome (chest wall syndrome)
Orthopädische Rheumatologische Ursachen	– Degenerative Wirbelsäulenerkrankungen – Rheumatische Erkrankungen
Psychiatrische Ursachen	– Panikstörungen – Depression

mediastinale Ursachen [2–4] (Tab. 5.1). Dieser hohe Anteil von Patienten mit NCCP ist auf allen Stufen der Versorgungssysteme, inkl. der Chest Pain Units (CPU), zu erkennen [5]. NCCP erzeugen einen hohen Leidensdruck, der mit den Herzpatienten vergleichbar ist. Zusätzlich besteht aufgrund der ungeklärten Ursache der Schmerzen und der Befürchtung, doch eine unentdeckte kardiale Erkrankung zu haben, eine große Verunsicherung, die zu häufigen Arztbesuchen und zu hohen direkten und indirekten Kosten im Gesundheitssystem führt [6].

Der nichtkardiale Thoraxschmerz (NCCP) ist häufig und führt aufgrund des hohen Leidensdrucks zur signifikanten sozioökonomischer Belastung.

5.2.2 Neurogastroenterologie

Bei den gastrointestinalen Ursachen der NCCP spielt die Speiseröhre eine besondere Bedeutung. Dies ist durch die enge anatomische Beziehung zwischen Herz und Speiseröhre bedingt. Hierbei können chemische oder mechanische Reize in der Speiseröhre durch die enge nervale Verbindung zwischen Ösophagus und Herz kardiale

Funktionsstörungen hervorrufen [7]. So kann eine ösophageale Säurestimulation zu einer nerval vermittelten Verminderung der Koronardurchblutung, eine Ösophagusdehnung zur Bradykardie mit Synkope bzw. Schlucken und Luftaufstoßen zur Vorhoftachykardie führen [7]. Dies bedeutet, dass auch Patienten mit einer koronaren Herzerkrankung durchaus nichtkardiale Auslöser ihrer Beschwerden haben können. Auf der anderen Seite können durch die Überlappung der peripheren Schmerzübertragung und der zentralen Schmerzverarbeitung zwischen ösophagealen und kardiopulmonalen sensorischen Afferenzen Speiseröhrenreize herzinfarktähnliche Schmerzen verursachen und das Gehirn kann die Schmerzursache und Schmerzlokalisation häufig nicht exakt differenzieren.

5.2.2.1 Neuroanatomie

Die Perzeption von Schmerzen setzt die Aktivierung von Nozizeptoren, die nervale Weiterleitung der Erregung zum zentralen Nervensystem und die Projektion zum sensorischen Kortex voraus. In der Mukosa und Submukosa des Ösophagus finden sich durch Gewebsverletzung bzw. Entzündungen aktivierte säuresensitive chemosensitive Schmerzrezeptoren und in der Submukosa, M. propria und Adventitia der Speiseröhre dehnungssensitive mechanosensitive Nozizeptoren, die die Erregung über spinale bzw. vagale Afferenzen weiterleiten. Hierbei werden die spinalen Afferenzen des Sympathikus, die auch die kardio-pulmonalen Afferenzen enthalten, als wesentlich für die Schmerzübermittlung gesehen, während der N. vagus eher modulierende Funktionen hat. Die bewusste Wahrnehmung von Schmerzen erfolgt durch die Projektion der spinalen Afferenzen zum somatosensorischen Kortex, während die Projektion der spinalen und vagalen Afferenzen zum limbischen System für die affektive und motivierende Schmerzbewertung und ihre Projektion zum frontalen Kortex für die Schmerzevaluation verantwortlich ist. Beide sensorischen Signalwege weisen eine signifikante Überlappung zu kardio-pulmonalen sensorischen Afferenzen mit zentraler Reizverarbeitung im zentralen Sulcus, fronto-parietalen Operculum bzw. im rechten insulären und anterioren cingulären Kortex auf [8, 9]. Es ist daher nicht überraschend, dass Ösophagus-induzierte Schmerzen wie Herzschmerzen aufgefasst werden können.

5.2.2.2 Schmerzmodulation – viszerale Hypersensitivität (Allodynie, Hyperalgesie)

Viele Patienten mit NCCP zeigen eine viszerale Hypersensitivität, d. h., sie empfinden nichtschmerzhafte Reize als schmerzhaft (Allodynie) bzw. schmerzhafte Reize stärker (Hyperalgesie). Ursachen hierfür können eine periphere oder zentrale Sensibilisierung, eine Veränderung absteigender erregender oder hemmender Bahnen zu den nozizeptiven Neuronen des Hinterhorns und die kognitive bzw. emotionale Bewertung von nichtschmerzhaften Stimuli als schmerzhaft (Hypervigilanz) sein [10].

Ösophagus-induzierte Schmerzen können zentral durch absteigende hemmende Bahnen zu den Hinterwurzeln des Rückenmarks über das Endophin-mediierte Analgesie-System (EMAS) moduliert werden. So führt die ösophageale Aktivierung des anterioren cingulären Kortex, des somatosensorischen Kortex und der Insel zur Aktivierung von periventrikulär, periaquaeduktal, pontin und in medullären Kernen beginnenden schmerzhemmenden Bahnen, die das EMAS bilden. Bei der Schmerzmodulation nehmen die Hinterwurzelneurone eine besondere Rolle ein, da sie durch biochemische oder physiologische Einflüsse die Schmerzweiterleitung erhöhen oder erniedrigen können (Gate-control-Therorie). So kann die vermehrte Stimulation ösophagealer Nozizeptoren mit wiederholter Freisetzung von Neurotransmittern (Glutamat, Substanz P, CGRP, NK-A) zur Aktivierung des N-methyl-D-Aspartat-(NMDA-)Kanals der Hinterwurzelneurone mit vermehrter Erregbarkeit (wind-up) und zur Allodynie (schmerzhaften Empfindung durch nichtschmerzhaften Stimulus) bzw. Hyperalgesie (vermehrte Empfindung schmerzhafter Stimuli) führen. Bei NCCP konnte gezeigt werden, dass eine Hyperalgesie durch Säureinstillation, elektrische Stimulation bzw. Ballondehnung induziert werden kann. Ob die bei NCCP häufig beobachtete viszerale Hypersensitivität mit Allodynie bzw. Hyperalgesie peripher durch Veränderungen der Speiseröhre selbst oder zentral bedingt ist, ist zurzeit noch unklar. Die Induktion einer Hyperalgesie im proximalen Ösophagus durch distale Säureinstillation weist aber auf einen eher zentralen Mechanismus im Bereich der Hinterwurzelneurone hin [7, 11].

> Chemische und mechanische Ösophagusstimulationen können durch die engen nervalen Verbindungen zwischen Ösophagus und Herz mit Überlappung der peripheren Schmerzübertragung bzw. der zentralen Schmerzverarbeitung mit kardio-pulmonalen Afferenzen NCCP induzieren. Viele Patienten mit NCCP weisen eine veränderte Schmerzmodulation mit viszeraler Hypersensitivität (Allodynie, Hyperalgesie) auf.

5.2.3 Klinik

Patienten mit NCCP unterscheiden sich demographisch nicht grundsätzlich von solchen mit kardialen Brustschmerzen. Die den Arzt aufsuchenden Patienten empfinden aber stärkere Beschwerden und weisen eine höhere soziale Beeinträchtigung auf. Patienten mit NCCP zeigen im Vergleich zu denen mit kardialen Brustschmerzen häufiger psychische Auffälligkeiten (Panikstörungen, Depressionen, Phobien, Ängstlichkeit, vegetative Begleitreaktionen). Risikofaktoren für NCCP sind Übergewicht, Nikotinabusus, Aspirin-Gebrauch, NSAID, Neurotizismus bzw. Ängstlichkeit. Alle Altersgruppen sind hierbei betroffen, wobei die Prävalenz im Alter abnimmt. Es besteht kein Unterschied zwischen Männer und Frauen [12].

Die Charakterisierung von Patienten mit NCCP stellt eine große Herausforderung dar. So existieren praktisch keine klinisch verwertbaren Charakteristika. Schmerz-

Lokalisation oder -Qualität und der Response auf Nitroglycerin ergeben keine zuverlässigen Prädiktoren für eine Differenzierung zwischen kardialer und nichtkardialer Ursache. Auch die Schmerzausstrahlung und die Begleitsymptome haben nur eine geringe Sensitivität und Spezifität. Dies bedeutet, dass die klinische Diagnose von NCCP unsicher und letztendlich eine Ausschlussdiagnose ist und immer zunächst potenzielle kardiale Ursachen abgeklärt werden müssen.

Die Betreuung von Patienten mit NCCP muss daher interdisziplinär erfolgen [13]. Hier ist insbesondere auch die Gastroenterologie gefordert, da sich häufig gastrointestinale Ursachen nachweisen lassen (Tab. 5.1). Hierbei steht die Speiseröhre in 20–60 % der Fälle mit Reflux und hyperkontraktilen Ösophagusmotilitätsstörungen (hyperkontraktiler unterer Ösophagussphinkter (UÖS), hypotensiver UÖS, diffuser Ösophagusspasmus, hyperkontraktiler oder Jackhammer-Ösophagus) im Vordergrund [14] (Abb. 5.2).

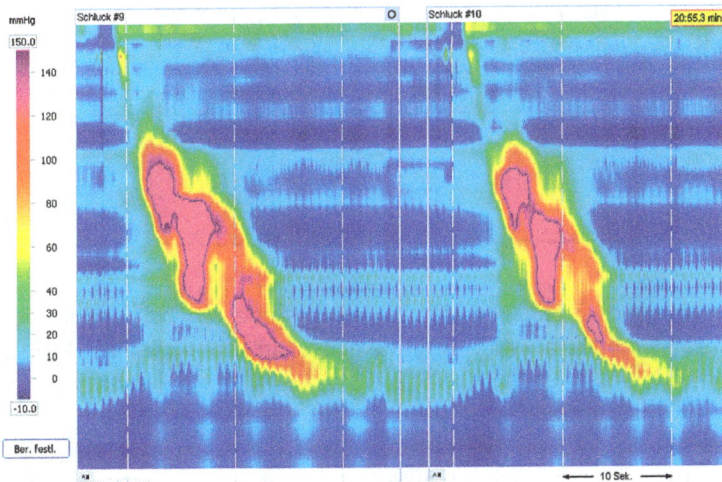

Abb. 5.2: Die hochauflösende Ösophagusmanometrie bei einem Patienten mit nichtkardialem Thoraxschmerz zeigt das typische Bild eines Jackhammer-Ösophagus mit erhöhten peristaltischen Kontraktionen der tubulären Speiseröhre (farbkodiert „rot") und einem unauffälligen unteren Ösophagussphinkter.

Die Therapie der Ösophaguserkrankungen richtet sich nach den diagnostizierten Ursachen und sollte möglichst spezifisch sein (Tab. 5.2). Wichtig erscheint, dass der so genannte Protonenpumpenhemmer-Test (PPI-Test) einzig den sauren Reflux erfasst, der nur in etwa der Hälfte der Refluxereignisse auftritt und somit lediglich eine begrenzte Aussagekraft hat. Des Weiteren sollten bei jeder Magenspiegelung Speiseröhrenbiopsien zur Detektion von Entzündungen, insbesondere einer eosinophilen Ösophagitis, entnommen werden. Im Einzelfall ist eine pH-Metrie-Impedanzmessung bzw. Ösophagusmanometrie angebracht. Beim Ösophagusspas-

Tab. 5.2: Therapie des nichtkardialen Thoraxschmerzes (NCCP) gastroenterologischer Ursache.

GERD/Barrett	PPI, Alginate, OP
Ösophagusmotilitätsstörungen	– Nitropräparate, Kalziumantagonisten – Bougierung, Dilatation – Kardiomyotomie, OP, POEM
Hypersensitiver Ösophagus	– PPI, trizyklische Antidepressiva
Schatzki-Ring, Webs	– Bougierung, Dilatation
Eosinophile Ösophagitis	– PPI, Diät (6-foot diet) – Kortison lokal, – Bougierung, Dilatation
Mallory-Weiss-/Boerhaave-Syndrom	– PPI – Unterspritzung, Clipping – OP
Medikamentös induzierte Ösophagusulcera	– Verhaltensänderung, Tablettenumstellung
Infektionen (Virus-Soor-Ösophagitis)	– Virusstatika, Antimykotika
Magen-Duodenalulcera	– PPI, Helicobacter-pylori-Eradikation
Pankreatitis Gallenkolik Cholangitis	– i. v. Flüssigkeit – Spasmolytika – Antibiotika – OP

mus und dem Jackhammer-Ösophagus können die Injektion von Botulinumtoxin, die laparoskopische Myotomie bzw. die perorale endoskopische Myotomie (POEM) hilfreich sein.

> Patienten mit NCCP sind klinisch schwierig von Patienten mit kardialen Brustschmerzen zu differenzieren. Die Betreuung sollte interdisziplinär und die Diagnostik durch Endoskopie bzw. Ösophagusfunktionsdiagnostik (Reflux, Motilitätsstörungen) erfolgen.

5.2.4 Zusammenfassung und Ausblick

NCCP sind häufig und können aufgrund der engen Nervenverbindungen zwischen Speiseröhre und Herz durch Erkrankungen der Speiseröhre ausgelöst werden. Entscheidend bei Diagnostik und Therapie ist die Zusammenarbeit der verschiedenen Fachdisziplinen. Die Zusammenarbeit sollte bereits in den CPU bzw. der Notaufnahmestationen beginnen. Diese interdisziplinäre Zusammenarbeit wird die Diagnostik und die Therapie dieser Patienten verbessern und die sozioökonomische Belastung für die Gesellschaft senken.

5.2.5 Literatur

[1]   Bruno RR, Donner-Banzhoff N, Söllner W, Frieling T, Müller C, Christ M. The Interdisciplinary Management of Acute Chest Pain. Dtsch Arztebl Int. 2015; 112(45): 768–779.

[2]   Hobbach HP, Lemm, Buerke M. Brustschmerzen in der Notaufnahme. Diagnostik und Behandlung. Med Klin Intensivmed Notfmed. 2013; 108: 7–18.

[3]   Frieling T. Differential diagnosis „non-cardiac chest pain". Dtsch Med Wochenschr. 2015; 140(15): 1166–1172.

[4]   Frieling T, Bergdoldt G, Allescher HD, Riemann JF. Chest pain – not always the heart! Clinical impact of gastrointestinal diseases in non-cardiac chest pain. Z Gastroenterol. 2015; 53: 120–124.

[5]   Maier LS, Darius H, Giannitsis E, Erbel R, Haude M, Hamm C, et al. The German CPU Registry: Comparison of troponin positive to troponin negative patients Int J Cardiol. 2013; 168: 1651–1653.

[6]   Eslick GD. Noncardiac chest pain: epidemiology, natural history, health care seeking, and quality of life. Gastroenterol Clin N Am. 2004: 33: 1–23.

[7]   Orlando RC. Esophageal perception and noncardiac chest pain. Gastroenterol Clin N Am. 2004; 33: 25–33.

[8]   Kindt S, Tack J. Pathophysiology of Noncardiac Chest Pain: Not Only Acid. Dis Mon. 2008; 54: 615–626.

[9]   Hobson AR, Aziz Q. Brain processing of esophageal sensation in health and disease. Gastroenterol Clin N Am. 2004; 33: 69–91.

[10] Anand P, Aziz Q, Wllert R, Van Oudenhove L. Peripheral and central mechanisms of visceral sensitization in man. Neurogastroenterol Motil. 2007; 9(1): 29–46.

[11] Lembo AJ. Visceral hypersensitivity in noncardiac chest pain. Gastroenterol Clin N Am. 2004; 33: 55–60.

[12] Heatley M, Rose K, Weston C. The heart and the oesophagus: intimate relations. Postgrad Med J. 2005; 81: 515–518.

[13] Frieling T. Noncardiac chest pain (NCCP) in German chest pain units. Z Gastroenterol. 2015; 53(4): 335–336.

[14] Heatley M, Rose K, Weston C. The heart and the oesophagus: intimate relations. Postgrad Med J. 2005; 81: 515–518.

T. Frieling
5.3 Globus

5.3.1 Einleitung und Hintergrund

Unter einem Globusgefühl werden Missempfindungen mit dem Gefühl eines Kloßes bzw. eines Fremdkörpers im Hals verstanden. Diese Beschwerden können mit Säuregefühl, Heiserkeit Verschleimung und rezidivierendem Husten assoziiert sein. Globus und die assoziierten Symptome sind häufig und finden sich bei etwa 4 % der in der HNO vorstelligen Patienten und bei bis zu 46 % gesunder Menschen [1]. Die Prävalenz dieser Missempfindungen ist bei Frauen und Männern vergleichbar, Frauen suchen aber häufiger den Arzt auf. Die Symptome verursachen einen hohen Leidensdruck und hohe sozioökonomische Kosten. Die verschiedenen Ursachen, die zu einem Globus führen können, zeigt die Tab. 5.3. Eine interdisziplinäre gastroenterologische, hals-nasenohrenärztliche, neurologische und pulmologische Zusammenarbeit zur Abklärung der Symptome ist erforderlich. In vielen Fällen lässt sich aber kein objektivierbares Korrelat finden, weshalb die Beschwerden als Folge einer psychischen Störung interpretiert werden (Globus hystericus).

Globusgefühl, Säuregefühl, Heiserkeit, Verschleimung und Husten sind häufig und erzeugen einen hohen Leidensdruck. Die Abklärung sollte interdisziplinär erfolgen. Oftmals werden die Beschwerden als psychisch bedingt (Globus hystericus) interpretiert.

Tab. 5.3: Potenzielle Ursachen für Globus.

- Refluxerkrankung Hypertensiver oberer Ösophagussphinkter, Relaxationsstörungen
- Ösophagusmotilitätsstörungen
- Pharyngitis, Tonsilitis, chronische Sinusitis
- Laryngopharyngeale Karzinome
- Zungengrundhyperplasie
- Struma
- Magenschleimhautheterotopie im Ösophagus
- Psychische Faktoren

5.3.2 Neurogastroenterologie

In der Gastroenterologie werden nach Ausschluss der differentialdiagnostisch zu berücksichtigen Erkrankungen (Tab. 5.3) im Wesentlichen zwei grundsätzliche Ursachen des Globus angenommen. Dies sind die direkte Irritation bzw. Entzündung des Larynx durch einen laryngopharyngealen Reflux bzw. die durch einen vagovagalen Reflex vermittelte Tonuserhöhung des oberen Ösophagussphinkters (OÖS) durch Säurestimulation im distalen Ösophagus bzw. eine Ösophagusdilatation [1, 2]. Die Patienten werden daher häufig zum Gastroenterologen zur weiterführenden Refluxdiagnostik geschickt. Die Vermutung einer Refluxgenese wird einerseits durch Untersuchungen [3], inklusive der europäischen ProGERD Studie [4], gestützt, die vermehrt Heiserkeit (14,8 %) und Globus (7,0 %) bei der gastroösophagealen Refluxerkrankung beschreiben. Auf der anderen Seite gibt es aber keine belastbaren Studien, die einen derartigen Zusammenhang in einem größeren Patientenkollektiv sicher belegen. Dementsprechend wird in der aktuellen deutschen Refluxleitlinie eine probatorische Säurehemmung nicht empfohlen, sondern auf eine abklärende Untersuchung durch Ösophagogastroskopie und kombinierte 24-Stunden-pH-Metrie-Impedanzmessung verwiesen [5].

Als wesentliche gastroenterologische Ursachen werden ein laryngoösophagealer Reflux bzw. eine reflexbedingte Erhöhung des oberen Ösophagussphinkterdruckes vermutet.

5.3.3 Klinik

Globus und die assoziierten Missempfindungen sind häufig, langdauernd und rezidivieren oft. Sie können sich durch die Nahrungsaufnahme verbessern und sind meistens nicht mit Schluckstörungen oder einer Odynophagie assoziiert. Häufig finden sich keine objektivierbaren Ursachen zur Erklärung der Symptomatik. Da einige Patienten psychische Auffälligkeiten wie eine vermehrte Ängstlichkeit und Somatisierung zeigen, wird die Symptomatik häufig als funktionell (Globus hystericus) interpretiert und die Patienten werden nicht ernst genommen. Dies erhöht die Verunsicherung und den Leidensdruck der Patienten und führt zu häufigen Arztbesuchen. Es existieren zurzeit keine verlässlichen prognostischen Parameter. In einer Studie über fünf Jahre konnte aber gezeigt werden, dass sich die Symptomatik bei 60 % der männlichen Patienten mit Globus kürzer als drei Monate und fehlenden Rachenbeschwerden bessert bzw. vollständig rückläufig ist [1].

5.3.4 Diagnostik

Die Diagnostik zur Abklärung eines Globus-Gefühls beinhaltet neben der ausführlichen Anamnese mit Etablierung eines Refluxscores die halsnasenohrenärztliche, neurologische, pulmologische und gastroenterolgische Untersuchung. Potenzielle Ursachen sind die Refluxerkrankung, ein hypertensiver oberer Ösophagussphinkters, Relaxationsstörungen des oberen Ösophagussphinkters, Ösophagusmotilitätsstörungen, Pharyngitis, Tonsilitis, chronische Sinusitis, laryngopharyngeale Karzinome, eine Zungengrundhyperplasie, eine Struma,Magenschleimhautheterotopien (Abb. 5.3) im Ösophagus bzw. psychische Faktoren. Gastroenterologische Untersuchungen beinhalten die Spiegelung des Hypopharynx, des Ösophagus und des Magens, den Röntgenbreischluck bzw. Bariumbrotschluck, die hochauflösende Videofluoroskopie, die kombinierte 24-Stunden-pH-Metrie-Impedanzmessung, die laryngopharyngeale pH-Metrie und die hochauflösende Ösophagusmanometrie. Aktuelle Untersuchungen zeigen aber, dass eine aufwendige und differenzierte Ösophagusfunktionsdiagnostik häufig keine signifikant veränderten Parameter bezüglich spezifischer Ösophagusmotilitätsstörungen bzw. eines erhöhten gastroösophagealen Refluxes detektieren kann, die mit der Symptomatik korrelieren [6–8]. Demgegenüber konnte gezeigt werden, dass etwa zwei Drittel der Patienten mit Beschwerden und Magenschleimhautheterotopien im proximalen Ösophagus von einer Ablation der ektopenen Magenschleimhaut mit einer Verbesserung ihrer Symptomatik profitieren. Aus diesem Grunde sollte eine sorgfältige Endoskopie der Speiseröhre durchgeführt werden. Hierbei sollte auch auf die Möglichkeit einer eosinophilen Ösophagitis, tubulärer Webs und eines Schatzki-Rings geachtet werden.

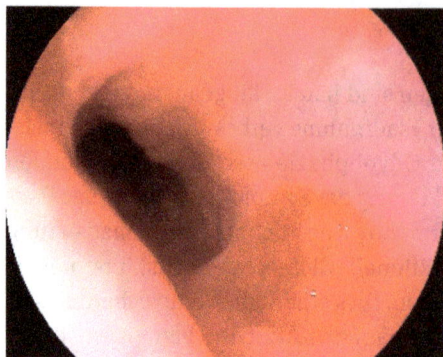

Abb. 5.3: Magenschleimhautheterotopie im proximalen Ösophagus.

> Die Funktionsdiagnostik der Speiseröhre zeigt keine signifikanten Veränderungen. Demgegenüber können Magenschleimhautheterotopien im proximalen Ösophagus für die Beschwerden verantwortlich sein.

5.3.5 Therapie

Die Therapie richtet sich nach den detektierten Veränderungen (Tab. 5.3). Aus gastroenterologischer Sicht scheint zurzeit die Ablation von Magenschleimhautheterotopien im proximalen Ösophagus die effektivste Therapie zu sein, die in etwa 60 % der Fälle zu einem deutlichen Beschwerderückgang bzw. -freiheit führt [6–8]. In Einzelfällen können eine Diätetik mit Vermeidung von Nahrungsallergenen (u. a. Weizen, Milch, Ei) bei V. a. eine eosinophile Ösophagitis, die Probebougierung der Speiseröhre bei Webs und Schatzki-Ring bzw. die Injektion von Botulinumtoxin in den oberen Ösophagussphinkter bei Nachweis einer Druckerhöhung oder Relaxationsstörung hilfreich sein.

5.3.6 Zusammenfassung und Ausblick

Für Globus und die assoziierten Symptome finden sich häufig keine organischen Korrelate. Aus diesem Grunde sollte eine besonders sorgfältige interdisziplinäre Diagnostik durchgeführt werden, um die Einordnung in eine psychische Erkrankung zu rechtfertigen. Hierzu gehört die intensive endoskopische Untersuchung der Speiseröhre zur Detektion einer ektopen Magenschleimhaut, die durch Argonplasmakoagulation (APC) abladiert werden kann. Es bleibt zu klären, inwieweit säureproduzierende Zellen im Hypopharynx für die Symptomatik verantwortlich sein können.

5.3.7 Literatur

[1]   Lee BE, Kim GH. Globus pharyngeus: A review of its etiology, diagnosis and treatment. World J Gastroenterol. 2012; 18: 2462–2471.

[2]   Fehmi A, MD, Vaezi MF. Approach to the patient with presumed extraoesophageal GERD. Best Practice & Research Clinical Gastroenterology. 2013; 27: 415–431.

[3]   Locke 3rd GR, Talley NJ, Fett SL, Zinsmeister AR, Melton 3rd LJ. Prevalence and clinical spectrum of gastroesophageal reflux: a population-based study in Olmsted County, Minnesota. Gastroenterology. 1997; 112: 1448–1456.

[4]   Jaspersen D, Kulig M, Labenz J, Leodolter A, Lind T, Meyer-Sabellek W, et al. Prevalence of extra-oesophageal manifestations in gastro-oesophageal reflux disease: an analysis based on the ProGERD Study. Alimentary Pharmacology & Therapeutics. 2003; 17: 1515–1520.

[5]   Koop H, Fuchs KH, Labenz J, et al. S2k Guideline: Gastroesophageal Reflux Disease Guided by the German Society of Gastroenterology, AWMF Register No. 021–013. Z Gastroenterol. 2014; 52: 1299–1346.

[6]   Frieling T, Kuhlbusch-Zicklam R, Weingardt C, Heise J, Kreysel C, Blank M, et al. Esophageal function tests are not helpful in symptoms suspicious of extraesophageal reflux - a prospective study in 74 patients. Z Gastroenterol. 2016; 54: 1061–1068.

[7]   Frieling T, Kuhlbusch-Zicklam R, Weingardt C, Heise J, Kreysel C, Blank M, et al. Clinical impact of esophageal function tests and argon plasma coagulation in heterotopic gastric mucosa of the esophagus and extraesophageal reflux symptoms – a prospective study. Z Gastroenterol. 2015; 53: 101–107.

[8]   Bajbouj M, Becker V, Eckel F, Miehlke S, Pech O, Prinz C, et al. Argon plasma coagulation of cervical heterotopic gastric mucosa as an alternative treatment for globus sensations. Gastroenterology. 2009; 137: 440–444.

T. Frieling

5.4 Schluckauf

5.4.1 Einleitung und Hintergrund

Der Schluckauf (Singultus) wird durch Zwerchfellkontraktionen bzw. Kontraktionen der Interkostalmuskulatur verursacht, denen ein Glottisverschluss während eines Einatmungsversuches folgt. Dies führt zu einer schnellen, einige Millisekunden dauernden Luftaufnahme, die durch den Glottisverschluss unterbrochen wird und das charakteristische Geräusch verursacht. Der Schluckauf kann zwischen 4- und 60-mal pro Minute auftreten und hat beim Erwachsenen keine erkennbare physiologische Bedeutung. Sein intrauterines Auftreten wird als Training für die Atemmuskulatur vor der Geburt interpretiert. Der Schluckakt kann in einen akuten Singultus mit bis zu zwei Tagen Dauer, einen persistierenden Schluckauf mit Dauer über zwei Tage und einen refraktären Singultus mit Dauer über einen Monat unterteilt werden [1]. Normalerweise ist der Schluckauf selbstlimitierend, kann aber durch seine Persistenz zur Erkrankung werden. Die Inzidenz und Prävalenz sind nicht bekannt, er kann aber die Diagnose in Krankenhäusern in einer Häufigkeit von 55 pro 1000.000 Aufnahmen betreffen. Der relevante Schluckauf tritt am häufigsten bei gastrointestinalen und neurologischen Erkrankungen des zentralen Nervensystems auf. So klagen etwa 20 % der Parkinson-Patienten, 10 % der Refluxpatienten, etwa 5 % der Patienten mit fortgeschrittenen Tumorerkrankungen und bis zu 25 % der Patienten mit Ösophaguskarzinom über einen störenden Singultus.

> Der klinisch relevante Schluckauf tritt insbesondere bei Patienten mit gastrointestinalen und neurologischen Erkrankungen auf.

5.4.2 Neurogastroenterologie

Der Schluckauf entsteht durch myoklone, also automatische Kontraktionen der Zwerchfell- bzw. der Interkostalmuskulatur. Verantwortlich hierfür ist ein nervaler Reflex. Hierbei werden die sensorischen Impulse über den N. vagus, den N. phrenicus und die sympathischen Nerven von den Rückenmarkssegmenten T6–T12 zum oberen Rückenmark C3–C5 und der Medulla oblongata des Hirnstamms, der Formatio reticularis und dem Hypothalamus vermittelt. Der efferente Schenkel des Reflexbogens besteht aus dem N. phrenicus, der die zum Singultus führenden Erregungen einseitig oder seltener beidseitig zum Zwerchfell bzw. über Seitenäste zur Interkostalmuskulatur überträgt. Die zentrale Komponente des Reflexes kann über dopaminerge bzw. GABA-Neurotransmitter (Gamma-Amino-Isobuttersäure) beeinflusst werden [2]. Weitere beeinflussende Neurotransmitter sind 5-Hydroxyindolessigsäure, Histamin, Epinephrin, Norepinephrin und Acetylcholin [2]. Der N. laryngeus recurrens als Seitenast des N. vagus führt schließlich durch den Epiglottisschluss zur Beendigung des Reflexes [1].

> Wesentliche Grundlage des Schluckaufs ist die Aktivierung eines nervalen Reflexbogens, der durch periphere und zentrale Einflüsse aktiviert werden kann.

5.4.3 Klinik

Grundsätzlich können alle Reize, die Einflüsse auf diesen Reflexbogen nehmen, einen Schluckauf induzieren. Hierzu gehören die Magendehnung nach einer voluminösen Nahrung oder kohlensäurehaltigen Getränken, scharfe Gewürze wie Peperoni, Alkohol und Nikotin bzw. individuelle Irritationen des Magen-Darm-Trakts bzw. der Lunge und des Bronchialsystems. Weitere assoziierte Faktoren sind psychische Alterationen durch Stress, Übererregbarkeit, Ängstlichkeit, Hyperventilation und Aerophagie. In der Literatur finden sich zahlreiche Beschreibungen einzelner Faktoren, die einen Schluckauf auslösen können bzw. mit einem persistierenden Schluckauf assoziiert sind. Tab. 5.4 gibt eine Übersicht. Relativ häufig finden sich Erkrankungen des zentralen Nervensystems und des Gastrointestinaltrakts. Beim gastrointestinalen

Tab. 5.4: Singultus – Ursachen [1].

Gastrointestinal	– Gastroösophagealer Reflux – Hiatushernie – Ösophaguskarzinom – Magendehnung – Magen-Duodenal-Ulkus – Pankreatitis – Intraabdomineller Abszess – Ileus
Thorakal	– Myokardinfarkt – Perikarditis – Thorakales Aortenaneurysma
Pulmonal	– Bronchitis – Pneumonie – Asthma – Bronchialkarzinom – Tuberkulose
Hals – Nasen – Ohren	– Herpes zoster – Rhinitis – Otitis – Pharyngitis – Fremdkörper
Metabolisch, toxisch	– Hyponatriämie – Hypokaliämie – Hypokalzämie – Hypokapnie – Niereninsuffizienz – Diabetes mellitus – Alkohol
Pharmakologisch	– Steroide – Dopaminagonisten – Chemotherapie (Platin) – Benzodiazepine – Opioide – Barbiturate – Antibiotika (Makrolide)
Chirurgisch	– Pharyngeale Stimulation – Anaesthetika – Brust- und Abdominaloperationen – Zentraler Venenverweilkatheter
Endoskopie	Diagnostisch – therapeutisch
Psychosomatisch	– Ängstlichkeit – Erregung – Stress – Furcht

Reflux, oft auch in Verbindung mit einer größeren Hiatushernie, sind die Ursache und die Folge unklar, da der Schluckauf Refluxereignisse fördert und anderseits die ösophageale Säureexposition einen Singultus auslösen kann. Passagestörungen im Ösophagus durch organische bzw. funktionelle Stenosen (z. B. Schatzki-Ring, peptische Stenose, Ösophagusmotilitätsstörungen) können zum Schluckauf führen und müssen im Einzelfall abgeklärt werden. Ebenfalls ist an extragastrointestinale Veränderungen wie Herzinfarkt, Perikarditis und Aortenaneurysma, Reizungen der Nasen-Rachen-Schleimhaut bzw. Irritationen des äußeren Gehörganges durch Fremdkörper, metabolische Störungen (Elektrolytstörungen, Urämie, Hyperglykämie, Toxine) und Medikamente (Benzodiazepine, Opiate, Kortikoide) zu denken. Auch Endoskopien und chirurgische Eingriffen unter Sedierung bzw. Narkose können durch die lokale Schleimhautreizung bzw. durch die Magendehnung einen Singultus auslösen.

> Die Ursachenklärung ist komplex und beinhaltet gastroenterologische, neurologische, halsnasenohrenärztliche, metabolische, pharmakologische, endoskopische, chirurgische und neuropsychologische Einflüsse, die individuell abgeklärt werden müssen.

5.4.4 Diagnostik

Die klinische Diagnostik muss grundsätzlich alle möglichen Einflüsse auf den langen Reflexbogen berücksichtigen. Dies setzt eine ausführliche Anamnese und gründliche klinische Untersuchung, ggf. ergänzt durch die Fachgebiete der HNO und Neurologie, voraus, die durch eine Computertomographie bzw. Magnetresonanztomographie des Kopfes, des Thorax und des Abdomens komplettiert werden sollten. Zur umfassenden Abklärung gehören im Einzelfall auch eine Ösophagogastroduodenoskopie sowie eine gastrointestinale Funktionsdiagnostik, bestehend aus hochauflösender Ösophagusmanometrie und kombinierter 24-Stunden-pH-Metrie-Impedanzmessung zur Detektion von Ösophagusmotilitätsstörungen bzw. eines gastroösophagealen Refluxes.

> Die klinische Diagnostik beinhaltet eine interdisziplinäre Anamnese, klinische Untersuchung, Bildgebung, Endoskopie und Funktionsdiagnostik.

5.4.5 Therapie

Bei der Therapie sollten die zugrundeliegenden Ursachen behandelt werden. Medikamentöse Therpapieoptionen beinhalten die Behandlung mit Baclophen (3 × 5–20 mg/Tag), Gabapentin (3 × 300–600 mg/Tag), Pregabalin (2 × 75–150 mg/Tag), Metoclopramid (3 × 10 mg), Chlorpromazin (4 × 25–50 mg/Tag), Carbamazepin (3 × bis 4 × 100–300 mg/Tag), Valproat (bis 20 mg/Kg/Tag), Phenytoin 3 × 100 mg/Tag), Nifedipin (60–180 mg/Tag), Amytryptilin (1 × 25–100 mg/Tag). In Einzelfällen können eine Ösophagusbougierung, eine pneumatische Kardiadilatation bzw. eine Botulinumtoxin-Injektion in den unteren Ösophaussphinkter bzw. in den kardianahen Magenfundus hilfreich sein. Weitere Therapieoptionen sind Hypnose, Akupunktur, Nervenblockade (C3–C5, N. phrenicus, N. vagus) bzw. die Implantation eines Nervenstimulators.

5.4.6 Zusammenfassung und Ausblick

Der persistierende Schluckauf stellt eine große klinische Herausforderung dar. Aufgrund des langen Reflexbogens sind zahlreiche zentrale und periphere Einflüsse möglich, die durch eine sorgfältige Anamnese, klinische Untersuchung und ergänzende bildgebende Verfahren geklärt werden müssen. Therapeutisch sind zahlreiche Verfahren verfügbar, die individuell eingesetzt werden müssen.

5.4.7 Literatur

[1]   Steger M, et al. Systematic review: the pathogenesis and pharmacological treatment of hiccups. Aliment Pharmacol Ther. 2015; 42: 1037–1050.
[2]   Nausheen F, et al. Neurotransmitters in hiccups. SpringerPlus. 2016; 5: 1357.

C. Pehl
5.5 Sodbrennen und Regurgitation

5.5.1 Einleitung und Hintergrund

Bis zu einem Drittel aller Menschen verspüren im Laufe eines Jahres Episoden mit Sodbrennen und z. T. auch ein Zurückfließen von Mageninhalt (Regurgitation). Führen diese Refluxsymptome aufgrund von Intensität und/oder Frequenz der Beschwerden zu einer Einschränkung der Lebensqualität, so wird von einer Refluxkrankheit gesprochen, an der etwa 5–15 % aller Menschen leiden [1, 2]. Eine Refluxkrankheit liegt auch vor, wenn es durch den Reflux von Mageninhalt (Salzsäure, Gallensäuren, Pepsin) zu einer organischen Schädigung im Bereich der Speiseröhre (Refluxösophagitis) oder sogar supraösophageal (Refluxlaryngitis, Zahnerosion) kommt.

Refluxsymptome wie Sodbrennen und Regurgitation sind sehr häufig in der Bevölkerung.

5.5.2 Pathophysiologie

Gastroösophagealer Reflux (Luft- und/oder Mageninhalt) ist bis zu einer gewissen Grenze ein physiologisches, überwiegend postprandial auftretendes Ereignis, vermittelt durch einen vagalen Reflexmechanismus (Belch-Reflex). Diesem physiologischem Reflux und Aufstoßen liegen vagal vermittelte transiente Relaxationen des unteren Ösophagussphinkters zugrunde. Bei der Refluxerkrankung wird z. T. über gehäufte transiente Relaxationen, z. T. auch nur über vermehrten sauren Reflux bei transienten Relaxationen berichtet. Je schwerer die Refluxerkrankung ist (höhergradige Refluxösophagitis), umso mehr findet sich auch ein mechanisch defekter unterer Ösophagussphinkter, zumeist in Kombination mit einer Hiatushernie. Im Bereich der Speiseröhre kann bei einer Refluxkrankheit häufig auch eine Störung der Motilität im Sinne der ineffektiven Motilität nachgewiesen werden, wodurch eine verzögerte Clearance des Refluates eintritt.

Übersteigt der Reflux physiologische Bereiche, so kommt es konsekutiv zum Aufbrechen der tight junctions im Bereich der ösophagealen Mukosa. Dadurch können u. a. H^+-Ionen des Refluates die intramural gelegenen sensiblen Nervenendigungen erreichen und Sodbrennen auslösen. Dabei wird jedoch nur ein kleiner Teil aller Refluxereignisse als Sodbrennen verspürt. Hier spielen die Menge des Refluates und die Höhe des Refluxes in die Speiseröhre eine Rolle. Vor allem aber sensibilisieren vorangegangene Refluxereignisse die intramuralen sensorischen Nervenendigungen, so dass beim nächsten Reflux häufiger Sodbrennen verspürt wird. Auch eine zentrale Sensibilisierung der viszeralen Afferenzen im Rahmen von Stress führt dazu, dass Refluxereignisse häufiger als Sodbrennen verspürt werden. Neben der direkten Schädigung kann Reflux auch über die Induktion vagaler Reflexmechanismen Beschwerden auslösen, z. B. asthmatische Beschwerden oder Hustenattacken.

5.5.3 Diagnostik

Die Initialdiagnostik bei Sodbrennen und Regurgitation stellt in der Regel eine Gastroskopie dar. Allerdings ist nur bei etwa einem Drittel der betroffenen Patienten mit einer endoskopisch sichtbaren Refluxösophagitis zu rechnen. Die Diagnose der nicht erosiven Refluxkrankheit ist die Domäne der Funktionsdiagnostik (Abb. 5.4; 1, 2). Außerhalb von neurogastroentrologischen Zentren oder Refluxzentren wird häufig diagnostisch auch der PPI-Test in Form der hochdosierten PPI-Gabe über zwei bis vier Wochen durchgeführt. Aufgrund der geringen Sensitivität und Spezifität sowie der Gefahr der Induktion dyspeptischer Beschwerden auch bei Gesunden bei abruptem Absetzen ist eine Funktionsdiagnostik dem PPI-Test vorzuziehen.

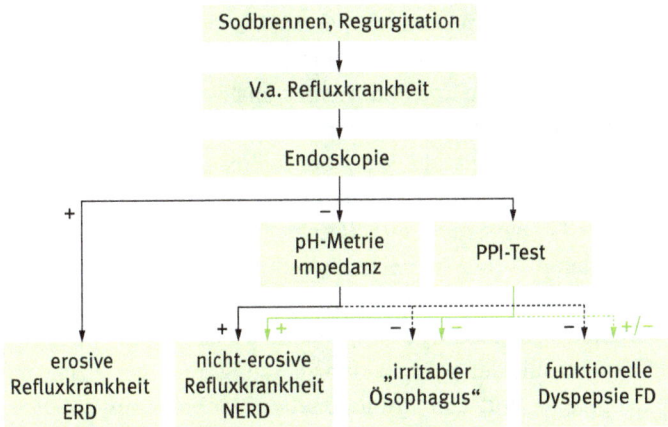

Abb. 5.4: Diagnostik bei Sodbrennen und Regurgitation.

5.5.3.1 HRM-Ösophagusmanometrie und HRM-Ösophagusimpedanzmanometrie

Eine Ösophagusmanometrie ist zwingend erforderlich vor einer geplanten Anitreflux-operation zum differentialdiagnostischen Ausschluss einer Achalasie mit Sodbren-nen durch Speiseretention mit Vergärung. Weiterhin ist die Manometrie empfehlens-wert vor einer 24-Stunden-pH-Metrie zur exakten Sondenplatzierung. Die Manometrie kann zudem das Vorliegen einer Hiatushernie und eines defekten unteren Ösopha-gussphinkters belegen sowie begleitende Motilitätsstörungen der tubulären Speise-röhre nachweisen. In Kombination mit der Impedanzmessung lässt sich der Effekt einer Motilitätsstörung auf dem Speisetransport untersuchen.

Bei relevanter Regurgitation empfiehlt es sich, die Impedanzmanometrie prolon-giert nach einer Mahlzeit durchzuführen. Dadurch kann differentialdiagnostisch ein Ruminationssyndrom von einer refluxbedingten Regurgitation abgegrenzt werden. Beim Ruminationssyndrom kommt es durch postprandiale unbewusste, aber willkür-liche Anspannung der Bauchdeckenmuskulatur zum intraabdominellen und damit intragastralen Druckanstieg, verbunden mit Regurgitation bis in die Speiseröhre und zumeist sogar Mundhöhle. Der regurgitierte Mageninhalt wird anschließend ausgespuckt oder nach erneutem Kauen wieder geschluckt.

5.5.3.2 24-Stunden-pH-Metrie und pH-Impedanzmessung

Beide Verfahren ermöglichen die Quantifizierung der Refluxmenge und damit die ob-jektive Diagnose einer nichterosiven Refluxkrankheit (NERD) [1, 2]. Die 24-Stunden-pH-Metrie kann dabei mittels einer nasoösophagealen Sonde erfolgen oder kabellos über eine an der Schleimhaut festgeklippte Telemetriemesssonde. Letztere hat den Vorteil einer höheren Sensitivität und Spezifität, da die Patienten nicht aufgrund der transnasal und transpharyngal eingebrachten Sonde ihre Nahrungsmenge und körperliche Aktivität einschränken. Vorteil der kombinierten pH- und Impedanzmessung ist der Nachweis auch von nicht saurem Volumenreflux (Reflux/Regurgitation ohne Magensäure), der ebenfalls Beschwerden und Sodbrennen auslösen kann.

Neben der Quantifizierung des Refluxes zur NERD-Diagnose ermöglicht die 24-Stunden-Messung auch die Beurteilung einer Symptom-Reflux-Assoziation. Dies ist insbesondere bedeutsam bei atypischen Refluxsymptomen (z. B. nicht kardial bedingter Thoraxschmerz) sowie bei persistierenden Beschwerden unter PPI-Therapie. Hier ermöglicht die 24-Stunden-pH- und Impedanzmessung die Differenzierung in einen persistierenden sauren Reflux, einen nichtsauren Volumenreflux als Ursache der Beschwerden sowie in nicht refluxbedingte Beschwerden. Durch Beurteilung der Symptom-Reflux-Assoziation ist mit der pH-Impedanzmessung auch der Nachweis eines hypersensitiven Ösophagus und eines funktionellen Sodbrennens möglich. Beim hypersensitiven Ösophagus besteht zwar quantitativ eine normale Refluxmenge, aber „physiologische" Refluxereignisse lösen Sodbrennen aus. Beim funktionellen Sodbrennen besteht dagegen keine Symptom-Reflux-Assoziation. Die Beschwerden werden hier als Verarbeitungsstörung im afferenten Schenkel und/oder als zentrale Verarbeitungsstörung angesehen.

5.5.4 Bilitec-Messung

Bei der Bilitec-Messung handelt es sich um eine photometrische Messung von Gallebestandteilen als Marker eines dudeno-gastro-ösophagealen Refluxes. Ein dudeno-gastro-ösophagealer Reflux potenziert den Schweregrad einer Refluxkrankheit (stärkere Schleimhautschädigung). Zudem kann auch nichtsaurer „Gallereflux" Sodbrennen und Regurgitation hervorrufen.

> Die 24-Stunden-pH-Impedanzmessung ist die Methode der Wahl zur Diagnostik bei Sodbrennen und Regurgitation.

5.5.5 Therapie bei Sodbrennen und Regurgitation

Auch wenn bei einzelnen Attacken von Sodbrennen Antazida oder H_2-Blocker kurzfristig wirksam sind, besteht die Therapie der Wahl in der PPI-Gabe [1]. Je nach Intensität und Frequenz empfehlen sich PPI bei Bedarf, eine zyklische Gabe von PPI für zwei bis drei Wochen oder eine PPI-Dauertherapie. Bei der zyklischen Gabe führt die PPI-Therapie zur Restitution der *tight junctions*. Nach dem Absetzen der PPI kann die Wirkung persistieren, bis erneuter Reflux im Laufe von Tagen bis Wochen die *tight junctions* wieder zerstört. Bei höheren Graden der Refluxösophagitis hält der Effekt jedoch oft nur ein bis zwei Tage an, so dass hier eine Dauertherapie notwendig wird. Bei nächtlichem „acid break through" mit Sodbrennen kann zusätzlich zur PPI-Therapie Alginat versucht werden, das einen Biofilm auf dem Säuresee im Magencorpus/-fundus bildet.

Alternativ zur medikamentösen Dauertherapie kommt eine laparoskopische Fundoplicatio, im Rahmen einer Studie ggf. auch eine endoskopische Anti-Reflux-operation, in Betracht, die neben dem Sodbrennen auch die Regurgitation verbessert.

Beim hypersensitiven Ösophagus besteht die Therapie ebenfalls in der PPI-Gabe, während beim funktionellen Sodbrennen niedrigdosiert Antidepressiva zur Beeinflussung der viszeralen Hyper-algesie versucht werden können.

Beim Ruminationssyndrom sollten keine PPIs gegeben werden, da diese die Regurgitationseignisse (fehlende Beschwerden beim Reflux) eher fördern. Die Therapie der Wahl umfasst ein konsequentes Erlernen und Durchführen der Bauchatmung. Eine Bauchatmung ist nur bei Entspannung der Bauchdeckenmuskulatur möglich, so dass kein plötzliches (willkürlich ausgelöst, aber dem Pat. nicht bewusstes) Anspannen der Bauchdeckenmuskulatur mit Auflösen der Regurgitation erfolgen kann.

> Bei Versorgen einer PPI-Therapie und nachgewiesener Refluxkrankheit ist eine laparoskopische Fundoplicatio therapeutisch wirksam.

5.5.6 Fazit und Ausblick

Sodbrennen und Regurgitation stellen die Leitsymptome einer Refluxkrankheit dar und weisen in der Bevölkerung eine hohe Prävalenz auf. Bei unauffälliger Endoskopie sollte zur weiteren Abklärung eine Funktionsdiagnostik erfolgen, die zwingend bei therapierefraktären Beschwerden unter PPI-Therapie durchzuführen ist. Durch konsequente Diagnostik und darauf aufbauender Therapie lassen sich die Beschwerden der Patienten nahezu stets suffizient therapieren und die Lebensqualität wiederherstellen.

5.5.7 Literatur

[1] Koop H, Fuchs K.H, Labenz J, Lynen Jansen P, Messmann H, Miehlke S, et al. S2k-Leitlinie: Gastroösophageale Refluxkrankkheit unter Federführung der Deutschen Gesellschaft für Gastroenterologie, Verdauungs- und Stoffwechselkrankheiten (DGVS). Z Gastroenterol. 2014; 52: 1299–1346.
[2] Pehl C, Keller J, Allescher HD, Feussner H, Frieling T, Goebel-Stengel M, et al. Ösophageale Refluxdiagnostik – pH-Metrie, Impedanzmessung, Bilirubin-Messung: Empfehlungen der Deutschen Gesellschaft für Neurogastroenterologie und Motilität und der Arbeitsgruppe Neurogastroenterologie der Deutschen Gesellschaft für Verdauungs- und Stoffwechselkrankheiten. Z Gastroenterol. 2012; 50: 1310–1332.

C. Feinle-Bisset
5.6 Dyspepsie

5.6.1 Einleitung und Hintergrund

Die Dyspepsie (aus dem Griechischen – „schlechte Verdauung") ist durch anhaltende oder wiederkehrende Beschwerden im oberen Gastrointestinal-(GI-)Trakt charakterisiert und stellt mit einer Prävalenz von ~20 % in der erwachsenen Bevölkerung eine der häufigsten gastroduodenalen Krankheitsbilder dar, wobei weniger als die Hälfte der Betroffenen einen Arzt aufsuchen. Magengeschwüre (5–15 %) und Ösophagitis (15–20 %) sind die häufigsten organischen Ursachen dyspeptischer Beschwerden; die Prävalenz von Magen- oder Ösophaguskarzinomen liegt bei < 2 %. Die Mehrheit der Patienten zeigt nach einer Endoskopie des oberen GI-Trakts jedoch einen negativen Befund und erhält die Diagnose einer so genannten „funktionellen Dyspepsie (FD)". Hauptsymptome sind, laut der Definition in den neuesten internationalen Rome-IV-Kriterien für funktionelle GI-Erkrankungen, ein unangenehmes postprandiales Völlegefühl, vorzeitige Sättigung (d. h. die Unfähigkeit, eine normale Mahlzeit vollständig zu verzehren), epigastrische Schmerzen und epigastrisches Brennen (das jedoch auch auf eine Refluxerkrankung hinweisen kann) und seit mindestens sechs Monaten vorhanden. Patienten mit postprandialem Völlegefühl und/oder vorzeitigem Sättigungsgefühl werden dem postprandialen Distress-Syndrom zugeordnet, und Patienten, die vorwiegend unter epigastrischen Schmerzen und epigastrischem Brennen leiden, welche nicht unbedingt mit der Einnahme einer Mahlzeit in Verbindung stehen, dem epigastrischen Schmerzsyndrom. Dyspeptische Beschwerden kommen häufig in Verbindung mit Refluxsymptomen oder mit Symptomen anderer funktioneller GI-Erkrankungen, z. B. des Reizdarms, vor, was die Diagnose und Behandlung zusätzlich erschwert.

Generell gilt die FD als eine „gutartige" Erkrankung, je nach Schweregrad der Symptome kann sie jedoch zu einer erheblichen Beeinträchtigung der Lebensqualität führen und sich negativ auf Arbeitsleistung und persönliche Beziehungen auswirken; aufgrund der hohen Prävalenz ist die FD außerdem weltweit mit hohen Gesundheitskosten verbunden.

> Etwa 70 % der Patienten, die wegen chronischen Beschwerden im oberen Gastrointestinaltrakt einen Arzt aufsuchen, weisen keine strukturellen, organischen oder metabolischen Veränderungen auf und erhalten die Diagnose einer funktionellen Dyspepsie (FD).

5.6.2 Pathophysiologie

Da dyspeptische Beschwerden bei Patienten mit FD überwiegend in zeitlichem Zusammenhang mit der Nahrungsaufnahme auftreten, wurde ursprünglich angenommen, dass Motilitätsstörungen, v. a. eine verlangsamte Magenentleerung oder eine ungenügende Relaxation des proximalen Magens, die Hauptursachen für Symptome sind, jedoch ist die Korrelation zwischen dyspeptischen Beschwerden und besonders einer verlangsamten Magenentleerung äußerst schwach. Patienten berichten häufig, dass die Einnahme selbst kleiner Mahlzeiten Beschwerden auslöst, also eventuell auf einer Hypersensitivität gegenüber einer mechanischen Dehnung des Magens beruht. Weiterhin lösen vor allem fetthaltige Speisen typische Beschwerden aus oder verstärken diese. Fett verlangsamt die Magenentleerung, u. a. durch eine erhöhte Sekretion von Cholecystokinin (CCK). In der Tat haben einige klinische Laborstudien gezeigt, dass die Einnahme einer standardisierten, fetthaltigen Mahlzeit oder die direkte Infusion einer Fettemulsion in den Dünndarm in bis zu 60 % der Patienten mit FD dyspeptische Symptome signifikant verstärkt, was auf eine erhöhte duodenale Sensitivität gegenüber Fett hinweist. Zudem verbesserte die intravenöse Infusion des CCK_A-Rezeptor-Antagonisten, Dexloxiglumid, fettinduzierte Symptome, d. h., diese Beschwerden werden zumindest teilweise über CCK_A-Rezeptoren auf vagalen Afferenzen vermittelt. Da außer fetthaltigen Speisen eine Vielzahl anderer Nahrungsmittel dyspeptische Beschwerden auslösen, könnten auch Nahrungsmittelunverträglichkeiten oder Allergien eine Rolle spielen, jedoch sind für den Nachweis kausaler Zusammenhänge detaillierte wissenschaftliche Studien erforderlich. Ähnlich wie bei einem durch eine Infektion ausgelösten Reizdarm ist es möglich, dass eine FD als Folge einer Gastroenteritis (post-infektiöse FD), ausgelöst z. B. durch Salmonellen, Giardia lamblia, E. coli u. a., entstehen kann. Auch H. pylori kommt als Ursache in Betracht, wenn auch nur in einer kleinen Patientengruppe, in denen H.-pylori-Eradikation zu einer Heilung der Beschwerden führt. Neuere Studien haben außerdem gezeigt, dass entzündliche Veränderungen im Duodenum in ~ 40 % der Patienten mit FD vorhanden sind, charakterisiert vor allem durch eine unterschwellige Eosinophilie oder eine erhöhte Anzahl an Homing-T-Zellen im Dünndarm. Die duodenale Eosinophilie ist mit erhöhtem Schmerzempfinden und Sâttigungsgefühl sowie einer erhöhten Permeabilität des Duodenums und ein erhöhter T-Zellen-Count mit einem erhöhten Beschwerden-Score sowie einer verlangsamten Magenentleerung verbunden. Diese Störungen im Dünndarm, ausgelöst z. B. durch Nahrungsallergene, könnten über negative Feedbackmechanismen somit auch Änderungen der normalen Magenphysiologie unterliegen. Psychische Störungen und Stress können dyspeptische Beschwerden einerseits auslösen oder verstärken, andererseits ebenso sekundär zu den Beschwerden auftreten. Auch genetische Faktoren könnten eine Rolle spielen, müssen jedoch in großen Studien noch validiert werden.

Die Ursachen der FD sind weitgehend ungeklärt, jedoch treten eine Reihe pathophysiologischer Veränderungen auf, z. B. Motilitätsstörungen, eine erhöhte Perzeption mechanischer und chemischer Reize im Magen und Dünndarm, Nahrungsmittelunverträglichkeiten, vor allem gegenüber Fett, sowie entzündliche Veränderungen im Duodenum.

5.6.3 Klinik

Bei Patienten mit nicht abgeklärter Dyspepsie, die eine Allgemeinpraxis aufsuchen und deren Symptome ihren Ursprung im oberen GI-Trakt haben, sollten zunächst Alarmsymptome (z. B. Gewichtsverlust, rezidivierendes Erbrechen, Dysphagie, gastrointestinale Blutung) ausgeschlossen werden. Allerdings haben diese einen geringen positiven Vorhersagewert, was eine weitere Diagnostik erforderlich macht. Weiterhin ist ein Ausschluss von Aspirin und anderen NSAIDs als Ursache der Beschwerden wichtig. Bei typischen Refluxsymptomen kann eine provisorische gastroösophageale Reflux-(GORD-)Diagnose erfolgen. Säureblocker können bei Patienten mit epigastrischem Brennen sinnvoll sein, falls erfolglos, ist GORD jedoch unwahrscheinlich. Ein nichtinvasiver H.-pylori-Test und eine Eradikation stellen in Bevölkerungsgruppen mit einer hohen H.-pylori-Prävalenz (> 20 %) einen kosteneffektiven Ansatz dar. Bei Patienten mit Alarmsymptomen oder älter als 45–55 Jahre ist eine Ösophago-Gastro-Duodenoskopie indiziert. Diese ist für die Erkennung einer FD, die nach wie vor weitgehend eine Ausschlussdiagnose darstellt, anhand des Ausschlusses wichtiger struktureller Veränderungen (z. B. Ulkus, GORD, Malignom) erforderlich. Eine Endoskopie sollte routinemäßig eine Biopsie für den Nachweis einer H.-pylori-Infektion einschließen (ist bei bereits bekanntem H.-pylori-Status jedoch hinfällig). Eine Duodenalbiopsie könnte weiterhin Aufschluss über anderweitige Veränderungen (z. B. duodenale Eosinophilie, Mastzellen) geben, wobei deren klinischer Nutzen noch einer sorgfältigen Prüfung bedarf. Weitere Untersuchungen (z. B. Magenentleerungsstudien, Dünndarmmanometrie, H_2-Atemtests, 24-Stunden-pH-Metrie) erfolgen symptomabhängig. Darüber hinaus sind Untersuchungen, z. B. MRT, SPECT, antropyloroduodenojejunale Manometrie, Barostat sowie komplexe Untersuchungen von Biopsien, wissenschaftlichen Speziallabors vorenthalten.

Die Behandlung der FD stellt sowohl aufgrund des komplexen Krankheitsbildes als auch wegen fehlender effektiver Therapien eine Herausforderung dar. Da Beschwerden hauptsächlich postprandial auftreten, sollten diätetische Maßnahmen erwogen werden (z. B. kleinere Mahlzeiten, Vermeidung fetthaltiger Speisen sowie anderer „Trigger"-Nahrungsmittel). Weiterhin ist das Vermeiden von Kaffee, Alkohol und Nikotin ratsam. H.-pylori-Eradikation sollte bei gegebener Indikation (siehe oben) erfolgen. Der Nutzen von Säurehemmern ist, mit Ausnahme der säurebetonten Dyspepsie, insgesamt gering. Aufgrund des fehlenden engen Zusammenhangs zwischen einer gestörten Magenentleerung und dyspeptischen Beschwerden sind Prokinetika ohne zentrale Wirkungen weniger wirksam als solche mit zentralen Wirkungen (z. B. Domperidon). Die Modulation von Serotonin-Rezeptoren zur Verbesserung der Magenakkomodation hat in Studien positive Ergebnisse gezeigt. Weiterhin verbessert eine Reihe von Phytopharmaka dyspeptische Beschwerden effektiv, teilweise verbunden mit einer verbesserten Magenakkomodation. Psychotherapien können symptomatische Linderung bringen, während der Nutzen von Psychopharmaka minimal zu sein scheint.

Beschwerden bei Patienten mit FD sind häufig von denen anderer GI-Erkrankungen nicht – oder nur schwer – zu unterscheiden und erfordern den sorgfältigen Ausschluss pathologischer Befunde. Sowohl die Diagnose als auch die Behandlung der FD erfolgt dann weitgehend symptomabhängig.

5.6.4 Zusammenfassung und Ausblick

Die FD stellt aufgrund ihrer weitgehend ungeklärten Ursachen eine große Herausforderung für Ärzte und Patienten sowie deren Umfeld dar. Da es sich bei FD generell um eine „gutartige" Erkrankung handelt, ist eine sorgfältige Diagnose, die eine detaillierte Aufklärung des Patienten zur Schaffung eines guten Vertrauensverhältnisses einschließt, von großer Bedeutung. In Abwesenheit effektiver Therapien zielt die Behandlung darauf hin, die Beschwerden zu lindern, was eine Zusammenarbeit verschiedener Disziplinen (Medizin/Gastroenterologie, Ernährungswissenschaft/Diätetik, Psychotherapie) bedingt, die langfristig zu verbesserten Behandlungsmethoden beitragen kann.

5.6.5 Literatur

[1] Barbara G, Feinle-Bisset C, Ghoshal UC, Santos J, Vanner S, Vergnolle N, et al. The intestinal microenvironment and functional gastrointestinal disorders. Gastroenterology. 2016; 150: 1305–1318.e8.

[2] Bisschops R, Karamanolis G, Arts J, Caenepeel P, Verbeke K, Janssens J, et al. Relationship between symptoms and ingestion of a meal in functional dyspepsia. Gut. 2008; 57: 1495–1503.

[3] Feinle-Bisset C, Azpiroz F. Dietary and life-style factors in functional dyspepsia. Nature Rev Gastroenterol Hepatol. 2013; 10: 150–157.

[4] Ford AC, Marwaha A, Lim A, Moayyedi P. What is the prevalence of clinically significant endoscopic findings in subjects with dyspepsia? Systematic review and meta-analysis. Clin Gastroenterol Hepatol. 2010; 8: 830–837.

[5] Lacy BE, Weiser KT, Kennedy AT, Crowell MD, Talley NJ. Functional dyspepsia: the economic impact to patients. Aliment Pharmacol Ther. 2013; 38: 170–177.

[6] Pilichiewicz AN, Horowitz M, Holtmann GJ, Talley NJ, Feinle-Bisset C. Relationship between symptoms and dietary patterns in patients with functional dyspepsia. Clin Gastroenterol Hepatol. 2009; 7: 317–322.

[7] Tack J, Talley NJ. Functional dyspepsia: symptoms, definitions and validity of the Rome III criteria. Nat Rev Gastroenterol Hepatol. 2013; 10: 134–141.

[8] Talley NJ, Ford AC. Functional dyspepsia. N Engl J Med. 2015; 373: 1853–1863.

[9] Talley NJ, Stanghellini V, Chan FKL, Hasler WL, Malagelada J-R, Suzuki H,et al. Gastroduodenal disorders. In: Rome IV. Functional Gastrointestinal Disorders. Disorders of Gut-Brain Interaction. 4th ed. Editors: Drossman DA, Chang L, Chey MD, Kellow J, Tack J, Whitehead WE. Rome Foundation, USA. 2016; 903–965.

[10] Van Oudenhove L, Vandenberghe J, Geeraerts B, Vos R, Persoons P, Fischler B, et al. Determinants of symptoms in functional dyspepsia: gastric sensorimotor function, psychosocial factors or somatisation? Gut. 2008; 57: 1666–1673.

H. D. Allescher

5.7 Übelkeit und Erbrechen

5.7.1 Einleitung

Übelkeit und Erbrechen sind wichtige Schutzreflexe des Körpers bei Intoxikationen und Infektionen, um den aufgenommenen Schadstoff wieder aus dem Körper zu entfernen. Sie können aber auch bei einer Vielzahl anderer Ursachen als unspezifische Symptome auftreten. Für die systematische Betrachtung ist es wichtig, zwischen einer akuten Übelkeit mit Erbrechen und chronischer Übelkeit und Erbrechen zu unterscheiden.

Bei den Ursachen muss zudem zwischen zentralen, im ZNS lokalisierten und peripheren Ursachen differenziert werden.

> Übelkeit und Erbrechen sind wichtige Schutzreflexe des Körpers bei Intoxikationen und Infektionen, um den aufgenommenen Schadstoff wieder aus dem Körper zu entfernen.

5.7.2 Akute Übelkeit und Erbrechen

Übelkeit und Erbrechen können durch eine Vielzahl von Reizen ausgelöst werden (Tab. 5.5). Diese beinhalten zentrale Mechanismen wie optische Reize und Sinnestäuschung, olfaktorische und gustatorische Reize, inadäquate Reizung des Gleichgewichtsorgans (z. B. Vection, Neuronitis vestibularis, Durchblutungsstörungen im Kleinhirnbereich) und der Orientierungswahrnehmung (Schwerelosigkeit, Reisekrankheit, Seekrankheit), aber auch Veränderungen des zentralen Nervensystems (Hirndruck, Migräne, Apoplex, Bestrahlung und Hirnödem), Entzündungen oder toxische Einwirkungen (Chemotherapeutika, Urämie, Höhenkrankheit) oder endokrine Veränderungen (Schwangerschaft, Hyperemeis). Diese Informationen werden im ZNS an das Brechzentrum in dem Hirnstamm bzw. der Medulla oblongata übermittelt.

Im Lumen des Gastrointestinaltrakts detektieren Vagusfasern Toxine und melden diese Information über afferente Fasern zum Nucleous tractus solitarii und zum Hirnstamm, wo die Symptome Übelkeit und Erbrechen ausgelöst werden. Auch Reizzustände des Gastrointestinaltrakts, Infektionen und Entzündungen können starke Übelkeit und Erbrechen über diesen Mechanismus verursachen.

Die vagal afferenten Informationen gelangen über den Tractus nucleous solitarii, als afferente vagale Schaltzentrale, in das Brechzentrum. Sowohl im Hirnstamm als auch im Brechzentrum werden diese Impulse mit den verschiedenen Informationen aus dem zentralen Nervensystem und den Sinnesorganen (optischen Informationen, olfaktorischen und gustatorischen Reizen, vestibulo-kochleären Informationen) zusammengeführt. Dabei wird in der Area postrema des Hirnstamms an der Basis des 4. Ventrikels eine Chemorezeptoren-Trigger-Zone postuliert, die auf chemische, humo-

Tab. 5.5: Ursachen von akuter Übelkeit und Erbrechen.

- Zentralnervöse Erkrankungen
    - (Apoplex) insbesondere wenn Bereiche zur Koordination der verschiedenen Informationen (Kleinhirn, Hirnstamm) beteiligt sind
    - Migräne, Kopfschmerzen
    - Meningitis, Encephalitis
    - Hirndruckerhöhung, Tumoren
- Visuelle Stimuli
    - Vection (Illusion der Selbstbewegung)
    - Pseudocoriolis
- Olfaktorische und gustatorische Reize
- HNO-Erkrankungen
    - Morbus Menière
    - Neuronitis vestibularis
    - Schwindel
- Generell bei starken Schmerzen (Kopfschmerzen) oder Infektionen mit Fieber
- Gastrointestinale Motilitätsstörungen (Gastroparese, Ileus)
- Gastrointestinale Erkrankungen mit Schmerzen und Entzündung
    - Refluxösophagitis
    - Ulcus pepticum
    - Cholecystitis
    - Appendizitis
    - Pankreatitis
    - Gastrointestinale Infekte
    - Intoxikationen
    - Gastrointestinale Tumore
- Nahrungsmittelunverträglichkeiten
- Erkrankungen im Retroperitonealraum (Nierenkolik)
- Nebenwirkungen von Medikamenten
    - Zentral (Chemotherapeutika, Opioide, Apomorphin)
    - Peripher (ASS)
- Urämie
- Postoperativ
- Akute Höhenkrankheit (High altitude sickness)
- Antizipatorisch

rale und medikamentöse Reize (z. B. Chemotherapeutika wie Cisplatin) reagiert und direkt aktiviert werden kann.

Übermäßige Erregung eines der erwähnten Systeme oder eine Diskordanz der einlaufenden Informationen führt zur Übelkeit, die einerseits an das ZNS zurückgemeldet wird (bewusste Reaktion und Wahrnehmung), andererseits über autonome vagale Efferenzen die autonomen Reaktionen der Übelkeit induzieren und auch wieder an den Gastrointestinaltrakt zurückgemeldet werden. Alle diese Reize werden in einem hypothetischen Brechzentrum (Vomiting center) im Stammhirn bzw. der Medulla oblongata vereint und lösen dann das vegetative Programm der Übelkeit und vor allem des Erbrechens aus. Im Gegensatz zum Menschen und einigen anderen höheren Lebewesen haben einige Labortiere (Mäuse, Ratten) keinen Brechreflex, während sie aber Zeichen der Essensaversion als mögliche Zeichen der Übelkeit aufweisen.

Die efferenten Signale aus dem Brechzentrum führen zu einer Veränderung der Magenmotilität, zu einer Steigerung der nicht adrenergenen, nicht cholinergenen Innervation des Magens und des Dünndarms und zu einer Induktion von retrograden intestinalen Kontraktionen. In diesen Regionen lösen die efferenten Vagusfasern spezifische Motorprogramme (Hemmung der Magenmotilität, Öffnung des Pylorus und des unteren ösophagealen Sphinkters, Retroperistaltik) aus. Die Motilitätsphänomene sind Vorboten des Würgens und Brechreflexes, der dann wiederum als koordiniertes Programm aus autonomer Innervation mit kräftigen retrograden Dünndarmkontraktionen, Magenkontraktionen, verbunden mit einer Hemmung der Kardiaregion und der Sphinkteren, einhergeht. Diese ermöglichen zusammen mit der Bauchpresse das Erbrechen.

Es gibt einige Hinweise, dass sich die Mechanismen zwischen akuter oder chronischer Übelkeit und Erbrechen unterscheiden, so dass eine andere Pathophysiologie vorzuliegen scheint, die eher an neuropathische Veränderungen denken lässt [1].

> Im Lumen des Gastrointestinaltrakts detektieren Vagusfasern Toxine und melden diese Information über afferente Fasern zum Nucleus tractus solitarius und zum Hirnstamm, wo die Symptome Übelkeit und Erbrechen ausgelöst werden.

5.7.3 Chronische Übelkeit

Eine chronische Übelkeit liegt vor, wenn die Beschwerden über einen Zeitraum von mehr als vier Wochen bestehen. Bei den funktionellen Störungen wird sogar ein Zeitraum von mindestens drei Monaten gefordert. Bei der chronischen Übelkeit werden Zustände, bei denen eine organische Ursache im Rahmen einer chronischen Erkrankung vorliegt, von der chronischen, nicht erklärbaren Übelkeit (chronic unexplained nausea and vomiting CUNV) unterschieden. Dies sind funktionelle Erkrankungsformen, bei denen sich keine organischen Erkrankungen als Ursache der langbestehenden Übelkeit identifizieren lassen [2, 3].

> Bei der chronischen Übelkeit werden Zustände, bei denen eine organische Ursache im Rahmen einer chronischen Erkrankung vorliegt, von der chronischen, nicht erklärbaren Übelkeit (chronic unexplained nausea and vomiting (CUNV) unterschieden.

5.7.3.1 Organisch bedingte chronische Übelkeit

Bei den organischen Erkrankungen sind dies in der Regel chronische Erkrankungen oder Funktionsstörungen in Form von Entzündungen (z. B. Refluxerkrankung, chronischen Magen-Darm-Infektionen (Gardia lambliasis, Helicobacter pylori, symptomatischer Cholelithiasis, chronische Pankreatitis)) oder Erkrankungen bei denen es zu einer Passagestörung des Magen-Darm-Inhaltes kommt (Hiatushernie, Upside-down-Magen, Gastroparese, narbiger Bulbus oder Darmstenosen, M. Crohn, Peritonealkarzinose etc.). Bei diesen Erkrankungen sind die Übelkeit und das Erbrechen durch die Passage- und Funktionsstörung bedingt und bedürfen einer Therapie der zugrunde liegenden organischen Ursache. In der Regel wird die Übelkeit über die verstärkte afferente Stimulation des N. Vagus oder bei stärkerer Stimulusintensität und starken Schmerzreizen über die afferenten sympathischen spinalen Bahnen unterhalten. Zwar kann auch hier eine symptomatische Therapie erfolgen, jedoch ist es sinnvoller, die zugrunde liegende organische Erkrankung zu beseitigen.

> Die organisch bedingte chronische Übelkeit ist durch die Passage- und Funktionsstörung bedingt und bedürfen einer Therapie der zugrundeliegenden organischen Ursache.

5.7.3.2 Magenentleerungsstörung – Gastroparese

Als Ursachen der Gastroparese sind die autonome Neuropathie (Diabetes mellitus), postoperative Störungen und die idiopathische Gastroparese zu nennen. Bei der Pathogenese wurden neben entzündlichen Vorgängen, Störungen der Verteilungen und Verschaltung der interstitiellen Zellen nach Cajal (ICCs) beschrieben [4]. Auch wurde ein Zusammenhang zwischen einer Störung der ICCs und einem damit verbundenen Verlust der Slow Waves bei Patienten mit chronischer Übelkeit berichtet [5]. Dennoch wird der Zusammenhang zwischen der Gastroparese und der Symptomentstehung unterschiedlich bewertet [6]. In einigen Studien wird über einen klaren Zusammenhang zwischen der festen Magenentleerung und dem Auftreten von chronischer Übelkeit berichtet [7]. Eine interessante Hypothese wurde kürzlich bezüglich der pathogenetischen Bedeutung der Pylorusfunktion und der Pyloric Compliance und der Entstehung von Magenentleerungsstörung und chronischer Übelkeit hergestellt. In diesem Zusammenhang wurde die Pyloruscompliance mit einem neuen Messverfahren (Endo-Flip) erfasst und die Korrelation hergestellt [8].

> Ursachen einer Gastroparese können eine autonome Neuropathie (Diabetes mellitus), postoperative Störungen oder idiopathische Störungen sein.

5.7.3.3 Chronische unerklärte Übelkeit und Erbrechen (CUNV)

Wenn eine organische Ursache für die Beschwerden nicht gefunden werden kann, wird diese als chronisch unerklärte Übelkeit und Erbrechen bezeichnet und entsprechend den ROME-III- bzw. ROME-IV-Kriterien als funktionelles Erbrechen, chronisch-idiopathische Übelkeit oder als funktionelle Dyspepsie (FD) abgetrennt.

Gerade bei der FD kann Übelkeit häufig auftreten. Bei einer Subgruppe von Patienten lassen sich auch Störungen der gastrointestinalen Motilität wie z. B. der Magenentleerung nachweisen. Andererseits gibt es keine eindeutige Korrelation zwischen dem Vorhandensein von Übelkeit und Motilitätsstörungen [9].

> Bei der funktionellen Dyspepsie gibt es keine eindeutige Korrelation zwischen Übelkeit und Motilitätsstörungen.

5.7.4 Spezielle Formen der Übelkeit und des Erbrechens

5.7.4.1 Zyklisches Erbrechen (Cyclic vomiting syndrome CVS)

Bei dem zyklischen Erbrechen handelt es sich um eine chronische Störung, die durch episodenartige, oft mehrere Tage anhaltende Übelkeit und Erbrechen ohne fassbare organische Ursache charakterisiert ist. Während diese Form der Störung zunächst nur bei Kindern diagnostiziert wurde, gibt es inzwischen auch mehrere Zusammenstellungen des CVS im Erwachsenenalter, auch wenn noch keine abgesicherten Empfehlungen zum Management bei Erwachsenen vorliegen.

In diesem Zusammenhang ist als neue Krankheitsentität das Cannabis-Hyperemesis-Syndrom zu erwähnen, das einen Zusammenhang von chronischem zyklischem Erbrechen und chronischem Marihuana-Abusus postuliert. Dieses Cannabis-Hyperemesis-Syndrom ist von der Symptomatik dem zyklischen Erbrechen ähnlich und mit anderen Symptomen (z. B. Waschzwang) vergesellschaftet und es wird eine mögliche pathogenetische Rolle des Endocannabinoid-Systems diskutiert [10].

> Beim zyklischen Erbrechen handelt es sich um eine chronische Störung, die durch episodenartige anhaltende Übelkeit und Erbrechen ohne fassbare organische Ursache charakterisiert ist. Hier ist als neue Krankheitsentität das Cannabis-Hyperemesis-Syndrom zu nennen.

5.7.4.2 Antizipatorisches Erbrechen

Unter antizipatorischem Erbrechen wird die Konditionierung einer Chemotherapie-induzierten Übelkeit auf Umgebungsreize (z. B. Geruch) verstanden, die die Übelkeit bereits vor der Applikation des Chemotherapeutikums auslösen. Diese Form des Erbrechens kann Eigenständigkeit erlangen und ist dann wegen des zentralnervösen Ursprungs, der außerhalb bzw. „oberhalb" der Angriffspunkte der Antiemetika liegt, nur sehr schwer therapierbar. Aus diesem Grund wird die Gabe eines Tranquilizers (Benzodiazepin) am Vorabend bzw. vor der Chemotherapie empfohlen, um eine gewisse Dämpfung des ZNS zu erreichen.

Unter antizipatorischem Erbrechen wird die Konditionierung einer Chemotherapie-induzierten Übelkeit auf Umgebungsreize (z. B. Geruch) verstanden.

5.7.4.3 Postoperative Übelkeit und Erbrechen

Postoperative Übelkeit und Erbrechen stellen ein häufiges und klinisch relevantes Problem dar, das bis zu einem Drittel aller operierten Patienten nach einer Vollnarkose betrifft, so dass sich die Therapie inzwischen vor allem auf die Vermeidung dieser Störung konzentriert. Als Risikofaktoren gelten weibliches Geschlecht, Nichtraucher, postoperative Schmerzmittel (Opioide) und eine vorausgegangene Episode postoperativen Erbrechens.

Risikofaktoren für das postoperative Erbrechen sind weibliches Geschlecht, Nichtraucher, postoperative Schmerzmittel (Opioide) und eine vorausgegangene Episode postoperativen Erbrechens.

5.7.4.4 Nahrungsmittelunverträglichkeiten und Nahrungsmittelallergien

Es gibt eine Reihe von Nahrungsmittelunverträglichkeiten und Malabsorptionen, die zu Übelkeit führen können. Die eher seltene Nahrungsmittelallergie, die auf der Basis der beteiligten Antikörper in die klassische IgE-vermittelte, den gemischten Typ oder nicht den IGE vermittelten Subtyp unterteilt wird, kann auch mit einer ausgeprägten Übelkeit und Erbrechen verbunden sein [11]. Hier besteht die Therapie neben der Eliminationsdiät in der Gabe von Antihistaminika.

Es gibt eine Reihe von Nahrungsmittelunverträglichkeiten und Malabsorptionen, die zu Übelkeit führen können.

5.7.5 Literatur

[1] Singh P, Kuo B. Central Aspects of Nausea and Vomiting in GI Disorders. Curr Treat Options Gastroenterol. 2016; 14: 444–451.

[2] Hasler WL, Li BU, Koch KL, et al. Methodologic considerations for studies of chronic nausea and vomiting in adults and children. Auton Neurosci. 2017; 202: 28–39.

[3] Tornblom H, Abrahamsson H. Chronic nausea and vomiting: insights into underlying mechanisms. Neurogastroenterology and motility : the official journal of the European Gastrointestinal Motility Society. 2016; 28: 613–619.

[4] Lin Z, Sarosiek I, Forster J, et al. Association of the status of interstitial cells of Cajal and electrogastrogram parameters, gastric emptying and symptoms in patients with gastroparesis. Neurogastroenterol Motil. 2010; 22: 56–61, e10.

[5] Angeli TR, Cheng LK, Du P, et al. Loss of Interstitial Cells of Cajal and Patterns of Gastric Dysrhythmia in Patients With Chronic Unexplained Nausea and Vomiting. Gastroenterology. 2015; 149: 56–66, e55.

[6] Grover M, Bernard CE, Pasricha PJ, et al. Clinical-histological associations in gastroparesis: results from the Gastroparesis Clinical Research Consortium. Neurogastroenterol Motil. 2012; 24: 531–539, e249.

[7] Sarnelli G, Caenepeel P, Geypens B, et al. Symptoms associated with impaired gastric emptying of solids and liquids in functional dyspepsia. Am J Gastroenterol. 2003; 98: 783–788.

[8] Malik Z, Sankineni A, Parkman HP. Assessing pyloric sphincter pathophysiology using EndoFLIP in patients with gastroparesis. Neurogastroenterol Motil. 2015; 27: 524–531.

[9] Pasricha PJ, Colvin R, Yates K, et al. Characteristics of patients with chronic unexplained nausea and vomiting and normal gastric emptying. Clin Gastroenterol Hepatol. 2011; 9: 567–576, e561–564.

[10] Bhandari S, Venkatesan T. Novel Treatments for Cyclic Vomiting Syndrome: Beyond Ondansetron and Amitriptyline. Curr Treat Options Gastroenterol. 2016; 14: 495–506.

[11] Nowak-Wegrzyn A, Szajewska H, Lack G. Food allergy and the gut. Nat Rev Gastroenterol Hepatol. 2016; DOI: 10.1038/nrgastro.2016.187.

I. Mack
5.8 Essstörungen

5.8.1 Einleitung und Hintergrund

Essstörungen, hierzu zählen nach den Diagnostic-and-Statistical-Manual-of-Mental-Disorders-5-(DSM-5-)Kriterien die Anorexia nervosa (AN), die Bulimia nervosa (BN), die Binge-Eating-Störung (BES) sowie atypische und nicht näher bezeichnete Essstörungen (Essstörungen NNB) [1]. Auf letztere wird in diesem Kapitel nicht näher eingegangen. Essstörungen können mit Untergewicht oder Übergewicht bis hin zur Adipositas, aber auch mit Normalgewicht einhergehen.

Die AN (BMI < 17,5 kg/m^2) ist die bekannteste Essstörung und hat die höchste Mortalitätsrate aller psychischen Erkrankungen überhaupt. Der Drang nach dem „Dünnsein" und die Angst vor dem „Fettwerden" sind Antrieb für ein restriktives Essverhalten (restriktiver Typ) und oft auch für andere Verhaltensweisen, wie z.B. exzessive körperliche Aktivität, wodurch teilweise extremes und lebensbedrohliches Untergewicht herbeigeführt wird. Einige Patienten zeigen regelmäßig Essanfälle, die mit selbstinduziertem Erbrechen, Laxanzien- und Diuretikamissbrauch gegenkompensiert werden (bulimischer oder Binge/Purging-Typ) [1].

Bei der BN sind die Patienten meistens normalgewichtig und leiden unter typischen Essanfällen mit Kontrollverlust. Das bedeutet, dass in extrem kurzer Zeit sehr große Mengen an Nahrungsmitteln (3000 bis 5000 kcal) ohne Unterbrechung verzehrt werden. Als Gegenkompensation dienen auch hier das selbstherbeigeführte Erbrechen sowie der Missbrauch von Abführmitteln und anderen Medikamenten [2].

Bei der BES kommt es wie bei der BN zu Essanfällen mit Kontrollverlust – allerdings erfolgt keine Gegenkompensation, mit der Folge, dass viele dieser Patienten übergewichtig (BMI > 25 kg/m^2) oder adipös (BMI > 30 kg/m^2) sind [1].

Behandelt werden die Essstörungen mittels Psychotherapie. Durch das gestörte Essverhalten haben die meisten Patienten jedoch unterschiedliche gastrointestinale (GI) Beschwerden, mit denen sie u. a. Gastroenterologen aufsuchen, diese aber nicht zwangsläufig über die eigene Essstörung in Kenntnis setzen [3].

> Essstörungen beinhalten die Anorexia nervosa (AN), die Bulimia nervosa (BN), die Binge-Eating-Störung (BES) sowie atypische und nicht näher bezeichnete Essstörungen (Essstörungen NNB).

5.8.2 Zusammenhang zwischen Essstörungen und funktionellen GI-Störungen

Funktionelle GI-Störungen sind ein klassisches Merkmal bei einem Großteil der Patienten mit AN, BN und Essstörungen NNB – selbst nach ROM-II-Kriterien [4]. Essstörungen gehen mit einer veränderten GI-Physiologie einher, die primär mit dem Essstörungsverhalten zusammenhängt [5]. Im Verlauf der Genesung kommt es zur Verschiebung der GI-Beschwerden. Manche bleiben bestehen, andere verschwinden und wieder andere kommen neu hinzu [6–8]. Andererseits berichten mehrere Studien, dass bei Patienten vor Auftreten einer funktionellen GI-Störung eine Essstörung vorgelegen hat [9, 10]. Somit ist die Frage berechtigt, ob eine Essstörung nicht auch funktionelle GI-Störungen induzieren kann. Interessanterweise sind psychiatrische Komorbiditäten wie Depression und Angst bei Essstörungspatienten und auch bei Patienten mit funktionellen GI-Störungen häufig [5].

Funktionelle GI-Störungen entstehen durch ein komplexes Zusammenspiel von biologischen, psychologischen und sozialen Faktoren. Jannsen postulierte deshalb, dass etablierte Störungen der GI-Physiologie durch Essstörungen, in Kombination mit anderen psychischen Erkrankungen, zu einer Aufrechterhaltung bzw. Verstärkung der Beschwerden führen könnten [5]. Das bedeutet, dass funktionelle GI-Störungen selbst nach Genesung der Essstörung, die einst zur Veränderung der GI-Physiologie geführt hat, bestehen bleiben könnten.

> Funktionelle GI-Störungen sind ein klassisches klinisches Merkmal bei einem Großteil der Patienten mit AN, BN und Essstörungen NNB.

5.8.3 GI-Symptomatik bei klassischem Essstörungsverhalten

5.8.3.1 Essanfälle (Binge eating)

Patienten mit BES, unabhängig von dem meist vorliegenden Übergewicht, haben GI-Beschwerden sowohl im oberen als auch im unteren GI-Trakt. Bei der BES zählen zu den Beschwerden im oberen GI-Trakt: Sodbrennen, Aufstoßen von saurem Mageninhalt, Dysphagie, Blähungen und obere abdominale Schmerzen. Diese Probleme lassen sich durch die große Nahrungsaufnahme in relativ kurzen Zeitspannen gut erklären. Im unteren GI-Trakt dominieren bei Patienten mit BES: Diarrhö, Stuhldrang, Obstipation und das Gefühl einer analen Blockade [2]. Für AN- und BN-Patienten gibt es einige Fallberichte, bei denen es durch exzessive Nahrungsaufnahme zu einer akuten Magendilatation und einer damit verbundenen lebensbedrohlichen Ischämie kam [11].

> Bei der BES lassen sich die gastrointestinalen Beschwerden durch die übergroße Nahrungsaufnahme in relativ kurzer Zeit gut erklären.

5.8.3.2 Selbstinduziertes Erbrechen

Bulimische AN- und BN-Patienten induzieren oft Erbrechen als Gegenkompensation der vorangegangenen Nahrungsaufnahme. Nach längerem unbehandelten Krankheitsverlauf erbrechen diese Patienten sogar reflexartig ohne vorherige mechanische Stimulation. Als Folge des dauerhaften Erbrechens von saurem Mageninhalt zeigen diese Patienten oft eine Dysphagie und Odynophagie. Weitere Probleme, die sich daraus ergeben, sind Karies, Speicheldrüsenerweiterung und -entzündung sowie die gastroösophageale Refluxkrankheit. Das Risiko für Ösophaguskrebs ist bei diesen Patienten erhöht [11].

> Als Folge des dauerhaften Erbrechens von saurem Mageninhalt zeigen diese Patienten oft eine Dysphagie und Odynophagie. Das Ösophaguskrebsrisiko ist erhöht.

5.8.3.3 Laxanzienmissbrauch

Neben selbstinduziertem Erbrechen werden Laxanzien gerne als gegenkompensatorische Maßnahme der Nahrungsaufnahme bei bulimischen AN- und BN-Patienten eingesetzt. Da Laxanzien im Dickdarm wirken, jedoch nicht im Dünndarm, wo es zur Resorption der Nährstoffe kommt, werden durch diese Maßnahme nur etwa ein Zehntel der eingenommenen Kalorien aus dem Körper entfernt. Die Folge sind chronisch wässrige Durchfälle, die (insbesondere zusammen mit selbstinduziertem Erbrechen) zur Dehydrierung und Elektrolytenimbalanz (z. B. Hypokalämie) führen können, die wiederum mit verschiedenen leichten bis sehr schweren körperlichen Komplikationen verbunden sind. Das Absetzen der Laxanzien muss gut betreut werden. Vorübergehende Obstipation und Ödeme mit einhergehender Gewichtszunahme im Zuge des Laxanzienentzuges sind oft die Folge und eine zusätzliche Belastung für essgestörte Patienten. Aufklärung über vorübergehende (neue) GI-Beschwerden und über Häufigkeit und Konsistenz eines normalen Stuhlgangs können notwendig sein [11].

> Das Absetzen der Laxanzien muss gut betreut werden.

5.8.4 AN- und GI-Komorbiditäten

Ein kürzlich erschienener systematischer Übersichtsartikel fasst es zusammen: GI-Beschwerden und -Komplikationen treten bei AN-Patienten über den gesamten GI-Trakt verteilt auf [6]. Im Rahmen der Genesung kommt es zur Verschiebung, aber insgesamt betrachtet meistens zur deutlichen Verbesserung der GI-Beschwerden [6–8]. Im Folgenden soll kurz auf drei gastrointestinalen Komorbiditäten (Zöliakie, Reizdarmsyndrom und Gastroparese) eingegangen werden, die des Öfteren die Behandlung bei AN-Patienten erschweren. Eine ausführliche Übersicht hierzu wurde kürzlich veröffentlicht [12].

Die **Zöliakie** geht nicht mit einer erhöhten Prävalenz bei Patienten mit Essstörungen einher. AN-Patienten sollten deshalb nicht routinehalber einem Zöliakie-Screening unterzogen werden. Falls doch der Verdacht auf eine Zöliakie besteht (z. B. wenn sich trotz erfolgreicher Therapie abdominale Beschwerden nicht verbessern), ist darauf zu achten, dass zuvor in ausreichender Menge glutenhaltige Lebensmittel verzehrt wurden, um falsch-negative Testergebnisse zu vermeiden [12].

Die **Reizdarm**symptomatik bei AN-Patienten wurde in diesem Kapitel bereits angesprochen. Der Reizdarm wird in der Regel durch eine Kombination aus Medikamenten, Ernährungsveränderungen und Biofeedback behandelt. Medikamente, die hier spezifisch zum Einsatz kommen, wurden nie bei AN-Patienten getestet. Der Fokus der Behandlung dieser Patienten sollte daher auf der Ernährungs- und Psychotherapie beruhen und der Einsatz von Medikamenten sollte sorgsam abgewogen werden [12].

Die **Gastroparese** zeichnet sich durch eine verzögerte Entleerung des Mageninhalts in das Duodenum aus, ohne dass dabei mechanische Obstruktionen vorliegen. Sie tritt in der Regel fast immer auf, wenn ein massiver Gewichtsverlust vorliegt, und wird deshalb auch nicht durch eine radiologische Untersuchung bei AN-Patienten verifiziert. GI-Symptome, die auf eine Gastroparese hinweisen, sind z. B. sehr früh einsetzendes Völle- und Sättigungsgefühl bei den Mahlzeiten, Magenschmerzen, Magenblähung, Übelkeit, Erbrechen und Sodbrennen oder Refluxösophagitis. Im Rahmen der erfolgreichen Therapie kommt es in der Regel zur Normalisierung der physiologischen Magenentleerungsprozesse. Zu Beginn der Therapie kann es vorkommen, dass die Behandlung der Gastroparese mit Ernährungstherapie (kleine Volumen, mehrere Mahlzeiten, wenig Ballaststoffe, Fettgehalt niedrig) und manchmal auch mit Medikamenten notwendig ist [12].

Zöliakie, Reizdarmsyndrom und Gastroparese können die Behandlung bei AN-Patienten erschweren.

5.8.5 Zusammenfassung und Hinweise für die Praxis:

Patienten mit Essstörungen suchen durchaus einen Gastroenterologen auf, ohne ihn über die eigene Essstörung in Kenntnis zu setzen. Bei Verdacht sollte im Gespräch abgeklärt werden, ob eine Essstörung vorliegen könnte. Für AN- und BN-Patienten eignet sich hierzu der SCOFF, der mit fünf Fragen in einer Minute abgehandelt werden kann [13]. Die Fragen werden mit ja und nein beantwortet. Werden zwei oder mehr Fragen mit ja beantwortet, so besteht der Verdacht einer Essstörung. Die fünf Fragen lauten wie folgt:

1. Übergeben Sie sich, wenn Sie sich unangenehm voll fühlen?
2. Machen Sie sich Sorgen, weil Sie manchmal nicht mit dem Essen aufhören können?
3. Haben Sie in der letzten Zeit mehr als 6 kg in drei Monaten abgenommen?
4. Finden Sie sich zu dick, während andere Sie zu dünn finden?
5. Würden Sie sagen, dass Essen Ihr Leben sehr beeinflusst?

Liegt eine Essstörung oder ein Verdachtsfall vor, sollten Psychotherapeuten, die auf Essstörungen spezialisiert sind, hinzugezogen werden.

Das Kapitel zeigt, dass Essstörungen und GI-Beschwerden eng miteinander verbunden sind, und es muss sorgfältig abgewogen werden, welche GI-Beschwerden tatsächlich behandelt werden müssen und welche nicht. In den meisten Fällen verbessern sich die GI-Beschwerden im Verlauf einer erfolgreichen Psychotherapie, die sich durch Gewichtszunahme und Normalisierung des Essverhaltens auszeichnet. Gleichzeitig dürfen das gestörte Essverhalten und damit verbundene GI-Beschwerden nicht in ihrer möglichen Tragweite unterschätzt werden.

> Patienten mit Essstörungen suchen durchaus einen Gastroenterologen auf, ohne ihn über die eigene Essstörung in Kenntnis zu setzen.

5.8.6 Literatur

[1] Teufel M, Zipfel S. Klinische Aspekte der Anorexia nervosa und Bulimia nervosa im Erwachsenenalter. In: Herpertz S, de Zwaan M, Zipfel S, editors. Handbuch Essstörungen und Adipositas. Springer: Heidelberg, Berlin. 2015; 15–19.
[2] Cremonini F, Camilleri M, Clark MM, Beebe TJ, Locke GR, Zinsmeister AR, et al. Associations among binge eating behavior patterns and gastrointestinal symptoms: a population-based study. Int J Obes (Lond). 2009; 33(3): 342–353.
[3] Emmanuel AV, Stern J, Treasure J, Forbes A, Kamm MA. Anorexia nervosa in gastrointestinal practice. Eur J Gastroenterol Hepatol. 2004; 16(11): 1135–1142.
[4] Abraham S, Kellow JE. Do the digestive tract symptoms in eating disorder patients represent functional gastrointestinal disorders? BMC Gastroenterol. 2013; 13: 38.
[5] Janssen P. Can eating disorders cause functional gastrointestinal disorders? Neurogastroenterol Motil. 2010; 22(12): 1267–1269.

[6]   Norris ML, Harrison ME, Isserlin L, Robinson A, Feder S, Sampson M. Gastrointestinal compli-
      cations associated with anorexia nervosa: A systematic review. Int J Eat Disord. 2016; 49(3):
      216–237.
[7]   Boyd C, Abraham S, Kellow J. Appearance and disappearance of functional gastrointestinal
      disorders in patients with eating disorders. Neurogastroenterol Motil. 2010; 22(12): 1279–
      1283.
[8]   Mack I, Cuntz U, Gramer C, Niedermaier S, Pohl C, Schwiertz A, et al. Weight gain in anorexia
      nervosa does not ameliorate the faecal microbiota, branched chain fatty acid profiles, and
      gastrointestinal complaints. Sci Rep. 2016; 6: 26752.
[9]   Porcelli P, Leandro G, De Carne M. Functional gastrointestinal disorders and eating disorders.
      Relevance of the association in clinical management. Scand J Gastroenterol. 1998; 33(6): 577–
      582.
[10] Perkins SJ, Keville S, Schmidt U, Chalder T. Eating disorders and irritable bowel syndrome: is
      there a link? J Psychosom Res. 2005; 59(2): 57–64.
[11] Sato Y, Fukudo S. Gastrointestinal symptoms and disorders in patients with eating disorders.
      Clin J Gastroenterol. 2015; 8(5): 255–63.
[12] Mascolo M, Geer B, Feuerstein J, Mehler PS. Gastrointestinal comorbidities which complicate
      the treatment of anorexia nervosa. Eat Disord. 2016: 1–12.
[13] Morgan JF, Reid F, Lacey JH. The SCOFF questionnaire: assessment of a new screening tool for
      eating disorders. BMJ. 1999; 319(7223): 1467–1468.

J. Schirra

5.9 Dumping-Syndrom

5.9.1 Definition, Klinik und Epidemiologie

Das Dumping-Syndrom (DS) ist ein postprandiales klinisches Syndrom als Folge eines
zu schnellen Eintritts von flüssigem, hochosmolarem Chymus in den Dünndarm bei
pathologisch schneller Magenentleerung. Das Syndrom wurde erstmals 1913 durch
Hertz beschrieben, der damit Symptome nach Gastroenterostomie darlegte, die er auf
einen schnellen Transit zurückführte [1]. DS beinhaltet sowohl gastrointestinale als
auch systemisch autonome oder hypoglykämische Symptome. Je nach zeitlichem Auftreten werden Früh- und Spätdumping unterschieden. Frühdumping beginnt binnen
30 Minuten postprandial. Gastrointestinale Beschwerden sind Völlegefühl, frühe Sättigung, Schmerz, Diarrhö, Krämpfe und/oder Blähung. Diese sind immer begleitet
durch Zeichen der autonomen Dysregulation wie Tachykardie, Blutdruckabfall, Müdigkeit, Kopfschmerz, Schweißausbruch bis hin zur Synkope. Beim Spätdumping setzen die Symptome einer reaktiven Hypoglykämie ein bis drei Stunden postprandial
ein. Die Hypoglykämie kann sich äußern in Symptomen der autonomen Dysregulation
mit Schwitzen, Zittern, Unruhe, Tachykardie (sympathikoton), Heißhunger, Übelkeit,
Erbrechen (parasympathikoton) oder der Neuroglukopenie, Verwirrtheit und Somno-
lenz. Das DS manifestiert sich meistens als Frühdumping. Patienten mit Spätdumping
haben oft auch ein Frühdumping.

Ursache des Dumping-Syndroms sind vorausgegangene resektiv-chirurgische Eingriffe an Magen oder Ösophagus: Resektionen des distalen Magens (Billroth I und II), Vagotomie mit Pyloroplastik (ca. 10 %), Ösophagusresektion mit Magenhochzug (bis 50 %), Fundoplikatio sowie – in den letzten Jahren zunehmend – die bariatrische Chirurgie (Roux-en-Y-Magenbypass, bis 75 %) [2, 3]. Nur bei einem Teil dieser Patienten von etwa 10 % persistieren die Symptome. Ein DS ohne vorausgegangenen chirurgischen Eingriff ist wahrscheinlich selten. Allerdings können Erkrankungen mit Beteiligung des enterischen Nervensystems mit einer beschleunigten Magenentleerung einhergehen, so bei einem Teil der Patienten mit funktioneller Dyspepsie und Diabetes mellitus [4–6]. In einer Kohorte von Patienten, bei denen aufgrund unerklärter Übelkeit, Erbrechen, Bauchschmerz und Diarrhö unter den klinischen Diagnosen chronisches zyklisches Erbrechen, funktionelle Dyspepsie oder Diabetes mellitus eine Magenentleerungsszintigraphie erfolgte, fand sich bei 9 % eine beschleunigte Magenentleerung [7]. Die kausale Rolle der Magenentleerung für deren Symptomatik ist jedoch fraglich, so dass bei nichtoperierten Patienten immer eine gründliche Diagnostik erfolgen sollte, bevor ein Dumping-Syndrom diagnostiziert wird.

> Das Dumping-Syndrom (DS) ist ein postprandiales klinisches Syndrom als Folge eines zu schnellen Eintritts von flüssigem, hochosmolarem Chymus in den Dünndarm bei pathologisch schneller Magenentleerung.

5.9.2 Neurogastroenterologie und Pathophysiologie

Die postprandiale Akkommodation des proximalen Magens ermöglicht einen Anstieg des Fundusvolumens ohne begleitenden Druckanstieg. Ihr zugrunde liegt ein vago-vagaler Reflex mit Aktivierung inihibitorischer Neurone des Magens. Graduelle Zunahmen des Fundustonus verlagern Nahrung in den distalen Magen, wo sie durch antrale Kontraktionen zu 1–2 mm großen Partikeln zerkleinert wird. Feste Partikel nur dieser Größe können postprandial im Rahmen antro-pyloro-duodenaler Kontraktionen entleert werden [2]. Von Bedeutung ist dabei auch die Verdünnung des Chymus durch gastrale Sekrete. Die Magenentleerung unterliegt dem inhibitorischen Einfluss neuraler und endokriner Rückkopplungssignale aus dem Dünndarm, die durch entleerte Nahrung via chemische, osmotische und mechanische Sensoren aktiviert werden. So existiert ein enterischer vagaler inhibitorischer Reflexbogen zwischen Duodenum und Pylorus. Zahlreiche gastrointestinale Peptidhormone sind inhibitorisch beteiligt wie GLP-1, CCK, PYY, PP, VIP und Neurotensin. Sie vermitteln ihre Wirkung wahrscheinlich überwiegend über Aktivierung zentraler inhibitorischer Neurone im Hirnstamm. Sie erfüllen auch andere wichtige postprandiale Funktionen wie die Stimulation der Insulinsekretion (GLP-1), die Hemmung der Magensäuresekretion (GLP-1, CCK, PYY), die Stimulation der Gallenblasenkontraktion und der Pankreasenzymsekretion (CCK) sowie die Induktion von Sättigungsempfinden (GLP-1, PYY). Die ausschließlich hemmende Wirkung von Nahrung im Ileum auf die gastrale Funktion manifestiert sich in dem Ausdruck „ileal brake" [8].

> Die postprandiale Akkommodation des proximalen Magens ermöglicht normalerweise einen Anstieg des Fundusvolumens ohne begleitenden Druckanstieg. Die Magenentleerung unterliegt dem inhibitorischen Einfluss neuraler und endokriner Rückkopplungssignale aus dem Dünndarm.

5.9.2.1 Frühdumping

Zugrunde liegende operative Eingriffe sind in der Regel Teilresektionen des Magens, Reduktion des Magenvolumens mit Minderung dessen Akkomodationsfähigkeit (Schlauchmagen, Fundoplikatio, Magenhochzug nach Ösophagusresektion) oder Magen-Bypass-Operationen. Der beim DS entleerte Chymus ist voluminös und hyperosmolar. Flüssigkeiten sind dabei wahrscheinlich von größerer Bedeutung als feste Nahrung. Der hyperosmolare Chymus induziert über eine intestinale Hypersekretion einen Flüssigkeitsshift aus dem vaskulären System in das intestinale Lumen. Dies ist begleitet von einer Steigerung der Zirkulation im Splanchnikusgebiet (splanchnic pooling). Eine duodenale Distension kann eine intestinale Hyperkontraktilität mit der Folge abdomineller Schmerzen induzieren. Die Zentralisation des zirkulierenden Volumens bewirkt eine kompensatorische Aktivierung des autonomen Nervensystems und des Renin-Angiotension-Systems. Dies kann in Tachykardie, Herzrythmusstörungen und Schweißausbruch resultieren, im Falle einer Dekompensation auch zu Müdigkeit, Blutdruckabfall und Synkopen führen [2, 3, 9].

Die beim Frühdumping deutlich vermehrt freigesetzten intestinalen Peptidhormone tragen sehr wahrscheinlich zu der Symptomatik bei, wobei die Rolle der einzelnen Hormone nur unzureichend untersucht ist. So stimuliert VIP die Gefäßdilatation im Splanchnikusgebiet und die intestinale Flüssigkeitssekretion, GLP-1 und PYY können an der Induktion von früher Sättigung und postprandialem Völlegefühl beteiligt sein [2, 3].

> Ursachen des Frühdumpings sind zugrundeliegende operative Eingriffe mit Reduktion des Magenvolumens, Minderung dessen Akkomodationsfähigkeit (Schlauchmagen, Fundoplikatio, Magenhochzug nach Ösophagusresektion) oder Magen-Bypass-Operationen.

5.9.2.2 Spätdumping

Die postprandiale Hypoglykämie eine bis drei Stunden nach Mahlzeiteinnahme ist eine reaktive Hypoglykämie: Hohe und schnelle postprandiale Blutzuckerexkursionen triggern exzessiv hohe Insulinsekretionsraten. Insbesondere von Studien der bariatrischen Chirurgie ist bekannt, dass schnelle intestinale Nahrungsverfügbarkeit eine exzessive Sekretion der Inkretinhormone GLP-1 – und je nach Eingriff auch GIP –

stimuliert. GLP-1 augmentiert die Glukose-induzierte Insulinsekretion beträchtlich, hemmt davon unabhängig die Glukagonsekretion und dürfte so an reaktiven Hypoglykämien beteiligt sein.

> Das Spätdumping ein bis drei Stunden nach Mahlzeiteinnahme ist Folge einer reaktiven Hypoglykämie.

5.9.3 Diagnose

Die klinische Symptomatik bei Patienten nach chirurgischen Eingriffen am Magen gibt entscheidende Hinweise. Die Wahrscheinlichkeit eines DS kann mit dem Sigstad-Symptomscore abgeschätzt werden (Tab. 5.6) [10]. Postprandiale Hypoglykämien zusammen mit anderen gastrointestinalen Symptomen sind nach Ausschluss eines Insulinoms ein strenger Hinweis auf ein DS.

Tab. 5.6: Scoring-System für das Dumping-Syndrom nach Sigstad [10].

Postprandiales Symptom	Score
Schock	+5
Ohnmacht, Synkope, Bewusstlosigkeit	+4
Wunsch zu liegen oder zu sitzen	+4
Atemnot, Dyspnoe	+3
Schwäche, Erschöpfung	+3
Schläfrigkeit, Apathie	+3
Herzklopfen	+3
Unruhe	+2
Schwindel	+2
Kopfschmerzen	+1
Wärmegefühl, Schwitzen, Blässe, klamme Haut	+1
Übelkeit	+1
Abdominelles Völlegefühl, Meteorismus	+1
Borborygmen	+1
Aufstoßen	−1
Erbrechen	−4

Ein Summenscore von > 7 ist suggestiv für ein Dumping-Syndrom, ein Score < 4 spricht dagegen.

Als nützlicher Provokationstest kann ein oraler Glukosetoleranztest (OGTT) eingesetzt werden [2, 3]. Vor und für die Dauer von drei Stunden nach Ingestion von 50 g Glukose werden in 30-Minuten-Abständen Symptome, Blutzucker, Blutdruck, Puls und Hämatokrit gemessen. Der Test ist positiv für ein Frühdumping bei einem Anstieg des Hämatokrit um 3 % oder einer Erhöhung der Pulsfrequenz um zehn Schläge pro Minute in den ersten 30 Minuten. Er ist positiv für ein Spätdumping bei einem Abfall des Blutzuckers auf < 60 mg/dl zwei bis drei Stunden nach Glukoseingestion. Zusätzlich sollte die Symptomatik erfasst werden, idealerweise als VAS-Score (100-mm-Skala). Sensitivität und Spezifität des OGTT für das DS wurden auf 100 % und 94 % geschätzt [11].

Die Messung der Magenentleerung hat hingegen eine eher untergeordnete Bedeutung. Die Sensitivität und Spezifität für DS scheinen eher gering zu sein. Grund ist, dass insbesondere flüssige Nahrung eine Rolle spielt und die wahrscheinlich entscheidende Phase – die frühpostprandiale Phase zehn bis 15 Minuten nach Mahlzeitingestion – von den gebräuchlichen Magenentleerungstests nicht erfasst wird. Hinzu kommt, dass viele Patienten nach resektiven Magenoperationen zwar eine schnellere Magenentleerung, aber kein DS haben. Wenn erforderlich, sollte als Magenentleerungstest eine Magenszintigraphie einer standardisierten 250-kcal-Testmahlzeit (zwei Rühreier, zwei Scheiben Weißbrot, 120 ml Wasser) erfolgen. Eine Isotopenretention von < 35 % nach einer Stunde gilt als Maß einer schnellen Magenentleerung [3].

> Die Wahrscheinlichkeit eines DS kann mit dem Sigstad Symptomscore abgeschätzt werden. Als nützlicher Provokationstest kann ein oraler Glukosetoleranztest (OGTT) eingesetzt werden. Die Messung der Magenentleerung hat hingegen eine eher untergeordnete Bedeutung.

5.9.4 Therapie

5.9.4.1 Diät
Häufigere (bis sechs) und kleinere Mahlzeiten unter Verzicht auf schnell absorbierbare Zucker werden empfohlen. Getränke sollten bis zu einer Stunde nach und nicht zu den Mahlzeiten eingenommen werden. Nach den Mahlzeiten sollten sich die Patienten bis 30 min hinlegen. Guaran (ein Pflanzengummi) oder Pektin – jeweils dreimal täglich 5 g – können die Magenentleerung durch Steigerung der Viskosität verzögern. Aber Geschmack und Verfügbarkeit schränken die Nutzung ein [2, 3].

> Zur Therapie werden häufige (bis sechs) und kleinere Mahlzeiten unter Verzicht auf schnell absorbierbare Zucker empfohlen.

5.9.4.2 Acarbose und Diaxozid
Acarbose ist ein α-Glykosidase-Inhibitor, der die Hydrolyse von Polysacchariden in resorbierbare Monosaccharide hemmt. Dreimal täglich 50–100 mg verbessern die Glukosetoleranz und Symptome des Spätdumpings. Blähung, Flatulenz und Diarrhö durch nichtabsorbierte Kohlenhydrate schränken die Compliance ein [2, 3].

Diaxozid ist ein Kalium-Kanal-Inhibitor und hemmt die Insulinsekretion. Es stellt eine therapeutische Alternative bei Acarbose-resistenen Hypoglykämien des Spätdumpings dar [2, 3].

Dreimal täglich 50–100 mg Acarbose verbessern die Glukosetoleranz und Symptome des Spätdumpings. Diaxozid stellt eine therapeutische Alternative bei Acarbose-resistenen Hypoglykämien des Spätdumpings dar.

5.9.4.3 Somatostatin-Analoga

Somatostatin und seine synthetischen Analoga hemmen die Magenentleerung, den intestinalen Transit, die Freisetzung intestinaler Hormone und die Insulinsekretion. Sowohl kurz als auch lang wirksame Somatostatinanaloga (in der Regel Octreotid) wurden sehr effektiv beim Früh- und Spätdumping eingesetzt. Kurz wirksames Octreotid wird fünf Minuten vor jeder Mahlzeit subkutan injiziert, initial 50 μg, dann Titration bis 100 μg dreimal täglich [2, 3, 12]. Für die Dauertherapie sind eher Slow-release-Formulierungen (LAR long acting release) geeignet, die einmal monatlich intramuskulär injiziert werden. Verfügbar in Deutschland sind 10 mg, 20 mg und 30 mg, wobei 10 und 20 mg effektiv sind beim DS [13, 14]. Nebenwirkungen sind vor allem schmerzhafte Injektion, Gallensteinbildung und Steatorrhoe [15]. Diese und die hohen Kosten sprechen gegen Octreotid als First-line-Behandlung.

Sowohl kurz als auch lang wirksame Somatostatinanaloga (in der Regel Octreotid) wurden sehr effektiv beim Früh- und Spätdumping eingesetzt.

5.9.4.4 Chirurgische Therapie

Als Ultima Ratio kann abhängig von der früheren Operationstechnik eine chirurgische Intervention sinnvoll sein. Dies sollte einer individuellen Fallprüfung vorbehalten sein. So können Pylorus-Rekonstruktionen nach Pyloroplastie, die Auflösung oder einfache Tiefersetzung einer Gastrojejunostomie nach Magen-Bypass oder die Umwandlung einer distalen Magenresektion (Billroth) in eine Roux-en-Y-Gastrojejunostomie hilfreich sein, um die Magenentleerung zu verzögern [2, 3].

Als ultima Ratio kann eine chirurgische Intervention sinnvoll sein (Pylorus-Rekonstruktionen nach Pyloroplastie, die Auflösung oder einfache Tiefersetzung einer Gastrojejunostomie nach Magen-Bypass, die Umwandlung einer distalen Magenresektion (Billroth) in eine Roux-en-Y Gastrojejunostomie).

5.9.5 Literatur

[1]   Hertz AF. The Cause and Treatment of certain Unfavourable After-effects of Gastro-enterostomy. Proc R Soc Med. 1913; 6: 155–163.
[2]   Tack J, Arts J, Caenepeel P, De WD, Bisschops R. Pathophysiology, diagnosis and management of postoperative dumping syndrome. Nat Rev Gastroenterol Hepatol. 2009; 6: 583–590.

[3] Berg P, McCallum R. Dumping Syndrome. A Review of the Current Concepts of Pathophysiology, Diagnosis, and Treatment. Dig Dis Sci. 2016; 61: 11–18.

[4] Tominaga K, Higuchi K, Ochi M, et al. Concurrent assessment of reservoir and emptying of the stomach for dyspepsia patients. Hepatogastroenterology. 2008; 55: 744–749.

[5] Schwartz JG, Green GM, Guan D, McMahan CA, Phillips WT. Rapid gastric emptying of a solid pancake meal in type II diabetic patients. Diabetes Care. 1996; 19: 468–471.

[6] Frank JW, Saslow SB, Camilleri M, Thomforde GM, Dinneen S, Rizza RA. Mechanism of accelerated gastric emptying of liquids and hyperglycemia in patients with type II diabetes mellitus. Gastroenterology. 1995; 109: 755–765.

[7] Hejazi RA, Patil H, McCallum RW. Dumping syndrome: establishing criteria for diagnosis and identifying new etiologies. Dig Dis Sci. 2010; 55: 117–123.

[8] Schirra J, Goke B. The physiological role of GLP-1 in human: incretin, ileal brake or more? Regul Pept. 2005; 128: 109–115.

[9] Vecht J, Gielkens HA, Frolich M, Lamers CB, Masclee AA. Vasoactive substances in early dumping syndrome: effects of dumping provocation with and without octreotide. Eur J Clin Invest. 1997; 27: 680–684.

[10] Sigstad H. A clinical diagnostic index in the diagnosis of the dumping syndrome. Changes in plasma volume and blood sugar after a test meal. Acta Med Scand. 1970; 188: 479–486.

[11] van der Kleij FG, Vecht J, Lamers CB, Masclee AA. Diagnostic value of dumping provocation in patients after gastric surgery. Scand J Gastroenterol. 1996; 31: 1162–1166.

[12] Vecht J, Lamers CBHW, Masclee AAM. Long-term results of octreotide-therapy in severe dumping syndrome. Clinical Endocrinology. 1999; 51: 619–624.

[13] Penning C, Vecht J, Masclee AA. Efficacy of depot long-acting release octreotide therapy in severe dumping syndrome. Aliment Pharmacol Ther. 2005; 22: 963–969.

[14] Arts J, Caenepeel P, Bisschops R, et al. Efficacy of the long-acting repeatable formulation of the somatostatin analogue octreotide in postoperative dumping. Clin Gastroenterol Hepatol. 2009; 7: 432–437.

[15] Didden P, Penning C, Masclee AA. Octreotide therapy in dumping syndrome: Analysis of long-term results. Aliment Pharmacol Ther. 2006; 24: 1367–1375.

F. Azpiroz
5.10 Meteorismus/Borborygmus

5.10.1 Allgemeiner Überblick

Die Gasmenge im Darm wird von einer komplexen Homöostase aus Produktion, Verbrauch und Diffusion des Gases zwischen Lumen und Blut bestimmt [1]. Das Gesamtvolumen intraluminalen Gases beträgt unter normalen Bedingungen zwischen 100 und 200 ml, die in den verschiedenen Abschnitten des Gastrointestinaltrakts gleichmäßig verteilt sind; der größte Anteil des Gases befindet sich im Kolon. Das Gas gelangt durch Verschlucken, chemische Reaktionen, Diffusion aus dem Blut oder bakterielle Fermentierung in das Lumen. Die Abgabe von Gas erfolgt über Aufstoßen, Adsorption ins Blut, bakteriellen Verbrauch und anale Ausscheidung.

Gas gelangt durch Verschlucken in den Magen, ein Überschuss wird in den Dünndarm ausgeschleust. Chemische Reaktionen im Duodenum und proximalen Jejunum, insbesondere die Neutralisierung von Basen und Säuren, produzieren CO_2. Im Kolon wird das Gasvorkommen durch den Stoffwechsel der Dickdarm-Bakterien bestimmt, wobei Nahrungsreste fermentiert und Wasserstoff, CO_2, Methan, H_2S und in geringem Maße andere Gase freigesetzt werden. In jedem Abschnitt des Gastrointestinaltrakts tendieren die intraluminalen Gase zu einem Gleichgewicht mit den Gasen im venösen Blut. CO_2, Wasserstoff und Methan diffundieren schnell ins Blut. Sauerstoff und Stickstoff gelangen mit der verschluckten Luft in den Darm, doch während der meiste Sauerstoff durch Absorption aus dem Darm entzogen wird, hat Stickstoff eine niedrige Diffusionsfähigkeit und wird nur in geringem Maße absorbiert. Übermäßiges Gas wird in jedem Abschnitt in kaudaler Richtung in das nächste Segment transportiert und letztendlich über den Anus abgegeben. Die Zusammensetzung des anal ausgeschiedenen Gases hängt im Großen und Ganzen vom Stoffwechsel im Kolon ab.

Der Verdauungsprozess findet im oberen Gastrointestinaltrakt statt. Residuen dieses Prozesses gelangen in das Kolon und dienen als Substrate für die Dickdarm-Mikrobiota, wodurch diese proliferieren kann. In diesem Prozess wird Gas in Abhängigkeit von der Menge fermentierbarer Substrate im Kolon – das heißt, abhängig von Mahlzeiten und Ernährungsweise sowie Zusammensetzung und Stoffwechselaktivität der Mikrobiota – produziert [2].

> Die Gasmenge im Darm wird von einer komplexen Homöostase aus Produktion, Verbrauch und Diffusion des Gases zwischen Lumen und Blut bestimmt.

5.10.2 Symptome im Zusammenhang mit intestinalem Gas

Patienten mit funktionellen Darmerkrankungen, insbesondere Reizdarmsyndrom (irritable bowel syndrome, IBS) und Reizmagensyndrom (functional dyspepsia, FD), klagen häufig über Symptome, die sie dem Gas im Darm zuschreiben [3]. Die Definition von Gas-bedingten Symptomen ist nicht klar, und Patienten leiden üblicherweise unter einer Kombination mehrerer Symptome wie übermäßiger analer Gaspassage (Flatulenz), dem Gefühl von Gasdruck im Rektum (Gas-Tenesmus), dem Gefühl exzessiven abdominellen Drucks (Blähung), Bauchknurren (Borborygmus) und Bauchumfangszunahme (Distension). Meteorismus ist ein mehrdeutiger und ungenauer Begriff, der bei Symptomen verwendet wird, welche die Patienten auf intestinales Gas zurückführen; der Begriff bezieht sich daher eher auf die Interpretation der Symptome als auf ein spezifisches Empfinden. Gas-bedingte Symptome und insbesondere abdominelle Blähungen sind häufige und belastende Beschwerden bei Patienten mit funktionellen Darmerkrankungen. Mehrere pathophysiologische Mechanismen könnten in diesem Kontext eine Rolle spielen.

Patienten mit funktionellen Darmerkrankungen, insbesondere Reizdarmsyndrom und Reizmagensyndrom (funktionelle Dyspepsie, FD), klagen häufig über Symptome, die sie dem Gas im Darm
zuschreiben.

5.10.2.1 Aerophagie

Die Aerophagie manifestiert sich normalerweise als wiederholtes Aufstoßen. Diese
Patienten schlucken unabsichtlich Luft, welche im Hypopharynx oder im Magen ak-
kumuliert und dann durch Aufstoßen wieder abgegeben wird, was Erleichterung ver-
schafft [4]. Aufstoßen ist häufig mit epigastrischem Völlegefühl und Dyspepsie-artigen
Symptomen assoziiert, welche die Patienten als übermäßiges Gas im Magen fehlinter-
pretieren. In manchen Fällen wird der Prozess durch emotionalen Stress getriggert.

Die Aerophagie manifestiert sich normalerweise als wiederholtes Aufstoßen.

5.10.2.2 Übermäßige Gasproduktion

Übermäßige Gasproduktion kann auf Malabsorption von Nährstoffen im Dünndarm
beruhen; dies ist jedoch relativ selten und wird aufgrund klinischer Manifestatio-
nen rasch erkannt. Die übermäßige Gasproduktion bei normaler Ernährungsweise
wird üblicherweise von einer stark flatulogenen Kolonflora – durch ein vermehrtes
Vorkommen Gas-produzierender Bakterien oder, wahrscheinlicher, ein Defizit Gas-
konsumierender Mikroorganismen – verursacht. Der Geruch hängt von Spurenele-
menten wie beispielsweise schwefelhaltigen Gasen ab, die von Sulfat-reduzierenden
Bakterien im Kolon produziert werden [5]. Es wurde kürzlich gezeigt, dass bei den
meisten unter Flatulenz leidenden Patienten die Gasproduktion im Kolon innerhalb
der Norm liegt, obwohl die Anzahl analer Gasabgänge erhöht ist [6]. Diese Daten legen
die Vermutung nahe, dass die rektale Perzeption bei dieser Störung eine Rolle spielen
könnte.

Übermäßige Gasproduktion kann in seltenen Fällen auf Malabsorption von Nährstoffen im Dünndarm beruhen.

5.10.2.3 Gestörte anale Gasabgänge

Die rektale Ausscheidung geschieht normalerweise durch sanften abdominellen
Druck und Relaxation der analen Sphinkteren. Manche Patienten können den Analkanal nicht richtig entspannen und haben das Gefühl der analen Blockade, während
sie versuchen, Gas oder Fäzes auszuscheiden [7]. Bei diesen Patienten ist der Gas-
Tenesmus häufig mit Obstipation, verlängerten Fermentationszeiten im Dickdarm
und erhöhter Gasproduktion assoziiert.

Manche Patienten können den Analkanal nicht richtig entspannen und haben das Gefühl der analen Blockade, während sie versuchen, Gas oder Fäzes auszuscheiden.

5.10.2.4 Gestörtes Handling intestinalen Gases

Patienten mit funktionellen Darmerkrankungen, die unter Blähungen leiden, könnten aufgrund abnormaler Darmreflexe ein gestörtes Handling intestinaler Gase haben: Gas könnte akkumulieren und sich in einzelnen Segmenten stauen, was zu einer fokalen Darmdehnung führt; aktuelle Studien haben jedoch keine Unterschiede zwischen unter Blähungen/Distension leidenden Patienten und gesunden Probanden gefunden [8]. Es gibt außerdem Evidenz dafür, dass diese Patienten eine intestinale Hypersensitivität mit einer erhöhten Wahrnehmung intraluminaler Stimuli aufweisen.

Patienten mit funktionellen Magen-Darmerkrankungen können eine intestinale Hypersensitivität mit einer erhöhten Wahrnehmung intraluminaler Stimuli aufweisen.

5.10.2.5 Bauchwand-Dystonie

Charakteristischerweise berichten Patienten, dass sich die abdominelle Distension im Laufe des Tages entwickelt und über Nacht legt [9]. Aktuelle Studien zeigten, dass unter abdomineller Distension leidende Patienten während solcher Episoden tatsächlich eine Umfangszunahme entwickeln. Des Weiteren ergaben diese Studien, dass die abdominelle Distension durch eine paradoxe Kontraktion des Diaphragmas verursacht wird, welche mit einer Relaxation der vorderen Bauchwand assoziiert ist [10, 11]. Bei diesen Patienten könnte die Wahrnehmung von Darmsymptomen eine konditionierte somatische Reaktion hervorrufen, bei der ein abnormaler Haltetonus der abdominell-thorakalen Muskeln die Distension initiiert. Die abdominelle Distension scheint demnach eine somatische Manifestation funktioneller Darmerkrankungen zu sein.

Die abdominelle Dehnung kann durch eine paradoxe Kontraktion des Diaphragmas entstehen und eine somatische Manifestation funktioneller Darmerkrankungen sein.

5.10.3 Behandlungsstrategien

Die Aerophagie legt sich üblicherweise – oder wird zumindest gemildert – nach einer klaren pathophysiologischen Erklärung der Symptome. Zugrundeliegende dyspeptische Symptome können eine Behandlung erfordern. Zu einer spezifischen Therapie wird im Fall von psychologischen Erkrankungen geraten [4].

Patienten, die über Gas-bedingte Beschwerden klagen und insbesondere über übermäßige und/oder übelriechende Gasabgänge, können von einer niedrig-flatulogenen Ernährung profitieren, auch wenn die Gasproduktion innerhalb der Norm ist [12]. Nach einer Woche Gas-freier Ernährungsweise fühlen diese Patienten meist eine eindeutige Symptomlinderung. Durch eine kontrollierte Wiedereinführung anderer Lebensmittel können sie feststellen, welche Nahrungskomponenten ihnen nicht bekommen. Wenn strikte Diät die Gasproduktion nicht reduziert, sollte auf Erkrankungen hin untersucht werden, die intestinale Malabsorption verursachen.

Da Patienten mit Blähungen und Distension unter einer Variante des IBS leiden, sollte der wesentliche Therapieansatz dem für IBS vorgesehenen folgen [3]. Bei diesen Patienten interagieren verschiedene pathophysiologische Mechanismen und verursachen so die Symptome. Ein hypersensitiver Darm könnte mit einer gestörten analen Ausscheidung assoziiert sein, insbesondere bei Patienten mit IBS vom Obstipationstyp, und die Symptome könnten sich durch eine erhöhte Gasproduktion bei hochflatulogener Ernährungsweise oder Ballaststoffeinnahme verschlechtern. Eine kombinierte Behandlungsstrategie sollte erwogen werden. Experimentelle Studien legen nahe, dass einfacher Sport, eine traditionelle Empfehlung, die Beseitigung von intestinalem Gas erleichtert [13]. Das Meiden hoch-flatulogener Lebensmittel und einer Ballaststoff-Überladung hilft meist, strikte Ausschlussdiäten können auf lange Dauer jedoch nicht empfohlen werden. Die Behandlung der Obstipation verbessert Blähungen und Distension, möglicherweise durch die Prävention einer fäkalen Überlastung. Bei Patienten mit Gasretention aufgrund einer gestörten analen Ausscheidung kann die anale Inkoordination durch Biofeedback-Behandlung behoben werden [7], was auch die Fäkalretention beseitigt.

Eine Meta-Analyse untersuchte den Effekt von Spasmolytika und kam zu dem Schluss, dass diese beim Management von IBS-Symptomen dem Placebo überlegen sind, insbesondere bei der Verbesserung von Bauchschmerzen und Blähgefühlen, die häufig dem intestinalen Gas zugeschrieben werden [14]. Die Wirkung von Prokinetika, Antibiotika und Gas-reduzierenden Substanzen ist nicht klar etabliert. Rifaximin scheint Blähungen zu mildern; sein Wirkmechanismus ist nicht klar. Neuerdings werden die Wirkungen von Prä- und Probiotika auf abdominelle Blähungen untersucht und die initialen Ergebnisse sind vielversprechend. Aktuelle Daten weisen darauf hin, dass abdominelle Distension durch Verhaltenstechniken verbessert werden kann, welche die Patienten in die Lage versetzen, die Aktivität abdominell-thorakaler Muskeln zu kontrollieren und ihren Haltetonus zu korrigieren.

> Die Behandlung besteht aus der Aufklärung, diätetische und stuhlregulierende Massnahmen, Spasmolytika, Prä- bzw. Probiotika und Verhaltenstechniken.

5.10.4 Literatur

[1] Azpiroz F. Intestinal gas. In: Feldman M, Friedman LS, Brand LJ, editors. Pathophysiology, Diagnosis, Management. 10th ed. Philadelphia, USA: Elsevier. 2015: 242–250.

[2]   Wu GD, Chen J, Hoffmann C, Bittinger K, Chen YY, Keilbaugh SA, et al. Linking long-term dietary patterns with gut microbial enterotypes. Science. 2011 Oct 7; 334(6052): 105–108.

[3]   Azpiroz F, Malagelada J-R. Abdominal bloating. Gastroenterology. 2005; 129: 1060–1078.

[4]   Bredenoord AJ, Smout AJ. Physiologic and pathologic belching. Clin Gastroenterol Hepatol. 2007; 5(7): 772–775.

[5]   Suarez FL, Springfield J, Levitt MD. Identification of gases responsible for the odour of human flatus and evaluation of a device purported to reduce this odour. Gut. 1998; 43(1): 100–104.

[6]   Manichanh C, Eck A, Varela E, Roca J, Clemente JC, Gonzalez A, et al. Anal gas evacuation and colonic microbiota in patients with flatulence: effect of diet. Gut. 2014; 63: 401–408.

[7]   Azpiroz F, Enck P, Whitehead WE. Anorectal functional testing. Review of a collective experience. Am J Gastroenterol. 2002; 97: 232–240.

[8]   Bendezu RA, Barba E, Burri E, Cisternas D, Accarino A, Quiroga S, et al. Colonic content in health and its relation to functional gut symptoms. Neurogastroenterol Motil. 2016 Feb 12; doi: 10.1111/nmo.12782. [Epub ahead of print] online.

[9]   Burri E, Barba E, Huaman JW, Cisternas D, Accarino A, Soldevilla A, et al. Mechanisms of postprandial abdominal bloating and distension in functional dyspepsia. Gut. 2014; 63: 395–400.

[10] Accarino A, Perez F, Azpiroz F, Quiroga S, Malagelada JR. Abdominal distension results from caudo-ventral redistribution of contents. Gastroenterology. 2009; 136: 1544–1551.

[11] Barba E, Burri E, Accarino A, Cisternas D, Quiroga S, Monclus E, et al. Abdomino-thoracic mechanisms of functional abdominal distension and correction by biofeedback. Gastroenterology. 2015; 148(4): 732–738.

[12] Azpiroz F, Hernandez C, Guyonnet D, Accarino A, Santos J, Malagelada JR, et al. Effect of a low-flatulogenic diet in patients with flatulence and functional digestive symptoms. Neurogastroenterol Motil. 2014; 26(6): 779–785.

[13] Villoria A, Serra J, Azpiroz F, Malagelada J-R. Physical activity and intestinal gas clearance in patients with bloating. Am J Gastroenterol. 2006; 101: 2552–2557.

[14] Poynard T, Regimbeau C, Benhamou Y. Meta-analysis of smooth muscle relaxants in the treatment of irritable bowel syndrome. Aliment Pharmacol Ther. 2001; 15: 355–361.

S. Müller-Lissner

5.11 Obstipation

5.11.1 Einleitung und Hintergrund

Die Obstipation begleitet die Menschheit seit eh und je. Auf einen entsprechend langen Zeitraum blicken Abführmaßnahmen zurück. Die chronische Obstipation vermindert zwar nicht die Lebenserwartung, die Lebensqualität der Betroffenen ist jedoch deutlich eingeschränkt [1, 2]. Die Indikation zur Behandlung hängt daher in erster Linie vom Leidensdruck des Patienten ab.

Eine akute funktionelle Obstipation ist als Reiseobstipation geläufig (z. B. Vermeidung des Toilettenbesuchs bei schlechten hygienischen Verhältnissen, fremdbestimmter Tagesablauf, Jetlag), teils auch Folge von Bettlägerigkeit, akuter Medikation oder anderen soziokulturellen Gegebenheiten.

5.11.2 Epidemiologie

Die Prävalenz der subjektiv empfundenen chronischen Obstipation liegt in Deutschland bei 15 %, von denen aber nur ein Teil die Rom-Kriterien erfüllt [2]. Frauen sind im jüngeren Erwachsenenalter zwei- bis dreimal häufiger betroffen als Männer. Im höheren bis hohen Lebensalter „holen die Männer aber auf" [3]. Dies könnte durch die dann zunehmende Multimorbidität bedingt sein [4].

5.11.3 Ursachen

In den meisten Fällen lässt sich die chronische Obstipation ursächlich nicht klären. Assoziationen zwischen Obstipation und faserarmer Kost, verringerter Flüssigkeitsaufnahme, mangelnder Bewegung und Unterdrückung des Defäkationsreizes sowie abrupter Änderung der Lebensumstände wurden in der Literatur beschrieben. Ein kausaler Zusammenhang ist jedoch nicht belegt [5]. Schokolade scheint nur in Deutschland als obstipierend zu gelten. Bei extrem langsamem Colontransit (Slow-Transit-Obstipation) wurden Störungen des darmeigenen Nervensystems beschrieben [6]. Die Bedeutung endokriner Ursachen wie Hypothyreose und Hyperparathyroidismus wird meist überschätzt. Neurologische Erkrankungen gehen dagegen zwar häufig mit einer Obstipation einher, sie sind aber selten wirksam zu behandeln oder gar zu heilen. Besonders relevant ist hier der M. Parkinson, bei dem sowohl der Colontransit verzögert als auch die Defäkation gestört ist; die Obstipation geht der neurologischen Symptomatik oft sogar voraus [7]. Manche Medikamente führen aufgrund ihres Wirkmechanismus häufig zur Obstipation. Ihre Anzahl ist allerdings überschaubar (Tab. 5.7).

Tab. 5.7: Medikamente mit obstipierender Nebenwirkung sowie verfügbare geeignete Gegenmaßnahmen.

Obstipierendes Medikament	Geeignete Maßnahme
Antihypertensiva (Clonidin, Calcium-Antagonisten)	Auf andere Klasse wechseln (z. B. ACE-Hemmer oder β-Blocker)
Zyklische Antidepressiva	Wechsel zu SSRI
Orale Eisenpräparate? [a]	i. m./i. v. oder Laxantien
Antiepileptika	Laxantien
Anti-Parkinson Medikamente	Laxantien
Neuroleptika	Laxantien
Opiate	Laxantien oder Opiat-Antagonist [b]

a Datenlage ungenügend; **b** Naloxon, Naloxegol, Methylnaltrexon

Die bisher genannten Ursachen verzögern den Transit im Colon. Davon abzugrenzen sind Störungen der Defäkation durch Gefügestörungen des Beckenbodens (Beckenbodensenkung, Rektozele, innerer Prolaps) oder eine fehlerhafte Bedienung des analen Sphinkters (Beckenbodendyssynergie) (Kap. 5.14, Kap. 5.15).

> Bakterien oder Pilze spielen keine ätiopathologische Rolle, eine mikrobiologische Stuhlanalyse sollte daher nicht durchgeführt werden.

5.11.4 Diagnostik

Nur ein Teil der Patienten, die sich als verstopft bezeichnen, hat eine niedrige Stuhlfrequenz. Für die meisten Patienten stehen Völlegefühl, harter Stuhlgang und/oder heftiges Pressen zur Stuhlentleerung im Vordergrund.

In den Rom-Kriterien wurden Standards zur Diagnosestellung der chronischen Obstipation formuliert [8]:
- Mindestens zwei der folgenden Symptome über insgesamt ≥ 3 Monate mit Symptomenbeginn vor ≥ 6 Monaten:
    - Pressen bei > 25 % der Defäkationen,
    - knollige oder harte Stühle bei > 25 % der Defäkationen,
    - Gefühl der inkompletten Entleerung nach > 25 % der Defäkationen,
    - Gefühl der anorektalen Obstruktion/Blockade bei > 25 % der Defäkationen,
    - manuelle Manöver zur Entleerung bei > 25 % der Defäkationen nötig (z. B. digitale Entleerung, manuelle Unterstützung des Beckenbodens),
    - < 3 Stuhlentleerungen/Woche.
- Keine ungeformten Stühle, keine hinreichenden Kriterien für Reizdarm

Die Basisdiagnostik der chronischen Obstipation soll eine genaue Anamnese mit Analyse des Stuhlverhaltens beinhalten [9]. Außerdem sollen eine Medikamentenanamnese, eine körperliche Untersuchung inklusive Anusinspektion und rektal-digitaler Untersuchung mit Prüfung des Sphinkterruhetonus, des Kneifdrucks und des Defäkationsversuchs durchgeführt werden. Wenn keine Warnsymptome bestehen, kann bei unauffälliger Basisdiagnostik zunächst eine probatorische Therapie erfolgen. Erst bei deren Versagen ist der Einsatz technischer Untersuchungen zu erwägen (Transitzeit, Defäkographie, Manometrie).

Die akute Obstipation, etwa auf Reisen, ist meist selbstlimitierend und bedarf dann keiner weiteren Klärung und Behandlung.

Eine Darmobstruktion führt außer zum Ausbleiben des Stuhlgangs kurzfristig noch zu weiteren Symptomen (kolikartigen Schmerzen, Erbrechen). Sie ist daher meist leicht zu erkennen.

In den meisten Fällen reicht die Anamnese zur Diagnosestellung der chronischen Obstipation aus.

5.11.5 Therapie

Die häufig empfohlenen „allgemeinen Maßnahmen" sind von zweifelhafter Wirksamkeit. Die motorische Aktivität des Colons ist nach dem Aufstehen groß und wird durch ein Frühstück nochmals stark gesteigert [10]. Daher ist ein Frühstück mit nachfolgender Zeit für den Toilettenbesuch empfehlenswert. Ein Flüssigkeitsdefizit soll zwar ausgeglichen werden, die Steigerung der Trinkmenge über die „normalen" ca. 1,5 bis 2 l hat aber keine therapeutische Wirkung [5].

Der Gabe bzw. Empfehlung von Laxantien sollte ein Behandlungsversuch mit Ballaststoffen vorausgehen. Wenn dadurch die Beschwerden ausreichend gebessert werden, erübrigt sich auch eine weitere Diagnostik [11]. Den größten Effekt auf das Stuhlvolumen haben schlecht lösliche und der bakteriellen Spaltung im Colon schlecht zugängliche Ballaststoffe wie die Weizenkleie [12]. An diesen reich sind vorwiegend Vollkornprodukte, besonders Kleie. Ähnlich gut wirksam, aber besser verträglich, sind Flohsamenschalen (Plantago ovata). Leinsamen muss geschrotet werden, um seine volle Wirksamkeit entfalten zu können. Obst, Gemüse und vor allem Salate enthalten deutlich weniger auf das Stuhlvolumen wirkende Ballaststoffe.

5.11.6 Opiatinduzierte Obstipation

Sie kommt bei allen Darreichungsformen von Opioiden in rund der Hälfte der Fälle vor. Wahrscheinlich wird die Symptomatik durch die hemmende Wirkung der Opioide nicht nur aufs Colon, sondern auch auf Magen und Dünndarm verursacht (opiatinduzierte Darmstörung). Die Opioide sind bei den betroffenen Patienten aber nicht der einzige pathophysiologisch wirksame Faktor (Abb. 5.5) [13].

Eine *prophylaktische* Komedikation von Laxantien zur Verhinderung der opiatinduzierten Darmstörung ist nicht angezeigt.

5.11.7 Zusammenfassung und Ausblick

Während die akute funktionelle Obstipation kein relevantes Problem darstellt, zeigt die chronische Obstipation negative Auswirkungen auf die Lebensqualität. Sie ist jedoch in der Regel gut behandelbar. Eine ätiopathologische Klärung der meisten Formen der chronischen Obstipation mit der Möglichkeit einer kausalen Behandlung ist nicht in Sicht.

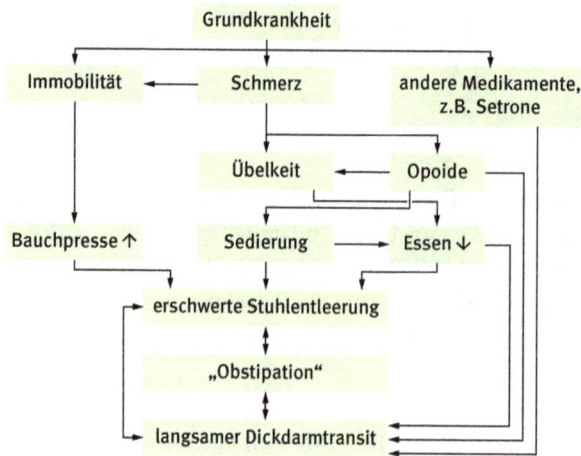

Abb. 5.5: Das Zusammenwirken der pathophysiologischen Komponenten bei der opiatinduzierten Obstipation.

5.11.8 Literatur

[1] Enck P, Leinert J, Smid M, Köhler T, Schwille-Kiuntke J. Prevalence of constipation in the German population – a representative survey (GECCO). United Eur Gastroenterol J. 2016; 4: 429–437.

[2] Enck P, Leinert J, Smid M, Köhler T, Schwille-Kiuntke J. Functional constipation and constipation-predominant irritable bowel syndrome in the general population: Data from the GECCO study. Gastroenterol Res Pract. 2016; 3186016,doi: 10.1155/2016/3186016.

[3] Suares NC, Ford AC. Prevalence of, and risk factors for, chronic idiopathic constipation in the community: systematic review and meta-analysis. Am J Gastroenterol. 2011; 106: 1582–1591.

[4] Enck P, Leinert J, Smid M, Köhler T, Schwille-Kiuntke J. Somatic Comorbidity in Chronic Constipation: More Data from the GECCO Study. Gastroenterol Res Pract. 2016; 5939238.doi.org/10.1155/2016/5939238.

[5] Müller-Lissner S, Kamm MA, Scarpignato C, Wald A. Myths and misconceptions about chronic constipation. Am J Gastroenterol. 2005; 100: 232–242.

[6] Tack J, Müller-Lissner S, Stanghellini V, et al. Diagnosis and treatment of chronic constipation – a European perspective. Neurogastroenterol Motil. 2011; 23: 697–710.

[7] Schrag A, Horsfall L, Walters K, Noyce A, Petersen I. Prediagnostic presentations of Parkinson's disease in primary care: a case-control study. Lancet Neurol. 2015; 14: 57–64.

[8] Lacy BE, Mearin F, Chang L, Chey WD, Lembo AJ, Simren M, Spiller R. Bowel Disorders. Gastroenterology. 2016; 150: 1393–1407.

[9] Andresen V, Enck P, Frieling T, et al. S2k-Leitlinie Chronische Obstipation: Definition, Pathophysiologie, Diagnostik und Therapie. Z Gastroenterol. 2013; 51: 651–672.

[10] Bassotti G, Gaburri M, Imbimbo BP, et al. Colonic mass movements in idiopathic chronic constipation. Gut. 1988; 29: 1173–1179.

[11] Voderholzer WA, Schatke W, Mühldorfer BE, Klauser AG, Birkner B, Müller-Lissner SA. Clinical response to dietary fiber treatment in chronic constipation. Am J Gastroenterol. 1997; 92: 95–98.

[12] Stephen AM, Cummings JH. Water-holding by dietary fibre in vitro and its relationship to faecal output in man. Gut. 1979; 20: 722–729.

[13] Müller-Lissner S. Opiatinduzierte Obstipation – Mechanismen, Relevanz und Behandlung. Dtsch med Wschr. 2013; 138: 2207–2211.

S. Müller-Lissner
5.12 Diarrhö

5.12.1 Einleitung und Hintergrund

Während bei der Obstipation funktionelle Formen im Vordergrund stehen, d. h. die Ursache unbekannt bleibt, ist bei der Diarrhö das Gegenteil der Fall, zumindest bei der akuten Diarrhö. Hier stehen infektiöse Ursachen im Vordergrund, auf die nicht weiter eingegangen wird.

Täglich strömen acht bis zehn Liter Flüssigkeit aus Nahrung und Verdauungssäften in den Darm ein, von denen etwa acht Liter im Dünndarm wieder resorbiert werden. Ein so großes Volumen muss passager im Darm sein, da durch die Spaltung der Nahrung viele osmotisch wirksame Teilchen entstehen. Eine osmotische Diarrhö resultiert daher, wenn die Spaltung und/oder Resorption der Nahrung beeinträchtigt ist (z. B. bei Sprue oder Überdosierung osmotischer Laxantien). Sezerniert der Darm durch Infektion, Toxine oder Hormone zu viel Flüssigkeit, entsteht eine sekretorische Diarrhö. Diese kann sowohl vom Dünndarm wie vom Colon ausgehen. Das gesunde Colon resorbiert 90 bis 95 % des Wassers aus dem Dünndarmeffluat, so dass ein Stuhlgewicht von 100 bis 200 g resultiert. Bereits eine geringe Variation dieser Resorption hat großen Einfluss auf die Konsistenz des Stuhls. Es besteht eine Wechselbeziehung zwischen Motilität des Colons, seinem Inhalt und dessen Wassergehalt: je rascher der Transit, desto geringer die Zeit für die Resorption, und je größer die Dehnung durch Füllung, desto stärker die Motilität (peristaltischer Reflex).

5.12.2 Chronische Diarrhö

Eine chronische Diarrhö (Dauer mehrere Wochen) ist abklärungswürdig und stellt oft eine Herausforderung für den Arzt dar. Zunächst sollte mit dem Patienten geklärt werden, was unter einer Diarrhö zu verstehen ist, nämlich ein dünnbreiiger bis flüssiger Stuhl. Die Frequenz kann für die diagnostische Einordnung wichtig sein, ist zur Definition jedoch ungeeignet. Manche Patienten belegen Stuhlinkontinenz mit dem Begriff Durchfall.

Die Anamnese kann wegweisend sein (Tab. 5.8) und soll Ernährung und Medikamente einschließen. Nichtsteroidale Antirheumatika und manche Biologika (small molecules) können ebenso zur Diarrhö führen wie vom Patienten nicht als solche erkannte Laxantien (z. B. Magnesium, Gallensalze).

Soweit aufgrund der Anamnese und/oder der üblichen Untersuchungsmethoden eine Ursache identifiziert werden kann, erfolgt die Behandlung anhand der etablierten Standards. Wenn die Endoskopie (Gastroduodenoskopie und Coloskopie) makroskopisch keine Veränderungen zeigt, sind Biopsien zwingend, um einige der folgenden Ursachen zu erfassen.

Die Anamnese gibt oft wertvolle Hinweise zur Diagnosestellung bei Diarrhö.

Tab. 5.8: Differentialdiagnosen bei chronischer Diarrhö mit den jeweils geeigneten diagnostischen Maßnahmen.

Chronische Diarrhö plus ...	Denken an ...	Diagnostische Tests
Darmresektion	– Gallensalzverlust – Blinde Schlinge – Kurzdarmsyndrom	– Gallensalzbinder, ([75]SeHCAT-Test [a]) – KM-Untersuchung, Antibiotika – Restdarmlänge?
Blut im Stuhl	C. ulcerosa, Carcinom	Coloileoskopie
Episkleritis	C. ulcerosa, M. Crohn	Coloileoskopie
Analfisteln	M. Crohn	Coloileoskopie
Orale Ulcera	M. Crohn, M. Behcet	Coloileoskopie
Arthritis	C. ulcerosa, M. Crohn M. Whipple	Coloileoskopie Dünndarmbiopsie
Polyserositis	M. Whipple	Dünndarmbiopsie
Osteoporose	Malabsorption	Vitamin D im Serum
Gewichtsverlust	Malabsorption	Sonographie (Pankreas), (Elastase im Stuhl [b]), Dünndarmbiopsie, HIV-Test
Diabetes	Sprue	Dünndarmbiopsie, Serologie
Dermatitis herpetiformis	Sprue	Dünndarmbiopsie, Serologie
Alkoholkrankheit	Alkoholische Diarrhö	(kohlenhydrat-defizientes Transferrin [c])
Candidose, Kaposi-Läsionen	HIV	HIV-Test
Hypokaliämie	– Laxantienabusus – VIPom	– (Massensprektroskopie des Stuhls [d]), psychiatrische Exploration – VIP im Serum
Flush	Carcinoid	5-HIES [e] im Urin, Sonographie (Leber)
Cholecystektomie	Gallensalzverlust	Gallensalzbinder
Bestrahlung im Beckenbereich	– Strahlenenteritis und/oder -colitis – Bakterielle Fehlbesiedlung – Gallensalzverlust	– Coloileoskopie – Antibiotika – Gallensalzbinder
Sklerodermie	Bakterielle Fehlbesiedelung	Dünndarmmanometrie, Antibiotika
Arteriosklerose	Intestinale Ischämie	Angio-CT

a Der [75]SeHCAT-Test wird in Deutschland praktisch nicht angeboten; **b** da die Konzentration der Elastase im Stuhl bestimmt wird, resultiert bei Diarrhö durch Verdünnung ein mehr oder weniger falsch-niedriger Wert; **c** in der Regel zur Diagnose entbehrlich; **d** kaum verfügbar; **e** 5-Hydroxy-Indol-Essigsäure

5.12.2.1 Ursachen der Diarrhö mit positiver Histologie
Sprue
Deren Symptome können die Rom-Kriterien für den Reizdarm erfüllen [1]. Daher muss eine Ausschlussdiagnostik erfolgen (Antikörper gegen Transglutaminase, Gesamt-IgA, Duodenalbiopsien). Die Zottenatrophie ist makroskopisch nicht zuverlässig erkennbar.

Mikroskopische Colitis
Die Genese der lymphozytären und kollagenen Colitis ist unklar, es besteht eine Assoziation mit Autoimmunerkrankungen, Sprue und der Einnahme nichtsteroidaler Antirheumatika [2]. Eine Beteiligung des Ileums kann zur Gallensalzmalabsorption führen. Die Therapie erfolgt mit Budesonid (3×3 mg). Rezidive nach dem Absetzen sind aber häufig, so dass eine niedrig dosierte Dauergabe notwendig werden kann.

Eosinophile Gastroenteritis bzw. Colitis
Diese seltene Ursache chronischer Diarrhö zeigt makroskopisch nur bei einer Minderheit der Patienten unspezifische Veränderungen wie Ödem und Erythem, selten Ulcera. Zwar sind Spontanremissionen häufig, die Therapie mit Corticoiden ist jedoch die Regel [3].

Sklerodermie
Eine Dünndarmbeteiligung wird mit ca. 80 % angegeben, die sowohl mit Diarrhö als auch mit Symptomen der Pseudoobstruktion einhergehen kann. Biopsien aus dem Jejunum können in einem Teil der Fälle die Diagnose stützen [4, 5]. Häufig kommt es zur bakteriellen Fehlbesiedelung.

> Bei endoskopischen Untersuchungen wegen chronischer Diarrhö sollen stets Biopsien entnommen werden.

5.12.2.2 Ursachen der Diarrhö mit negativer Histologie
Kohlenhydratmalabsorption
Eine eingeschränkte Verdauungs- bzw. Resorptionskapazität für Laktose, Fruktose und Sorbit führt natürlich nur dann zur Diarrhö, wenn diese Zucker in nennenswerter Menge (ab ca. 10 g Einzeldosis) eingenommen werden. Bei H_2-Atemtests werden Mengen verabreicht, die oberhalb der üblichen Zufuhr liegen (z. B. 25 oder 50 g Laktose, entspricht ½ bzw. 1 Liter Milch!). Sie sind daher zum Ausschluss, nicht zum Beweis geeignet. Die Diagnosestellung erfolgt somit anamnestisch bzw. mittels Auslassversuch.

Wenige Gramm Laktose verursachen auch bei nachgewiesener Maldigestion keine Symptome.

Gallensalzverlustsyndrom

Unter normalen Verhältnissen gelangen täglich etwa 300 mg im terminalen Ileum nicht reabsorbierter Gallensalze ins Colon (ca. 10 % des Pools). Bei größeren Verlusten können sekretorische Diarrhön entstehen, da die Gallensalze die tight junctions des Colonepithels öffnen [6]. Neben Ileitis, Ileumresektion und Strahlenfolgen als Ursache gibt es möglicherweise auch eine idiopathische Gallensalzmalabsorption. Auch das veränderte Flussmuster der Galle nach Cholecystektomie kann zur Diarrhö prädisponieren. Gallensalzbinder (Cholestyramin und Colesevelam) zu den Mahlzeiten sind die logische und wirksame Therapie. Übersteigt der Gallensalzverlust die Synthesekapazität der Leber für Gallensalze, so kommt es zur Steatorrhoe (dekompensiertes Gallensalzverlustsyndrom). Dann sind Gallensalzbinder kontraindiziert.

Diabetische Diarrhö

Die autonome diabetische Polyneuropathie kann zu einer erheblichen Beschleunigung des Dünndarmtransits und damit Diarrhö führen [7].

Chronische intestinale Pseudoobstruktion

Diese schwere Motilitätsstörung vorwiegend des Dünndarms führt intermittierend oder chronisch zum (Sub-)Ileus, ohne dass eine Obstruktion vorläge. Da die histologische Diagnosestellung die Untersuchung von tiefen Biopsien des Rektums bzw. chirurgisch gewonnenen Vollwandbiopsien erfordert, sind Zangenbiopsien i. d. R. nicht diagnostisch. Die Prognose ist zweifelhaft. Therapeutisch kommen Diät, Prokinetika, parenterale Ernährung und bisweilen die Dünndarmtransplantation in Frage [8].

Bakterielle Fehlbesiedelung des Dünndarms

Bei diversen Ursachen wie Achlorhydrie, Verlust der Ileocoecalklappe und allen Formen der intestinalen Hypomotilität kann es zur massiven Zunahme der Bakterienzahl im Dünndarm kommen. Folgen sind eine Schädigung der Mucosa und Dekonjugation der Gallensalze, die zur Diarrhö und weiteren Symptomen des Reizdarms führen können [9].

Alkoholische Diarrhö

Sie entsteht durch Hemmung der Salz- und Wasserresorption, wohl auf dem Boden einer mucosalen Schädigung, und im Falle von Bier einer Kohlenhydratmalabsorption [10].

Funktionelle Diarrhö und Reizdarmsyndrom mit Diarrhö

Diese Begriffe werden verwandt, wenn eine angemessene Diagnostik keine positiven Ergebnisse erbracht hat [11]. Durchfällige Stuhlentleerungen sollen bei wenigstens einem Viertel der Stühle vorliegen, im Fall des Reizdarms zusammen mit Bauchbeschwerden. Die Symptome sollen über insgesamt wenigstens drei Monate innerhalb der letzten sechs Monate vorhanden gewesen sein. Pathophysiologisch besteht ein Mix aus Störungen der Motilität, der Gehirn-Darm-Achse, genetischen, psychosozialen und Umweltfaktoren sowie vorangegangenen Infektionen.

5.12.3 Symptomatische Behandlung der Diarrhö

Die Therapie ergibt sich aus der zugrunde liegenden Ursache so weit eruierbar. Zur symptomatischen Behandlung der ätiologisch nicht geklärten bzw. nicht kausal behandelbaren Diarrhö dient in erster Linie Loperamid [11]. Als (nicht zentral wirksames) Opioid hemmt es die intestinale Sekretion und Motilität, soll jedoch nicht die Suche nach einer Ursache ersetzen. Bei invasiven intestinalen Infektionen ist es kontraindiziert. Bei (nach Diagnostik weiterhin) unerklärter Diarrhö (funktioneller Diarrhö) liegt die erforderlich Dosis meist bei ein bis zwei Kapseln à 2 mg pro Tag. Racecadotril und sein Metabolit sind Hemmer der Endopeptidase (oder Enkephalinase). Sie hemmen die intestinale Sekretion z. B. durch Choleratoxin, nicht jedoch die Motilität [12].

Gallensalzbinder (Cholestyramin und Colesevelam) sind bei einem Teil der Patienten mit ungeklärter chronischer Diarrhö wirksam. Ob ein Therapieerfolg einen Gallensalzverlust beweist (Ex-juvantibus-Diagnose), muss allerdings offen bleiben, da der zum Nachweis erforderliche [75]SeHCAT-Test kaum verfügbar ist.

Die therapeutische Wirksamkeit von Probiotika ist unklar [11].

5.12.4 Zusammenfassung und Ausblick

Bei Patienten mit chronischer wässriger Diarrhö, die bereits einer gründlichen Basisdiagnostik inklusive Coloileoskopie mit Biopsien unterzogen worden waren, ergab eine intensive weitere Diagnostik bei den meisten Patienten eine spezifische Ursache, die auch therapeutische Erfolge nach sich zog. Nur eine Minderheit blieb ohne spezifische Diagnose (funktionelle Diarrhö) (Abb. 5.6) [13].

Diagnostik bei chronischer Diarrhö lohnt sich.

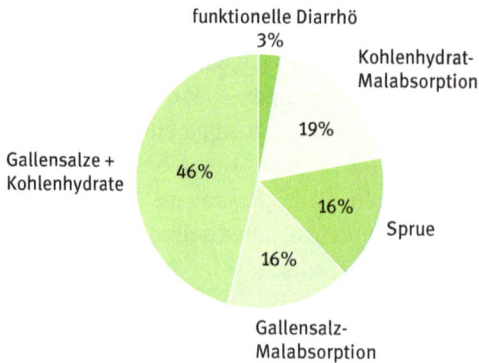

Abb. 5.6: Ursachenverteilung der chronischen Diarrhö in einer Serie von 62 Patienten bei intensiver Diagnostik [13].

5.12.5 Literatur

[1]   Rubio-Tapia A, Hill ID, Kelly CP, Calderwood AH, Murray JA. ACG Clinical Guidelines: Diagnosis and management of celiac disease. Am J Gastroenterol. 2013; 108: 656–676.

[2]   Fernandez-Banares F, Casanova MJ, Argueda Y. Current concepts on microscopic colitis: evidence-based statements and recommendations of the Spanish Microscopic Colitis Group. Aliment Pharmacol Ther. 2016; 43: 400–426.

[3]   Pineton de Chambrun G, Gonzalez F, Canva JY, et al. Natural history of eosinophilic gastroenteritis. Clin Gastroenterol Hepatol. 2011; 9: 950–956.

[4]   Cobden I, Rothwell J, Axon AT, Dixon MF, Lintott DJ, Rowell NR. Small intestinal structure and passive permeability in systemic sclerosis. Gut. 1980; 21: 293–298.

[5]   Hong BY, Giang R, Mbuagbaw L, Larche M, Thabane L. Factors associated with development of gastrointestinal problems in patients with scleroderma: a systematic review. Syst Rev. 2015; 4:188.

[6]   Bajor A, Gillberg PG, Abrahamsson H. Bile acids: short and long term effects in the intestine. Scand J Gastroenterol. 2010; 45: 645–664.

[7]   Rosa-e-Silva L, Troncon LEA, Oliveira RB, Foss MC, Braga FJHN, Gallo L. Rapid distal small bowel transit associated with sympathetic denervation in type I diabetes mellitus. Gut. 1996; 39: 748–756

[8]   Keller J, Layer P. Motilitätsstörungen des Dünndarms. Internist. 2015; 56: 631–637.

[9]   Bures J, Cyrany J, Kohoutova D, et al. Small intestinal bacterial overgrowth syndrome. World J Gastroenterol. 2010; 16: 2978–2990.

[10] Testino G. Alcoholic diseases in hepato-gastroenterology: a point of view. Hepatogastroenterol. 2008; 55: 371–377.

[11] Lacy BE. Diagnosis and treatment of diarrhea-predominant irritable bowel syndrome. Int J Gen Med. 2016; 9: 7–17.

[12] Fischbach W, Andresen V, Eberlin M, Mueck T and Layer P. A comprehensive comparison of the efficacy and tolerability of racecadotril with other treatments of acute diarrhea in adults. Front Med. 2016; 3: 44.

[13] Fernandez-Banares F, Esteve M, Salas A, et al. Systematic evaluation of the causes of chronic watery diarrhea with functional characteristics. Am J Gastroenterol. 2007; 102: 2520–2528.

V. Andresen, P. Layer

5.13 Abdominelle Schmerzen

5.13.1 Einleitung

Abdominelle Schmerzen sind ein häufiges Problem in der klinischen Praxis. Sie können eine Vielzahl verschiedener Ursachen haben und sind typischerweise eher diffus und schlecht lokalisierbar. Insbesondere die unpaarigen Abdominalorgane verursachen Schmerzen, die vorwiegend diffus im Mittelbauch wahrgenommen werden. Sehr häufig werden die Schmerzen von vegetativen Symptomen und gastrointestinalen Motilitätsstörungen begleitet. Die Schmerzleitung aus dem Abdominalbereich verläuft über den Nervus vagus und den Grenzstrang (Kap. 2.15). Bedeutsam ist dabei die Verschaltung mit anderen viszeralen und somatischen Afferenzen auf Rückenmarksebene, denn diese erklärt die häufig beobachtete Schmerzprojektion, aber auch Sensitisierungen innerhalb des gleichen Neurosegments.

Bauchschmerzen erfordern grundsätzlich eine sorgfältige differenzialdiagnostische Abklärung und die Aufdeckung (und möglichst Beseitigung) der auslösenden Ursache. Hier ist zu bedenken, dass neben den gastrointestinalen Organen u. a. auch Herz, Aorta und Urogenitalsystem akute und chronische abdominelle Schmerzen verursachen können.

> Abdominalschmerzen können eine Vielzahl verschiedener Ursachen haben und sind typischerweise eher diffus und schlecht lokalisierbar.

5.13.2 Diagnostik

Eine sorgfältige Schmerzanamnese ist unverzichtbar; sie hat eine Reihe wichtiger Charakteristika der Schmerzen aktiv zu eruieren. Hierzu gehört die Erfassung
- der Gesamtdauer (bzw. des Beginns) der Symptomatik bzw. der Exazerbation,
- der Schmerzregion und –ausstrahlung,
- der Schmerzqualität,
- des Schmerzverlaufs und der Schmerzdynamik,
- auslösender Faktoren sowie des Zeitintervalls zwischen Trigger und Schmerzbeginn,
- lindernder Faktoren,
- aller Begleitsymptome und möglicher Alarmzeichen (Red Flags), wie z. B. Fieber, Schwäche, Gewichtsverlust, Erbrechen, Durchfälle, Verstopfung, Blut im Stuhl etc.

Obligat ist auch eine gründliche klinische (einschließlich rektaler!) Untersuchung (Abwehrspannung? Darmgeräusche? Aszites? Raumforderungen?). Als weitere diagnostische Verfahren kommen dann je nach Klinik Laboruntersuchungen (inklusive U-Status), EKG, Abdomen-Sonographie sowie radiologische und endoskopische Verfahren zum Einsatz.

Eine sorgfältige Schmerzanamnese ist unverzichtbar.

5.13.3 Therapie

5.13.3.1 Therapie struktureller Bauchschmerzen

Die Therapie der strukturell bedingten abdominellen Schmerzen richtet sich im Wesentlichen nach dem WHO-Stufenschema.

Dieses empfiehlt bei leichteren Schmerzen u. a. NSAR. Grundsätzlich besteht jedoch eher Zurückhaltung beim Einsatz dieser Substanzgruppe aufgrund ihrer gastrointestinalen und kardialen Nebenwirkungen (NW); auch die gastrointestinal besser verträglichen Coxibe sind mit kardialen NW assoziiert. Paracetamol stellt meist keine geeignete Alternative dar, weil es oft nicht ausreichend stark wirksam und zudem hepatotoxisch ist. Am ehesten bietet sich daher auf dieser Schmerzstufe die Substanz Metamizol an, die neben der analgetischen auch eine spasmolytische Wirkung ausüben soll; wegen des (seltenen) Risikos einer Agranulozytose sollten regelmäßig Blutbildkontrollen erfolgen. Primär kolikartige Bauchschmerzen indizieren den alleinigen oder ergänzenden Einsatz von Spasmolytika.

Bei mittelstarken Schmerzen kommen neben den peripheren auch schwach zentral wirksame Analgetika zum Einsatz, wie z. B. Tramadol oder Tilidin.

Bei starken Schmerzen sind stark wirksame Opioide indiziert. Bei ihrer Anwendung ist das Risiko einer Opioid-induzierten Obstipation zu bedenken. Neben dem prophylaktischen und therapeutischen Einsatz von Laxantien stehen hier neuerdings orale, kausal wirksame periphere Opioid-Antagonisten (PAMORA) zur Verfügung. Bei einer schweren akuten Pankreatitis kann zusätzlich zur sonstigen Schmerztherapie auch die intravenöse Gabe mit Procain sinnvoll sein. Bei schweren Therapierefraktären Fällen von strukturellen Abdominalschmerzen kann zumindest passager der Einsatz einer periduralen Schmerzpumpe erwogen werden. Bei Tumorerkrankungen bietet die endosonographisch gesteuerte Truncus-coeliacus-Blockade eine weitere effektive Option.

Wichtig in allen Phasen der Schmerzbehandlung ist die Erfassung einer möglichen neuropathischen Schmerzkomponente, bei der neurotrope Substanzen wie z. B. Antidepressiva oder Antiepileptika wie Gabapentin oder Pregabalin ergänzt werden sollten.

Die Therapie der strukturell bedingten abdominellen Schmerzen richtet sich im Wesentlichen nach dem WHO-Stufenschema.

5.13.3.2 Therapie funktioneller Bauchschmerzen

Die Behandlung chronischer funktioneller Bauchschmerzen (Reizdarmsyndrom (RDS), funktionelles abdominelles Schmerzsyndrom (FAP)) unterscheidet sich deutlich von der Therapie der strukturellen Schmerzen. NSAR, Coxibe, Metamizol und insbesondere Opioide sollten nicht eingesetzt werden, da sie in der Regel unwirksam sind und manchmal sogar eine Verschlimmerung der Beschwerden verursachen können. Zudem besteht bei den oft begleitend vorliegenden psychischen Ko-Morbiditäten ein erhöhtes Abhängigkeitspotenzial für Opioide.

Voraussetzung für ein gutes langfristiges Management der in der Regel chronisch betroffenen Patienten ist eine gute Arzt-Patienten-Beziehung. Diese wird einerseits gefördert durch eine sorgfältige Diagnostik und den sicheren Ausschluss struktureller Erkrankungen (Krebs-Angst!). Andererseits sind die Anerkennung der Symptomlast sowie eine Erklärung der pathophysiologischen Zusammenhänge wichtig. Vielfach lernt der Patient dadurch seine Beschwerden zu akzeptieren und mit ihnen umzugehen.

Bei RDS-Patienten kann sich eine Verbesserung der Stuhlveränderungen positiv auf die Schmerzen auswirken. Auch für diätetische Ansätze, insbesondere die Low-FODMAP-Diät, sowie probiotische und lokal antibiotische Therapien mit Rifaximin konnten in einer Reihe von Studien deutliche schmerzlindernde Effekte zumindest bei einer Subgruppe von Patienten gezeigt werden.

Meta-Analysen sprechen für eine Wirksamkeit von Spasmolytika bei RDS-assoziierten Bauchkrämpfen; die Studien zu den Einzelsubstanzen (Butylscopolamin, Mebeverin, Pfefferminzöl) sind jedoch oft von minderer Qualität und nicht durchweg überzeugend.

Bei Patienten mit chronischen funktionellen Bauchschmerzen, besonders bei begleitenden psychischen Co-Morbiditäten, bietet der Einsatz von niedrig dosierten Antidepressiva eine wichtige Option. Diese Medikamente können in niedriger, oft schon in nichtantidepressiver Dosierung die Empfindungs- bzw. Schmerzschwellen anheben. Beim Reizdarmsyndrom ist zu beachten, dass trizyklische Antidepressiva obstipierend wirken. Bei Patienten mit Obstipationsneigung sollten als Antidepressiva daher SSRI bevorzugt werden, wenngleich die Datenlage zur Schmerzlinderung weniger gut ist als für trizyklische Antidepressiva.

Neben den zentral ansetzenden Antidepressiva gibt es Substanz-Klassen, die gezielt die viszerale Schmerzwahrnehmung reduzieren können. Für Patienten mit einem Obstipations-prädominanten Reizdarmsyndrom kann der Guanylat-Cyclase-C-Agonist Linaclotid zu einer erheblichen Verbesserung der Schmerzsymptomatik führen. Bei Patienten mit einem Diarrhö-prädominanten Reizdarmsyndrom ist eine signifikante Schmerzlinderung durch 5-HT_3-Antagonisten (z. B. Alosetron, Ondansetron) gezeigt worden. Zu beachten ist hier das seltene Risiko einer ischämischen Colitis; für dieselbe Patientengruppe steht neuerdings auch ein wirksamer Opioidrezeptor-Modulator (Eluxadolin) mit signifikanten Wirkungen auf Diarrhö und Schmerzsymptomatik zur Verfügung.

Für das zentral wirkende Anti-Epileptikum Pregabalin konnte in einer kleinen Studie ebenfalls ein Anheben der Schmerzschwelle unter rektaler Ballon-Stimulation gezeigt werden, aber Studien zu den Effekten auf die klinische Beschwerdesymptomatik des Reizdarmsyndroms fehlen bisher.

Schließlich können bei geeigneten Patienten mit refraktärem schmerzdominantem Reizdarmsyndrom auch psychotherapeutische Verfahren hilfreich sein. Die beste Evidenz liegt dabei für die darmbezogene Hypnose, die kognitive Verhaltenstherapie und die psychodynamische Therapie vor.

> Die Behandlung chronischer funktioneller Bauchschmerzen (Reizdarmsyndrom, RDS; funktionelles abdominelles Schmerzsyndrom, FAP; funktionelle Dyspepsie, FD) unterscheidet sich deutlich von der Therapie der strukturellen Schmerzen.

5.13.4 Zusammenfassung und Ausblick

Chronische Bauchschmerzen spielen wegen ihrer Häufigkeit, ihrer vielfältigen Ursachen und ihrer meist erheblichen Symptomlast eine große Rolle im klinischen Alltag und erfordern grundsätzlich eine strukturierte Anamnese und eine darauf basierende möglichst gezielte Diagnostik. Eine der wichtigsten Herausforderungen besteht darin, mit möglichst geringem diagnostischen Aufwand funktionelle gastrointestinale Beschwerdekomplexe möglichst sicher von strukturell bedingten (organischen) Schmerzen abzugrenzen, insbesondere von malignen Ursachen, chronischen Entzündungen, aber auch von vaskulären Störungen sowie (larvierten) mechanischen Obstruktionen des Verdauungstrakts.

Die Behandlung speziell der funktionellen Schmerzen erweist sich oft als schwierig und erzwingt nicht selten den kombinierten Einsatz verschiedener Therapieprinzipien (s. o.). Die zunehmende Erforschung der Mechanismen der Schmerzentstehung und Schmerzübertragung dürfte in absehbarer Zeit zur Entwicklung weiterer, besserer medikamentöser und nichtmedikamentöser Behandlungsansätze führen.

> Eine der wichtigsten Herausforderungen besteht darin, mit möglichst geringem diagnostischen Aufwand funktionelle gastrointestinale Beschwerdekomplexe möglichst sicher von strukturell bedingten (organischen) Schmerzen abzugrenzen.

5.13.5 Literatur

[1] Keefer L, Drossman DA, Guthrie E, Simrén M, Tillisch K, Olden K, et al. Centrally Mediated Disorders of Gastrointestinal Pain. Gastroenterology. 2016; pii: S0016-5085(16)00225-0. doi: 10.1053/j.gastro.2016.02.034. [Epub ahead of print].

[2] Atluri DK, Chandar AK, Bharucha AE, Falck-Ytter Y. Effect of linaclotide in irritable bowel syndrome with constipation (IBS-C): a systematic review and meta-analysis. Neurogastroenterol Motil. 2014; 26(4): 499–509.

[3] Lembo AJ, Lacy BE, Zuckerman MJ, Schey R, Dove LS, Andrae DA, et al. Eluxadoline for Irritable
      Bowel Syndrome with Diarrhea. N Engl J Med. 2016; 374(3): 242–253.

[4] Andresen V, Montori VM, Keller J, West CP, Layer P, Camilleri M. Effects of 5-hydroxytryptamine
      (serotonin) type 3 antagonists on symptom relief and constipation in nonconstipated irritable
      bowel syndrome: a systematic review and meta-analysis of randomized controlled trials. Clin
      Gastroenterol Hepatol. 2008; 6(5): 545–555.

[5] Layer P, Bronisch HJ, Henniges UM, Koop I, Kahl M, Dignass A, et al. Effects of systemic ad-
      ministration of a local anesthetic on pain in acute pancreatitis: a randomized clinical trial.
      Pancreas. 2011; 40(5): 673–679.

[6] Olesen AE, Farmer AD, Olesen SS, Aziz Q, Drewes AM. Management of chronic visceral pain.
      Pain Manag. 2016; 6(5): 469–486.

[7] Camilleri M, Boeckxstaens G. Dietary and pharmacological treatment of abdominal pain in IBS.
      Gut. 2017; pii: gutjnl-2016-313425. doi: 10.1136/gutjnl-2016-313425. [Epub ahead of print].

[8] Ford AC, Quigley EM, Lacy BE, Lembo AJ, Saito YA, Schiller LR, et al. Effect of antidepressants
      and psychological therapies, including hypnotherapy, in irritable bowel syndrome: systematic
      review and meta-analysis. Am J Gastroenterol. 2014; 109(9): 1350–1365.

[9] Ruepert L, Quartero AO, de Wit NJ, van der Heijden GJ, Rubin G, Muris JW. Bulking agents,
      antispasmodics and antidepressants for the treatment of irritable bowel syndrome. Cochrane
      Database Syst Rev. 2011; (8): CD003460. doi: 10.1002/14651858.CD003460.pub3.

[10] Frieling T, Andresen V, Viszeraler Schmerz. Kapitel 12 in *Schmerzmedizin: Interdisziplinäre
      Diagnose- und Behandlungsstrategien*. 5. Auflage. Maier C, Diener H-C, Bingel U (Herausge-
      ber); Elsevier. 2016.

C. Pehl
5.14 Stuhlentleerungsstörung

5.14.1 Einleitung und Hintergrund

Ätiologisch ist bei der chronischen Obstipation die (reine) Entleerungsstörung abzugrenzen, charakterisiert durch strukturell oder funktionell bedingte Probleme bei der
Defäkation (Tab. 5.9) [1, 2]. Eine Kombination mit Transportstörungen im Colon (bis
hin zum *slow transit*) ist möglich, da auch bei Gesunden die Entleerung von harten
kleinen Stuhlballen längere Zeit und stärkeres Pressen verlangt.

> Stuhlentleerungsstörungen stellen eine Sonderform der chronischen Obstipation dar.

5.14.2 Diagnostik bei Stuhlentleerungsstörung

Anamnestisch muss versucht werden, eine Entleerungsstörung abzugrenzen, da sich
Diagnostik und Therapie hier von den übrigen Formen der chronischen Obstipation
unterscheiden. Hinweise auf eine Entleerungsstörung sind mühsame Entleerung
auch nicht verhärteten Stuhls, Gefühl der Obstruktion beim Pressen, inkomplette
Entleerung und Notwendigkeit der digitalen Assistenz. Die Art der digitalen Assistenz

Tab. 5.9: Ursachen von Stuhlentleerungsstörungen.

Strukturelle Ursachen	Funktionelle Ursachen
Rektocele	Beckenbodendyssynergie – Typ 1: paradoxer Sphinkterdruckanstieg, adäquater propulsiver Rektumdruck (Intrarektal-Druck beim Pressen ≥ 45 mm Hg) – Typ 2: paradoxer Sphinkterdruckanstieg, inadäquater Intrarektaldruck – Typ 3: fehlende oder inkomplette (< 20 %) Reduktion des Sphinkterdrucks beim Pressen – Typ 4: normale Sphinkterrelaxation, inadäquater Intrarektaldruck
Rektoanale Intussuszeption	Hyposensitives Rektum (erhöhte Perzeptions- und Stuhldrangschwellen)
Descending Perineum Syndrom	Afferente Neuropathie mit Störung der Perzeption und/oder der Rektumcompliance
Sigmoido-/Enterocele	Rectal inertia (verminderte/fehlende Erhöhung der Wandspannung bei Stuhldrang und auf Bisacodyl)
Megarektum	

kann Hinweise auf die der Entleerungsstörung zugrunde liegende Pathologie liefern: transrektales Eingehen bei verhärteter Stuhlkonsistenz (z. B. rektale Hyposensitivität, verzögerter Colontransit), transvaginaler Gegendruck bei Rektocele, digitaler Gegendruck am Damm bei Descending Perineum Syndrom oder *rectal inertia*. Anamnestisch kann aber nicht sicher zwischen einer Entleerungsstörung und einem verzögertem Colontransit differenziert werden. Der Schweregrad einer Entleerungsstörung kann mit Hilfe validierter Scores objektiviert werden, z. B. des ODS Scores. Eine digitale rektale Untersuchung erhärtet den V. a. eine Entleerungsstörung (Dyssynergie beim Pressen? Rektozele? Descending-perineum-Syndrom?).

Bei erfolgloser probatorischer Therapie ist bei V. a. eine Entleerungsstörung frühzeitig eine Spezialdiagnostik anzustreben [3]. Anorektale Manometrie, ggf. mit Barostatuntersuchung, sowie ein Ballonexpulsionstest sind die Methoden der Wahl zur Diagnose funktionell bedingter Entleerungsstörungen (Tab. 5.9). Zur morphologischen Darstellung eignen sich die Röntgen-Defäkographie, ggf. mit gleichzeitiger KM-Darstellung von Blase, Vagina und Dünndarm in Form der Kolpo-zysto-entero-Defäkographie, sowie die MR-Defäkographie. Bei der klinischen Wertung der Defäkographie-Befunde ist Vorsicht geboten, da Beckenbodensenkung, Rektocele und Intussuszeption häufig auch bei Gesunden gefunden werden [2]! In der Röntgen-Transitzeitmessung belegt eine rektale Markerakkumulation eine Entleerungsstörung. Durch reflektorische Transitbremsung kann aber auch das Bild eines Slow transits vorliegen.

Bei Stuhlentleerungsstörungen ist eine frühzeitige Diagnostik empfehlenswert.

5.14.3 Therapie von Stuhlentleerungsstörungen

Patienten mit Entleerungsstörungen profitieren i. d. R. nicht von einer Ballaststoff-Therapie. Die initiale, ggf. probatorische Therapie besteht daher in rektalen Entleerungshilfen wie Bisacodyl-, Lecicarbon- oder Glycerin-Zäpfchen sowie Klysmen (salinisch, Phosphat- oder Sorbit-haltig, Irrigationstherapie) [3]. Dabei sollte bei Klysmen eine Dauertherapie möglichst vermieden werden da, insbesondere bei phosphathaltigen Klysmen, Elektrolytstörungen beschrieben sind.

Bei erfolgloser Therapie mit Suppositorien/Klysmen (ggf. ergänzt um Makrogol oder Laxantien) ist zur Therapieplanung die erwähnte Spezialdiagnostik notwendig. Therapie der Wahl bei einer Dyssynergie oder rektalen Hyposensitivität ist ein Biofeedbacktraining [2, 4]. Alternativ zur komplexen Biofeedbacktherapie kann mit geringerer Effektivität ein Stuhltraining durchgeführt werden: Der Patient übt die Entleerung von artifiziellem Stuhl, z. B. mit einem Ballon mit 50 ml Wasser +/- Hilfe durch Zug von außen. Das Ziel besteht darin, einen koordinierten Defäkationsablauf unter Entspannung der Beckenbodenmuskulatur zu erlernen.

Bei strukturellen anorektalen Entleerungsstörungen und erfolgloser konservativer Therapie kommen eine Rektozelenresektion, STARR- oder TransSTARR-Operation sowie Rektopexie ±Sigmaresektion in Betracht [2, 4].

Der Nachweis einer Rektocele oder Intusszeption stellt per se noch keine Operationsindikation dar, da sich diese Veränderungen häufig auch bei asymptomatischen Menschen finden.

5.14.4 Zusammenfassung und Ausblick

Bei etwa einem Viertel aller Obstipierten besteht eine Stuhlentleerungsstörung als eigener Subtyp. Die Therapie sollte primär lokal mit Suppositorien oder Einläufen erfolgen. Bei Ineffektivität empfiehlt sich eine frühzeitige diagnostische Abklärung, um die weitere Therapie gezielt zu planen. Durch die konsequente Umsetzung dieser diagnostischen und therapeutischen Empfehlungen ist zu erwarten, dass Symptomatik und Lebensqualität häufiger als in der Vergangenheit gebessert werden können.

5.14.5 Literatur

[1] Nyam D, Pemberton J, Ilstrup D, Rath D. Long-term results of surgery for chronic constipation. Dis Colon Rectum. 1997; 40: 273–279.
[2] Hedrick T, Friel C. Constipation and pelvic outlet obstruction. Gastroenterol Clin North Am. 2013; 42: 863–876.

[3] Andresen V, Enck P, Frieling T, et al. S2k-Leitlinie Chronische Obstipation: Definition, Pathophysiologie, Diagnostik und Therapie. Z Gastroenterol. 2013; 51: 651–672.

[4] Bove A, Bellini M, Battaglia E, Bocchini R, Gambaccini D, Bove V, et al. Consensus statement
AIGO/SICCR diagnosis and treatment of chronic constipation and obstructed defecation (part
II: treatment). World J Gastroenterol. 2012; 18: 4994–5013.

C. Pehl
5.15 Stuhlinkontinenz

5.15.1 Einleitung und Hintergrund

Mit einer Prävalenz von etwa 1,5 % (≥ 65 Jahren Prävalenz etwa 10 %) stellt die Stuhlinkontinenz ein relevantes medizinisches Problem dar einhergehend mit einer ausgeprägten Reduktion der Lebensqualität betroffener Menschen [1, 2]. Im jüngeren Alter
sind Frauen im Rahmen von Entbindungen häufiger betroffen durch Sphinktereinrisse
oder Traktionsneuropathien des N. pudendus.

5.15.2 Schweregrad-Einteilung

Für die klinische Routine hat sich eine Einteilung nach Parks bewährt [3]: Grad I bzw.
B (A = kontinent), Winde gehen unkontrolliert ab; Grad II bzw. C (~ 50 %), Inkontinenz
bei flüssig-breiigem Stuhl; Grad III bzw. D (ca. 1/3), Inkontinenz selbst für festen Stuhl.
Abzugrenzen ist das isolierte Stuhlschmieren, das vielfach proktologische Ursachen
hat. Für wissenschaftliche Fragestellungen gibt es Scores zur exakten Schweregrad-
klassifizierung [4].

> Das Stuhlschmieren sollte von der Stuhlinkontinenz abgegrenzt werden.

5.15.3 Pathophysiologie

Einer Inkontinenz kann eine gestörte Sphinkterfunktion, Sensorik, Reservoirfunk-
tion des Rektums, Dünn-/Dickdarmfunktion und/oder eine gestörte übergeordnete
neurale Kontrolle zugrunde liegen. Bei mehr als 80 % der Patienten findet sich
mehr als eine Ursache bzw. Funktionsstörung, weshalb üblicherweise die komplette
Diagnostik durchlaufen werden muss. Die Entwicklung einer Inkontinenz wird begünstigt durch physiologische Altersvorgänge mit Abfall des Sphinkterdrucks [5].

5.15.4 Diagnostik

Anamnestisch ist nach ursächlichen Erkrankungen zu fragen und die Schweregradeinteilung vorzunehmen [3, 5–7]. Dabei spricht ein unwillkürlicher Stuhlabgang für eine Internusschwäche oder rektale Hyposensitivität. Eine Urgesymptomatik lässt auf eine Externusschwäche oder eine Compliancestörung schließen. Digital werden der Sphinkterdruck sowie Muskellücken ertastet, proktoskopisch wird nach Enddarmerkrankungen gesucht.

Mittels anorektaler Manometrie werden der Sphinkterruhe- und -zwickdruck sowie die rektoanale Sensorik, Koordination und Compliance bestimmt und damit die gestörte(n) Funktion(en) ermittelt [5, 7]. Die Kombination mit den übrigen Untersuchungsmethoden, insbesondere der anorektalen Endosonographie (Sphinkterruptur? Internusmyopathie?) und Sphinkter-EMG oder Pudendus-Latenzzeit-Messung (neurogene Schädigung?), zeigt die Ursache(n) der Inkontinenz.

> Ein unwillkürlicher Stuhlabgang ist von der Dranginkontinenz abzugrenzen.

5.15.5 Therapie

Eine kausale Therapie der der Inkontinenz zugrunde liegenden Erkrankung ist anzustreben, vielfach aber nicht möglich. Hygienische Maßnahmen wie Versorgung mit Vorlagen und Windeln oder eine Lokaltherapie, z. B. mit weicher Zinklotio oder Zinksalbe DAB 10, sollen ein Feuchtigkeitsekzem oder gar einen Dekubitus verhindern. Analtampons in verschiedenen Formen und Größen können zum Abdichten des Analkanals eingesetzt werden. Lokale Druck- und Reizerscheinungen mit verminderter Langzeittoleranz scheinen beim Renew®-Analtampon ein geringeres Problem darzustellen.

5.15.5.1 Medikamentöse Therapie

Zur Stuhleindickung können Flosamenschalen (Plantago ovata) sowie Loperamid versucht werden [2, 6]. Die Dosierung erfolgt nach Wirkung; mit einer Ileusentwicklung muss ohne begleitende Darmerkrankung auch bei jahrelanger Dauereinnahme nicht gerechnet werden.

Eine weitere Therapieoption besteht in der Colonirrigation, wobei das Colon durch große Flüssigkeitsvolumina morgens „freigespült" wird. Neben der retrograden Colonirrigation gibt es auch die Möglichkeit der antegraden Colonirrigation über eine Coecal- oder Ileumfistel.

5.15.5.2 Stimulationsverfahren und übende Therapieverfahren

Bei den Stimulationsverfahren wird die direkte Elektrostimulation der Sphinktermuskulatur (zumeist über intraanale Elektroden) von der Neuromodulation der zum
Externus ziehenden sakralen Fasern durch per- oder transkutane Nervus-tibialis-
Stimulation unterschieden [9, 10]. Bezüglich der Übungstherapien werden bereits für
eine Beckenbodengymnastik Erfolgsraten bis 40 % beschrieben. Bei unzureichender
Wirkung kann bei einer Externusschwäche und/oder einem sensorischen Defekt
eine Biofeedback-gesteuerte Übungstherapie durchgeführt werden [3, 5, 6]. Dieses
aktive Training ist der passiven Elektrostimulation der Analsphinkteren überlegen.
Die besten Ergebnisse sind möglicherweise jedoch durch eine Kombination der beiden
Verfahren erreichbar [11].

5.15.5.3 Repair-Operationen

Ein isolierter Externus-Defekt kann mit gutem Erfolg operativ genäht werden, auch
noch verzögert bei länger zurückliegendem Dammriss [3, 6]. Bei neurogener Inkontinenz werden beim Post-anal-repair und der anterioren Levatorplastik dorsal oder
ventral des Analkanals der Beckenboden gerafft und die Puborectalisschlinge adap-
tiert. Bei zufriedenstellendem Primärerfolg verschlechtert sich die Kontinenzfunktion
im Laufe der Jahre zumeist wieder deutlich [12]. Durch intersphinktäre Injektionsme-
thoden z. B. mit Kollagen zur Internusaugmentation bei isolierter Internus-Schwäche
scheint es bei ca. 2/3 der Patienten zu einer Besserung der Inkontinenz, aber nur selten
zu einer Kontinenz zu kommen [13]. Zudem zeigt sich nach sechs bis zwölf Monaten
häufig eine erneute Verschlechterung durch Partikelmigration mit Notwendigkeit der
Reinjektion.

5.15.5.4 Sakrale Nerven-Modulation (sakraler Schrittmacher)

Bei neurogenen Sphinkterstörungen +/- Sphinkterdefekten wird zunehmend eine per-
manente sakrale Neuromodulation durch Implantation eines Schrittmachers durchgeführt [14]. Hierbei werden die sakralen Nervenwurzeln, die den Externus innervieren, am Austritt aus dem Kreuzbein mittels eines Schrittmachers stimuliert. Da es zu
einer Besserung der Inkontinenz auch ohne Erhöhung des Sphinkterdrucks kommt,
wird nicht mehr von einer sakralen Nervenstimulation, sondern Neuromodulation
gesprochen.

5.15.5.5 Dynamische Gracilis-Plastik und künstlicher Sphinkter

Bei der dynamischen Gracilisplastik wird der M. gracilis Gefäß-Nerven-gestielt am
Bein gelöst, um den Analkanal herum geschlungen und am Sitzbein fixiert [15]. Die
Dynamisierung mittels Schrittmacher dient zum Umbau von einem Bewegungsmus-
kel zu einem Muskel mit Dauerkontraktionsfähigkeit.

Beim künstlichen Sphinkter wird ein Plastikcuff um den anorektalen Übergang gelegt, der mit Hilfe einer implantierten Pumpe gefüllt oder abgelassen werden kann. Vergleichbar funktioniert der FENIX®-Magnetring, der operativ um den Analkanal gelegt wird. Durch das spezielle Design ist der Ring in Ruhe geschlossen und öffnet sich mit der Stuhlpassage [16].

Diese Verfahren kommen bei komplett aufgehobener Sphinkterfunktion in Betracht [6, 7]. Bei guter primärer Effektivität sind die Verfahren durch eine hohe Komplikationsrate mit der Notwendigkeit von Re-Operationen oder Explantationen behaftet.

5.15.6 Zusammenfassung und Ausblick

Eine Stuhlinkontinenz ist zumeist multifaktoriell bedingt und erfordert daher eine spezialisierte Abklärung. Die Vielzahl der therapeutischen Optionen ermöglicht betroffenen Patienten wieder die soziale Gesellschaftsfähigkeit, so dass die Anlage eines Anus praeters als Ultima Ratio bei einer therapierefraktären Inkontinenz nur noch sehr selten notwendig ist.

5.15.7 Literatur

[1] Johanson JF, Lafferty J. Epidemiology of fecal incontinence: the silent affliction. Am J Gastroenterol. 1996; 91: 33–36.

[2] Wald A. Faecal incontinence in the elderly. Epidemiology and management. Drugs Aging. 2005; 22: 31–39.

[3] Birkner B, Schepp W, Pehl C, et al. Stuhlinkontinenz: Diagnostisches und therapeutisches Stufenschema. Dt Ärztebl. 2000; 97: A1302–1308.

[4] Vaizey C, Carapeti E, Cahill JA, Kamm M. Prospective comparison of faecal incontinence grading systems. Gut. 1999; 44: 77–80.

[5] Pehl C, Enck P, Franke A, et al. Empfehlungen zur Anorektalen Manometrie im Erwachsenenalter. Z f Gastroenterol. 2007; 45: 397–317.

[6] Rao, Satish S. Diagnosis and management of fecal incontinence. American College of Gastroenterology Practice Parameters Committee. Am J Gastroenterol. 2004; 99: 1585–1504.

[7] Azpiroz F, Enck P, Whitehead W. Anorectal functional testing: review of collective experience. Am J Gastroenterol. 2002; 97: 232–240.

[8] Sultan A, Kamm M, Hudson C, Thomas J, Bartram C. Anal-sphincter disruption during vaginal delivery. New Engl J Med. 1993; 329: 1905–1911.

[9] Schwandner T, Hemmelmann C, Heimerl T, et al. Triple-target treatment versus low-frequency electrostimulation for anal incontinence: a randomized, controlled trial. Dt Ärztebl Int. 2011; 108: 653–660.

[10] George AT, Kalmar K, Sala S, et al. Randomized controlled trial of percutaneous versus transcutaneous posterior tibial nerve stimulation in faecal incontinence. Brit J Surg. 2013; 100: 330–338.

[11] Mahony R, Malone P, Nalty J, Behan M, O'Connell P, O'Herlihy C. Randomized clinical trial of intra-anal electromyographic biofeedback physiotherapy with intra-anal electromyographic

biofeedback augmented with electrical stimulation of the anal sphincter in the early treatment of postpartum fecal incontinence. Am J Obst Gyn. 2004; 191: 885–890.

[12] Bravo Gutierrez A, Madoff R, Lowry A, Parker S, Buie W, Baxter N. Long-term results of anterior sphincteroplasty. Dis Colon Rectum. 2004; 47: 727–731.

[13] Hussain Z, Lim M, Stojkovic S. Systematic review of perianal implants in the treatment of faecal incontinence. Brit J Surg. 2011; 98: 1526–1536.

[14] Matzel K, Kamm M, Stösser M, et al. Sacral spinal nerve stimulation for faecal incontinence: multicentre study. Lancet. 2004; 363: 1270–1276.

[15] Baeten C, Bailey H, Bakka A, et al. Safety and efficacy of dynamic grac... tinence: report of a prospective, multicenter trial. Dynamic Gracilop... Dis Colon Rectum. 2000; 43: 743–51.

[16] Williams A, Croft J, Napp V, et al. SaFaRI: sacral nerve stimulation versus the FENIX magnetic sphincter augmentation for adult faecal incontinence: a randomised investigation. Int J Colorectal Dis. 2016; 31: 465–472.

H. Krammer

5.16 Schmerzsyndrom des Beckenbodens

5.16.1 Proctalgia fugax

5.16.1.1 Allgemeinheiten

Bei der Proctalgia fugax tritt plötzlich ein krampfartiger Schmerz im Bereich des Anus und des Analkanals auf. Die Beschwerden können auch in das Rektum oder den Unterbauch ausstrahlen [1]. Das Krankheitsbild wurde erstmals von Myrtle 1883 beschrieben [2]. Der Terminus Proctalgia fugax wurde jedoch erst 1935 von Thaysen geprägt [3]. Als Synonym können die folgenden, heute veralteten Begriffe verwendet werden: Perinealneuralgie, Perinealkrampf, Krampf des Afterschließmuskels, nervöse Rektalgie, Neuralgia pudendo-analis oder paroxysmale Proktalgie [1].

> Bei der Proctalgia fugax tritt plötzlich ein krampfartiger Schmerz im Bereich des Anus und des Analkanals auf.

5.16.1.2 Symptome

Die Schmerzen werden als plötzlich auftretend, krampfhaft-ziehend, stechend-schneidend oder auch als dumpfer Druck beschrieben. Sie verlaufen entweder permanent oder wellenartig und können von wenigen Minuten bis hin zu Stunden anhalten. Starke Anfälle können auch Symptome wie Schwindelgefühl, Schweißausbruch, Übelkeit, Brechreiz oder Kollaps auslösen [4]. Nachdem der Schmerz abgeklungen ist, leiden die Patienten unter keiner Beeinträchtigung. Bis zum nächsten Anfall herrscht Beschwerdefreiheit [5].

Die Beschwerden können sowohl in Tagesattacken als auch in nächtlichen Anfällen auftreten. Die nächtlichen Attacken ereignen sich meist in den frühen Morgensunden zwischen vier und fünf Uhr. In der Regel erfolgt nur ein Anfall pro Nacht. Ohne Früherkennungssymptome treten die Beschwerden in unregelmäßigen Intervallen auf. Die nächtlichen Krämpfe sind oft weniger intensiv und schmerzhaft als die Anfälle am Tag [1, 6].

Die Beschwerden können sowohl als Tagesattacken als auch als nächtliche Anfälle auftreten.

5.16.1.3 Häufigkeit

Da der Schmerz nur vorrübergehend anhält, plötzlich und anfallsartig auftritt, erachten die Patienten die Symptomatik oft nicht als behandlungsbedürftig, deshalb ist eine hohe Dunkelziffer der Betroffenen zu vermuten [1, 7]. Ibrahim konnte ermitteln, dass 4 % seiner proktologischen Patienten von der Symptomatik betroffen sind [6]. Thompson untersuchte gesunde Kontrollpersonen, er konnte bei 14 % der Untersuchten diese Beschwerden feststellen [8].

Die Symptome treten häufig zwischen dem 40. und 50. Lebensjahr auf, das mittlere Manifestationsalter liegt bei 44 Jahren [1]. Selten zeigen sich die Beschwerden bereits vor der Pubertät [8]. Durchschnittlich leiden die Patienten elf Jahre unter den Anfällen [9]. Die Häufigkeit der Attacken variiert von Patient zu Patient stark. Teilweise treten die Beschwerden fast täglich auf, andere leiden nur zweimal im Jahr unter den Symptomen. Zwischen den Attacken liegt durchschnittlich ein Monat. [4, 6]. Die Anzahl der Anfälle, die Intensität und auch die Dauer nehmen mit zunehmendem Alter ab [6]. Frauen sind doppelt so häufig betroffen wie Männer [1]. Jedoch zeigte sich, dass bei Frauen die Anfälle durchschnittlich kürzer andauern als bei Männern [4]. Ein gehäuftes familiäres Auftreten konnte durch eine gezielte Fragestellung ermittelt werden [6]. Eine höhere Inzidenz zeigte sich bei ängstlichen Personen. Diese berichteten nach vorausgegangenen Stresssituationen über vermehrte nächtliche Attacken [9, 10].

Die Symptome treten häufig zwischen dem 40. und 50. Lebensjahr auf, das mittlere Manifestationsalter liegt bei 44 Jahren.

5.16.1.4 Ursache

Die Ursache des Schmerzes wird umfangreich diskutiert, jedoch konnte noch kein Auslöser für die Beschwerden ermittelt werden [5]. Ein Teil vertritt die Meinung, dass Spasmen der Sphinkteren, der Beckenbodenmuskulatur und im Bereich des rektosigmoidalen Übergangs die Symptome auslösen, andere vermuten die Ursache im psychosomatischen Bereich. Möglicherweise besteht ein gehäuftes Auftreten bei Patienten mit einer autosomal-dominant vererbten Myopathie des inneren Schließmuskels. Es liegt keine Assoziation der Proctalgia fugax mit gastrointestinalen Erkrankungen vor [1, 5].

Es ist noch kein Auslöser für die Beschwerden ermittelt worden. Es liegt keine vermehrte Assoziation der Proctalgia fugax mit anderen gastrointestinalen Erkrankungen vor.

5.16.1.5 Diagnose

Bei der proktologischen Untersuchung zeigen sich gehäuft Hämorrhoiden, jedoch kann die Diagnose der Proctalgia fugax letztlich nur über eine genaue Anamnese gestellt werden. Wichtig ist, dass organische Ursachen ausgeschlossen sind und keine Differentialdiagnosen diagnostiziert wurden [1, 7].

Die Diagnose wird durch die Klinik und den Ausschluss organischer Erkrankungen gestellt.

5.16.1.6 Therapie

Eine erfolgreiche Arzneimitteltherapie gestaltet sich schwierig, da bis zum Wirkungseintritt der Medikation der Schmerz oft abgeklungen ist [1]. Jedoch konnte Mlitz durch eine Behandlung der vorhandenen Hämorrhoiden eine Symptomfreiheit erreichen [4]. Swain hat durch die Behandlung mit Clonidin eine Besserung der Beschwerden bewirkt [11]. Babb erzielte diesen Zustand durch die Therapie mit Nifidipin [12]. Weitere Therapieoptionen stellen die sublinguale oder anale Applikation von Nitroglycerin sowie die inhalative Anwendung von Salbutamol dar [13, 14]. Ein vereinzelter Erfolg zeigte sich bei der lokalen Applikation von Nitratsalbe und bei der Substitution von Magnesium [5]. Auch nichtmedikamentöse Vorgehensweisen, welche die Symptomatik verbessern können, sind bekannt. Zum einen wäre hier der Druck mit der Faust auf das Perineum oder die Applikation von Wärme bzw. Kälte zu nennen. Zum anderen kann zur Sphinkterdehnung der Finger vorsichtig in den Anus eingeführt werden oder ein Einlauf Anwendung finden. Auch kann die Einnahme einer bestimmten Körperhaltung, z. B. die Knie-Ellenbogen-Lage, zur Linderung des Schmerzes führen. Des Weiteren können sich Entspannungsübungen positiv auf die Symptomatik auswirken [1, 5].

Die Therapie besteht aus der Hämorrhoidenbehandlung, Kalziumanatgonisten, die lokale Behandlung mit Nitropräparaten, die Inhalation von Salbutamol bzw. lokale Applikation von Druck, Wärme oder Kälte, Analsphinkterdehnung, Knie-Ellenbogenlage bzw. Entspannungsübungen.

5.16.2 Kokzygodynie

5.16.2.1 Allgemeinheiten

Die Kokzygodnie wurde 1859 erstmals von Simpson beschrieben und tritt überwiegend bei Frauen im mittleren Lebensalter auf [15]. Sie wurde von Tischer et al. als eine Schmerzempfindlichkeit der Steißbeinspitze, die insbesondere in sitzender Position auftritt, definiert [16]. Die Schmerzen scheinen von dem sakrokokzygealen oder dem interkokzygealen Gelenk auszugehen und strahlen häufig parakokzygeal aus. Es kann zwischen der idiopathischen und der traumatischen Form unterschieden werden [15].

> Die Kokzygodynie ist eine Schmerzempfindlichkeit der Steißbeinspitze, die insbesondere in sitzender Position auftritt.

5.16.2.2 Ätiopathogenese

Bei der traumatischen Form sind auslösende Ursachen wie Traumen infolge eines Sturzes, Unfallfolgen oder erschwerte Entbindungen bekannt. Diese können zum Teil durch radiologische Untersuchungen nachgewiesen werden. Auch können operative Eingriffe im Bereich der Lendenwirbelsäule einen auslösenden Faktor darstellen. Ebenfalls werden psychische Probleme diskutiert. In der Regel ist jedoch keine Ursache für die Kokzygodynie bekannt [15, 17].

> Außer beim Nachweis von Traumata bleibt die Ursache häufig unklar.

5.16.2.3 Diagnostik

Bei der Diagnose der Kokzygodynie steht die klinische Symptomatik im Vordergrund. Wird bei der digitalen-rektalen Untersuchung Druck auf das Steißbein ausgeübt, verursacht dies starke Schmerzen, die in die umliegende Region ausstrahlen. Auch wird eine Hypermobilität des Os coccygis diskutiert. Bei der Untersuchung ist das Ausmaß der Überbeweglichkeit schwer zu erfassen. Die Flexion entspricht normalerweise 30 %, die laterale Beweglichkeit liegt bei 1 cm. Häufig wird zusätzlich eine röntgenologische Untersuchung durchgeführt. Diese kann lediglich eine bestehende traumatische Ursache aufzeigen, sonst ist sie bei der Diagnose kaum hilfreich [5, 15].

> Bei der Diagnose der Kokzygodynie steht die klinische Symptomatik im Vordergrund.

5.16.2.4 Differentialdiagnose

Vergleichbare Symptome können durch fortgeleitete oder induzierte Schmerzen aus der unmittelbaren Nachbarschaft verursacht werden. Dies wird als Pseudokokzygodnie oder Ligamentose bezeichnet. Erkrankungen des kleinen Beckens, Spasmen der Beckenbodenmuskulatur und vegetative Fehlsteuerungen können ebenfalls ähnliche Beschwerden hervorrufen [15].

> Vergleichbare Symptome können durch fortgeleitete oder induzierte Schmerzen aus der unmittelbaren Nachbarschaft verursacht werden.

5.16.2.5 Therapie

Bei der Behandlung der Kokzygodynie soll die konservative, symptomatische Therapie im Vordergrund stehen. Bei der digital-rektalen Untersuchung kann die Mobilisation der Steißbeinspitze die Beschwerden positiv beeinflussen oder ganz beseitigen. Bei der meist schmerzhaften Mobilisation wird die Steißbeinspitze gefasst und vorsichtig nach links und rechts, aber auch dorsal luxiert [18].

Fischer befürwortet die Applikation eines kristallinen Steroids, in Kombination mit einem Lokalanästhetikum, in das sakrokzygeale Gelenk und an das Os coccygis. Die Injektion sollte in mehrwöchigen Abständen, jedoch nicht mehr als 3- bis 4-mal verabreicht werden [19]. Zusätzlich können Krankengymnastik und eine Wärmeapplikation die Schmerzen lindern. Dies gilt ebenfalls für Akupunktur und eine orthopädisch-osteoplastische Behandlung [15]. Die Erfolgsrate der konservativen Therapie ist bei der idiopathischen Form besser als bei der traumatischen [20]. Liegt bei den Patienten eine depressive Verstimmung vor, kann eine Behandlung mit Antidepressiva zu einer Verbesserung der Beschwerden führen [10].

Chirurgische Maßnahmen werden im Allgemeinen eher als kritisch angesehen [21]. Allerdings sind in der Literatur Fälle beschrieben, bei denen nach einer einjährigen, erfolglosen konservativen Therapie eine Coccygisresektion befürwortet wurde. Hier wird über eine Erfolgsrate von 70–88 % berichtet [19, 22–26].

> Bei der Behandlung der Kokzygodynie soll die konservative, symptomatische Therapie im Vordergrund stehen (Mobilisation wird die Steißbeinspitze, Applikation eines kristallinen Steroids, in Kombination mit einem Lokalanästhetikum in das sakrokzygeale Gelenk und an das Os coccygis, Krankengymnastik, Wärmeapplikation, Akupunktur, orthopädisch-osteoplastische Behandlung, Coccygisresektion).

5.16.3 Chronischer idiopathischer analer Schmerz

5.16.3.1 Krankheitsbild

Dieser Schmerz wird auch als perineale Neuralgie bezeichnet und ist durch einen kontinuierlichen, bohrenden, dumpfen Schmerz im Analkanal und im distalen Rektum, der auch in die unmittelbare Umgebung ausstrahlen kann, charakterisiert. Meist sind ältere Frauen betroffen. Anamnestisch konnte überdurchschnittlich oft eine gynäkologische Voroperation ermittelt werden. Selten werden auch Läsionen der peripheren Nerven, die durch Geburtstraumen verursacht wurden, beschrieben [15].

> Anamnestisch konnte überdurchschnittlich oft eine gynäkologische Voroperation ermittelt werden.

5.16.3.2 Diagnostik

Da neben der typischen Schmerzbeschreibung keine pathologischen Auffälligkeiten vorliegen, wird die Diagnose durch den Ausschluss anderer Erkrankungen gestellt. Die Kokzygodynie kann durch eine rektale Palpation, die Proctalgie fugax durch die typischen, kurzen Schmerzattacken differenziert werden [5, 15].

> Die Diagnose wird durch den Ausschluss anderer Erkrankungen gestellt.

5.16.3.3 Therapie

Zur Therapie werden Analgetika, Antidepressiva und Anxiolytika eingesetzt. Wirksam scheint auch eine intensivierte psychosomatische Therapie zu sein. Die Effektivität dieser Therapie deutet auf eine überdurchschnittlich häufige psychoemotionale Überlagerung hin. Auch konnte im Einzelfall eine Biofeedback-Therapie Erfolge erzielen [5, 15].

> Zur Therapie werden Analgetika, Antidepressiva und Anxiolytika und auch eine intensivierte psychosomatische Therapie eingesetzt.

5.16.4 Literatur

[1] Wienert V. Leitlinie: Proctalgia fugax. coloproctology. 2004; 26: 180–182.
[2] Myrtle A. Some common affections of the anus. Brit Med J. 1883; 1: 1061.
[3] Thaysen T. Proctalgia fugax A little known form of pain in the rectum. Lancet. 1935; 2: 243–246.
[4] Mlitz H. Proctalgia fugax: Phantom oder Realität? coloproctolog. 2003; 25: 31–38.
[5] Seiler M, Aigner F, Hetzer F. Expertise Allgemein- und Viszeralchirurgie Koloproktologie Georg Thieme Verlag. 2016.
[6] Ibrahim H. Proctalgia fugax. Gut. 1961; 2: 137–140.
[7] Herold A, Bruch HP. Unklare Schmerzen im Beckenboden. coloproctology. 1995; 17: 29–34.
[8] Thompson W, Heaton K: Proctalgia fugax. J R Coll Physicians London. 1980; 14: 247–248.
[9] Pilling L, Wendell M, Swenson P, Hill J. The psychologic aspect of Proctalgia fugax. Dis Colon Rectum. 1965; 8: 372–376.
[10] Maroy B. Spontaneous and evoked coccygeal pain in depression Dis. Colon Rectum. 1998; 31: 210–215.
[11] Swain R. Oral clonidine for proctalgia fugax. Gut. 1987; 28: 1039–1040.
[12] Babb R. Proctalgia fugax, would you recognize it? Postgrad Med. 1996; 99: 263–264.
[13] Eckardt V, Dodt O, Kanzler G, et al.: Anorectal function and morphology in patients with sporadic proctalgia fugax. Dies Colon Rectum. 1996; 39: 755–762.
[14] Eckardt V, Dodt O, Kanzler G, et al.: Treatment of proctalgia fugax with salbutamon inhalation. Am J Gastroenterol. 1996; 91: 686–689.
[15] Brühl W, Wienert V, Herold A. Aktuelle Proktologie. UNI-Med Verlag Bremen. 2002.
[16] Tilscher H, Kantor H, Gangl W, Bogner G. Die Kokzygodynie – ein diagnostisches und therapeutisches Problem in der Orthopädie. Orthop. 1986; 124: 628–623.
[17] Horst Mlitz, Wolfgang Jost. Leitlinie Kokzygodynie. Coloproctology. 2004; 26: 387–390.
[18] Bauer R, Kerschbaumer F, Poisel S. Orthopädische Operationslehre: Becken und untere Extremitäten, Teil 1. Thieme-Verlag Stuttgart New York. 1994: 47–48.

[19] Fischer M, Krismer M, Wimmer C, Stöckel B. Kokzygodynie. Coloproctologie. 1999; 21: 121–125.
[20] Kim N, Suk S. Clinical and radiological differences between traumatic and idiopathic coccygo-dynia. Yonsei Med J. 1999; 40: 215–220.
[21] Winkler R, Otto P. Proktologie. Thieme Verlag Stuttgart. 1997: 162.
[22] Postacchini F, Massobrio M. Idiopathic coccygodynia: Analysis of fifty-one operative cases and a radiographic study of the normal coccyx. J Bone Joint Sur (Am). 1983; 65,:1116–1124.
[23] Bayne O, Baterman J, Cameron H. The influence of etiology on the results of coccygectomy. Clin Orthop. 1984; 190: 266–272.
[24] Hellberg S, Strange-Vogensen H. Coccygodynia treted be resection of the coccyx. Acta Orphop Scand. 1990; 61: 463–465.
[25] Grosso N, van Dam B. Total coccygectomy for the relief of coccygodynia: A retrospective review. J Spinal Disorders. 1995; 8: 328–330.
[26] Valin B, Bringedal K. Coccygectomy for coccygodynia. Tidsskr Nor Laegeforen. 1999; 20: 1429–1430.

M. E. Kreis, J. Gröne

5.17 Postoperative Störungen

Die chirurgische Therapie benigner und maligner Erkrankungen kann erhebliche Funktionsstörungen des Magen-Darm-Trakts verursachen. Bei Tumorerkrankungen können Funktionsstörungen im Rahmen der multimodalen Therapie, d. h. bei Hinzunahme von Radio- und/oder Chemotherapie, noch weiter verstärkt werden. Grundsätzlich kann zwischen allgemeinen Funktionsstörungen und organ- bzw. operationsspezifischen Funktionsstörungen unterschieden werden. Im Folgenden sollen gegliedert nach Organen spezifische Funktionsstörungen nach Operationen beispielhaft dargestellt werden.

> Die anatomisch-funktionellen Folgen des operativen Eingriffes und die Nebenwirkungen der multimodalen Therapie bedingen organspezifische bzw. tumorspezifische Funktionsstörungen.

5.17.1 Ösophagusresektion

Mehr als die Hälfte der Patienten nach Ösophagusresektion entwickeln funktionelle Störungen als Folgezustände in Form einer verzögerten Magenentleerung, von Dumping-Syndromen, Reflux-Problemen oder Dysphagie [1]. Nach Ösophagektomie wird in der Regel die Wiederherstellung der gastrointestinalen Kontinuität durch Magenhochzug vorgenommen [2]. Dabei trägt die im Rahmen der onkologischen Lymphadenektomie und Resektion unvermeidliche Vagotomie zu einer verzögerten Entleerung bei, wobei diese Symptome bzw. Effekte über die Jahre rückläufig sind [3, 4].

Das Symptom der verzögerten Magenentleerung wird in 10 bis 50 % der Patienten beobachtet [5]. Typische Symptome sind ein schnelles Sättigungsgefühl, postprandiales Missempfinden, Dysphagie oder Regurgitationen. Die Behandlung der verzögerten

Entleerung besteht in erster Linie in einer Diätberatung und kann durch Prokinetika sowie endoskopische Dilatation des Pylorus unterstützt werden. Die postoperative Pyloroplastik stellt sicherlich eine Ultima-Ratio-Maßnahme dar.

Bis zu 80 % der Patienten nach Ösophagektomie entwickeln Symptome in Folge von Säurereflux oder biliopankreatischem Reflux [6]. Die Symptome werden durch flach liegende Positionen verstärkt, wobei der Reflux mit nächtlichem Husten, eingeschränktem Schlafkomfort und rezidivierend pneumonischen Infekten assoziiert ist. Die Ösophagitis wird in 38 bis 76 % der Patienten gefunden [7], konsekutive Barrett-Metaplasien im Anastomosenbereich treten in 58 % der Fälle auf [8]. Die Ursache für die erhöhte Refluxrate liegt in der operationsbedingten Aufhebung der Antireflux-Mechanismen. Ein negativer Druckgradient zwischen Abdomen und Thorax, eine eingeschränkte ösophageale Clearance sowie eine verzögerte Magenentleerung stellen hier unterstützende Faktoren dar. Durch eine erhöhte Lagerung des Oberkörpers postprandial sowie nachts und den Einsatz von Protonenpumpeninhibitoren kann die Refluxproblematik ebenfalls positiv beeinflusst werden [9].

Dysphagie wird zwischen 21 und 56 % der Patienten beobachtet [10]. Die Rate der ischämischen Strikturen wird zwischen 26 und 42 % im zervikalen Anteil [11] und zwischen 8 und 36 % im thorakalen Anteil [10] beschrieben. Die therapeutische Dilatation ist bei benignen Strikturen in mehr als 80 % der Fälle erfolgreich [12].

5.17.2 Gastrektomie

Die häufigste Indikation für die totale Gastrektomie ist das Magenkarzinom. Postoperative Funktionsstörungen können zum einen auf eine gestörte Physiologie der Verdauung oder auch auf metabolische Spätfolgen zurückzuführen sein.

5.17.2.1 Metabolische Folgezustände

Bei der Mehrzahl der Patienten kommt es postoperativ zu einem Gewichtsverlust von ca. 10 % des präoperativen Gewichtes [13], der sich normalerweise nach drei Monaten stabilisiert.

Störungen des Knochenstoffwechsels mit Erhöhung des Frakturrisikos und Ausbildung der Osteopenie kann bei mehr als 50 % der gastrektomierten Patienten nachgelesen werden [14].

5.17.2.2 Dumping-Syndrom

Unter dem Dumping-Syndrom werden postalimentäre Beschwerden nach Magenoperation, aber auch nach Ösophagektomie und Magenhochzug zusammengefasst. Unterschieden wird zwischen Frühdumping und Spätdumping. Beim Frühdumping kommt es etwa 30 Minuten nach Nahrungsaufnahme zu Symptomen des hypovolämischen Schocks mit Übelkeit, Borborygmi, Flush-Symptomen und gelegentlich explosionsartigen Durchfällen. Dem Dünndarm wird dabei plötzlich zu viel hyperosmolare Lösung angeboten, so dass durch den raschen osmotischen Ausgleich zwischen intra- und extraluminaler Flüssigkeit eine Hypovolämie mit Kreislaufsuppression resultiert. Bei einem Großteil der Patienten verschwinden diese Symptome nach wenigen Monaten spontan. Unter Spätdumping werden reaktive Hypoglykämien nach Nahrungsaufnahme und Resorption großer Mengen an Kohlenhydraten verstanden. Insbesondere nach B2-Resektion treten diese in 1 bis 3 % der Fälle zwei bis vier Stunden nach Nahrungsaufnahme in Folge einer vermehrten Insulinfreisetzung auf.

5.17.2.3 Syndrom der zuführenden Schlinge (Afferent-Loop-Syndrom)

Das Syndrom der zuführenden Schlinge ist durch morgendliches bzw. postprandiales Erbrechen gekennzeichnet. Dies entsteht, wenn die zugeführte Nahrung vorwiegend in die zuführende statt in die abführende Schlinge gelangt oder eine Stenose der zuführenden Schlinge mit konsekutiver Stauung der Gallenflüssigkeit und des Pankreassekretes vorliegt. Vom Afferent-Loop-Syndrom lässt sich das Syndrom der blinden Schlinge (Blind-Loop-Syndrom) unterscheiden. Darunter wird eine bakterielle Fehlbesiedelung der meist zu lang ausgebildeten zuführenden Schlinge verstanden, die u. a. mit Diarrhön und Steatorrhoen einhergeht. Diese beiden typischen, jedoch insgesamt sehr seltenen Syndrome werden klassischerweise nach einer Billroth-II-Resektion ohne Braun'sche Fußpunktanastomose beobachtet.

5.17.3 Rektumresektion

Nach Rektumresektion können unterschiedliche Funktionsstörungen auftreten. Diese umfassen Stuhl- und Harninkontinenz, hohe Stuhlfrequenz, fraktionierte Entleerung, Dranginkontinenz sowie Schmerzen und Störungen der Sexualfunktion. Diese Störungen lassen sich auf die anatomisch strukturellen Folgen des operativen Eingriffes als auch auf Nebenwirkungen der multimodalen Therapie (Radiochemotherapie) zurückführen. Das so genannte anteriore Resektionssyndrom (LARS) wird in einer Häufigkeit von 50 % der Patienten nach Kontinenz-erhaltender Rektumresektion beobachtet [15]. Das führende Problem beinhaltet hierbei die hohe Stuhlfrequenz, die fraktionierte Entleerung, die Stuhlinkontinenz und Drangproblematik. Als Risikofaktoren wurden eine tiefe Anastomose, eine gerade (End-zu-End-)Anastomose sowie Schädigung der pelvinen autonomen Nerven identifiziert [16]. Blasen- und Sexualfunktionsstörungen umfassen Blasenentleerungsstörungen, Harninkontinenz, erektile Dysfunktion sowie retrograde Ejakulation. Funktionsstörungen können aber auch eine morphologische Ursache wie eine Anastomosenstenose haben. Als Folge können Abdominalschmerzen, -krämpfe, Verstopfungen und fraktionierte Entleerung auftreten. Hauptursache für die Problematik stellt die Anastomoseninsuffizienz dar.

Die Behandlung reicht von Beckenbodentraining, Biofeedback-Training sowie sakraler Nervenstimulation über die medikamentöse Therapie bei erektiler Dysfunktion bis hin zu Dilatation und Stent-Anlage oder ggf. operativer Revision mit Nachresektion und Neuanlage der Anastomose bei Anastomosenstenosen.

Postoperative Komplikationen stellen einen weiteren wichtigen Kofaktor für belastende Folgezustände dar.

5.17.4 Literatur

[1] Collard JM, Otte JB, Reynaert M, Kestens PJ. Quality of life three years or more after esophagectomy for cancer. J Thorac Cardiovasc Surg. 1992; 104: 391–394.

[2] Collard JM, Tinton N, Malaise J, et al Esophageal replacement: gastric tube or whole stomach? Ann Thorac Surg. 1995; 60: 261–266; discussion 267.

[3] Collard JM, Romagnoli R, Otte JB, Kestens PJ. The denervated stomach as an esophageal substitute is a contractile organ. Ann Surg. 1998; 227: 33–39.

[4] Nakabayashi T, Mochiki E, Garcia M, et al. Gastropyloric motor activity and the effects of erythromycin given orally after esophagectomy. Am J Surg. 2002; 183: 317–323.

[5] Banki F, Mason RJ, DeMeester SR, et al. Vagal-sparing esophagectomy: a more physiologic alternative. Ann Surg. 2002; 236: 324–335; discussion 335–336.

[6] Dresner SM, Griffin SM, Wayman J, et al. Human model of duodenogastro-oesophageal reflux in the development of Barrett's metaplasia. Br J Surg. 2003; 90: 1120–1128.

[7] Okada N, Nishimura O, Sakurai T, et al. Gastric functions in patients with the intrathoracic stomach after esophageal surgery. Ann Surg. 1986; 204: 114–121.

[8] Oberg S, Johansson J, Wenner J, Walther B. Metaplastic columnar mucosa in the cervical esophagus after esophagectomy. Ann Surg. 2002; 235: 338–345.

[9] Poghosyan T, Gaujoux S, Chirica M, et al. Functional disorders and quality of life after esophagectomy and gastric tube reconstruction for cancer. J Visc Surg. 2011; 148: e327–335.

[10] Blackmon SH, Correa AM, Wynn B, et al. Propensity-matched analysis of three techniques for intrathoracic esophagogastric anastomosis. Ann Thorac Surg. 2007; 83: 1805–1813; discussion 1813.

[11] van Heijl M, Gooszen JA, Fockens P, et al. Risk factors for development of benign cervical strictures after esophagectomy. Ann Surg. 2010; 251: 1064–1069.

[12] Sutcliffe RP, Forshaw MJ, Tandon R, et al. Anastomotic strictures and delayed gastric emptying after esophagectomy: incidence, risk factors and management. Dis Esophagus. 2008; 21: 712–717.

[13] Bolton JS, Conway WC Postgastrectomy syndromes. Surg Clin North Am. 2011; 91: 1105–1122.

[14] Zittel TT, Zeeb B, Maier GW, et al. High prevalence of bone disorders after gastrectomy. Am J Surg. 1997; 174: 431–438.

[15] Juul T, Ahlberg M, Biondo S, et al. International validation of the low anterior resection syndrome score. Ann Surg. 2014; 259: 728–734.

[16] Kneist W, Kauff DW, Rubenwolf P, et al. Intraoperative monitoring of bladder and internal anal sphincter innervation: a predictor of erectile function following low anterior rectal resection for rectal cancer? Results of a prospective clinical study. Dig Surg. 2013; 30: 459–465.

6 Konzepte der Arzneimitteltherapie

M. Storr

6.1 Säurehemmer, Alginate und Antazida

6.1.1 Einleitung und Hintergrund

In der medikamentösen Behandlung von säureassoziierten Beschwerden und Krankheitsbildern kommen Säurehemmer, Alginate und Antazida zur Anwendung [1]. Unter den Symptomen und Krankheitsbildern, die mit diesen Präparaten behandelt werden, ist die gastroösophageale Refluxkrankheit (GERD) mit den Symptomen Sodbrennen, Regurgitation und nichtkardialem Thoraxschmerz die bedeutendste Erkrankung mit der höchsten Prävalenz. Darüber hinaus kommen Säurehemmer, Alginate und Antazida auch bei funktionellen Ösophaguserkrankungen und dyspeptischen Beschwerden oder im Falle der Säurehemmer ebenfalls bei säureassoziierten Erkrankungen des Magens und des Dünndarms wie der Behandlung von Ulzera ventriculi und duodeni, der Behandlung der eosinophilen Ösophagitis, der Helicobacter-pylori-Eradikation, dem Zollinger-Ellison-Syndrom und dem Magenschutz bei Stresssituationen und dauerhaft bestehenden Magennoxen, wie z. B. Medikamenteneinnahmen, zum Einsatz.

> Verschiedene Arzneimittel werden zur Behandlung säureassoziierter Erkrankungen und Beschwerden verwendet. Die Auswahl richtet sich nach der Schwere der Symptome, der Erkrankung und der geplanten Therapiedauer.

6.1.2 Säurehemmer

Unter Säurehemmern werden Arzneimittel aus der Gruppe der Protonenpumpeninhibitoren (PPI), der Gruppe der Histamin-2-Rezeptor-Antagonisten (H2-RAN) und der Kalium-kompetitiven-Säureblocker (P-CAB) zusammengefasst.

Arzneimittel der ersten Wahl sind, sofern keine Unverträglichkeiten bestehen, die PPI, die verglichen zu den H2-RAN ein günstigeres Nutzen-Risiko-Profil aufweisen. Die überlegene Wirksamkeit von PPI gegenüber alternativen Medikationen ist in zahlreichen klinischen Studien und Metaanalysen belegt [2].

PPI unterbinden die Bildung von Magensäure, indem diese Arzneimittel die an der Belegzelle des Magens lokalisierte Protonenpumpe (H^+/K^+-ATPase) irreversibel hemmen. Da PPIs säuresensitiv sind, ist eine magensaftresistente Galenik erforderlich, die eine Freisetzung und Aufnahme der PPI erst im Dünndarm ermöglicht. Über die Blutbahn erreichen die PPIs ihren Wirkort und entfalten trotz einer kurzen Plasmahalbwertszeit von ein bis zwei Stunden eine langanhaltende Wirkung, da aufgrund der irreversiblen Bindung an die Protonenpumpe eine Neubildung der Protonenpumpen erforderlich ist. Die verschiedenen PPIs unterscheiden sich in ihrer Wirkung und

https://doi.org/10.1515/9783110475470-007

Bioverfügbarkeit nur unwesentlich. Die PPI-Standarddosierungen sind in Tab. 6.1 aufgelistet. Günstig ist eine PPI-Aufnahme 30 Minuten vor der ersten Mahlzeit des Tages, da die Präsenz von Protonenpumpen nach einer Nüchternphase am ausgeprägtesten ist [3]. Für den Einsatz unter stationären Bedingungen stehen auch intravenöse Präparate zur Verfügung. Die Beendigung der Wirkung von PPIs wird durch eine Metabolisierung durch Cytochrom-P450-abhängige Mechanismen vermittelt, im Vordergrund stehen die Cytochrome CYP2C19 und CYP3A4. Bei Therapieversagen der PPI ist ein Polymorphismus im CYP2C19*17-Allel bestimmbar [4]. Träger dieses Polymorphismus weisen eine stärkere Metabolisierung von PPIs auf. Strategien bei einem Nachweis dieses Polymorphismus sind das Ausweichen auf Rabeprazol, dessen Metabolismus in geringerem Ausmaß von CYP2C19 abhängig ist, bzw. die häufigere Einnahme des PPI von bis zu 4-mal täglich [5]. Nebenwirkungen einer Therapie mit PPI bestehen in Erhöhungen von Leberwerten und Diarrhö sowie unspezifischen Nebenwirkungen wie Kopfschmerzen, Müdigkeit, Schwindel und Schlafstörungen. Epidemiologische Studien weisen darauf hin, dass unter einer PPI-Therapie gehäuft Pneumonien, Knochenfrakturen, Nierenerkrankungen, Enteritiden und Mangelzustände (Vitamin B12, Eisen, Magnesium) auftreten [6–8]. Bis zum Vorliegen prospektiver Studien sollten diese Zusammenhänge bei einer Verschreibung bedacht, aber nicht überbewertet werden. Beim Absetzen von PPI sollte auf ein Ausschleichen geachtet werden, da es zu einem Säurerebound, vermittelt durch eine PPI-induzierte Hypergastrinämie, kommen kann. Dieser Rebound, der in klinischen Studien auch in gesunden Probanden nachweisbar ist, wird aufgrund der geringen Anzahl untersuchter Patienten und einer widersprüchlichen Studienlage durchaus kritisch gesehen [9].

H$_2$-RAN binden an den Histamin-2-Rezeptor der Belegzellen und bewirken dadurch eine Hemmung der Säureproduktion. Aufgrund der verglichen zu PPI geringeren Wirkung sind H$_2$-RAN in der Behandlung der säureassoziierten Erkrankungen Arzneimittel der zweiten Wahl, z. B. bei PPI-Unverträglichkeit. Zum Einsatz kommen H$_2$-RAN in der zeitlich befristeten oder der Bedarfs- und Eigenmedikation und in Einzelfällen in Ergänzung zu einer PPI-Therapie bei einem Vorhandensein von Restbeschwerden, z. B. beim nächtlichen Säuredurchbruch [10]. Die klinische Datenlage für ein solches Vorgehen ist dünn, da insbesondere prospektive Studien, die eine solche Indikation stützen, fehlen. Aufgrund einer ausgeprägten Tachyphylaxie, die schon nach zwei Wochen einsetzt, eignen sich H$_2$-RAN nicht für die langfristige Therapie [11]. Die H$_2$-RAN-Standarddosierungen sind in Tab. 6.1 aufgelistet. In der Bedarfstherapie sind H$_2$-RAN verglichen zu Antazida durch einen langsameren Wirkeintritt, nach zwei bis drei Stunden, dafür einer längeren Wirkdauer von vier bis sechs Stunden einsetzbar [12].

Eine weitere Arzneimittelgruppe wird in Zukunft das therapeutische Spektrum säureassoziierter Erkrankungen erweitern. In Japan wurde 2005 mit Vonoprazan erstmals ein Säurehemmer der Gruppe der Kalium-kompetitiven Säureblocker (P-CAB) zugelassen [2]. Ein weiterer P-CAB, Revaprazan, ist seit 2006 in Korea zugelassen [13]. P-CABs, die in älterer Literatur gelegentlich Protonenpumpen-Antagonisten genannt werden, reduzieren die Säureproduktion, indem sie die Protonenpumpe reversibel blockieren [14]. Ob und wann für P-CABs eine Zulassung in Deutschland beantragt wird, ist nicht bekannt.

> Verschiedene Arzneimittel wie PPI, H_2-RAN und P-CAB hemmen die Säureproduktion. Arzneimittel aus der Gruppe der PPI sind aktuell die wirkungsvollsten verordenbaren Säurehemmer.

6.1.3 Alginate

Alginate werden aus Meeresalgen hergestellt und bilden ein hochvisköses Gel, das auf flüssigen Oberflächen wie dem Mageninhalt schwimmt. Dadurch wird eine Barriereschicht zwischen Magen und Speiseröhre ermöglicht, die den Reflux von Mageninhalt verhindert. Insbesondere Refluat aus der Säuretasche, die sich Cardia-nah bildet, wird verhindert. Alginate werden oftmals in Mischpräparationen, zeitgleich mit Antazida, verabreicht, die im Bereich der Alginat-Barriere Magensäure effektiv puffern [15]. Dieser Effekt erscheint insbesondere bei postprandialen Refluxbeschwerden vorteilhaft [16]. Alginate sind in der Bedarfs- und Selbstmedikation und in der Behandlung milder chronischer Refluxbeschwerden geeignete Präparate.

> Alginate bilden eine visköse Barriere zwischen Magen und Ösophagus. Insbesondere in Kombination mit Antazida stellen Alginate eine gute Bedarfs- und Selbstmedikation dar.

6.1.4 Antazida

Die Arzneimittelgruppe der Antazida umfasst verschiedene Wirkstoffe wie Magnesium- und Kalziumcarbonat, Aluminium- und Magnesiumhdroxid, Magnesiumsilikat oder Sucralfat. Die aktuell erhältlichen Antazida sind in Tab. 6.1 aufgelistet. Diese Arzneimittel nehmen keinen Einfluss auf die Säureproduktion. Der Wirkmechanismus beschränkt sich bei den Antazida auf die Pufferung der Magensäure. Bei den aluminiumhaltigen Antazida wird zusätzlich die Schleimproduktion im Magen gesteigert. Neben Magensäure wird auch Gallensäure gepuffert, bei dyspeptischen Beschwerden wird dies als vorteilhaft diskutiert. Aufgrund der schnellen, aber kurzfristigen Wirkung von Antazida werden diese als Bedarfs- und Selbstmedikation bei gelegentlichen oder milden Refluxbeschwerden verwendet [17]. Ein überbrückender Einsatz, z. B. bis PPI wirken, ist eine weitere Einsatzmöglichkeit. Bei der Einnahme von Antazida ist darauf zu achten, dass zeitgleich keine weiteren Medikamente eingenommen werden, da deren Resorption beeinflusst werden kann. Bei Nierenfunktionsstörungen ist auf eine Hypermagnesiämie und eine Hypophosphatämie zu achten. Aluminiumhaltige Präparate werden aufgrund der Aluminiumbelastung und eines möglichen Zusammenhangs mit Enzephalopathien wie einer Alzheimer- oder einer Parkinson-

Erkrankung zunehmend kritisch gesehen. Bei magnesiumhaltigen Antazida ist ein laxierender Effekt durch die osmotische Wirksamkeit zu berücksichtigen.

> Antazida haben keine Wirkung auf die Säureproduktion. Sie wirken durch eine Pufferung von Säure und sind in der kurzfristigen Bedarfs- und Selbstmedikation anwendbar. Langfristige und regelmäßige Einnahmen sollten vermieden werden.

6.1.5 Zusammenfassung und Ausblick

Zur Behandlung von säureassoziierten Erkrankungen und Symptomen stehen verschiedenste Medikationen wie Säureblocker, Alginate und Antazida zur Verfügung. Diese werden differenziert, je nach Erkrankung, Symptomschwere und geplanter Behandlungsdauer als Bedarfsmedikation, kurzfristige Therapie oder langfristige Therapie eingesetzt. In welchen Indikationen zukünftige Entwicklungen wie z. B. Kalium-kompetitive Säureblocker (P-CAB) das medikamentöse Arsenal erweitern, ist im Moment noch nicht abzusehen.

Tab. 6.1: Standarddosierungen von Protonenpumpeninhibitoren (PPI) [18], Histamin-2-Rezeptor-Antagonisten (H2-RAN) und Benennung weiterer Therapiealternativen.

Wirkstoff	Standarddosis
Dexlansoprazol	30 mg
Esomeprazol	40 mg
Lansoprazol	30 mg
Omeprazol	20 mg
Pantoprazol	40 mg
Rabeprazol	20 mg
Cimetidin	2 × 200 mg
Famotidin	2 × 10 mg
Ranitidin	2 × 75 mg
Nizatidin	2 × 75 mg
Almasilat	
Aluminiumhydroxid	
Aluminiumphosphat	
Calciumcarbonat	
Carbaldrat	
Hydrotalcid	
Magaldrat	
Magnesiumcarbonat	
Magnesiumhydroxid	
Natriumalginat	
Natriumhydrogencarbonat	
Sucralfat	

6.1.6 Literatur

[1]   Bredenoord AJ, Pandolfino JE, Smout AJ. Gastro-oesophageal reflux disease. Lancet. 2013; 381: 1933–1942.

[2]   Storr M, Meining A, Allescher HD. Pharmacoeconomic issues of the therapy of gastroesophageal reflux disease. Exp Opin Pharmacother. 2001; 2: 1099–1108.

[3]   Marshall RE, Anggiansah A, Owen WA, Owen WJ. The relationship between acid and bile reflux and symptoms in gastro-oesophageal reflux disease. Gut. 1997; 40: 182–187.

[4]   Furuta T, Shirai N, Sugimoto M, Nakamura A, Hishida A, Ishizaki T. Influence of CYP2C19 pharmacogenetic polymorphism on proton pump inhibitor-based therapies. Drug Metab Pharmacokinet. 2005; 20: 153–167.

[5]   Furuta T, Sugimoto M, Kodaira C, Nishino M, Yamade M, Uotani T, et al. The dual therapy with 4 times daily dosing of rabeprazole and amoxicillin as the 3rd rescue regimen for eradication of H. pylori. Hepatogastroenterology. 2010; 57: 1314–1319.

[6]   Adams AL, Black MH, Zhang JL, Shi JM, Jacobsen SJ. Proton-pump inhibitor use and hip fractures in men: a population-based case-control study. Ann Epidemiol. 2014; 24: 286–290.

[7]   Lambert AA, Lam JO, Paik JJ, Ugarte-Gil C, Drummond MB, Crowell TA. Risk of community-acquired pneumonia with outpatient proton-pump inhibitor therapy: a systematic review and meta-analysis. PLoS ONE. 2015; 10: e0128004.

[8]   Lazarus B, Chen Y, Wilson FP, Sang Y, Chang AR, Coresh J, et al. Proton Pump Inhibitor Use and the Risk of Chronic Kidney Disease. JAMA Intern Med. 2016; 176: 238–246.

[9]   Lodrup AB, Reimer C, Bytzer P. Systematic review: symptoms of rebound acid hypersecretion following proton pump inhibitor treatment. Scand J Gastroenterol. 2013; 48: 515–522.

[10] Wang Y, Pan T, Wang Q, Guo Z. Additional bedtime H2-receptor antagonist for the control of nocturnal gastric acid breakthrough. Cochrane Database Syst Rev. 2009; CD004275.

[11] Sifrim D. Acid, weakly acidic and non-acid gastro-oesophageal reflux: differences, prevalence and clinical relevance. Eur J Gastroenterol Hepatol. 2004; 16: 823–830.

[12] Storr M, Meining A, Allescher HD. Pathophysiology and pharmacological treatment of gastroesophageal reflux disease. Dig Dis. 2000; 18: 93–102.

[13] Mori H, Tonai-Kachi H, Ochi Y, Taniguchi Y, Ohshiro H, Takahashi N, et al. N-(2-hydroxyethyl)-N,2-dimethyl-8-{[(4R)-5-methyl-3,4-dihydro-2H-chromen-4-yl]ami no}imidazo[1,2-a]pyridine-6-carboxamide (PF-03716556), a novel, potent, and selective acid pump antagonist for the treatment of gastroesophageal reflux disease. J Pharmacol Exp Ther. 2009; 328: 671–679.

[14] Andersson K, Carlsson E. Potassium-competitive acid blockade: a new therapeutic strategy in acid-related diseases. Pharmacol Ther. 2005; 108: 294–307.

[15] Fass R, Sifrim D. Management of heartburn not responding to proton pump inhibitors. Gut. 2009; 58: 295–309.

[16] De RA, Roman S, Chen J, Pandolfino JE, Kahrilas PJ. Gaviscon Double Action Liquid (antacid & alginate) is more effective than antacid in controlling post-prandial oesophageal acid exposure in GERD patients: a double-blind crossover study. Aliment Pharmacol Ther. 2014; 40: 531–537.

[17] Tran T, Lowry AM, El-Serag HB. Meta-analysis: the efficacy of over-the-counter gastro-oesophageal reflux disease therapies. Aliment Pharmacol Ther. 2007; 25: 143–153.

[18] Koop H, Fuchs KH, Labenz J, Lynen JP, Messmann H, Miehlke S, et al. [S2k guideline: gastroesophageal reflux disease guided by the German Society of Gastroenterology: AWMF register no. 021-013]. Z Gastroenterol. 2014; 52: 1299–1346.

P. Layer, V. Andresen

6.2 Prokinetika

6.2.1 Einleitung

Zahlreiche Funktionsstörungen des Verdauungstrakts gehen mit einer Verminderung der propulsiven Motilität einher. Die meist resultierende Verlangsamung der gastrointestinalen Transitgeschwindigkeit ist klinisch bedeutsam, denn sie ist in den unterschiedlichen Abschnitten des Gastrointestinal-(GI-)Trakts mit Beschwerden vergesellschaftet. Eine verminderte Motilität des Ösophagus kann so mit dysphagischen und/oder (bei gestörter Clearance-Funktion) mit Säure-assoziierten Beschwerden einhergehen, eine verzögerte Magenentleerung mit dyspeptischen Symptomen (z. B. Übelkeit, Völlegefühl, rascher Sättigung, Erbrechen), eine reduzierte Dünndarm- und Colon-Motilität mit Obstipation und meteoristischen, seltener auch pseudoobstruktiven Symptomen.

Motilitätsstörungen betreffen oft mehrere Etagen des GI-Trakts: Zum einen wirken die zugrundeliegenden Störungen der enterischen neuralen Regulation meist organübergreifend; zum andern bestehen vielfältige neurohormonale Interaktionen der motorischen (und sensorischen) Funktionen zwischen den verschiedenen GI-Organen, so dass die Dysfunktion eines Segments reflektorisch Funktionen anderer Segmente alterieren kann.

Prokinetika dienen der medikamentösen Behandlung einer reduzierten GI-Motilität. Dabei handelt es sich um Substanzen, die über Modulation unterschiedlicher enterischer Neurotransmitter-Systeme die propulsive Motilität stimulieren können (Tab. 6.2).

> Zahlreiche Funktionsstörungen des Verdauungstrakts gehen mit einer Verminderung der propulsiven Motilität einher.

6.2.2 Serotonin-(5-HT$_4$)-Agonisten

Serotonin (5-HT) ist einer der bedeutendsten Neurotransmitter des enterischen Nervensystems. Über die Aktivierung verschiedener Rezeptor-Subtypen ist Serotonin in die Vermittlung vielfältiger Funktionen des Gastrointestinal-Trakts involviert. Eine Aktivierung des präsynaptischen 5-HT$_4$-Rezeptors führt zu einer verstärkten Acetylcholinausschüttung und somit zu einer Verstärkung des peristaltischen Reflexes. Auch wenn es nicht für alle Einzelsubstanzen in allen Abschnitten des GI-Trakts erwiesen ist, legen die Daten für verschiedene Wirkstoffe nahe, dass die prokinetische Wirkung von 5-HT$_4$-Rezeptor-Agonisten als Klasseneffekt im gesamten GI-Trakt besteht. Während frühere 5-HT$_4$-Agonisten (wie Cisaprid) auch andere Rezeptoren (wie u. a. den kardialen hERG-Kanal) modulieren konnten und somit das Risiko lebensbedrohlicher kardialer Nebenwirkungen bargen, sind moderne Substanzen wie

Tab. 6.2: Klinisch relevante Prokinetika (Übersicht; Details siehe Text).

Hauptsächlicher Wirkungsmechanismus	Substanz	Typischer klinischer Einsatz	Besonderheiten, Anmerkungen
Serotonin-($5HT_4$)-Agonisten	Prucaloprid	Chronische Obstipation	
	Mosaprid	Funktionelle Dyspepsie, Refluxkrankheit	+ $5HT_3$-Antagonist
Dopamin-2-Antagonisten	Metoclopramid	Funktionelle Dyspepsie (Gastroparese?)	Nebenwirkungen, Tachyphylaxie, keine Langzeitanwendung
	Domperidon	Wie MCP	Wie MCP plus V.a. kardiale Rhythmusstörungen
	Cinitaprid	Funktionelle Dyspepsie	+ serotoninerge Effekte
	Itoprid	Funktionelle Dyspepsie	+ Acetylcholinesterase-Inhibitor
Acetylcholinesterase-Inhibitoren	Distigmin	Akute Colon-Paresen (post-OP; Ogilvie-Syndrom)	Wenig selektiv, Nebenwirkungen
	Acotiamid	Funktionelle Dyspepsie	Zusätzlich antimuskarinerg
Motilin-Agonisten	Makrolide	Gastroparese (Akutbehandlung) Vor Notfall-ÖGD	Antibiotika, bei oraler Verabreichung unsichere Wirkung
	Motilide		Derzeit nicht verfügbar
Ghrelin-Agonisten	Relamorelin	Diabetische Gastroparese	Derzeit im Zulassungsprozess (USA)

Prucaloprid (sowie noch in klinischer Entwicklung: Velusetrag und Naronaprid) hoch selektiv. In den klinischen Studien von Prucaloprid konnte eine gute Wirksamkeit bei schwerer, Laxantien-refraktärer Obstipation bei Männern und Frauen gezeigt werden, und der Wirkstoff ist bereits seit mehreren Jahren in Europa zugelassen. Auch gibt es Hinweise auf eine prokinetische Wirksamkeit der Substanz im oberen GI-Trakt, so dass ebenso ein Off-Label-Therapie-Versuch bei refraktärer Gastroparese gerechtfertigt scheint.

Demgegenüber ist Mosaprid, das neben der 5-HT_4-agonistischen auch 5-HT_3-antagonistische Effekte zeigt, vorwiegend für den oberen GI-Trakt evaluiert worden und in einigen Ländern (u. a. in Asien) zur Behandlung der funktionellen Dyspepsie und der gastroösophagealen Refluxkrankheit zugelassen.

Die prokinetische Wirkung von 5-HT_4-Rezeptor-Agonisten besteht als Klasseneffekt im gesamten GI-Trakt.

6.2.3 Dopaminantagonisten

Dopamin-2-Rezeptor-Antagonisten haben peripher gastroprokinetische und zentral antiemetische Wirkungen und können somit Übelkeit und Erbrechen lindern. Um mögliche zentral bedingte extrapyramidalmotorische Nebenwirkungen zu vermeiden, werden als Gastroprokinetika Substanzen eingesetzt, die die Blut-Hirn-Schranke nur sehr gering überwinden können: Metoclopramid und Domperidon. Die wissenschaftliche Evidenz zur Wirksamkeit dieser Substanzen in der Behandlung der Gastroparese und der funktionellen Dyspepsie basiert allerdings nur auf wenigen und qualitativ schlechten Studien. Demgegenüber stehen potenzielle extrapyramidalmotorische Nebenwirkungen, wie sie für das Metoclopramid in höherer Dosierung beschrieben sind, sowie unter Domperidon das Risiko einer QT-Zeit-Verlängerung mit lebensbedrohlichen Herzrhythmusstörungen. Daher sind beide Substanzen in Europa nur noch für die Kurzzeitanwendung zugelassen. Zudem ist für beide Substanzen in der Langzeitanwendung eine deutliche Tachyphylaxie mit Wirkverlust zu beobachten.

Cinitapride ist ebenfalls ein Gastro-Prokinetikum mit Dopamin-2-antagonistischen Effekten, wirkt aber auch antagonistisch am 5-HT_2-Rezeptor sowie agonistisch an 5-HT_1- und 5-HT_4-Rezeptoren. In klinischen Studien mit kurzer Anwendungszeit beschleunigte Cinitapride die Magenentleerung und linderte Symptome bei Patienten mit funktoneller Dyspepsie. Die Substanz ist in verschiedenen Ländern der Welt verfügbar (z. B. Spanien, Mexiko, Indien, Pakistan).

Itoprid ist ein Benzamid, das als Dopamin-2-Rezeptor-Antagonist und als Acetylcholinesterase-Inhibitor wirkt und in Asien für die Behandlung der funktionellen Dyspepsie zugelassen ist. Die klinischen Studien von Itoprid bei funktioneller Dyspspsie lieferten allerdings widersprüchliche Ergebnisse.

> Dopamin-2-Rezeptor-Antagonisten haben peripher gastroprokinetische und zentral antiemetische Wirkungen und können somit Übelkeit und Erbrechen lindern.

6.2.4 Acetylcholinesterase-Inhibitoren

Acetylcholinesterase-Inhibitoren wirken prokinetisch, indem sie den Abbau dieses wichtigen Neurotransmitters hemmen und somit dessen Effekte sowohl im enterischen Nervensystem als auch in der glatten Muskulatur verstärken. Der Wirkstoff Distigmin kann bei therapierefraktären gastrointestinalen Motilitätsstörungen eingesetzt werden. Da die Substanz jedoch nicht selektiv auf den Gastrointestinaltrakt wirkt und sowohl muskarinische als auch nikotinerge Rezeptoren verstärkt stimuliert werden, muss mit einer Vielzahl systemischer Nebenwirkungen gerechnet werden, angefangen von vermehrtem Speichel- und Tränenfluss über Muskelzuckungen bis hin zu lebensbedrohlichen bradykarden Herzrhythmusstörungen.

Acotiamid ist ein neuerer Acetylcholinesterase-Inhibitor mit zusätzlichen antimuskarinergen Effekten. Der Wirkstoff ist in Japan zur Behandlung der funktionellen Dyspepsie zugelassen und wird in klinischen Zulassungsstudien für Europa und die USA evaluiert.

> Acetylcholinesterase-Inhibitoren wirken prokinetisch, indem sie den Abbau dieses wichtigen Neurotransmitters hemmen und somit dessen Effekte sowohl im enterischen Nervensystem als auch in der glatten Muskulatur verstärken."

6.2.5 Motilin-Agonisten

Die Aktivierung von Motilin-Rezeptoren induziert in Magen und Dünndarm eine interdigestive Motilität mit prokinetischen Wirkungen. Makrolid-Antibiotika wie z. B. Erythromycin wirken „zufällig" als Motilin-Agonisten und werden Evidenz-gestützt, aber off-label zur Induktion einer raschen Magenentleerung vor einer Notfall-Endoskopie (z. B. bei GI-Blutung) sowie zur Behandlung der Gastroparese eingesetzt. In der Langzeit-Anwendung muss jedoch mit einer Tachyphylaxie gerechnet werden. Um die unerwünschte systemische Antibiotika-Wirkung zu vermeiden und tachyphylaktische Effekte zu reduzieren, werden seit Jahren nichtantibiotische Motilin-Agonisten (Motilide) entwickelt. Die Substanz Mitemcinal erwies sich nach mehreren Studien als nicht ausreichend effektiv. Derzeit wird die Substanz Camicinal in Studien getestet. Ein grundsätzliches Problem der Motilin-Agonisten zur Anwendung bei Gastroparese mag auch darin liegen, dass sie den gastralen Tonus erhöhen und die gastrale Akkomodation hemmen und somit klinische Symptome trotz beschleunigter Magenentleerung verschlimmern können.

> Die Aktivierung von Motilin-Rezeptoren induziert in Magen und Dünndarm eine interdigestive Motilität mit prokinetischen Wirkungen.

6.2.6 Ghrelin-Agonisten

Das Peptid-Hormon Ghrelin sowie Agonisten des Ghrelin-Rezeptors wirken prokinetisch im Gastrointestinaltrakt. Während zunächst hauptsächlich Effekte auf die Magenentleerung und die klinische Entwicklung für die Gastroparese im Vordergrund standen, gibt es inzwischen auch gute Evidenz für prokinetische Wirkungen im Colon und klinische Effekte bei der Obstipation. Am weitesten entwickelt ist die Substanz Relamorelin, ein pentapeptischer synthetischer Ghrelinagonist mit einer längeren Plasmahalbwertszeit sowie > 100fach größerer Potenz als natives Ghrelin. Aufgrund der guten Effektivitätsdaten und aktuell mangelnden Therapieoptionen bei diabetischer Gastroparese läuft derzeit ein Fast-Track-Zulassungsverfahren in den USA.

Das Peptid-Hormon Ghrelin sowie Agonisten des Ghrelin-Rezeptors wirken prokinetisch im Gastrointestinaltrakt.

6.2.7 Zusammenfassung und Ausblick

Prokinetika sind von erheblichem Wert in der Behandlung definierter Funktionsstörungen des GI-Trakts, bei denen häufig eine gestörte Motilität von zentraler pathophysiologischer Bedeutung ist. Gemessen hieran erscheint der derzeitige therapeutische Stellenwert der Prokinetika wiederum eher bescheiden. Hierfür können mehrere Gründe angeführt werden. Zum einen sind Wirksamkeit und Wirkmechanismen, aber auch die Nebenwirkungsrisiken gerade für die „traditionellen" Substanzen meist nur unzureichend untersucht. Zum anderen haben in den letzten Jahren mehrere Medikamente ihre Zulassung verloren. Weiter besteht für mehrere wichtige Funktionsstörungen (wie z. B. Gastroparese, funktionelle Dyspepsie, chronische Obstipation u. a.), mitunter ein nur inkonstanter Zusammenhang zwischen verlangsamter Transitgeschwindigkeit und klinischer Symptomatik, und es ist vorstellbar, dass die gestörte Motilität pathogenetisch eher Folge oder Nebenaspekt als dominante Ursache darstellt. Auch deswegen ist es plausibel, dass bestimmte Prokinetika (u. a. die Motilide) zwar eine Normalisierung der messbaren Transitverzögerung, aber offenbar keine klinische Besserung erzielen (s. o.), im auffälligen Gegensatz zu den Ghrelin-Agonisten.

Auch vor diesem Hintergrund ist zu erwarten, dass die fortschreitende Erforschung der komplexen Interaktion der physiologischen Regulationssysteme ebenso wie wichtiger Pathomechanismen auf molekularer und Rezeptorebene zur gezielten Entwicklung weiterer, besser charakterisierter, prokinetisch wirksamer Therapieansätze führen wird.

Die gezielte Entwicklung weiterer, besser charakterisierter, prokinetisch wirksamer Therapieansätze ist zu erwarten.

6.2.8 Literatur

[1]   Lembo A, Camilleri M, McCallum R, Sastre R, Breton C, Spence S, et al. Relamorelin Reduces Vomiting Frequency and Severity and Accelerates Gastric Emptying in Adults With Diabetic Gastroparesis. Gastroenterology. 2016; 151(1): 87–96.
[2]   Sajid MS, Hebbar M, Baig MK, Li A, Philipose Z. Use of Prucalopride for Chronic Constipation: A Systematic Review and Meta-analysis of Published Randomized, Controlled Trials. J Neurogastroenterol Motil. 2016; 22(3): 412–22.
[3]   Nakamura K, Tomita T, Oshima T, Asano H, Yamasaki T, Okugawa T, et al. A double-blind placebo controlled study of acotiamide hydrochloride for efficacy on gastrointestinal motility of patients with functional dyspepsia. J Gastroenterol. 2017; 52: 602-610.

[4]   Holtmann G, Talley NJ, Liebregts T, Adam B, Parow C. A placebo-controlled trial of itopride in functional dyspepsia. N Engl J Med. 2006; 354(8): 832–840. Erratum. In: N Engl J Med. 2006; 355(4): 429.

[5]   Hiyama T, Yoshihara M, Matsuo K, Kusunoki H, Kamada T, Ito M, et al. Meta-analysis of the effects of prokinetic agents in patients with functional dyspepsia. J Gastroenterol Hepatol. 2007; 22(3): 304–310.

[6]   Portincasa P, Mearin F, Robert M, Plazas MJ, Mas M, Heras J. [Efficacy and tolerability of cinitapride in the treatment of functional dyspepsia and delayed gastric emptying]. Gastroenterol Hepatol. 2009; 32(10): 669–676. Erratum in: Gastroenterol Hepatol. 2010; 33(4): 345.

[7]   Larson JM, Tavakkoli A, Drane WE, Toskes PP, Moshiree B. Advantages of azithromycin over erythromycin in improving the gastric emptying half-time in adult patients with gastroparesis. J Neurogastroenterol Motil. 2010; 16(4): 407–413.

[8]   Lee JY, Kim SK, Cho KB, Park KS, Kwon JG, Jung JT, et al. A Double-blind, Randomized,Multicenter Clinical Trial Investigating the Efficacy and Safety of Esomeprazole Single Therapy Versus Mosapride and Esomeprazole Combined Therapy in Patients with Esophageal Reflux Disease. J Neurogastroenterol Motil. 2017; 23: 218–228.

[9]   Bang CS, Kim JH, Baik GH, Kim HS, Park SH, Kim EJ, et al. Mosapride treatment for functional dyspepsia: a meta-analysis. J Gastroenterol Hepatol. 2015; 30(1): 28–42.

[10] Parkman HP, Jacobs MR, Mishra A, Hurdle JA, Sachdeva P, Gaughan JP, et al. Domperidone treatment for gastroparesis: demographic and pharmacogenetic characterization of clinical efficacy and side-effects. Dig Dis Sci. 2011; 56(1): 115–124.

T. Frieling

6.3 Spasmolytika

6.3.1 Einleitung und Hintergrund

Spasmolytika (auch Antispasmodikum, Muskelrelaxantium) sind Arzneimittel, die den Spannungszustand der glatten Muskulatur lösen (spasmolytisch). Anwendungsgebiet dieser Pharmaka sind Spasmen (Krämpfe) der glatten Muskulatur des Magen-Darm-Trakts, der Gallen- und Harnwege, der Bronchien und der Gefäße. Grundsätzlich werden neurotrope (Parasympatholytika, Sympathomimetika) und myotrope Spasmolytika, die direkt an der glatten Muskulatur und nicht über Neurotransmitterrezeptoren wirken, unterschieden. Parasympatholytika (Atropin, Hyoscyamin, Scopolamin, Drofenin, Butylscopolamin, Ipratropium) hemmen kompetitiv muskarinerge bzw. nichtkompetetiv nikotinerge Rezeptoren und vermindern hierdurch die Wirkung von Acetylcholin. Sympathomimetika aktivieren Adrenorezeptoren über α- und β-Rezeptoren und spielen im Magen-Darm-Trakt keine Rolle. Die Wirkung von myotropen Spasmolytika kann über die Freisetzung von Stickstoffmonoxid (NO) erfolgen. Typische Substanzen sind Glycerintrinitrat (Nitroglycerin), Isosorbid-2,5-dinitrat (ISDN) und Isosorbid-endo-5-mononitrat (ISMN). Andere Wirkmechanismen sind die Blockade von L-Typ-Calciumkanälen der glatten Muskulatur (Dihydropyridine, Phenylalkylamine, Benzothiazepine), die Öffnung von Kaliumkanälen (Diazoxid Minoxidil Pinacidil) bzw. noch unklar (Hydralazin, Dihydralazin, Phytotherapeutika).

Gastrointestinale Schmerzen werden häufig durch Distension bzw. Kontraktionen der glatten Muskulatur über eine erhöhte Wandspannung verursacht und ergeben die Rationale für den Einsatz von Spasmolytika. Es werden neurotrope (Parasympatholytika, Sympathomimetika) und myotrope (NO-Freisetzung, L-Typ-Calciumkanalhemmer, Kaliumkanalöffner) Spasmolytika differenziert.

6.3.2 Neurogastroenterologie

Bauchschmerzen sind ein Sonderfall, da sie häufig durch die Verkrampfung der Magen-Darm-Muskulatur bzw. durch eine pathologische Distension entstehen. Durch die hierdurch bedingte Erhöhung der Wandspannung werden sensorische Elemente in der Wand des Verdauungstrakts erregt, wodurch Schmerzen übermittelt werden. Hierbei kommt der Darmdehnung durch vermehrte Flüssigkeitsansammlung bzw. eine dehnungsinduzierte Sekretion vor Stenosen eine besondere Bedeutung zu. Aus diesem Grunde bietet sich zur Therapie viszeraler Schmerzen eine Verminderung des Muskeltonus durch Spasmolytika an. Dies hat den Vorteil, dass im Einzelfall die Ursache der Schmerzentstehung behandelt wird und nicht nur die Weiterleitung von Schmerzsignalen zum Gehirn, wie das bei Analgetika der Fall ist (Abb. 6.1). Dieses Therapieprinzip hat sich insbesondere bei akuten Erkrankungen, die mit einer Verengung glattmuskulärer Hohlorgane einhergehen, bzw. bei chronischen funktionellen Erkrankungen im Verdauungstrakt bewährt [1].

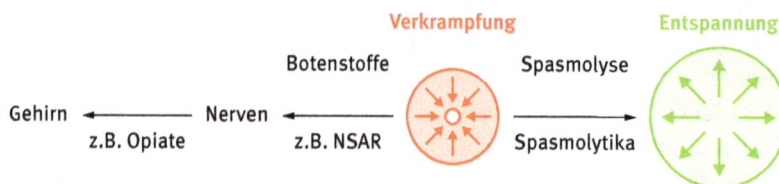

Abb. 6.1: Wirkung der Spasmolytika im Vergleich zu Analgetika. NSAR: nichtsteroidale Antirheumatika.

Die Wirkung neurotroper Spasmolytika beruht auf dem Vorhandensein von muskarinergen M2- und M3-Rezeptoren im menschlichen Magen-Darm-Trakt, die auf Epithelzellen, Muskelzellen und enterischen Nervenzellen lokalisiert sind und durch die Ausschüttung von Acetylcholin aus enterischen Motor-, Sekretomoto- bzw. Inter-Neuronen aktiviert werden Auch nikotinerge Acetylcholin-Rezeptoren spielen eine bedeutende Rolle innerhalb enterischer Nervenschaltkreise des Bauchhirns und werden durch die Acetylcholin-Freisetzung aus Interneuronen stimuliert.

Tab. 6.3: Wirkungsweise von Butylscopolamin (HBB) am menschlichen Darmgewebe, nach Krueger et al. [4].

Molekulare Zielstruktur	Gemessene Parameter	Einschätzung Beitrag zur therapeutischen Wirkung
Antagonismus muskarinerge Acetylcholin-Rezeptoren M2/M3	Aktionspotenziale enterischer Neuronen ↓	Muskelrelaxierender und antinozizeptiver Effekt durch die Beeinflussung des Muskeltonus (Spasmolyse)
	Intrazelluläre Calcium-Freisetzung ↓	
	Kontraktion der glatten Muskulatur ↓	
Antagonismus muskarinerge Acetylcholin-Rezeptoren M3	Epitheliale Sekretion ↓	Möglicherweise Inhibition der Hypersekretion in das Darmlumen vor der Verengung durch den Muskelspasmus Potenziell neuer Therapieansatz für weitere Indikationen mit erhöhter Sekretion
Antagonismus nikotinerge Acetylcholin-Rezeptoren	Aktionspotenziale enterischer Neuronen ↓	Modulierender Effekt, jedoch nicht die primäre Wirkung, da hohe Konzentration notwendig

Präklinische Untersuchungen an Tiermodellen, in Zellkulturen und auch am menschlichen Gewebe legen den Schluss nahe, dass die Wirkung des neurotropen Spasmolytikums Butylscopolamin vor allem durch die kompetitive Blockierung der Muskarin-Rezeptoren an der glatten Muskulatur [2], aber auch über eine nichtkompetitive Hemmung von nikotinergen Acetylcholin-Rezeptoren an autonomen und enterischen Neuronen vermittelt wird [3, 4] (Tab. 6.3). Hierdurch werden die lokale Magen- und Darmmotilität und auch die Sekretion gehemmt [4]. So blockiert Butylscopolamin die über Muskarinrezeptoren (M2- und M3-Rezeptoren) induzierten Aktionspotenziale in enterischen Nerven, die Muskelkontraktionen bzw. die intramuskuläre Calcium-Freisetzung und auch die epitheliale Sekretion (M3-Rezeptoren).

> Neurotrope Spasmolytika (Buscopan) wirken durch Hemmung von muskarinergen und nikotinergen Rezeptoren muskelrelaxierend und antisekretorisch.

6.3.3 Klinik

Die Therapie viszeraler Schmerzen spielt eine bedeutende Rolle im Gesundheitswesen. So sind Schmerzen das führende gastrointestinale Symptom, das z. B. in den USA zu über 15 Millionen Arztbesuchen führt [5]. Auch in Deutschland klagten nach einer

Umfrage der Apothekenumschau etwa 5 % der Befragten über chronische Schmerzen im Bauch [6] und mindestens 20 % der Patientenkontakte mit Ärzten in Klinik und Praxis werden durch die Diagnostik und Therapie von viszeralen Schmerzen bestimmt. Viszerale Schmerzen im Magen-Darm-Trakt sind häufig krampfartig bedingt durch vermehrte Kontraktionen der glatten Muskulatur bzw. durch Wanddehnung vor Stenosen [7]. Spasmolytika werden daher häufig zur symptomatischen Behandlung von Schmerzen bei zahlreichen Erkrankungen im Verdauungstrakt eingesetzt. Hierzu gehören akute Entzündungen (z. B. Divertikulitis, Gastroenteritis), chronische Entzündungen (z. B. chronisch-entzündliche Darmerkrankungen, Strahlenkolitis), Erkrankungen mit akuter Lumeneinengung (z. B. Gallenkolik, Ileus) bzw. funktionelle gastrointestinale Erkrankungen (z. B. Reizdarmsyndrom, funktionelle Dyspepsie).

6.3.4 Diagnostik

Die Diagnostik von Verdauungskrankheiten mit krampfartigen Schmerzen richtet sich nach der Klinik und den vermuteten Ursachen. Hierbei werden verschiedene bildgebende Verfahren und die Endoskopie eingesetzt. Für die funktionellen Erkrankungen finden sich mit der konventionellen klinischen Diagnostik keine Ursachen. Die symptomatische Gabe von Spasmolytika sollte bei der Diagnostik berücksichtigt werden.

6.3.5 Therapie

Klinisch werden häufig neurotrope Parasympatholytika (z. B. Butylscopolamin) eingesetzt. Aber auch Substanzen mit direkter Muskelwirkung über eine NO-Freisetzung bzw. über eine Blockade von Calciumkanälen können bei akuten kolikartigen Beschwerden hilfreich sein. Spasmolytika mit antagonistischer Wirkung gegenüber Acetylcholin-Rezeptoren sind Atropin (Hyoscyamin), Dicycloverin (Dicyclomin, Diethylaminocarbethoxybicyclohexyl hydrochlorid), Butylscopolamin (Hyoscin Butylbromid) bzw. Propanthelin. Pharmaka mit direkter Muskelwirkung sind Alverin, Mebeverin bzw. Phytotherapeutika (Pfefferminzöl, STW5). Diese Spasmolytika wurden in einer Metaanalyse von 22 randomisierten kontrollierten Studien (RCT) mit insgesamt 1778 Patienten gegenüber Placebo verglichen, wobei Spasmolytika insgesamt für die Behandlung anhaltender gastrointestinaler Beschwerden (inkl. Bauchschmerzen) gegenüber Placebo überlegen waren (www.nice.org.uk/guidance/CG122). In der aktuellen S3-Leitlinie der Deutschen Gesellschaft für Verdauungs- und Stoffwechselkrankheiten (DGVS) und der Deutschen Gesellschaft für Neurogastroenterologie und Motilität (DGNM) werden Spasmolytika zur Schmerztherapie des Reizdarmsyndroms im Gegensatz zu peripheren Analgetika, Opioiden bzw. Opioidagonisten empfohlen [8]. Auch der britische Vorreiter auf dem Gebiet der evidenzbasierten Bewertung von Arzneimitteln, das *National Institute for Health and Clinical Excellence* (NICE), empfiehlt den Einsatz von Spasmolytika bei Patienten mit Reizdarmsyndrom, wobei die Spasmolytika in Verbindung mit Empfehlungen zur Ernährung und allgemeinen Lebensführung so häufig wie erforderlich eingenommen werden sollten (www.nice. org.uk/guidance/CG122). Das *Institut für Qualität und Wirtschaftlichkeit im Gesundheitswesen* (IQWiG) weist darauf hin, dass Butylscpolamin als einziges in Deutschland vertriebenes Spasmolytikum im Vergleich zu Placebo in etwa 10–20 % der Fälle die Beschwerden beim Reizdarmsyndrom lindern kann (www.gesundheitsinformation. de/reizdarmsyndrom-was-kann-helfen-und-was-nicht.195.de.html).

> Neurotrope und myotrope Spasmolytika inkl. Phytotherapeutika werden in den Leitlinien zur Schmerztherapie im Verdauungstrakt empfohlen.

6.3.6 Zusammenfassung und Ausblick

Neurotrope und myotrope Spasmolytika gehören zu den etablierten muskelrelaxierenden Medikamenten in der Gastroenterologie. Hierdurch werden Schmerzen effektiv behandelt, die durch eine vermehrte Muskelkontraktion bzw. Wanddehnung vor Stenosen bedingt sind. Auch bei den funktionellen Magen-Darm-Erkrankungen gehören Spasmolytika zu den empfohlenen Medikamenten. Es ist zu erwarten, dass die relaxierende Wirkung von Phytotherapeutika weiter charakterisiert wird.

6.3.7 Literatur

[1]   Frieling T. Medikamentöse Therapie funktioneller Darmbeschwerden. Arzneimitteltherapie. 2008; 26: 204–210.
[2]   Tytgat GN. Clinical practice guideline Irritable bowel syndrome in adults: diagnosis and management of irritable bowel syndrome in primary care. Drugs. 2007; 67: 1343–1357. Abgerufen von: www.nice.org.uk/guidance.Hyoscinebutylbromide
[3]   Weiser T, Just J. Hyoscine butylbromide potentially blocks human nictotinic acetylcholine receptors in SH-SY5Y cells. Neuroscience letter. 2009; 450: 258–261.
[4]   Krueger D, Michel K, Allam S, Weiser T, Demir IE, Ceyhan GO, et al. Effect of hyoscine butylbromide (Buscopan) on cholinergic pathways in the human intestine. Neurogastroenterol Mot. 2013.
[5]   Perry AN, Dellon ES, Lund J, McGowan CE, Bulsiewicz WJ, Gangarosa LM, et al. Burden of Gastrointestinal Disease in the United States: 2012 Update. Gastroenterology. 2012; 143: 1179–1187.
[6]   GFK Marktforschung Nürnberg (2006). Die 100 wichtigsten Krankheiten. Woran die Deutschen nach Selbsteinschätzung leiden. Apothekenumschau. 2006; 1.
[7]   Frieling T. Viszeraler Schmerz. In: Die Schmerztherapie. Diener HC, Maier C (Hrsg.). 3. Auflage. Urban & Fischer Verlag. 2011; 219–228.
[8]   Layer P, Andresen V, Pehl C, Allescher H, Bischoff SC, Classen M, et al. Irritable bowel syndrome: German consensus guidelines on definition, pathophysiology and management. Z Gastroenterol. 2011; 49: 237–293.

S. Müller-Lissner

6.4 Laxantien

6.4.1 Einleitung und Hintergrund

Unter Laxantien werden Substanzen verstanden, die auf pharmakologischem oder physiko-chemischem Weg die Stuhlentleerung befördern. Dies geht in der Regel mit einer Volumenzunahme und Konsistenzabnahme des Stuhls und einer Beschleunigung des Colontransits einher. Nach dieser Definition müssten freilich auch die natürlichen Ballaststoffe als Laxantien klassifiziert werden.

Ein Überblick über die heute gebräuchlichen Laxantien und ihre Wirkmechanismen findet sich in Abb. 6.2 [1]. Die genaue Dosis der Laxantien sowie die Häufigkeit ihrer Einnahme richten sich nach den Bedürfnissen des Patienten. Ziel ist ein weicher, geformter Stuhl, der ohne starkes Pressen entleert werden kann. Eine Begrenzung des Einnahmezeitraums ist unbegründet.

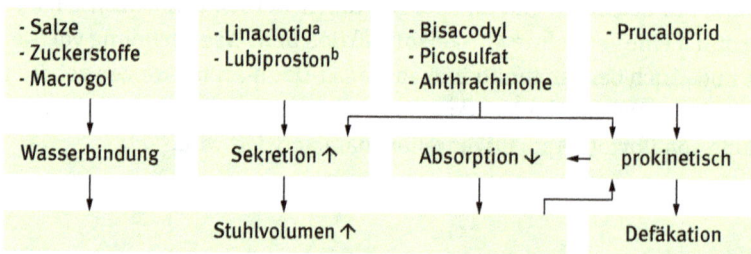

Abb. 6.2: Pharmakologische Gruppen der Laxantien und ihre Wirkmechanismen. **a** zugelassen, aber in Deutschland nicht im Handel; **b** (noch) nicht zugelassen.

Wenn bei einem Patienten ein Laxans unbefriedigend wirkt oder schlecht vertragen wird, sollte auf eine andere Wirkstoffklasse gewechselt werden. Zwar fehlen direkte Vergleichsstudien, die neu entwickelten Substanzen scheinen jedoch den klassischen nicht überlegen zu sein [1]. Bei unzureichender Wirkung einer Monotherapie kann eine Kombination aus Präparaten unterschiedlicher Klassen versucht werden [2]. Daten hierzu fehlen allerdings.

6.4.2 Orale Laxantien

Die **salinische Laxantien** umfassen Glaubersalz (Na_2SO_4), Bittersalz ($MgSO_4$), Karlsbader Salz (Na_2SO_4) und Magnesiumhydroxid ($Mg(OH)_2$). Da sie schlecht resorbierbar sind, wirken sie osmotisch (Dosis 5–20 g).

Macrogol (Polyethylenglycol, Molekulargewicht 3350–4000) kann als synthetischer, bakteriell nicht spaltbarer Ballaststoff betrachtet werden. Es bindet Wasser und erhöht damit das Stuhlvolumen (Dosis 10–30 g) [3].

Die **Disaccharide** können von den Dünndarmenzymen nicht (Lactulose) oder nur beschränkt (Laktose) in resorbierbare Monosaccharide gespalten werden (Dosis 10–30 g). Die Resorbierbarkeit auch des Monosaccharids Fructose und des Zuckeralkohols Sorbit ist begrenzt. Alle diese Zuckerstoffe werden jedoch im Colon bakteriell metabolisiert, wodurch sie ihrer Wasserbindungsfähigkeit und damit auch ihrer Wirkung verlustig gehen, und zwar umso mehr, je länger der Colontransit währt. Daher sind sie gerade bei langsamem Transit weniger gut wirksam.

Prucaloprid greift am 5-HT$_4$ Rezeptor an und ist derzeit das einzige reine Prokinetikum (Dosis 1–4 mg). Seine Wirksamkeit ist geringer als erhofft [1].

Linaclotid (Agonist am Guanylatcyclase-C-Rezeptor) wird praktisch nicht resorbiert und stimuliert die intestinale Sekretion, wodurch sekundär der Transit beschleunigt wird (Dosis 290 µg) [4]. Relevante Nebenwirkungen wurden nicht beobachtet. Linaclotid ist in Deutschland zwar zugelassen, aber nicht im Handel, da die Preisverhandlungen zu keiner Einigung führten.

Lubiproston aus der neuen Klasse der Prostone aktiviert intestinale Chloridkanäle, was den passiven Einstrom von Natrium und Wasser nach sich zieht. Lubiproston ist bei uns (noch) nicht zugelassen (Dosis 2 × 24 µg) [5].

Bisacodyl wird in dragierter Form angeboten, da es sonst im Dünndarm resorbiert und enterohepatisch zirkulieren würde. Durch Hydrolasen des Colons wird es zu BHPM (Bis-(p-hydroxyphenyl)-pyridyl-2-methan) aktiviert. Es ist sekretorisch und prokinetisch wirksam (Dosis 10–20 mg) [6].

Der Ester des Bisacodyls Natriumpicosulfat passiert den Dünndarm unresorbiert und ist daher auch in Tropfenform verfügbar. Es wird im Colon bakteriell aktiviert. Die Wirkung entspricht der von Bisacodyl (Dosis 5–15 mg) [7].

Anthrachinone sind pflanzlichen Ursprungs und mit Ausnahme der Sennoside schlecht untersucht. Als Glycoside sind sie nicht resorbierbar und werden im Colon bakteriell aktiviert. Nach längerer Einnahme entsteht eine bräunliche Verfärbung der Mucosa (Pseudomelanosis coli), die aber funktionell bedeutungslos ist. Die Wirkung entspricht der von Bisacodyl (Dosis 10–20 mg reiner Sennoside) [1].

6.4.3 Nebenwirkungen

Elektrolytverluste durch Laxantien sind nur bei chronischer Überdosierung zu erwarten, bei bestimmungsgemäßer Dosierung wurden sie nie beschrieben. Dies betrifft insbesondere die Hypokaliämie, vor der ja immer wieder gewarnt wird [8]. Über eine Gewöhnung wird nur von wenigen Patienten mit langsamem Transit berichtet. Dann kann ein Wechsel des Präparats helfen.

Der Geschmack der salinischen Laxantien mindert ihre Akzeptanz. Bei Herz- und Niereninsuffizienz sind sie problematisch, da sie zum geringen Teil resorbiert werden. Bei den Zuckerstoffen können die Gasbildung und bei Lactulose der süße Geschmack als störend empfunden werden. Manche Präparate von Macrogol enthalten Elektrolyte; dies bietet keine Vorteile, verschlechtert aber den Geschmack und damit die Akzeptanz [9]. Da Macrogol nicht bakteriell spaltbar ist, entsteht kein Darmgas. Unter Linaclotid entwickelten in den Studien bis zu 20 % der Patienten Durchfälle [4], d. h., die Standarddosis ist vermutlich zu hoch gewählt. Die charakteristische Nebenwirkung von Lubiproston ist passagere Übelkeit in etwa 20 % der Fälle [5]. Bisacodyl, Natriumpicosulfat und die Anthrachinone können als Ausdruck ihrer Wirksamkeit krampfartige Bauchschmerzen erzeugen.

> Die hierzulande gebräuchlichen Laxantien sind sicher, so dass gegen ihre auch langfristige Anwendung bei gegebener Indikation und korrekter Dosierung nichts einzuwenden ist.

6.4.4 Rektal anzuwendende Mittel

Hierzu gibt es fast keine systematischen Studien. Die grundsätzliche Wirksamkeit von Einläufen, salinischen Klysmen und Glycerin-, Bisacodyl- oder CO_2-haltigen Zäpfchen ist unstrittig. Vorteilhaft ist ihre gute Steuerbarkeit (wegen der kurzen Zeit bis zum Wirkungseintritt). Phosphathaltige Klysmen sollen nicht dauerhaft angewendet werden. Zäpfchen und Klysmen sind bei Defäkationsstörungen besonders geeignet. Die Entscheidung zwischen oralen und rektalen Laxantien richtet sich nach der Präferenz des Patienten.

> Gemäß der Leitlinie der DGVS sind Macrogol, Bisacodyl und Natriumpicosulfat die Laxantien der ersten Wahl [2].

6.4.5 Schwangerschaft und Stillzeit

Grundsätzlich gelten für die Behandlung der Obstipation in der Schwangerschaft keine besonderen Regeln. Die Auswahl der Laxantien ist aus Sicherheitsgründen jedoch eingeschränkt (Tab. 6.4).

6.4.6 Opiatinduzierte Obstipation

Bei opiatinduzierter Obstipation können an Stelle von Laxantien peripher, d. h. am Darm, wirkende Antagonisten eingesetzt werden, die freilich nicht ins ZNS penetrieren dürfen. Dafür stehen zwei Möglichkeiten offen. Im ersten Fall wird (retardiertes) Naloxon oral gegeben, das lokal am Darm den Effekt des Opioids antagonisiert. Das

Tab. 6.4: Empfehlungen zum Einsatz von Laxantien während der Schwangerschaft und Stillzeit.

Substanz/Klasse	Schwangerschaft		Stillzeit	
	Evidenz	Empfehlung	Evidenz	Empfehlung
Salinische Laxantien	Lange Erfahrung, aber keine Daten	Nicht empfohlen	Lange Erfahrung, aber keine Daten	Nicht empfohlen
Phosphatsalze	Keine Daten	Kontraindiziert	Keine Daten	Nicht empfohlen
Zucker und Zuckeralkohole	Nicht absorbiert, lange Erfahrung	Kein Einwand	Nicht absorbiert, lange Erfahrung	Kein Einwand
Macrogol	Minimal absorbiert	Kein Einwand	Minimal absorbiert	Kein Einwand
Prucaloprid	Keine Daten	Kontraindiziert	Keine Daten	Nicht empfohlen
Lubiproston	Keine Daten	Kontraindiziert	Keine Daten	Nicht empfohlen
Linaclotid	Keine Daten	Kontraindiziert	Keine Daten	Nicht empfohlen
Sennoside	Lange Erfahrung, klinische Daten	Kein Einwand	Geht nicht in die Muttermilch	Kein Einwand
Bisacodyl und Natriumpicosulfat	Lange Erfahrung, klinische Daten	Kein Einwand	Geht nicht in die Muttermilch	Kein Einwand

Naloxon wird zwar resorbiert, erleidet jedoch bei der Leberpassage einen extremen First-pass Metabolismus, so dass mindestens bis zur zugelassenen Höchstdosis keine relevanten Mengen in die systemische Zirkulation gelangen. Ein Kombinationspräparat aus Oxycodon und Naloxon im Verhältnis 2 : 1 ist zur Therapie und Prophylaxe zugelassen (Dosis 2 × 10/5 bis 2 × 40/20 mg/die) [10]. Der zweite Weg ist die Pegylierung bzw. Methylierung des Antagonisten, so dass er nicht ins ZNS eindringen kann. Dieser Weg wurde beim Naloxegol (Dosis 12,5 bis 25 mg/Tag p. o.) [11] bzw. Methylnaltrexon (Dosis 12 mg s. c. alle ein bis zwei Tage) beschritten [12].

6.4.7 Zusammenfassung und Ausblick

Die bei uns erhältlichen Laxantien sind wirksam und sicher. Da nicht jeder Patient mit jedem Laxans gut zurechtkommt, ist ein Spektrum von Substanzen mit unterschiedlichen Wirkmechanismen wünschenswert. Neue Laxantien sind in Entwicklung.

6.4.8 Literatur

[1]   Müller-Lissner S. Pharmakologische Behandlung der Obstipation. Internist. 2013; 54: 498–504.

[2]   Andresen V, Enck P, Frieling T, et al. S2k-Leitlinie Chronische Obstipation: Definition, Pathophysiologie, Diagnostik und Therapie. Z Gastroenterol. 2013; 51: 651–672.

[3]   Belsey JD, Geraint M, Dixon TA. Systematic review and meta-analysis: polyethylene glycol in adults with non-organic constipation. Int J Clin Pract. 2010; 64: 944–955.

[4]   Lee N, Wald A. The pharmacokinetics, pharmacodynamics, clinical efficacy, safety and tolerability of linaclotide. Expert Opin Drug Metab Toxicol. 2011; 7: 651–659.

[5]   Li F, Fu T, Tong WD, et al. Lubiprostone is effective in the treatment of chronic idiopathic constipation and irritable bowel syndrome: A systematic review and meta-analysis of randomized controlled trials. Mayo Clin Proc. 2016; 91: 456–468.

[6]   Kamm MA, Mueller-Lissner S, Wald A, Richter E, Swallow R, Gessner U. Oral bisacodyl is effective and well-tolerated in patients with chronic constipation. Clin Gastroenterol Hepatol. 2011; 7: 577–583.

[7]   Müller-Lissner SA, Kamm MA, Wald A, et al. Multicenter, 4-week, double-blind, randomized, placebo-controlled trial of sodium picosulfate in patients with chronic constipation. Am J Gastroenterol. 2010; 105: 897–903.

[8]   Müller-Lissner SA, Kamm MA, Scarpignato C, Wald A. Myths and misconceptions about chronic constipation. Amer J Gastroenterol. 2005; 100: 232–242.

[9]   Szojda MM, Mulder CJ, Felt-Bersma RJ. Differences in taste between two polyethylene glycol preparations. J Gastrointest Liver Dis. 2007; 16: 379–381.

[10] Müller-Lissner S. Opiatinduzierte Obstipation – Mechanismen, Relevanz und Behandlung. Dtsch med Wschr. 2013; 138: 2207–2211.

[11] Chey WD, Webster L, Sostek M, Lappalainen J, Barker PN, Tack J. Naloxegol for opioid-induced constipation in patients with noncancer pain. N Engl J Med. 2014; 370: 2387–2396.

[12] Slatkin N, Thomas JT, Lipman AG, et al. Methylnaltrexone for treatment of opioid-induced constipation in advanced illness patients. J Support Oncol. 2009; 7: 39–46.

D. Pohl, V. Schindler
6.5 Opiate

6.5.1 Einleitung und Hintergrund

Exogene Opiate können sich je nach primärer Indikation positiv oder negativ auf den Gastrointestinaltrakt (GI-Trakt) auswirken. Während eine verminderte Motilität und Sekretion beispielsweise bei Reizdarmsyndrom mit Diarrhoe erwünscht sein können, führt eine opioidhaltige analgetische Therapie bei chronischen Schmerzen oft zu unerwünschter Obstipation. Die Wirkung der Opiate respektive Opioide hängt grundsätzlich von der Art und Lokalisation der Opioidrezeptoren ab. Abgesehen von den Opioidrezeptoren im zentralen Nervensystems (ZNS) finden sich hohe Konzentrationen von Opioidrezeptoren im enterischen Nervensystem, insbesondere im myenterischen und submukosalen Plexus.

Exogene Opiate können sich je nach primärer Indikation positiv oder negativ auf den Gastrointestinaltrakt auswirken.

6.5.2 Opioidrezeptoren im GI-Trakt

Die drei Hauptopioidrezeptoren stellen die μ-Opioidrezeptoren (MOR), δ-Opioidrezeptoren (DOR) und κ-Opioidrezeptoren (KOR) dar, welche zu den G-Protein-gekoppelten Rezeptorfamilien gehören [1]. Sie bestehen aus sieben hydrophoben Transmembrandomänen (TM I–VII), drei intrazellulär hydrophoben (i1–3) und drei extrazellulären (e1–3) Schleifen sowie einem glykosylierten, extrazellulären Amino- und einem intrazellulärem Carboxylterminus. TM V–VII spielen bei den DOR eine Rolle, TM IV und e2 bei den KOR und e1 bei den MOR.

MOR sind von besonderem Interesse, da sie sowohl eine wichtige Rolle in der Abhängigkeits- und Toleranzentwicklung als auch bei postoperativem Ileus und opioid-induzierten gastrointestinalen Erkrankungen einnehmen. Die höchste Konzentration von MOR konnte (durch Autoradiographie, Immunhistochemie und radiomarkierte MOR-Liganden) in myenterischen und submukosalen Plexus, auf Immunzellen in der Lamina propria und den longitudinalen Muskeln des Ileums vorgefunden werden. Die Lokalisation von DOR im GI-Trakt konnte anhand eines Mausmodells sowohl in enterischen Ganglien und Nervenfasern des Ösophagus, Duodenum, Ileum, Coecum und des proximalen und distalen Kolons aufgezeigt werden [2]. DOR und MOR waren oft koexprimiert. In gastrointestinalen oder vaskulären glatten Muskelzellen, interstitiellen Cajal-Zellen oder Enterozyten wurden keine DOR detektiert [2]. KORs konnten anhand von Schwein- und Meerschweinmodellen im Dünndarm insbesondere im myenterischen Plexus und in Ratten in Cajal-Zellen, submukosalen und myenterischen Neuronen aufgezeigt werden [3].

Die drei Haupt-Opioidrezeptoren stellen die μ-Opioidrezeptoren (MOR), δ-Opioidrezeptoren (DOR) und κ-Opioidrezeptoren (KOR) dar, welche zu den G-Protein-gekoppelten Rezeptorfamilien gehören.

6.5.3 Pathophysiologie der Opioidrezeptoren im GI-Trakt

Über Opioidrezeptoren im myenterischen Plexus werden insbesondere die Kontraktion und Relaxation der longitudinalen und zirkulären Muskeln kontrolliert, während im submukosalen Plexus die lokale Sekretion und Absorption reguliert wird.

Somit spielen die Opioidrezeptoren nicht nur in der Regulation des gastrointestinalen (GI-)Transits eine wichtige Rolle, sondern auch im mukosalen Transport von Flüssigkeiten und Elektrolyten und in der Aufrechterhaltung der gastrointestinalen Homöostase.

Sekretomotorische Neuronen des submukosalen Plexus projizieren ihre Axone auf die Mukosa und stehen dort in engem Kontakt mit den Epithelzellen. Eine Freisetzung von Acetylcholin (ACh) und vasoaktivem intestinalen Peptid (VIP) aus den submukosalen, sekretomotorischen Neuronen führt zur Aktivierung von muskarinischen und VIP-Rezeptoren an der basolateralen Oberfläche von Enterozyten. Diese wiederum aktivieren Chloridkanäle, was einen Chloridausstrom in das Darmlumen und damit osmotischen Wassereinstrom in das Darmlumen nach sich zieht. Opioide, welche über die MOR und DOR an den sekretomotorischen Neuronen wirken, inhibieren diesen Signalweg, indem sie die Freisetzung von ACh und VIP hemmen. Dies führt zu einer verminderten Sekretion von Wasser und Chlorid [4], was zu einer opioid-induzierten Obstipation (opioid-induced constipation, OIC) beiträgt.

Der Effekt von Opioidrezeptor-Agonisten auf die Motilität des GI-Trakts besteht einerseits aus der Reduktion der segmentalen, tonischen Kontraktionen und andererseits aus der Beeinträchtigung der Peristaltik durch Inhibierung der ACh- und Substanz-P-(SP-)Ausschüttung [5].

> Die Opioidrezeptoren spielen in der Regulation des gastrointestinalen Transits, im mukosalen Transport von Flüssigkeiten und Elektrolyten und in der Aufrechterhaltung der gastrointestinalen Homöostase eine wichtige Rolle.

6.5.4 Organspezifische und therapeutische Wirkung von Opiaten

6.5.4.1 Ösophagus

Die Wirkung von Opioiden auf den Ösophagus wurde in früheren Studien oft widersprüchlich beschrieben. Eine kürzlich erschienene Studie, welche das ösophageale Druckprofil (EPT) bei Patienten mit chronischem Opioidgebrauch zwischen Patienten mit der letzten Opioideinnahme ≤ 24 h und Patienten mit der letzten Opioideinnahme vor > 24 h verglich, konnte sowohl eine verkürzte distale Latenzzeit als auch einen erhöhten mittleren 4-Sekunden-integrierten Relaxationsdruck (IRP) unter Opioidkonsum (≤ 24 h) feststellen (10.71 mmHg vs. 6.6 mmHg, p = 0.025) [6]. Zudem wurde bei Patienten unter Opioidmedikation (≤ 24 h) signifikant häufiger eine Achalasie Typ III oder eine ösophagogastrale Ausflussstörung (EGJ outflow obstruction) gemäss Chicago-Klassifizierung v3.0 diagnostiziert (11 % vs. 0 %, p = 0.015 bzw. 27 % vs. 7 %, p = 0.004).

> Bei Patienten können unter einer Opioid-Medikation Veränderungen der Ösophagusmotilität und eine Achalasie Typ III oder eine ösophagogastrale Ausflussstörung (EGJ outflow obstruction) vorkommen.

6.5.4.2 Magen/Dünndarm/Biliäres System

Opioide verzögern die Magenentleerung, erhöhen die tonischen Kontraktionen im Pylorus und Antrum und verzögern den orozökalen Transit [5]. Durch die beschriebenen Mechanismen kann eine Therapie mit Opioiden zu Nausea, Erbrechen, abdominalem Unwohlbefinden/Schmerzen und einer verlängerten GI-Transitzeit führen. Naloxon und andere MOR-Antagonisten können Letzterer entgegenwirken.

Im Dünndarm vermindern Opioide die Propulsion und fördern die Rückresorption von Flüssigkeit aus dem Darmlumen [5]. Opioide können therapeutisch bei einem Dumping-Syndrom zur Verlängerung der Kontaktzeit des Nahrungschymus zur Darmmukosa und damit Resorption von Makro- und Mikronährstoffen hilfreich sein [7]. Der therapeutische Einsatz von Opioiden wurde zur symptomatischen, analgetischen Therapie bei Patienten mit einem chronischen Pseudoobstruktionssyndrom (CIPO) in einer Fallserienstudie erwähnt, in welcher (unter transdermaler Buprenorphintherapie) bei drei von vier Patienten eine zufriedenstellende Schmerzreduktion erreicht werden konnte [8]. Bei noch bestehender oraler Ernährbarkeit sind Opioide aufgrund des depressiven Effekts auf die intestinale Motilität allerdings wann immer möglich zu vermeiden.

In Bezug auf das biliäre System führen Morphine zu einer fehlenden Relaxation des Sphinkter Oddi (SO), was wiederum eine Erweiterung des Ductus cysticus und choledochus nach sich ziehen kann [9]. Die fehlende SO-Relaxation kommt wahrscheinlich durch die Unterdrückung der Erregbarkeit von inhibitorischen Motoneuronen der Sphinktermuskulatur zustande. Zusätzlich können Morphine die Gallenblasenkontraktilität als Antwort auf fettige Mahlzeiten und auf Cholezystokinin (CKK) unterdrücken. Dies beruht wahrscheinlich auf einer Hemmung der ACh-Freisetzung an nikotinischen Synapsen von Ganglienzellen und an neuromuskulären Übergängen [10].

> Opioide verzögern die Magenentleerung, erhöhen die tonischen Kontraktionen im Pylorus und Antrum und verzögern den orozökalen Transit.

6.5.4.3 Kolon/Anus

Opioide wirken im Kolon an MOR und DOR über eine Hemmung der inhibitorischen neuromuskulären Transmission. Dies führt einerseits zu einer Erhöhung des Tonus der glatten Muskulatur und andererseits zu einer Verminderung der propulsiven Motilität. Am Analsphinkter bewirken Opioide eine Erhöhung des Grundtonus. Auf der Reduktion der propulsiven Peristaltik und damit der vermehrten Flüssigkeitsabsorption aus dem Lumen basiert der therapeutische Ansatz von Opioiden wie z. B. Loperamid. Letzteres wirkt insbesondere an peripheren MOR. Loperamid wird enteral kaum absorbiert und passiert die Blut-Hirn-Schranke nicht in genügend hoher Konzentration, als dass es analgetisch wirken könnte. Die periphere Wirkung von Loperamid beruht auf einer intestinalen Relaxation, welche durch die Öffnung eines

ATP-sensitiven K^+-Kanals getriggert wird. Letztere Aktivierung triggert wiederum den cAMP-PKA-Signalweg, der eine Hyperpolarisation von Zellmembranen und eine Relaxation glatter Muskelzellen induziert. Die Öffnung von ATP-sensitiven Kanälen reduziert auch die Konzentration intrazellulärer Calciumkanäle, was ebenfalls bei der OIC vorgefunden werden kann.

Loperamid wird bei Patienten mit Diarrhoe nach Radio- und Chemotherapie oder auch bei diarrhöe-dominantem Reizdarm (IBS-D) häufig angewendet. Beim IBS-D konnten Studien eine Verbesserung der Stuhlkonsistenz und -frequenz unter Loperamidtherapie aufzeigen [11]. Ein weiteres orales Opioid, dessen Zulassung in Europa für 2017/2018 angestrebt wird, ist Eluxadolin. Bei Eluxadolin handelt es sich um einen peripher wirkenden MOR- und KOR-Agonisten und DOR-Antagonisten mit minimaler oraler Bioverfügbarkeit [12]. Der Antagonismus an den DOR wirkt funktionell den inhibierenden Einflüssen durch die MOR-Agonisten auf den gastrointestinalen Transit entgegen und verstärkt die MOR-vermittelte zentrale Analgesie. Unter Therapie mit Eluxadolin konnte eine Verminderung der viszeralen Hypersensitivität aufgezeigt werden, ohne die intestinale Motilität vollständig zu inhibieren. Studien bei IBS-D konnten eine gleichzeitige Reduktion der Abdominalschmerzen und Verbesserung der Stuhlkonsistenz unter Therapie mit Eluxadolin aufzeigen.

Neben den therapeutisch nutzbaren Eigenschaften opioidhaltiger Medikamente insbesondere bei IBS-D gilt es, die negativen Einflüsse auf den GI-Trakt zu diskutieren. Die gastrointestinalen Beschwerden als „Nebenwirkungen" bei chronischem Opioidgebrauch (z. B. im Rahmen einer analgetischen Therapie) werden aktuell gemäss Rome-IV-Kriterien in OIC und das *narcotic bowel syndrome* (NBS)/opioid-induced GI hyperalgesia (OIGIH) eingeteilt. Die häufigste opioid-induzierte funktionelle GI-Störung stellt die OIC dar. Die Basisbehandlung der OIC ist ähnlich wie die der funktionellen Obstipation (Ballaststoffe, klassische Laxanzien), wobei zudem Alternativen zu Opiaten in der Schmerztherapie oder eine Reduktion derselben angestrebt wird. Prophylaktisch oder auch therapeutisch können bei der OIC auch der Chloridkanalaktivator Lubiproston oder spezifische peripher wirksame Opioidrezeptorantagonisten (PAMORA, wie z. B. das Naloxegol) zur Anwendung kommen. Eine randomisierte, kontrollierte Studie konnte auch einen positiven Effekt des 5-HT_4-Agonisten Prucaloprid bei Patienten mit OIC aufzeigen.

Das NBS ist durch eine Verstärkung der chronischen Abdominalschmerzen trotz Weiterführung oder Erhöhung der Opioiddosis charakterisiert. Es wird vermutlich zu einem grossen Teil durch Veränderungen im ZNS hervorgerufen [13]. Anhand eines Rattenmodells beim narcotic bowel-like syndrome konnte aufgezeigt werden, dass spinale Mikrogliaaktivierung zur Entwicklung einer Morphin-induzierten viszeralen Hyperalgesie führen kann.

Opioide wirken im Kolon an MOR und DOR über eine Hemmung der inhibitorischen neuromuskulären Transmission. Dies führt einerseits zu einer Erhöhung des Tonus der glatten Muskulatur und andererseits zu einer Verminderung der propulsiven Motilität.

6.5.5 Toleranzentwicklung

Eine Toleranzentwicklung gegenüber Opiaten kann sich in Bezug auf den analgetischen Effekt, jedoch nicht auf den obstipierenden Effekt entwickeln. Dies beruht wahrscheinlich auf unterschiedlichen β-arrestin-2-abhängigen Opioidrezeptor-Desensibilisierungen und -Internalisierungen in den enterischen Nerven [4].

Eine Toleranzentwicklung gegenüber Opiaten kann sich in Bezug auf den analgetischen Effekt, jedoch nicht auf den obstipierenden Effekt entwickeln.

6.5.6 Zusammenfassung

Opioide haben diverse Auswirkungen auf den GI-Trakt, wobei die Obstipation, verursacht durch eine Beeinträchtigung der Neurotransmission im ENS, den wahrscheinlich wichtigsten Wirkmechanismus auf den GI-Trakt darstellt. Während einerseits die unerwünschten Nebenwirkungen von opioidhaltigen, analgetischen Therapien zu einer OIC oder im Extremfall einem NBS führen können, kann andererseits die Einnahme opioidhaltiger Medikamente, zum Beispiel von Loperamid oder Eluxadolin, als therapeutischer Ansatz bei diarrhoe-dominanten Erkrankungen wie dem IBS-D hilfreich sein [12].

Opioide haben diverse Auswirkungen auf den Magen-Darm-Trakt, wobei die Obstipation im Vordergrund steht.

6.5.7 Literatur

[1] Mosinska P, Zielinska M, Fichna J. Expression and physiology of opioid receptors in the gastrointestinal tract. Curr Opin Endocrinol Diabetes Obes. 2016; 23(1): 3–10.

[2] Poole DP, Pelayo JC, Scherrer G, Evans CJ, Kieffer BL, Bunnett NW. Localization and regulation of fluorescently labeled delta opioid receptor, expressed in enteric neurons of mice. Gastroenterology. 2011; 141(3): 982–991 e1–8.

[3] DeHaven-Hudkins DL, DeHaven RN, Little PJ, Techner LM. The involvement of the mu-opioid receptor in gastrointestinal pathophysiology: therapeutic opportunities for antagonism at this receptor. Pharmacol Ther. 2008; 117(1): 162–187.

[4] Galligan JJ, Akbarali HI. Molecular physiology of enteric opioid receptors. Am J Gastroenterol Suppl. 2014; 2(1): 17–21.

[5]   Sobczak M, Salaga M, Storr MA, Fichna J. Physiology, signaling, and pharmacology of opioid receptors and their ligands in the gastrointestinal tract: current concepts and future perspectives. J Gastroenterol. 2014; 49(1): 24–45.

[6]   Ratuapli SK, Crowell MD, DiBaise JK, Vela MF, Ramirez FC, Burdick GE, et al. Opioid-Induced Esophageal Dysfunction (OIED) in Patients on Chronic Opioids. Am J Gastroenterol. 2015; 110(7): 979–984.

[7]   Berg P, McCallum R. Dumping Syndrome: A Review of the Current Concepts of Pathophysiology, Diagnosis, and Treatment. Dig Dis Sci. 2016; 61(1): 11–18.

[8]   Prapaitrakool S, Hollmann MW, Wartenberg HC, Preckel B, Brugger S. Use of buprenorphine in children with chronic pseudoobstruction syndrome: case series and review of literature. Clin J Pain. 2012; 28(8): 722–725.

[9]   Coelho JC, Senninger N, Runkel N, Herfarth C, Messmer K. Effect of analgesic drugs on the electromyographic activity of the gastrointestinal tract and sphincter of Oddi and on biliary pressure. Ann Surg. 1986; 204(1): 53–58.

[10] Wood JD, Galligan JJ. Function of opioids in the enteric nervous system. Neurogastroenterol Motil. 2004; 16(2): 17–28.

[11] Efskind PS, Bernklev T, Vatn MH. A double-blind placebo-controlled trial with loperamide in irritable bowel syndrome. Scand J Gastroenterol. 1996; 31(5): 463–468.

[12] Lembo AJ, Lacy BE, Zuckerman MJ, Schey R, Dove LS, Andrae DA, et al. Eluxadoline for Irritable Bowel Syndrome with Diarrhea. N Engl J Med. 2016; 374(3): 242–253.

[13] Agostini S, Eutamene H, Cartier C, Broccardo M, Improta G, Houdeau E, et al. Evidence of central and peripheral sensitization in a rat model of narcotic bowel-like syndrome. Gastroenterology. 2010; 139(2): 553–563, 63 e1–5.

G. Holtmann

6.6 Cholestyramin, Rifaximin

6.6.1 Austauscher-Harze (Cholestyramin)

6.6.1.1 Anwendungsgebiet

Austauscher-Harze wie das Cholestyramin werden in der Gastroenterologie bei Gallensäuren-Verlustsyndrom eingesetzt. Eine Zunahme der Stuhlfrequenz stellt dabei ein Leitsymptom dar. Eine solche Zunahme der Stuhlfrequenz ist ein häufiges Symptom bei Patienten mit Reizdarmsyndrom. Interessant ist in diesem Zusammenhang, dass einer Metaanalyse zufolge davon ausgegangen wird, dass bei 25 % aller Patienten mit Reizdarmsyndrom (RDS) mit Durchfall eine verminderte Absorption der Gallensäuren (GS) nachweisbar ist [1]. Dabei ist allerdings zu bedenken, dass auch gut dokumentiert ist, dass ein Gallensäuren-Verlust ebenso durch eine Beschleunigung des Dünn- und Dickdarmtransits bedingt sein kann und insofern die Diarrhoe sowohl Ursache als auch Folge der Gallensäuren-Malabsorption sein kann [2]

Austauscher-Harze wie das Cholestyramin werden beim Gallensäuren-Verlustsyndrom eingesetzt. Bei 25 % aller Patienten mit Reizdarmsyndrom mit Durchfall ist eine verminderte Absorption der Gallensäuren nachweisbar.

6.6.1.2 Pathophysiologie der Gallensäuren-Malabsorption

Gallensäuren werden in der Leber synthetisiert und mit den Aminosäuren Taurin oder Glycin konjugiert in das Duodenum sezerniert. Dabei wird die Sekretion in das Duodenum beim Gesunden über ein Pooling von Galle in der Gallenblase und die postprandiale Kontraktion der Gallenblase reguliert. GS bilden Mizellen; dabei umlagern die polaren GS Fett-Moleküle, erlauben die hydrophoben Fettpartikel und erleichtern die Absorption von Fetten [3]. Der so genannte apikale Bile Salt Transporter (ABST) oder Solute Carrier Family 10, member 2 (SLC10A2) ist verantwortlich für die aktive Rückresorption des GS aus dem Darmlumen. Luminale GS bewirken über den Farnesoid X Receptor (FXR) die Freisetzung von FGF-19 aus ilealen Enterocyten. Dies führt sekundär zu einer verstärkten Produktion von Fibroblast Growth Factor (FGF)19 und bewirkt in der Folge eine Aktivierung des FGF-Rezeptors. Dies zieht eine Hemmung der CYP&A1 nach sich und führt zu einer Hemmung der Gallensäuren-Sekretion. Unter normalen Bedingungen unterliegen Gallensäuren einer raschen enterohepatischen Zirkulation und lediglich 5 % der in das Duodenum sezernierten GS erreichen das Kolon, um dort von Bakterien weiter metabolisiert zu werden. Ein Gallensäuren-Verlust kann nicht nur nach chirurgischen Eingriffen (z. B. Resektion des terminalen Ileums) oder idiopathisch (z. B. in Folge einer genetisch vermittelten Störung des GS-Transporters) auftreten, sondern auch in Folge einer akuten gastrointestinalen Infektion mit dann guter Prognose klinisch manifest werden [4].

> Gallensäuren (GS) werden in der Leber synthetisiert und mit den Aminosäuren Taurin oder Glycin konjugiert in das Duodenum sezerniert. GS unterliegen einer raschen enterohepatischen Zirkulation, und lediglich 5 % der in das Duodenum sezernierten GS erreichen das Kolon, um dort von Bakterien metabolisiert zu werden.

6.6.1.3 Nachweis einer Gallensäuren-Malabsorption

Für den sicheren Nachweis einer Gallensäuren-Malabsorption wird der [75]SeHCAT-(Selenium-Homocholic-Acid-Taurin-)Test eingesetzt. Selenium Homocholic Acid Taurin ist ein mit Taurin verbundenes Gallensäuren-Analogon. Wird der Gammastrahler ^{75}Se in das Molekül eingebunden, kann mit Hilfe einer in den meisten nuklearmedizininschen Abteilungen verfügbaren Gamma-Kamera die Retention des Gamma-Strahlers und damit indirekt die enterohepatische Zirkulation der Gallensäuren quantifiziert werden [5].

Substanzen, die Gallensäuren binden, wie das Cholestyramin, werden im Idealfall nach nuklearmedizinischem Nachweis einer Gallensäuren-Malabsorption eingesetzt. Allerdings wird in der klinischen Praxis eine chologene Diarrhoe als gesichert angenommen, wenn sich nach Gabe von Cholestyramin die Symptomatik legt und nach Absetzen der Medikation erneut eintritt.

Für den sicheren Nachweis einer Gallensäuren-Malabsorption wird der 75SeHCAT-(Selenium-Homocholic-Acid-Taurin-) Test eingesetzt.

6.6.1.4 Struktur und Eigenschaften von Cholestyramin

Cholestyramin ist ein Anionenaustauscher. Das Molekül besteht aus Vinylbenzol-Monomeren (Styrolen) sowie Divinylbenzol-Monomeren. Ein zweidimensionales Netzwerk ergibt sich durch die Verbindung der Polymerketten. In diese Polymerketten sind quartäre Trimethylbenzylammoniumgruppen eingefügt. In der Arzneiform wird Cholestyramin als Chloridsalz verwendet. Das Molekulargewicht des Polymers beträgt 1×10^6 g mol^{-1}. Cholystyramin bindet Gallensäuren, so dass sie ausgeschieden werden, ohne mit der Dickdarmschleimhaut interagieren zu können. Während Cholestyramin als der Goldstandard der Behandlung eines Gallensäuren-Verlustsyndroms angesehen werden kann, gibt es nur wenig prospektive Daten. Immerhin legt eine retrospektive Analyse von Patienten mit ilealer Dysfunktion oder idiopathischer Gallensäuren-Malabsorption nahe, dass immerhin bei 108 von 150 Patienten eine Besserung der Symptome während Therapie mit Cholestyramin eintrat. [6]

Cholestyramin ist ein Anionenaustauscher.

6.6.1.5 Darreichungsformen und Dosierung

Cholestyramin ist in Deutschland als Pulver, Granulat und Kautabletten erhältlich. Die primäre Indikation für den Einsatz von Cholestyramin ist eine Hypercholelesterinaemie. Die dafür empfohlene Dosierung wird mit 3×4 g angegeben. Hinsichtlich des Gallensäuren-Verlustsyndroms und der Behandlung chologener Diarrhoen gibt es nur begrenzt Daten zu Dosis-Wirkungs-Beziehungen. Insofern muss die Wirkung individuell nach der klinischen Wirkung angepasst werden. Der als Pulver oder Granulat angewendete Wirkstoff sollte mit der Mahlzeit verabreicht werden. Viele Patienten empfinden die Einnahme aufgrund der physiko-chemischen Eigenschaften als problematisch; die Einnahme des Wirkstoffes in Apfelkompott oder Joghurt verbessert gelegentlich die Compliance.

Cholestyramin ist in Deutschland als Pulver, Granulat und Kautabletten erhältlich.

6.6.2 Antibiotika (Rifaxim)

6.6.2.1 Antibiotikatherapie bei neurogastroenterologischen Erkrankungen

Im Hinblick auf die Behandlung neurogastroenterologischer Krankheitsbilder scheint nur selten eine antibiotische Behandlung indiziert zu sein. Auf der anderen Seite wird regelmäßig bei Patienten mit funktioneller Dyspepsie bei gleichzeitig nachgewiesener H.-pylori-Infektion eine antibiotische Therapie erwogen [7] oder gar empfohlen [8]. Dabei sind die Mehrzahl aller mit H. pylori infizierten Personen beschwerdefrei und zumindest bei Blutspendern finden sich keine Unterschiede in der Häufigkeit oder Intensität gastrointestinaler Beschwerden zwischen H.-pylori-positiven und -negativen Spendern [9]. Dennoch weisen Placebo-kontrollierte Studien zur Wirkung einer gegen H. pylori gerichteten Therapie einen 5- bis 10%igen Vorteil auf [10]. Dies ist ein bemerkenswertes Ergebnis, wenn der Zusammenhang zwischen Beschwerden und H. pylori allenfalls für Patienten mit peptischem Ulkus – nicht aber für Patienten mit funktioneller Dyspepsie – als nachgewiesen angesehen werden kann. Dies könnte darauf hindeuten, dass die Effekte der gegen H. pylori gerichteten antibiotischen Therapie von der Eradikation von H. pylori unabhängig sind. Tatsächlich konnte kürzlich nachgewiesen werden, dass bei Patienten mit funktioneller Dyspepsie die Beeinträchtigung der Lebensqualität und Veränderungen der viszeralen Sensorik eng mit der Dichte der bakteriellen Besiedlung zusammenhängen [11]. Interessanterweise gibt es inzwischen hinreichend Daten, die belegen, dass eine antibiotische Therapie bei bestimmten Patienten mit Reizdarmsyndrom einer Placebo-Behandlung überlegen ist. Eine weitere Indikation für eine antibiotische Therapie bei neurogastroenterologischen Erkrankungen liegt vor, wenn als Folge von z. B. ausgeprägten Motilitätsstörungen eine bakterielle Fehlbesiedlung auftritt. Die besten Daten liegen dabei für das Antibiotikum Rifaximin vor.

Indikation für eine antibiotische Therapie bei neurogastroenterologischen Erkrankungen liegt vor, wenn als Folge von z. B. ausgeprägten Motilitätsstörungen eine bakterielle Fehlbesiedlung auftritt.

6.6.2.2 Rifaximin: Struktur und klinische Pharmakologie

Rifaximin ist ein halbsynthetisches Antibiotikum, das aufgrund seiner Pyridoimidazol-Struktur nur sehr gering (< 1%) resorbiert wird. Dieses Derivat von Rifamycin ist ein Bakterizid und wirksam bezogen auf ein breites Spektrum von grampositiven, -negativen, aeroben und anaeroben Bakterien, ohne dass bislang nennenswert Reistenzen beobachtet wurden [12].

In Deutschland ist Rifaximin bei Erwachsenen zur Behandlung der Reise-Diarrhoe zugelassen, wenn sich (klinisch) kein Hinweis auf eine Infektion mit invasiven enteropathogenen Keimen ergibt. Dabei ist die Indikation zusätzlich auf in mediterranen, subtropischen oder tropischen Ländern erworbene Infektionen eingeschränkt. Eine weitere in Deutschland zugelassene Indikation für die Anwendung von Rifaximin ist die hepatische Enzephalopathie.

In Deutschland ist Rifaximin bei Erwachsenen zur Behandlung der Reisediarrhoe und der hepatischen Enzephalopathie zugelassen.

6.6.2.3 Klinische Daten und Wirkmechanismus

In Placebo-kontrollierten Studien mit RDS-Patienten ist Rifaximin einem Placebo signifikant überlegen [13]. Dabei waren signifikante Effekte hinsichtlich der Blähungen und der Allgemeinsymptome nachweisbar. Sowohl beim RDS [14] als auch bei bakterieller Fehlbesiedlung [15] ist eine wiederholte Therapie gleichermaßen wirksam. Es wird angenommen, dass Rifaximin bei RDS wirkt, indem es die Entzündungsreaktion auf bakterielle Produkte reduziert [16]. Während eine gesteigerte Immunreaktion sowohl bei Patienten mit RDS als auch bei Patienten mit funktioneller Dyspepsie nachweisbar ist [17, 18], konnte in neueren Untersuchungen eine enge Beziehung zwischen der viszeralen Sensorik/Beeinträchtigung der Lebensqualität und der Dichte der bakteriellen Besiedlung im Dünndarm belegt werden [11]. Mit diesen Befunden sind die klinischen Effekte der antibakteriellen Therapie pathophysiologisch gut nachvollziehbar.

> In Placebo-kontrollierten Studien mit RDS-Patienten ist Rifaximin einem Placebo signifikant überlegen.

6.6.2.4 Dosierung

In den meisten Studien wurden 3-mal täglich 550 mg Rifaximin angewendet. Dabei wurden bei RDS die Patienten meist für zwei Wochen behandelt.

> In den meisten Studien wurden 3-mal täglich 550 mg Rifaximin über 2 Wochen angewendet.

6.6.3 Literatur

[1] Slattery SA, et al. Systematic review with meta-analysis: the prevalence of bile acid malabsorption in the irritable bowel syndrome with diarrhoea. Aliment Pharmacol Ther. 2015; 42(1): 3–11.

[2] Sadik R, et al. Accelerated regional bowel transit and overweight shown in idiopathic bile acid malabsorption. Am J Gastroenterol. 2004; 99(4): 711–718.

[3] Holtmann G, et al. Survival of human pancreatic enzymes during small bowel transit: effect of nutrients, bile acids, and enzymes. Am J Physiol. 1997; 273(2 Pt 1): G553–558.

[4] Menon S, Jones BJ. Postinfective bile acid malabsorption: is this a long-term condition? Eur J Gastroenterol Hepatol. 2011; 23(4): 308–310.

[5] Balzer K, et al. Function tests of the lower small intestine with 75selenium-labeled homotaurocholic acid in Crohn disease and resections of the small intestine. Dtsch Med Wochenschr. 1985; 110(38): 1452–1457.

[6] Borghede MK, et al. Bile acid malabsorption investigated by selenium-75-homocholic acid taurine ((75)SeHCAT) scans: causes and treatment responses to cholestyramine in 298 patients with chronic watery diarrhoea. Eur J Intern Med. 2011; 22(6): e137–140.

[7] Fischbach W, et al. S3-guideline „helicobacter pylori and gastroduodenal ulcer disease" of the German society for digestive and metabolic diseases (DGVS) in cooperation with the German society for hygiene and microbiology, society for pediatric gastroenterology and nutrition e. V.,

German society for rheumatology, AWMF-registration-no. 021/001. Z Gastroenterol. 2009; 47(12): 1230–1263.

[8]   Current European concepts in the management of Helicobacter pylori infection. The Maastricht Consensus Report. European Helicobacter Pylori Study Group. Gut. 1997; 41(1): 8–13.

[9]   Holtmann G, et al. Dyspepsia in healthy blood donors. Pattern of symptoms and association with Helicobacter pylori. Dig Dis Sci. 1994; 39(5): 1090–1098.

[10] Du LJ, et al. Helicobacter pylori eradication therapy for functional dyspepsia: Systematic review and meta-analysis. World J Gastroenterol. 2016; 22(12): 3486–3495.

[11] Zhong L, et al. Dyspepsia and the microbiome: time to focus on the small intestine. Gut. 2016.

[12] Prasad ES, Wenman WM. In vitro activity of rifaximin, a topical rifamycin derivative, against Chlamydia trachomatis. Diagn Microbiol Infect Dis. 1993; 16(2): 135–136.

[13] Menees SB, et al. The efficacy and safety of rifaximin for the irritable bowel syndrome: a systematic review and meta-analysis. Am J Gastroenterol. 2012; 107(1): 28–35; quiz 36.

[14] Pimentel M, et al. Effects of rifaximin treatment and retreatment in nonconstipated IBS subjects. Dig Dis Sci. 2011; 56(7): 2067–2072.

[15] Yang J, et al. Rifaximin versus other antibiotics in the primary treatment and retreatment of bacterial overgrowth in IBS. Dig Dis Sci. 2008; 53(1): 169–174.

[16] Pimentel M. Review article: potential mechanisms of action of rifaximin in the management of irritable bowel syndrome with diarrhoea. Aliment Pharmacol Ther. 2016; 43(1): 37–49.

[17] Liebregts T, et al. Small bowel homing T cells are associated with symptoms and delayed gastric emptying in functional dyspepsia. Am J Gastroenterol. 2011; 106(6): 1089–1098.

[18] Liebregts T, et al. Immune activation in patients with irritable bowel syndrome. Gastroenterology. 2007; 132(3): 913–920.

H. Mönnikes
6.7 Psychopharmaka (Antidepressiva)

6.7.1 Einleitung und Hintergrund

Die individuelle Pathogenese der Erkrankten bleibt zumeist unklar, und die pathophysiologischen Mechanismen funktioneller gastrointestinaler Erkrankungen (FGE) sind ausgesprochen komplex. Doch hat sich bei vielen dieser Erkrankungen gezeigt, dass viszerale Hypersensitivität, variable Motilitätsstörungen, psychische Faktoren und deren Zusammenspiel, welches durch die Strukturen der Brain-Gut-Achse vermittelt wird, eine wichtige Rolle bei der Genese der Symptome spielen [1, 2].

Antidepressiva, wie die trizyklische Antidepressiva (TZA), selektive Serotonin-Wiederaufnahmeinhibitoren (SSRI) und Serotonin-Noradrenalin-Wiederaufnahme-inhibitoren (SNRI), werden zur Behandlung der FGE verwendet. Das Rational dafür sind zum einen Studienergebnisse, die gezeigt haben, dass Antidepressiva sowohl die genannten pathophysiologischen Mechanismen als auch die abdominalen Beschwerden günstig beeinflussen können. Zudem zeigt eine beträchtliche Anzahl von Untersuchungen kongruent, dass Patienten mit FGE im Vergleich zu Gesunden sowohl vor der Diagnose als auch bei längerfristigen Nachbeobachtungen ein höheres Depressionsniveau aufweisen und häufiger an krankhafter Angst leiden. Diese und andere psychische Störungen sind überzufällig häufig mit chronischen Schmerzsymptomen assoziiert, insbesondere wenn Missbrauchserlebnisse in der Lebensgeschichte zu verzeichnen sind. Diese werden von Patienten mit FGE zwar nur vereinzelt, aber für diese Patientenpopulation insgesamt betrachtet wiederum gehäuft berichtet [1–4].

Der exakte analgetische Wirkmechanismus von Antidepressiva – insbesondere in niedriger Dosis, wie in der Behandlung von Patienten mit FGE oft gewählt – ist unvollständig verstanden. Es wird propagiert, dass Veränderungen der peripheren histaminergen und cholinergen Transmission im Magen-Darm-Trakt, der aszendierenden Signalübertragung spinaler viszeral-sensorischer Afferenzen, der deszendierenden antinozizeptiven Neuromodulation und der Neurotransmission in sensorischen und limbischen Hirnarealen die antinozizeptiven Effekte von Antidepressiva auslösen.

Darüber hinaus können die diversen Antidepressiva unterschiedliche Wirkungen auf die Motilität und die Sekretion von Magen und Darm entfalten und dadurch Symptome lindern, die auf Störungen dieser Partialfunktionen beruhen. Zu den hier relevanten Effekten zählen die Modulierung der Magenentleerung und der nahrungsinduzierten Relaxation des Magenfundus sowie die Veränderung der Transitzeit und der Flüssigkeitsresorption des Kolons.

Antidepressiva können zudem die Schwere der Symptome psychologischer Störungen lindern, welche mit den abdominalen Beschwerden von Patienten mit FGE interferieren und diese vermutlich verschärfen oder vereinzelt mit induzieren können [4–12].

Da die zur Behandlung dieser Patienten eingesetzten Dosierungen von TZA niedriger sind als die zur Therapie psychischer Störungen notwendigen, beruhen die Wirkungen eher oder zumindest zusätzlich zu den genannten Effekten auf nichtpsychologischen Faktoren. SSRI hingegen werden in beiden Indikationen in identischen Dosierungen eingesetzt, so dass deren Wirkung bei Patienten mit FGE vornehmlich auf psychotropen Wirkungen und deren Konsequenzen für psychische Einflussfaktoren beruhen kann.

SSRI sind im Allgemeinen gut verträglich. Nebenwirkungen wie Verstopfung, trockener Mund, Schläfrigkeit und Müdigkeit werden vornehmlich mit TZA gemeldet, wobei das Ausmaß vorwiegend von der eingenommenen Dosis abhängt. Sekundäre aminische TZA (z. B. Nortriptylin) sind wegen geringerer anticholinerger Nebenwirkungen im Einzelfall besser verträglich als tertiäre Amine (z. B. Amitriptylin). Trotz umfänglicher positiver klinischer Daten ist die Behandlung von Patienten mit FGE weltweit off-label. Die Gründe für die Anwendung sollten Patienten im Detail erläutert und deren Einverständnis dokumentiert werden [4–12].

Für einige der FGE liegen Studiendaten vor, die Antidepressiva einen klinisch relevanten therapeutischen Stellenwert geben. Hierzu zählen Reizdarmsyndrom, funktionelle Dyspepsie und nichtkardialer Thoraxschmerz.

6.7.2 Reizdarmsyndrom

Alterationen in neurohumoralen Mechanismen und psychologischen Faktoren, viszerale Hypersensitivität, Veränderungen des Darmmikrobioms und der gastrointestinalen Motilität sowie genetische und immunologische Faktoren werden derzeit als Einflussfaktoren in der Pathogenese des RDS betrachtet. Es ist auch möglich, dass eine Interaktion von einem oder mehreren dieser Faktoren zu den heterogenen Symptomen des RDS führt. Eine Vielzahl von Studien spricht zudem dafür, dass bei Reizdarmpatienten erhöhte Werte in Scores für Angst und Depression vorliegen [1, 4].

Trotz des weiten Spektrums der medikamentösen und nichtmedikamentösen Behandlungsansätze dieser Erkrankung ist bisher keine heilende oder die Beschwerden umfassend und effektiv kupierende Medikation verfügbar [1, 4].

Vor diesem Hintergrund wurden zahlreiche Studien durchgeführt, um die Effektivität von Antidepressiva vorwiegend beim therapierefraktären RDS zu evaluieren. Die hierbei am häufigsten verwendeten Substanzgruppen sind TZA wie Amitriptylin, Imipramin und Desipramin sowie SSRI wie Paroxetin, Fluoxetin und Citalopram. Die vorliegenden Metaanalysen zeigen, dass Antidepressiva die Beschwerden beim RDS signifikant bessern können, allerdings mit divergenten Resultaten hinsichtlich der Effektivität von TZA und Nicht-TZA sowie der Wirksamkeit auf verschiedene Reizdarmbeschwerden.

Da in diese Behandlungsstudien in der Regel keine Patienten mit psychischer Comorbidität eingeschlossen wurden, ist es unmöglich, die Bedeutung der Wirkung von Antidepressiva auf psychische Variablen für deren Effekte auf gastrointestinale Reizdarmbeschwerden valide einzuschätzen [4–7].

TZA und Nicht-TZA können RDS-Symptome verbessern, aber nur für TZA zeigen die Analysen eindeutige Effekte auf Schmerzen. TZA können besonders zur Behandlung der Symptome von Patienten mit diarrhöprädominantem RDS effektiv sein, sind aber wegen ihrer Effekte auf die gastrointestinale Transitzeit geringer geeignet für Patienten mit obstipationsprädominantem RDS [4–7]. Allerdings liegt kein direkter Vergleich aus klinischen Studien vor [1, 4].

Trotz des günstigeren Nebenwirkungsprofils ist der Einsatz von SSRI beim RDS umstritten, da Metaanalysen eine signifikante Besserung von nichtdepressiven Reizdarmpatienten nur bei Behandlung mit TZA, nicht aber mit SSRI zeigen [7].

Überzeugende Daten sprechen für eine Behandlung von therapierefraktären Reizdarmpatienten ohne signifikante Obstipation mit TZA in niedriger Dosierung. Eine Therapie von RDS-Patienten mit anderen Antidepressiva sollte aber bei comorbiden psychischen Erkrankungen (Depression, Angst) in Betracht gezogen werden.

6.7.3 Funktionelle Dyspepsie

Die an der Symptomgenese von Patienten mit funktioneller Dyspepsie (FD) potenziell beteiligten pathophysiologischen Mechanismen umfassen gastrointestinale, zentralnervöse und psychische Faktoren. Dazu zählen die Vermehrung duodenaler Eosinophilen, Einschränkungen der postprandialen gastralen Akkomodation, viszerale Hypersensitivität gegenüber Säure und gastraler Distension, vermehrt Depressionen vor der Diagnosestellung und häufiger comorbide Angsterkrankungen und Depressionen. Bei der postinfektiösen FD nach Hp-Infektionen und bakterieller Gastroenteritis könnten diese und andere Mechanismen eine Rolle spielen [2].

Als Erstlinientherapie wird für die Subgruppe der Patienten mit epigastrischem Schmerzsyndrom (ESS) die antisekretorische Therapie mit Protonenpumpenblockern (PPI) empfohlen, während bei postprandialem Distress-Syndrom (PDS) Prokinetika bevorzugt werden [9]. Allerdings ist die Effizienz dieser Medikation gemäß metaanalytischer Daten ungenügend. Nur etwa 40 % der FD-Patienten zeigen unter PPI-Therapie (versus 33 % bei Placebo) eine Symptombesserung, und die Wirksamkeit von Prokinetika ist ähnlich limitiert [2, 8–11].

Antidepressiva, die empirisch in der Behandlung der FD eingesetzt werden, können die Beschwerden betroffener Patienten lindern, indem sie comorbide psychische Erkankungen bessern, die postprandiale gastrale Akkomodation steigern oder die Perzeption von Schmerzen modulieren [2, 8–11].

Diese Zweitlinientherapie der FD umfasst die Behandlung von TZA in niedriger Dosis oder von Mirtazepin, jedoch nicht mit SSRI, denn Metaanalysen zeigen zwar eine Wirksamkeit von TZA (number-needed-to-treat) [7], aber nicht von SSRI [2]. Allerdings hat die Therapie mit Antidepressiva mehr Nebenwirkungen (number-needed-to-harm) [9]. Zudem zeigen sich unter Kombinationstherapie von Antidepressiva und konventioneller antisekretorischer Behandlung höhere Symptomverbesserungsraten als unter alleiniger PPI-Standardtherapie [2, 8–11].

Diese Beobachtungen können Folge der besseren schmerzlindernden Funktion von TZA sein. Dafür spricht, dass Patienten mit ulcer-like FD (entspricht ESS) häufiger Symptomverbesserungen berichten als die mit dysmotility-like FD (entspricht PDS) [8–11], wenn sie TZA (Amitriptylin 50 mg) einnehmen, ohne dass dies mit Änderungen von psychologischen Variablen oder der Magenentleerungsrate assoziiert ist [9]. Mirtazepin verbessert bei Patienten mit FD nicht nur abdominale Beschwerden, sondern auch psychische Symptome und kann durch gesteigerten Appetit eine Zunahme des Körpergewichts induzieren [10]. Im Gegensatz dazu zeigt eine Therapie mit SSRI oder SNRI keine Effekte bei der FD [8–11].

> Bei Patienten mit FD kommen TZA oder Mirtazepin als Zweitlinientherapie in Betracht, wobei TZA insbesondere beim EES auch als Kombinationstherapie und Mirtazepin bei gleichzeitigen psychischen Symptomen eingesetzt werden können.

6.7.4 Nichtkardialer Thoraxschmerz (Non-cardia Chest Pain, NCCP)

Die bedeutsamsten Faktoren in der Pathogenese des NCCP scheinen Hypersensitivität und psychologische Einflüsse zu sein, wobei ein erheblicher Anteil der Patienten die Kriterien einer Angsterkrankung oder Depression erfüllt. Da eine gesteigerte Schmerzperzeption und viszerale Hyperalgesie beteiligte Mechanismen sind, ist der primäre Therapieansatz beim NCCP eine Modulation nozizeptiver und antinozizeptiver Mechanismen durch Antidepressiva. Diese können zudem positive Effekte auf die psychischen Einflussfaktoren ausüben [3, 12].

Die Studienergebnisse zu den Wirkungen von TZA, SSRI und SNRI sind nicht kongruent, sprechen aber insgesamt dafür, dass TZA (Imipramin, Amitriptylin) bereits in niedrigen Dosierungen wirksam sind. Diese sind für die Schmerztherapie typisch und niedriger als die zum Erreichen antidepressiver Effekte notwendigen. Dies erklärt die positive Wirkung von TZA beim NCCP auf Schmerzen, ohne dass zugleich günstige Effekte auf depressive Symptome zu verzeichnen sind [3, 12]. Eine Studie bei Patienten mit NCC, die auf eine PPI-Standarddosis nicht ansprechen, zeigt zudem, dass Amitriptylin in niedriger Dosis zusätzlich zum PPI effektiver ist als die Verdoppelung der PPI-Dosis [12].

Auch SSRI und SNRI, insbesondere Venlafaxin, in normaler Dosierung haben positive Effekte beim NCCP, wobei diese durch die Verbesserung psychischer Beschwerden bedingt sein können, denn eine Metaanalyse zeigt, dass nur TZA Schmerzen beim NCCP signifikant reduzieren. TZA haben jedoch ein höheres Nebenwirkungsrisiko [3, 12].

Als realistisches Ziel der pharmakologischen Therapie sollte nicht die Heilung, sondern eine Beschwerdereduktion definiert werden. Zudem sollte regelmäßig geprüft werden, ob die günstigen Wirkungen der Behandlung überwiegen. Es ist unklar, ob die positiven Wirkungen von Antidepressiva beim NCCP nach Beendigung der Behandlung persistieren [3, 12].

Bei Patienten mit NCCP kommen primär TZA in niedriger Dosierung zur Behandlung der Beschwerden in Betracht. Venlafaxin ist eine Option, wenn zusätzlich psychische Alterationen vorliegen.

6.7.5 Literatur

[1] Enck P, Aziz Q, Barbara G, Farmer AD, Fukudo S, Mayer EA, et al. Irritable bowel syndrome. Nat Rev Dis Primers. 2016; 2: 16014.

[2] Talley NJ. Functional dyspepsia: new insights into pathogenesis and therapy. Korean J Intern Med. 2016; 31(3): 444–456.

[3] Wang W, Sun YH, Wang YY, Wang YT, Wang W, Li YQ, et al. Treatment of functional chest pain with antidepressants: a meta-analysis. Pain Physician. 2012; 15(2): E131–142.

[4] Wall GC, Bryant GA, Bottenberg MM, Maki ED, Miesner AR. Irritable bowel syndrome: a concise review of current treatment concepts. World J Gastroenterol. 2014; 20(27): 8796–8806.

[5]   Ford AC, Talley NJ, Schoenfeld PS, Quigley EM, Moayyedi P. Efficacy of antidepressants and psychological therapies in irritable bowel syndrome: systematic review and meta-analysis. Gut. 2009; 58(3): 367–378.

[6]   Lazaraki G, Chatzimavroudis G, Katsinelos P. Recent advances in pharmacological treatment of irritable bowel syndrome. World J Gastroenterol. 2014; 20(27): 8867–8885.

[7]   Xie C, Tang Y, Wang Y, Yu T, Wang Y, Jiang L, Lin L. Efficacy and Safety of Antidepressants for the Treatment of Irritable Bowel Syndrome: A Meta-Analysis. PLoS One. 2015; 10(8): e0127815.

[8]   Talley NJ, Locke GR 3rd, Herrick LM, Silvernail VM, Prather CM, Lacy BE, et al. Functional Dyspepsia Treatment Trial (FDTT): a double-blind, randomized, placebo-controlled trial of antidepressants in functional dyspepsia, evaluating symptoms, psychopathology, pathophysiology and pharmacogenetics. Contemp Clin Trials. 2012; 33(3): 523–533.

[9]   Talley NJ, Locke GR, Saito YA, Almazar AE, Bouras EP, Howden CW et al. Effect of Amitriptyline and Escitalopram on Functional Dyspepsia: A Multicenter, Randomized Controlled Study. Gastroenterology. 2015; 149(2): 340–349.

[10] Jiang SM, Jia L, Liu J, Shi MM, Xu MZ. Beneficial effects of antidepressant mirtazapine in functional dyspepsia patients with weight loss. World J Gastroenterol. 2016; 22(22): 5260–5266

[11] Lu Y, Chen M, Huang Z, Tang C. Antidepressants in the Treatment of Functional Dyspepsia: A Systematic Review and Meta-Analysis. PLoS One. 2016; 11(6): e0157798.

[12] Park SW, Lee H, Lee HJ, Park JC, Shin SK, Lee SK, et al. Low-dose amitriptyline combined with proton pump inhibitor for functional chest pain. World J Gastroenterol. 2013; 19(30): 4958–4965.

T. Frieling

6.8 Antiinflammatorische Therapie – Mesalazin, Kortikoide, Histamin – Rezeptorantagonisten, Mastzellstabilisatoren

6.8.1 Einleitung und Hintergrund

Funktionelle Magen-Darm-Erkrankungen sind organische Erkrankungen mit unterschiedlichen Pathophysiologien, die mit den klinischen Untersuchungsmethoden im Einzelfall noch nicht nachgewiesen werden können. Die bei dem Reizdarmsyndrom und der funktionellen Dyspepsie (Reizmagen) nachgewiesenen pathophysiologischen Veränderungen gelten wahrscheinlich auch für die anderen funktionellen gastrointestinalen Erkrankungen. Aus diesem Grunde fokussiert dieser Abschnitt auf die Ergebnisse klinischer und wissenschaftlicher Untersuchungen dieser Erkrankungen. Eine wesentliche pathophysiologische Rolle spielt hierbei die Aktivierung des enterischen Immunsystems, das die größte Ansammlung von Immunzellen im menschlichen Körper darstellt [1].

Die Aktivierung des enterischen Immunsystems ist bei funktionellen gastrointestinalen Erkrankungen von großer Bedeutung.

6.8.2 Neurogastroenterologie

Das enterische Nerven- und Immunsystem weisen eine bidirektionale Kommunikation auf [1]. So können Immunmediatoren, wie u. a. Mastzellmediatoren, enterische Nervenzellen aktivieren und ihre Kommunikation innerhalb ihrer Nervenschaltkreise beeinflussen. Auf der anderen Seite können verschiedene Neurotransmitter Immunzellen modulieren und Entzündungsmediatoren freisetzen. Wesentliche Grundlage dieser engen Beziehung zwischen enterischem Nerven- und Immunsystem ist der topographische Kontakt zwischen Immun- und Nervenzellen. So lagern sich z. B. Mastzellen besonders eng an reizaufnehmende Nervenfasern im Gastrointestinaltrakt an und können hierdurch die Reizaufnahme beeinflussen. Hierbei induzieren z. B. die mukosalen Mediatoren der Mastzellen und neuroendokrinen Zellen von Patienten mit Reizdarmsyndrom über die Freisetzung von u. a. Histamin, 5-Hydroxytryptamin und Proteasen Aktivierungen von Nervenzellen im submukösen Nervenplexus und erzeugen stärkere Aktivierungen von viszeralen und somatischen Schmerzfasern im Vergleich zu gesunden Kontrollen [2]. Zusätzlich können diese Mediatoren spinale Nozizeptoren aktivieren und über längere Zeit modulieren. Wesentliche Grundlage dieser sensorischen Hyperalgesie sind die transienten Rezeptorpotenzial-(TRP-)Kationenkanäle sensorischer Nervenzellen. Sie werden u. a. durch die beim Reizdarmsyndrom zu findenden größeren Mengen kurzkettiger Fettsäuren über TRP-Untergruppen (TRPV4) bzw. durch Überstände von mononukleären Blutzellen (PBMC) über TRPA1 aktiviert und können eine viszerale Hypersensitivität über die Freisetzung von Tumornekrosefaktor (TNF) induzieren. Ebenfalls können die mukoalen Mediatoren zu einer Schwächung der Schleimhautbarriere mit erhöhter Mukosapermeabilität (leaky gut) beitragen. Neben diesen funktionellen Effekten finden sich auch strukturelle Veränderungen. So ist der Nervenwachstumsfaktor (Nerve Growth Factor, NGF) in den mukosalen Mastzellen einiger Patienten mit Reizdarmsyndrom erhöht und kann die beim Reizdarmsyndrom nachweisbaren vermehrten Nervenzellen und Nervenfasern in der Schleimhaut über eine Induktion von Neuromodulin (Growth Associated Protein 43, GAP43) erklären.

> Es besteht eine enge strukturelle und funktionelle Interaktion zwischen enterischen Nervenzellen und sensorischen Nervenfasern mit Immunzellen. Diese bidirektionale Interaktion ist bei einigen Patienten mit funktionellen Magen-Darm-Erkrankungen verändert.

6.8.3 Klinik

Neuroimmune Interaktionen spielen auch in der Klinik eine große Rolle. So konnten zahlreiche Studien nachweisen, dass etwa 10 % der Patienten ein Reizdarmsyndrom bzw. eine funktionelle Dyspepsie nach einer vorhergehenden gastrointestinalen Infektion entwickelt haben. Risikofaktoren hierfür sind jüngeres Alter und ein weibliches Geschlecht, die Schwere der Infektion und psychologische Veränderungen, die teilweise bereits vor der Infektion bestanden haben [2]. Das postinfektiöse Reizdarmsyndrom unterscheidet sich hierbei nicht grundsätzlich von den nichtinfektiösen Reizdarmgruppen, kann aber durch sein relativ plötzliches Auftreten und die Erinnerung an die Infektion erkannt werden. Häufig findet sich bei den postinfektiösen funktionellen Erkrankungen histologisch in den Mukosabiopsien des Dünn- und des Dickdarms eine erhöhte Anzahl von Immunzellen, zu denen Mastzellen und Lymphozyten gehören. Neuere Untersuchungen zeigen hierbei, dass eine Vermehrung von Immunzellen nicht nur auf das postinfektiöse Reizdarmsyndrom beschränkt ist, sondern auch bei anderen Subtypen des Reizdarmsyndroms ohne Infektionshintergrund und in insgesamt 50 % der Reizdarmpatienten nachweisbar ist. Hierbei spielen Mastzellen eine bedeutende Rolle. So findet sich häufig eine erhöhte Anzahl von Mastzellen bzw. von Mastzellemediatoren (Proteasen, Histamin, Metabolite mehrfach ungesättigter Fettsäuren) in den Schleimhautbiopsien.

Neben dieser Erhöhung von Entzündungszellen liegen bei einigen Reizdarmpatienten auch Hinweise für eine Veränderung der Mastzellen selbst vor, die ohne eine zahlenmäßige Veränderung dieser Immunzellen erfolgen kann. Hierzu gehört die Überlappung mit der systemischen Mastzellaktivierungserkrankung (MCAD mast cell activation disease), zu der das Mastzellaktivierungssyndrom (MCAS, mast cell activation syndrome) zählt [3]. Bei dieser Erkrankung finden sich klinisch vergleichbare gastrointestinale und extraintestinale Beschwerden. Molekulare Ursache der Erkrankung sind multiple genetische Veränderungen in Kinasen, Rezeptoren und anderen Proteinen der Signaltransduktionskette in einem Teil der Mastzellen, die zu einer konstitutiven Aktivitätssteigerung von betroffenen Mastzellen führen. Der unregulierte erhöhte Aktivitätszustand bedingt ein gestörtes Apoptose- und bei bestimmten Mutationen auch Proliferationsverhalten mit einer langsamen Anreicherung dieser krankhaft veränderten überaktiven Mastzellen in Organen und Geweben. Die unkontrolliert freigesetzten Mediatoren aus den in den Organen und Geweben vorhandenen pathologischen Mastzellen und vor allem aus durch diese kaskadenhaft sekundär aktivierten gesunden Mastzellen gelangen in das Gewebe und verursachen dort gewebetypische Veränderungen und lokale Symptome, die oft anfangs nicht erkannt werden, da derartige Erhöhungen der Gewebemediatoren in der klinischen Routine nicht erfasst werden.

Weitere Überlappungen bestehen mit der symptomatischen Divertikelkrankheit (Tab. 6.5). So finden sich mit dem Nachweis vermehrter Ängstlichkeit, Somatisierung, Übergewicht (BMI > 30 Kg/m^2) und vor allem Infektionen vergleichbare Risikofaktoren zum Reizdarmsyndrom [4]. Auch pathophysiologisch werden mit vermehrten Entzündungszellen, veränderten Nervenzellen und Neuropeptiden und einer viszeralen Hypersensitivität ähnliche Mechanismen diskutiert. Hierbei dürfte die nach der aktuellen *Leitlinie der Deutschen Gesellschaft für Gastroenterologie, Verdauungs- und Stoffwechselkrankheiten* (DGVS) klassifizierte chronische Divertikelkrankheit Typ 3a (symptomatische unkomplizierte Divertikelkrankheit (SUDD)), die nicht mit einer vor-

Tab. 6.5: Vergleich zwischen Reizdarmsyndrom (IBS) und symptomatischer Divertikelkrankheit nach [4].

	Reizdarmsyndrom	Divertikelkrankheit
Darmentzündungen	OR 7.3 (4.8–11.1)	OR 4.7 (1.6, 14.0)
Weibliches Geschlecht	OR 1,6 (0,9–2,6)	OR 1,5 (1,5–1,5)
BMI (< 30 kg/m²)	OR 1.35 (1.1–1.7	OR 1.8 (1.1, 2.9)
Vermehrte Ängstlichkeit	OR 16,9 (6,7–42,6)	OR 2,5 (1,1–5,9)
Somatisierung	OR 5,2 (2,5–11,0)	OR 4,1 (1,2–13,5)
Mittleres Alter beim Auftreten	20–30 Jahre	60–70 Jahre
Relatives Risiko		RR für IBS 1,7 (1,2–2,4) Linksseitig > Beidseitig > Rechtsseitig Höchstes Risiko für IBS-D
Motilität		Erhöhter Motilitätsindex Sigma
Viszerale Hypersensitivität	+	+
Immunaktivierung im Darm	+	+
Nervenveränderungen im ENS	+	+
Neurotransmitterveränderungen	+	+
Veränderungen Gliazellen	+	+

IBS – C: diarrhoedominantes Reizdarmsyndrom, OR – Odds Ratio, RR – Relatives Risiko, ENS – Enterisches Nervensystem.

hergehenden Divertikulitis einhergehen muss, besonders problematisch und klinisch schwierig von Reizdarmpatienten mit Divertikeln zu differenzieren sein [5].

Auch bei den chronisch-entzündlichen Darmerkrankungen kann es schwierig sein, zwischen einer CED-spezifischen bzw. einer Reizdarm-typischen Symptomatik zu differenzieren. So können die entzündlichen Veränderungen persistierende Veränderungen der Nerven und Muskulatur bedingen, die zu reizdarmähnlichen Beschwerden auch während der Remission führen können [6]. Pathophysiologische Korrelate hierfür sind die in der Remissionsphase nachweisbare gestörte intestinale Permeabilität, eine persistierende Immunaktivierung und eine Modulation der Nervenaktivität bzw. der Serotonin-Signalwege. Klinisch relevant ist hierbei, dass diese Beschwerden bei chronisch-entzündlichen Darmerkrankungen im Einzelfall besser auf reizdarmtypische Therapiekonzepte, wie u. a. diätetische Maßnahmen, als auf eine Erhöhung der immunsuppressiven Therapie ansprechen.

Auch bei Nahrungsallergien bzw. -unverträglichkeiten gibt es Hinweise auf eine Beteiligung des enterischen Nerven- und Immunsystems [7, 8] (Abb. 6.3). Hierzu zählen die Sprue (Zoeliakie), die Gutenempfindlichkeit (Non Celiac Gluten Sensitivity, NCGS) bzw. die Weizenempfindlichkeit (Non Celiac Wheat Sensitivity, NCWS), die über Weizenproteine (Amylase-Trypsin-Inhibitoren, ATIs) das primäre Immunsystem

Reaktionen auf Nahrung („adverse reaction to food")

MCAS — Immun-mediiert			nicht-immun-mediiert	toxisch
Nahrungsallergie		Zöliakie	Nahrungsintoleranz	

IgE-mediiert
- Urtikaria
- Angioödem
- Bronchospasmus
- Rhinitis
- Laryngospasmus
- Diarrhö/
- Erbrechen
- Anaphylaxie
- orale Allergie

nicht-IgE-mediiert
Nahrungsprotein induziert:
- Enterokolitits-Syndrom
- Proktokolitis
- Enteropathie

gemischt IgE-nicht-IgE-mediiert
- Kuhmilchprotein-Allergie
- Eosinophile Ösophagitis
- Eosinophile Gastroenteritis

bioaktive LM
- Koffein/Amine
- Salicylate/Glutamat
- Natriumbenzoat
- Natriumnitrit

Enzym/Transport/Menge/Rezeptor
- Laktose
- Fruktose/Sorbit
- HIS

unspezifisch
- funktionelle GIT
- NCGS
- NCWS

toxine
- Bakterientoxine
- Aflatoxine
- Fisch-Vergiftung (Scombroide*)

*Thunfisch, Makrele

FODMAP

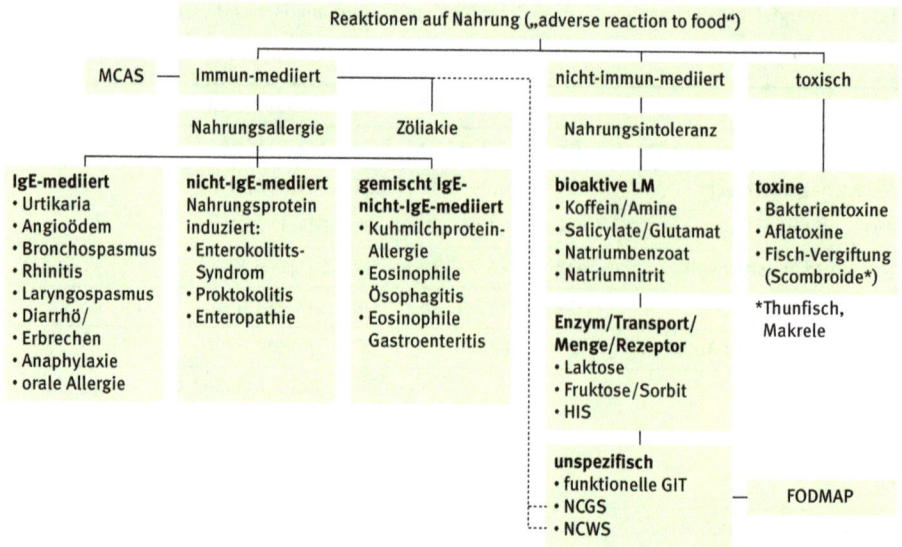

Abb. 6.3: Systematische Einteilung der Nahrungsunverträglichkeiten.

aktivieren können, das Histaminintoleranzyndrom (HIS), das durch eine vermehrte Zufuhr bzw. Freisetzung von Histamin, einen verminderten enzymatischen Abbau bzw. empfindlichere Histaminrezeptoren bedingt ist, und die eosinophile Ösophagitis, die über die Nahrungsallergene Weizen, Milch, Ei, Soja, Nüsse und Meeresfrüchte vermittelt wird und mit Ösophagusmotilitätsstörungen assoziiert ist.

> Mikroskopische Entzündungen bzw. Erhöhungen von Immunzellen und Mediatoren finden sich bei einigen Patienten mit funktionellen Magen-Darm-Erkrankungen. Hierbei bestehen Überlappungen zur chronischen Divertikelkrankheit, zum Mastzellaktivierungssyndrom, zu den chronisch-entzündlichen Darmerkrankungen und zu Nahrungsallergien bzw. -unverträglichkeiten.

6.8.4 Diagnostik

Die Diagnostik von funktionellen Magen-Darm-Erkrankungen ist immer noch an den Ausschluss relevanter Differentialdiagnosen gebunden, da relevante Biomarker, im Gegensatz zur Grundlagenforschung, in der Klinik fehlen. Dieses Vorgehen wird in den entsprechenden Leitlinien dargestellt [9, 10]. Bei vermuteten immunologischen Veränderungen können neben der ausführlichen Anamnese und der klinischen Untersuchung die gastrointestinale Endoskopie mit Stufenbiospien und dem Nachweis und der ggf. quantitativen Angabe von Entzündungszellen (z. B. Mastzellen) in den Mukosabiopsaten hilfreich sein. Im Stuhl ist manchmal eine erhöhtes Calprotectin als Ausdruck einer Entzündung bzw. einer Barrierestörung (leacky gut) nachweisbar.

Die Laboranalysen können im Einzelfall die Bestimmung der Mastzelltryptase und der Diaminoxidase im Serum bzw. die Ausscheidung von N-Methyl-Histamin im Urin umfassen. Insgesamt weisen diese Untersuchungen aber eine nur geringe Sensitivität auf.

6.8.5 Therapie

Die enge neuroimmune Interaktion und der Nachweis vermehrter Entzündungszellen bzw. Mediatoren bei einigen Patienten mit funktionellen Magen-Darm-Erkrankungen eröffnen die Rationale, antiinflammatorische Therapien mit Mesalazin bzw. Kortiko- iden, Rezeptorantagonisten gegen Entzündungsmediatoren (u. a. Histamin-H1- bzw. -H2-Rezeptorantagonisten bzw. Mastzellstabilisatoren) einzusetzen (Tab. 6.6). Für die funktionellen Magen-Darm-Erkrankungen, insbesondere das Reizdarmsyndrom, gibt es zurzeit aber keine überzeugenden Daten, die den Einsatz dieser Substanzen recht- fertigen würden [11]. Dies betrifft auch den Einsatz von Mesalazin, wo zwei kontrol- lierte Studien keinen signifikanten Effekt gegenüber Placebo zeigten [12, 13]. Signifi- kante Effekte konnte allerdings in Subgruppen verdeutlicht werden.

Differenzierungsprobleme gibt es zur symptomatischen unkomplizierten Diverti- kelkrankheit (SUDD), die klinisch praktisch nicht von Reizdarmpatienten mit Diverti- keln unterschieden werden kann. Das Dilemma istbesteht darin dass in der Leitlinie bei der SUDD der Einsatz von Mesalazin als mögliche Therapie aufgeführt wird [5].

Bei den symptomatischen chronisch-entzündlichen Darmerkrankungen in Re- mission können in etwa 30 % IBS-Symptome angenommen werden, die durch den Einsatz immunhemmender Medikamente nicht ausreichend therapiert werden kön- nen. Hier sollte eine symptomenorientierte Therapie wie beim Reizdarmsyndrom versucht werden [10]. Im Gegensatz hierzu ist der Einsatz von Kortikoiden bei der eo- sinophilen Ösophagitis etabliert und der Einsatz von Histaminrezeptorantagonisten und Mastzellstabilisatoren beim Mastzellaktivierungssyndrom (MCAS) im Rahmen von Off-label-Therapieversuchen möglich.

> Eine antiinflammatorische Therapie mit Mesalazin bzw. Kortikoiden ist bei funktionellen Magen- Darm-Erkrankungen nicht wirksam. Histaminrezeptorantagonisten bzw. Mastzellstabilisatoren können bei dem Histaminintoleranzsyndrom und Mastzellaktivierungssyndrom off label versucht werden.

6.8.6 Zusammenfassung und Ausblick

Obwohl eine bidirektionale Kommunikation zwischen dem enterischen Nerven- und Immunsystem besteht und diese Interaktionen bei vielen funktionellen Magen-Darm- Erkrankungen verändert sein können, ist eine entzündungshemmende Therapie mit Mesalazin und Kortikoiden bzw. der Einsatz von Histaminrezeptorantagonisten und

Tab. 6.6: Antiinflammatorische Therapie bei funktionellen Magen-Darm-Erkrankungen und überlappenden Erkrankungen. RA – Rezeptorantagonist.

	Funktionelle Erkrankungen, z.B. Reiz-darm-syndrom (IBS)	Mastzell-Aktivierungs-Syndrom (MCAS)	Histamin-Intoleranz-Syndrom (HIS)	Symptomatische unkomplizierte Divertikelkrank-heit (SUDD)	Chronisch-entzündliche Darmerkran-kung (CED)	Eosinophile Ösophagitis (EE)	Gluten-Weizen-Empfindlichkeit (NCGS-NCWS)
Mesalazin (5 – ASA)	–	–	–	?	+++	–	–
Histamin – H1 –RA	?	+++	+++	–	–	–	–
Histamin – H2 – RA	?	+++	+++	–	–	–	–
Mastzellstabilisator	?	+++	–	–	–	–	–
Kortikoide	–	–	–	–	+++	+++	–

Mastzellstabilisatoren zurzeit noch nicht etabliert. Diese Therapiestrategien sind den sich mit den funktionellen Erkrankungen überlappenden Erkrankungen wie dem Histaminintoleranzsyndrom, dem Mastzellaktivierungssyndrom und immunologisch vermittelten Nahrungsunverträglichkeiten vorbehalten. Es ist zu erwarten, dass in Zukunft klinische Biomarker zur Detektion von Subgruppen, die für eine immunsuppressive Therapie geeignet sind, gefunden werden.

6.8.7 Literatur

[1]   Margolis KG, Gershon MD. Enteric Neuronal regulation of intestinal inflammation. Trends Neurosci. 2016; 39: 614–624.
[2]   Enck P, Aziz Q, Barbara G, et al. Irritable bowel syndrome. Nat Rev Dis Primers. 2016; 2: 16014. doi:10.1038/nrdp.2016.14.
[3]   Molderings GJ, Homann J, Brettner S, Raithel M, Frieling T. Mast cell activation disease: A concise practical guide for diagnostic workup and therapeutic options. DMW. 2014; 1390: 1523–1538.
[4]   Spiller R. Diverticular Disease and IBS. Overlapping or Misunderstanding? J Clin Gastroenterol. 2016; 50: S29–S32.
[5]   Leifeld L, Germer GT, Böhm S, et al. S2k Guidelines Diverticular Disease/Diverticulitis. Z Gastroenterol. 2014; 52: 663–710.
[6]   Spiller R. Irritable bowel syndrome: new insights into symptom mechanisms and advances in treatment. F1000Research 2016, 5(F1000 Faculty Rev): 780 Last updated. 29 APR 2016.
[7]   Leiß O. Fiber, food intolerances, FODMAPs, gluten and functional gastrointestinal disorders– update 2014. Z Gastroenterol. 2014; 52: 1277–1298.
[8]   Weidenhiller M, Layritz C, Hagel AF, Kuefner M, Zopf Y, Raithel M. Histamine intolerance syndrome (HIS): plethora of physiological, pathophysiological and toxic mechanisms and their differentiation. Z Gastroenterol. 2012; 50: 1302–1309.
[9]   Andresen V, Enck P, Frieling T, et al. S2k guideline for chronic constipation: definition, pathophysiology, diagnosis and therapy. Z Gastroenterol. 2013; 51: 651–672.
[10] Layer P, Andresen V, Pehl C, et al. Irritable bowel syndrome: German consensus guidelines on definition, pathophysiology and management. Z Gastroenterol. 2011; 49: 237–293.
[11] Malagelada JR, Malagelada C. Mechanism-Oriented Therapy of Irritable Bowel Syndrome. Adv Ther. 2016; 33: 877–893.
[12] Lam C, Tan W, Leighton M, et al. A mechanistic multicentre, parallel group, randomized placebo-controlled trial of mesalazine for the treatment of IBS with diarrhoea (IBS-D). Gut. 2016; 65: 91–99.
[13] Barbara G, Cremon C, Annese V, et al. Randomised controlled trial of mesalazine in IBS. Gut. 2016; 65: 82–90.

7 Konzepte der nichtmedikamentösen Therapie

N. Mazurak, P. Enck

7.1 Probiotika

7.1.1 Einleitung

Der Begriff „probiotisch" („lebensunterstützend") wurde 1965 von Lilly und Stillwell eingeführt [1] – in der antibiotischen Ära, in der oft irrtümlich geglaubt wurde, dass der Körper frei von Mikroorganismen sein solle. Die zuletzt 2014 modifizierte Definition der *International Scientific Association for Probiotics and Prebiotics* (ISAPP) versteht Probiotika als „lebende Mikroorganismen, die, in adäquaten Mengen verabreicht, eine förderliche Wirkung auf die Gesundheit des Wirts haben" (engl. in [2]).

Ein Präbiotikum ist per Definition „ein selektiv fermentierter Inhaltsstoff, der zu spezifischen Veränderungen in der Zusammensetzung und/oder Aktivität der gastrointestinalen Mikrobiota führt und auf diese Weise die Wirtsgesundheit fördert" (engl. in [2]). Die Kombination des Letzteren mit lebenden Mikroorganismen wird Synbiotikum genannt.

Der menschliche Darm ist die häufigste Quelle vieler probiotischer Stämme. Um jedoch Bestandteil eines probiotischen Produkts zu werden, sollten Mikroorganismen isoliert, kultiviert und phänotypisiert werden. Dies ist bislang für die Mehrheit der Mikroorganismen, die wir im Gastrointestinaltrakt beherbergen, nicht möglich.

> Probiotika sind per definitionem „lebende Mikroorganismen, die, in adäquaten Mengen verabreicht, eine förderliche Wirkung auf die Gesundheit des Wirts haben."

7.1.2 Wirkmechanismen

Die Mechanismen hinter der Wirkung von Probiotika sind nicht immer geklärt, doch die meisten Experten sehen ihren Hauptnutzen in der Förderung der gesunden Darmmikrobiota durch die Schaffung günstigerer Umgebungsbedingungen [3]. Durch das Konkurrieren um Nahrung mit pathogenen Bakterien könnten probiotische Stämme das Wachstum krankheitsverursachender Spezies kontrollieren. Auf ähnliche Weise konkurrieren probiotische Mikroorganismen mit anderen um Bindungsstellen an der Darmwand und beeinflussen so die Adhäsion pathologischer Spezies, welche oft für die Entwicklung einer Krankheit erforderlich ist.

Von Probiotika produzierte Stoffwechselprodukte, einschließlich kurzkettiger Fettsäuren (short chain fatty acids, SCFA), bilden eine wichtige Nahrungsquelle für die kommensale Flora sowie für die Epithelzellen der Darmwand. Solche SCFA, etwa Propionat und Succinat, sind an der Regulation der Darmpassagezeit beteiligt, welche

https://doi.org/10.1515/9783110475470-008

bei vielen funktionellen Erkrankungen des Gastrointestinaltrakts eine wichtige Rolle spielt.

Ein weiterer wichtiger pathophysiologischer Mechanismus bei einigen funktionellen Magen-Darm-Erkrankungen ist die Störung der Darmbarriere. Diese Schranke wird auf den Tight Junctions zwischen den Epithelzellen, Lysozym- und Defensin-produzierenden Paneth-Zellen und der Schleimschicht gebildet. Probiotika könnten vermutlich die Signalkaskaden modifizieren und so zu Veränderungen der Schleimproduktion und der Sekretion antimikrobieller Substanzen führen.

Einer der einflussreichsten Mechanismen der probiotischen Wirkung ist die Modifikation des Immunsystems [4]. Die Bindung an Pattern Recognition Receptors an der Oberfläche von Makrophagen, epithelialen und dendritischen Zellen im Darm aktiviert das Immunsystem des Darms in Form von T-Zell-Differenzierung und Produktion pro- und anti-inflammatorischer Zytokine. Es ist nicht endgültig geklärt, ob dieser Effekt lokal begrenzt ist und beispielsweise zu gesteigerter IgA-Produktion führt oder ob er systemische Auswirkungen haben könnte.

Neben diesen eher indirekten Wirkmechanismen könnten sich manche Probiotika auf direkte Art und Weise günstig auswirken. So fördern beispielsweise *Lactobacillus delbrueckii subsp. bulgaricus* und *Streptococcus salivarius subsp. thermophilus* die Laktoseverdauung im Darm durch die Produktion von β-Galaktosidase.

Probiotika können des Weiteren mit dem enterischen Nervensystem interagieren, indem sie das elektrophysiologische Potenzial von Neuronen verändern [5] oder die Entwicklung von Gliazellen beeinflussen. Einige Studien diskutieren außerdem die Möglichkeit der Modulation durch Ausschüttung von Neurotransmittern wie Noradrenalin, Dopamin, Serotonin, GABA und Acetylcholin, welche bei verschiedenen probiotischen Stämmen nachgewiesen werden können.

Um einen günstigen Effekt auf den Wirt zu erzielen, sollten die probiotischen Bakterien in der Lage sein, die Passage durch den Gastrointestinaltrakt zu überleben und – zumindest vorübergehend – erfolgreich den Darm zu besiedeln. Obwohl *Bifidobacterium lactis, spp. animalis* in der Lage ist, in Magensäure zu überleben, verfügen andere Bifidobakterien nicht über diese Fähigkeit und müssen sich mithilfe von Biopolymeren bekapseln oder bedecken, um den Dickdarm zu erreichen [6]. Die meisten probiotischen Stämme verschwinden – unabhängig von der vorangegangenen Behandlungsdauer – aus dem Gastrointestinaltrakt, sobald die Probiotikagabe beendet wird.

Der Hauptnutzen der Probiotika liegt wahrscheinlich in der Förderung der gesunden Darmmikrobiota durch die Schaffung günstigerer Umgebungsbedingungen (u. a. Darmbarriere, Modulation des Immunsystems, Interaktion mit dem enterischen Nervensystem).

7.1.3 Spezies und Zusammensetzung von Probiotika

Die meisten Probiotika enthalten entweder Laktobazillen oder Bifidobakterien als Bestandteil oder einzige Komponente. Beide Genera haben eine lange Geschichte „traditioneller" gesundheitsfördernder Anwendung, und die Sicherheit beider Genera wurde sowohl in klinischen Studien als auch in der täglichen Anwendung bewiesen. Aktuelle Entwicklungen in der Mikrobiologie führten zur Identifizierung und Kultivierung neuer möglicher Kandidaten für die Probiotikaherstellung. Butyrat-produzierende Bakterien wie *Akkermansia muciniphila* und *Faecalibacterium prausnitzii* sowie *Roseburia spp. und Eubacterium hallii* könnten für die Linderung intestinaler Inflammation, die Induktion der Immunregulation oder Stärkung der intestinalen Barrierefunktion nützlich sein.

Anhand ihrer Zusammensetzung können Probiotika in Mono- und Multi-Stamm-Probiotika eingeteilt werden. Probiotische Mono-Stamm-Präparate sind klassischen Medikamenten ähnlicher, auch wenn sie oft nicht als solche registriert sind. Multi-Stamm- oder Multi-Spezies-Präparate beruhen auf der Idee, dass probiotische Mischungen eine höhere Chance auf Überleben der exogenen Bakterien im Gastrointestinaltrakt bieten und dass unterschiedliche Mikroorganismen eine synergistische Wirkung entwickeln könnten, die den förderlichen Effekt des Gesamtpräparats für den Wirt verstärkt.

Bei Patienten mit funktionellen gastrointestinalen Erkrankungen könnten probiotische Präparate zur Symptombehandlung über Wochen oder sogar Monate angewendet werden, wenn keine unerwünschten Nebenwirkungen auftreten [7]. Laut Empfehlung des *Rome Consensus* sollte bei der ersten probiotischen Behandlung eine Anwendung über mindestens vier Wochen erfolgen. Das Auftreten von Nebenwirkungen – meist in Form von Gastroenteritis mit Übelkeit oder Erbrechen, Schmerzen und Diarrhoe – erfordert die sofortige Therapiebeendigung. Falls später die neuerliche Anwendung von Probiotika in Erwägung gezogen wird, sollte die Gabe anderer Spezies empfohlen werden, da diese Effekte Genera-spezifisch sein könnten.

> Die meisten Probiotika enthalten entweder Laktobazillen oder Bifidobakterien als Bestandteil oder einzige Komponente.

7.1.4 Probiotika bei funktionellen GI-Erkrankungen

7.1.4.1 Reizdarmsyndrom

Die Daten zur Anwendung von Probiotika bei RDS-Patienten sind nicht eindeutig und die Evidenz, dass Probiotika generell einen positiven Einfluss auf die Symptome haben könnten, ist begrenzt. Eine der umfassendsten Meta-Analysen der verfügbaren randomisierten Placebo-kontrollierten Studien [8] kam zu dem Ergebnis, dass Probiotika im Vergleich zum Placebo einen günstigeren Effekt auf das

RDS oder auf Bauchschmerzen, Symptompersistenz, Blähung und Flatulenz im Allgemeinen zeigten. Dennoch wurde bei Analyse der Subgruppen kein allgemeiner Nutzen von Laktobazillen- oder Bifidobakterien-Präparaten beobachtet, bei Multi-Spezies-Präparaten war die Wirkung jedoch auch dann zu sehen. Dies wurde in einem weiteren, eigenen Review [9] kritisch diskutiert, das die bislang größte Anzahl randomisierter Studien umfasste. Auf der Grundlage der Ergebnisse der Originalpublikationen zeigten die Autoren, dass 14 von 27 Studien, die Multi-Stamm-Präparate anwendeten, keine Wirksamkeit auf die allgemeinen RDS-Symptome oder Bauchschmerzen zeigten, ohne dass eine spezifische Kombination sichtbare Vor- oder Nachteile aufgewiesen hätte. Ein ähnliches Bild ergab sich bei den Publikationen, in denen einzelne Stämme verwendet wurden: 15 von 29 Studien erzielten ein negatives oder teilweise negatives Ergebnis. Bei Untersuchung der individuellen Spezies stellte sich die Situation jedoch anders dar. Die meisten Studien mit unterschiedlichen Laktobazilli-Spezies (9 von 13) beobachteten keinen Vorteil gegenüber Placebo, während vier von sechs Studien mit bifidobakteriellen Stämmen einen Effekt auf die Symptome nachweisen konnten. Überraschenderweise zeigten alle vier Studien mit *Bacillus coagulans* eine Überlegenheit gegenüber Placebo und alle vier Studien, die Hefe anwendeten, ergaben eine Wirkungslosigkeit bei RSD-Patienten.

Acht Publikationen zeigten Ergebnisse beim Diarrhoe-Subtyp (RDS-D), drei beim Obstipationssubtyp (RDS-O) und zwei schlossen Kombinationen von Diarrhoe und Obstipation bzw. Diarrhoe und gemischten Subtypen ein. Von drei positiven Studien mit RSD-D-Patienten wurden zwei mit *Bacillus coagulans* und eine mit einer probiotischen Mischung durchgeführt. In der RDS-O-Subgruppe profitierten die meisten Patienten von Bifidobakterien-Probiotika (zwei Studien). Die Anzahl an Studien in jeder Subgruppe ist allerdings, wie oben erwähnt, zu klein für Evidenz-basierte Schlussfolgerungen.

> Die Wirkung von Probiotika bei RDS-Patienten ist nicht eindeutig und die Evidenz, dass Probiotika generell einen positiven Einfluss auf die Symptome haben könnten, ist begrenzt.

7.1.4.2 Reizmagensyndrom (Functional Dyspepsia, FD)

Bislang wurden keine randomisierten Placebo-kontrollierten Studien mit erwachsenen FD-Patienten durchgeführt. Zwei nichtkontrollierte Studien zeigen eine positive Auswirkung von Probiotika (die Laktobazillen und/oder Hefen enthielten) auf schmerzartige oder postprandiale Symptome, aber keinen Einfluss auf Erbrechen.

> Bislang wurden keine randomisierten Placebo-kontrollierten Studien mit erwachsenen FD-Patienten durchgeführt.

7.1.4.3 Chronische idiopathische Obstipation (Chronic Idiopathic Constipation, CIC)

Es gibt nur wenige klinische Studien zu Probiotika bei CIC-Patienten und die meisten davon verwendeten entweder Laktobazillen oder bifidobakterielle Spezies alleine oder in unterschiedlichen Kombinationen. Jede der Studien zeigte eine Verbesserung bei Stuhlfrequenz und -konsistenz, nach Zusammenlegung der Daten in einer Meta-Analyse erreichte der förderliche Effekt gegenüber Placebo jedoch keine statistische Signifikanz. Eine andere Meta-Analyse mit weniger strengen Einschlusskriterien [10] wertete Daten aus 14 Studien aus. Hier wurde eine Steigerung um den Faktor 1,3 bei den Stuhlgängen pro Woche bei Probiotika allgemein und eine noch größere Steigerung (1,5fach) in der Bifidobakterien-Subgruppe beobachtet. Ähnliche Ergebnisse wurden bei der Stuhlkonsistenz erzielt, auch hier mit besseren Ergebnissen in der Bifidobakterien-Gruppe.

> Die Datenlage bei der chronischen idiopathischen Obstipation ist uneinheitlich.

7.1.4.4 Funktionelle GI-Erkrankungen bei Kindern

Im Gegensatz zur erwachsenen Population präsentieren Kinder eine funktionelle Magen-Darm-Erkrankung öfter in Form eines funktionellen abdominellen Schmerzsyndroms (functional abdominal pain syndrome, FAPS), obwohl manche der in dieser Kohorte durchgeführten Studien auch RDS- oder FD-Patienten einschlossen. Probiotische Laktobazillen enthaltende Präparate zeigten eine positive Wirkung auf Bauchschmerzen und/oder den Gesamt-Symptom-Score in acht von zehn Studien mit Kindern, die an FAPS und/oder RDS leiden. Andere Probiotika mit unterschiedlichen Spezies (*Bifidobacteria spp.* und *Bacillus coagulans*) wurden nur in einer einzigen Studie angewendet und zu ihren Auswirkungen kann keine Aussage getroffen werden. Von fünf verfügbaren randomisierten Studien bei Kindern mit chronischer Obstipation zeigte nur eine einen günstigen Einfluss auf die Anzahl der Stuhlgänge und auf die Stuhlkonsistenz, und vier ergaben, unabhängig von den verwendeten Spezies (Laktobazillen oder Bifidobakterien), negative Outcomes. Von zwei Studien bei Kindern mit FD zeigte eine ein positives und die andere ein negatives Ergebnis in Bezug auf Schmerzen des oberen Gastrointestinaltrakts, so dass hier keine Empfehlung in die eine oder andere Richtung ausgesprochen werden kann.

> Bei Kindern kann keine Empfehlung in die eine oder andere Richtung ausgesprochen werden.

7.1.5 Zusammenfassung

Probiotika bieten eine sichere und berechtigte Behandlungsoption für funktionelle Gastrointestinalerkrankungen. Das niedrige Nebenwirkungsrisiko und die schon seit langem verbreitete Anwendung könnten wichtige Faktoren für die Therapie-Compliance sein. Vor allem Bifidobakterien-Präparate haben dabei in den meisten Studien mit RDS- und Obstipationspatienten förderliche Auswirkungen auf die Symptomatik gezeigt und können generell empfohlen werden.

Probiotika bieten eine sichere und probatorisch berechtigte Behandlungsoption für funktionelle Gastrointestinalerkrankungen.

7.1.6 Literatur

[1] Lilly DM, Stillwell RH. Probiotics: Growth-Promoting Factors Produced by Microorganisms. Science. 1965; 147(3659): 747–748.
[2] Hill C, Guarner F, Reid G, Gibson GR, Merenstein DJ, Pot B, et al. Expert consensus document. The International Scientific Association for Probiotics and Prebiotics consensus statement on the scope and appropriate use of the term probiotic. Nature Reviews Gastroenterology & Hepatology. 2014; 11(8): 506–514.
[3] Butel MJ. Probiotics, gut microbiota and health. Medecine et maladies infectieuses. 2014; 44(1): 1–8.
[4] Round JL, Mazmanian SK. The gut microbiota shapes intestinal immune responses during health and disease. Nature Reviews Immunology. 2009; 9(5): 313–323.
[5] Sarkar A, Lehto SM, Harty S, Dinan TG, Cryan JF, Burnet PW. Psychobiotics and the Manipulation of Bacteria-Gut-Brain Signals. Trends in Neurosciences. 2016; 39(11): 763–781.
[6] Piano MD, Carmagnola S, Ballare M, Balzarini M, Montino F, Pagliarulo M, et al. Comparison of the kinetics of intestinal colonization by associating 5 probiotic bacteria assumed either in a microencapsulated or in a traditional, uncoated form. Journal of Clinical Gastroenterology. 2012; 46: S85–92.
[7] Hungin AP, Mulligan C, Pot B, Whorwell P, Agreus L, Fracasso P, et al. Systematic review: probiotics in the management of lower gastrointestinal symptoms in clinical practice – an evidence-based international guide. Alimentary Pharmacology & Therapeutics. 2013; 38(8): 864–886.
[8] Ford AC, Quigley EM, Lacy BE, Lembo AJ, Saito YA, Schiller LR, et al. Efficacy of prebiotics, probiotics, and synbiotics in irritable bowel syndrome and chronic idiopathic constipation: systematic review and meta-analysis. The American Journal of Gastroenterology. 2014; 109(10): 1547–1561.
[9] Mazurak N, Broelz E, Storr M, Enck P. Probiotic Therapy of the Irritable Bowel Syndrome: Why Is the Evidence Still Poor and What Can Be Done About It? Journal of Neurogastroenterology and Motility. 2015; 21(4): 471–485.
[10] Dimidi E, Christodoulides S, Fragkos KC, Scott SM, Whelan K. The effect of probiotics on functional constipation in adults: a systematic review and meta-analysis of randomized controlled trials. The American Journal of Clinical Nutrition. 2014; 100(4): 1075–1084.

A. Madisch

7.2 Phytotherapie, Entschäumer bei funktionellen Magen-Darm-Störungen

7.2.1 Einleitung und Hintergrund

In der niedergelassenen Medizin werden schon seit Jahrzehnten Phytotherapeutika bei funktionellen Magen-Darm-Beschwerden (FMS) eingesetzt, ohne dass hierfür gesicherte Studienergebnisse zur Wirksamkeit vorlagen. In den letzten beiden Dekaden wurden jedoch viele Studien vorgelegt, in denen durch die Verabreichung von Phytotherapeutika ein signifikanter Effekt auf Symptome bei FMS im Vergleich zur Placebotherapie nachgewiesen wurde. Häufig kommen Kombinationspräparate in der Behandlung zum Einsatz. Die überwiegende Anzahl der Studien untersuchte Patientenkollektive mit Funktioneller Dyspepsie (FD) und Reizdarmsyndrom (RDS).

> Es finden sich zunehmend Studien, in denen durch die Verabreichung von Phytotherapeutika ein signifikanter Effekt auf Symptome bei FMS im Vergleich zur Placebotherapie nachgewiesen wurde.

7.2.2 Phytotherapie bei Funktioneller Dyspepsie

In der internationalen Literatur wurden die unterschiedlichsten phytotherapeutischen Substanzen in Studien untersucht. Davon sind jedoch lediglich die Substanzen STW 5 und Menthacarin in Deutschland als Standardpräparate verfügbar. Die Datenlage ist sowohl präklinisch als auch klinisch mittlerweile so überzeugend, dass die Therapie bei FD mit diesen Substanzen als evidenzbasiert gilt und im Folgenden dargestellt wird.

STW 5 ist ein pflanzliches Kombinationspräparat mit alkoholischen Auszügen aus der Frischplanze Iberis amara und den acht Drogen Angelikawurzel, Kamillenblüten, Kümmelfrüchte, Mariendistel, Melissenblätter, Pfefferminzblätter, Schöllkraut und Süßwurzel. Folgende Wirkungen konnten in präklinischen und pharmakologischen Untersuchungen nachgewiesen werden [1]: regionspezifische Wirkung am Magen (Tonusabnahme im Fundus/Korpus, Tonuszunahme im Antrum), Reduzierung der gastrointestinalen Hypersensibilität, Bindung an gastrointestinalen Serotoninrezeptoren, säuresekretionshemmende, mukussekretionsteigernde und antiinflammatorische extit Wirkung im Magen. Dieser Multitarget-Wirkmechanismus begründet die Wirksamkeit von STW 5 im klinischen Versuch. In mittlerweile zahlreichen placebo-kontrollierten Doppelblindstudien an über 500 Patienten konnte die Wirksamkeit des Kombinationspräparates STW 5 bzw. seiner modifizierten Rezeptur bei funktioneller Dyspepsie nachgewiesen werden (Tab. 7.1). Mehrere dieser Studie wurden in zwei Metaanalysen zusammengefasst und zeigen einen Unterschied von 15

Tab. 7.1: Kontrollierte Studien STW 5.

Erstautor	Substanzen	Studiendesign	Therapiedauer	Patienten/ Indikation	Primäre Zielvariable
Buchert 1994 [4]	STW 5 Placebo	Multizentrisch Doppelblind Randomisiert	4 Wo	243 Funktionelle Dyspepsie	Änderung GIS Änderung Schmerz
Madisch 2001 [5]	STW 5 Placebo	Multizentrisch Doppelblind Randomisiert	4 Wo	60 Funktionelle Dyspepsie	Änderung GIS
Rösch 2002 [6]	STW 5 Placebo Cisapride	Multizentrisch Doppelblind Randomisiert	4 Wo	183 Funktionelle Dyspepsie	Änderung GIS
von Arnim 2007 [7]	STW 5 Placebo	Multizentrisch Doppelblind Randomisiert	8 Wo	308 Funktionelle Dyspepsie	Änderung GIS
Braden 2009 [8]	STW 5 Placebo	Multizentrisch Doppelblind Randomisiert	4 Wo	103 Funktionelle Dyspepsie	Änderung GIS
Madisch 2004 [9]	STW 5/ modifizierte Rezepturen Placebo	Multizentrisch Doppelblind Randomisiert	4 Wo	203 Reizdarmsyndrom	Änderung Summenscore Schmerz/ RDS-Symptome

bis 20 % zwischen Placebo und STW 5 [2, 3]. STW 5 ist die einzige phytotherapeutische Präparation, die in den aktuellen ROM-IV-Kriterien bei FD empfohlen wird [4].

Ein weiteres Handelspräparat ist Menthacarin, ein fixes Kombinationspräparat aus Pfefferminzöl und Kümmelöl. Präklinische Studien zeigen für Pfefferminzöl über den Ca^{++}-Rezeptor eine antagonistische Wirkung, reduzieren den Kalziumeinstrom in die Muskelzelle und wirken so spasmolytisch [10, 11]. Kümmelöl koordiniert und moduliert die Magen-Darm-Motilität und wirkt darmgasmodulierend. In mehreren randomisierten, multizentrischen, doppelblinden placebo-kontrollierten Studien sowie einer Äquivalenzstudie (gegen Cisaprid) wurden die klinische Wirksamkeit und gute Verträglichkeit des fixen Kombinationspräparates Menthacarin bei Patienten mit FD nachgewiesen (Tab. 7.2).

> Standardsubstanzen in Deutschland sind STW 5 und Pfefferminzöle (Menthacarin).

7.2.3 Phytotherapie beim Reizdarmsyndrom

Zur Behandlung von Patienten mit überwiegend meteoristischen und krampfartigen Beschwerden beim Reizdarmsyndrom haben sich pflanzliche Karminativa als Einzel- oder Mischpräparate bewährt. Pfefferminzöl unterschiedlicher Darreichungsformen

Tab. 7.2: Kontrollierte Studien Menthacarin.

Erstautor	Substanzen	Studiendesign	Therapiedauer	Patienten/ Indikation	Primäre Zielvariable
May B 1996 [12]	Menthacarin Placebo	Multizentrisch Doppelblind Randomisiert	4 Wo	45 Funktionelle Dyspepsie	Änderung Dyspeptische Symptome/Schmerz
Freise 1999 [14]	2 modi- fizierte rezepturen Menthacarin	Multizentrisch Doppelblind Randomisiert	4 Wo	223 Funktionelle Dyspepsie	Änderung Schmerz
Madisch 1999 [13]	Menthacarin Cisaprid	Multizentrisch Doppelblind Randomisiert	4 Wo	120 Funktionelle Dyspepsie	Änderung Dyspeptische Symptome/Schmerz
May 2000 [15]	Menthacarin Placebo	Multizentrisch Doppelblind Randomisiert	4 Wo	96 Funktionelle Dyspepsie	Änderung Dyspeptische Symptome/Schmerz

wurde in zahlreichen Studien beim Reizdarmsyndrom untersucht und in einer aktuellen Metaanalyse zusammengefasst. Trotz Heterogenität der Studien (9 Studien, 729 Patienten) erwies sich Pfefferminzöl bei der Reduktion von allgemeinen RDS-Symptomen (RR 2.23; 95 % CI 1.78–2.81) und Schmerzen (RR 2.14; 95 % CI, 1.64–2.79) als effektiv und nebenwirkungsarm [16].

Ein Cochrane Review 2006 zu Phytotherapeutika bei RDS umfasst 75 Studien mit 7957 Patienten [17]. Die Endpunkte waren Globale Symptomscores sowie RDS-Einzelsymptome. Einige Phytotherapeutika waren Kontrollen bzgl. Endpunkten überlegen, wobei lediglich drei Studien als hochwertige RCT eingeschätzt wurden, darunter STW 5. Auch beim RDS erwies sich in einer placebo-kontrollierten Doppelblindstudie bei 203 Patienten das Phytotherapeutikum STW als wirksam, indem es reizdarmspezifische Schmerzen und Symptome signifikant im Vergleich zu Placebo reduziert [9]. In einer aktuellen Subgruppenanalyse zeigte ebenfalls Menthacarin klinische Effekte (16), wobei die placebo-kontrollierte Studien zum RDS noch fehlt, aber aktuell durchgeführt wird.

NICE 2008 analysierte dabei noch weitere Studien mit Einzelsubstanzen (Curcumin, Erdrauchkraut, Schleifenblume) und Vielpflanzenextrakten (Padma Lax, chinesisches Standard-Pflanzen-Präparat) beim RDS, ohne dass aufgrund der Heterogenität und Qualität der Studien sowie der Verfügbarkeit der Präparate eine Empfehlung ausgesprochen werden kann [18]. Zusammengefasst sind karminative Wirkungen für verschiedene Heilpflanzen, die als Wirksubstanzen ätherische Öle, Scharfstoffe, Senföl oder Bitterstoffe enthalten, nachgewiesen und auf der Basis von kontrollierten Studien in der deutschen Leitlinie bei der Behandlung des RDS empfohlen [19].

Zur Behandlung von Patienten mit überwiegend meteoristischen und krampfartigen Beschwerden beim Reizdarmsyndrom haben sich pflanzliche Karminativa als Einzeloder Mischpräperate bewährt.

7.2.4 Entschäumer bei funktionellen Magen-Darm-Beschwerden

Studien zur Therapie von Blähungen/abdomineller Distension/Meteorismus/Flatulenz bei RDS-Patienten mit Carminativa wie Simethikon oder Dimethikon liegen nicht vor. Aus diesem Grund werden zwar in der aktuellen RDS-Leitlinie die entschäumenden Substanzen mit einem Evidenzgrad C belegt, aber eine Therapie kann versucht werden, da in einer placebo-kontrollierten Studie zur Therapie der funktionellen Dyspepsie Simethikon effektiv in der Besserung eines Gesamtscores unter Einschluss von Blähbeschwerden war [20]. Auch bei Patienten mit akuter Enteritis konnten Blähbeschwerden/abdominelle Distension unter einer Kombinationstherapie mit Simethikon und Loperamid am effektivsten behandelt werden [21].

Studien zur Therapie von Blähungen/abdomineller Distension/Meteorismus/Flatulenz bei RDS-Patienten mit Carminativa wie Simethikon oder Dimethikon liegen nicht vor.

7.2.5 Literatur

[1] Cremonini F. Standardized herbal treatments on functional bowel disorders: moving from putative mechanisms of action to controlled clinical trials. Neurogastroenterol Motil. 2014; 26: 893–900.
[2] Gundermann K, Godehardt E, Ulbrich M. Efficacy of a Herbal Preparation in Patients With Functional Dyspepsia: A Meta-Analysis of Double-Blind, Randomized, Clinical Trials. Adv Ther. 2003; 20: 43–49.
[3] Melzer J, Rösch W, Reichling J, et al. Meta-analysis: Phytotherapy of functional dyspepsia with the herbal drug preparation STW 5 (Iberogast). Aliment Pharmacol Ther. 2004; 20: 1279–1287.
[4] Stanghellini V, Talley NJ, Chan F, Hasler WL, Malagelada J, Suzuki H, et al. Rome IV-Gastroduodenal Disorders. Gastroenterology. 2016; pii: S0016-5085(16) [Epub ahead of print].
[5] Madisch A, Melderis H, Mayr G, et al. Ein Phytotherapeutikum und seine modifizierte Rezeptur bei funktioneller Dyspepsie. Z Gastroenterol. 2001; 39: 1–8.
[6] Rösch W, Vinson B, Sassin I. A randomised clinical trial comparing the efficacy of a herbal preparation STW 5 with the prokinetic drug cisapride in patients with dysmotility type of functional dyspepsia. Z Gastroenterol. 2002; 40: 401–408.
[7] von Arnim U, Peitz U, Vinson B, et al. STW 5, a phytopharmacon for patients with functional dyspepsia: results of a multicenter, placebo-controlled double-blind study. Am J Gastroenterol. 2007; 102: 1268–1275.
[8] Braden B, Caspary W, Börner N, et al. Clinical effects of STW 5 (Iberogast) are not based on acceleration of gastric emptying in patients with functional dyspepsia and gastroparesis. Neurogastroenterol Motil. 2009; 21: 632–638.

[9]   Madisch A, Holtmann G, Plein K, et al. Treatment of irritable bowel syndrome with herbal preparations: results of a double-blind, randomized, placebo-controlled, multi-centre trial. Aliment Pharmacol Ther. 2004; 19: 271–279.

[10] Al-Essa MK, Shafagoj YA, Mohammed FI, et al. Relaxant effect of ethanol extract of Carum carvi on dispersed intestinal smooth muscle cells of the guinea pig. Pharm Biol. 2010; 48: 76–80.

[11] Micklefield GH, Greving I, May B. Effects of peppermint oil and caraway oil on gastroduodenal motility. Phytother Res. 2000; 14: 20–23.

[12] May B, Kuntz HD, Kieser M, et al. Efficacy of a fixed peppermint oil/caraway oil combination in non-ulcer dyspepsia. Arzneimittelforschung. 1996; 46: 1149–1153.

[13] Madisch A, Heydenreich CJ, Wieland V, et al. Treatment of functional dyspepsia with a fixed peppermint oil and caraway oil combination preparation as compared to cisapride. A multi-center, reference-controlled double-blind equivalence study. Arzneimittelforschung. 1999; 49: 925–932.

[14] Freise J, Köhler S. Pfefferminzöl/Kümmelöl-Fixkombination bei nicht-säurebedingter Dyspepsie-Vergleich der Wirksamkeit und Verträglichkeit zweier galenischer Zubereitungen. Pharmazie. 1999; 54: 210–215.

[15] May B, Köhler S, Schneider B. Efficacy and tolerability of a fixed combination of peppermint oil and caraway oil in patients suffering from functional dyspepsia. Aliment Pharmacol Ther. 2000; 14: 1671–1677.

[16] Khanna R, MacDonald JK, Levesque BG. Peppermint oil for the treatment of irritable bowel syndrome: a systematic review and meta-analysis. J Clin Gastroenterol. 2014; 48: 505–512.

[17] Liu JP, Yang M, Liu YX, et al. Herbal medicines for treatment of irritable bowel syndrome. Cochrane Database Syst Rev. 2006; 1: CD004116.

[18] National Institute for Health and Clinical Excellence N. Clinical Practice Guideline on Irritable Bowel Syndrome in adults: Diagnosis and management of irritable bowel syndrome in primary care. Abgerufen unter: www.nice.org. uk 2008.

[19] Layer P, Andresen V, Pehl C, et al. S3-Leitlinie Reizdarmsyndrom: Definition, Pathophysiologie, Diagnostik und Therapie. Gemeinsame Leitlinie der Deutschen Gesellschaft für Verdauungs- und Stoffwechselkrankheiten (DGVS) und der Deutschen Gesellschaft für Neurogastroenterologie und Motilität (DGNM). AWMF-Registriernummer: 021/016,2011. Z Gastroenterol. 2011; 49: 237–293.

[20] Holtmann G, Gschossmann J, Mayr P, et al. A randomized placebocontrolled trial of simethicone and cisapride for the treatment of patients with functional dyspepsia. Aliment Pharmacol Ther. 2002; 16: 1641–1648.

[21] Kaplan MA, Prior MJ, Ash RR, et al. Loperamide-simethicone vs loperamide alone, simethicone alone, and placebo in the treatment of acute diarrhea with gas-related abdominal discomfort. A randomized controlled trial. Arch Fam Med. 1999; 8: 243–248.

I. Lee, P. Enck, F. Musial
7.3 Akupunktur in der Neurogastroenterologie

7.3.1 Theorie: Warum soll Akupunktur wirken?

Akupunktur, eine der am weitesten verbreiteten Methoden der traditionellen Medizin als Komplementär- und Alternativmedizin (complementary and alternative medicine, CAM), bedeutet das Einführen von Nadeln in bestimmte Körperpunkte (acupoints). Diese einfache Technik wird in ostasiatischen Ländern seit tausenden Jahren bei verschiedenen Erkrankungen als übliche Therapie angewandt. Zusätzlich zur konventionellen manuellen Akupunktur wurden die Elektroakupunktur (EA) und die transkutane elektrische Nervenstimulation (TENS) entwickelt, welche in Forschung und Klinik Anwendung finden. Die theoretische Grundlage der Akupunktur ist die (wissenschaftlich nicht belegte) Überzeugung, dass der ganze Körper mittels Meridianen verbunden ist, welche von Kopf bis Fuß Information und Lebensenergie (氣, *Qi*) zwischen Haut und inneren Organen transportieren. Um diese traditionelle Theorie in die Terminologie westlicher Medizin zu übersetzen und die Effektivität sowie die Mechanismen der Akupunktur zu untersuchen, wurden eine Vielzahl von Studien durchgeführt. Diese haben ergeben, dass die Akupunktur einen Einfluss auf die gastrointestinale Motilität, viszerale Sensibilität, Darmsekretion und die Modulation der Hirn-Darm-Achse über das somatische/autonome Nervensystem, den Vagusnerv, serotonerge sowie endogene opioide Signalkaskaden hat [1, 2].

> Die Akupunktur hat einen Einfluss auf die gastrointestinale Motilität, viszerale Sensibilität, Darmsekretion und die Modulation der Hirn-Darm-Achse über das somatische/autonome Nervensystem, den Vagusnerv, serotonerge sowie endogene opioide Signalkaskaden.

7.3.2 Wissenschaft: Kontrollierte Studien zu Akupunktur

Um die Wirksamkeit der Akupunkturtherapie bei funktionellen gastrointestinalen Erkrankungen zu untersuchen, wurden kontrollierte klinische Studien durchgeführt, welche die Wirkung von Akupunktur mit derjenigen von Kontrollbedingungen verglichen. Es sollten jedoch einige wichtige Punkte in Bezug auf klinische Akupunktur-Studien beachtet werden. Erstens ist die physische Wahrnehmung der Nadelstimulation bei der Akupunkturbehandlung unvermeidlich, des Weiteren umfasst das Ritual der Akupunktur mehrere Komponenten (z. B. Erwartung von Seiten des Patienten, physische Wahrnehmung, visuelle Stimulation, emotionale Reaktion, Angst vor Nadelstich, Arzt-Patienten-Interaktion), daher war die Schein-Stimulation als Kontrolle vielfach Gegenstand von Diskussionen. Die Schein-Akupunktur sollte der echten Akupunktur ähnlich sein, damit sowohl Ärzte als auch Patienten „blind" sind, und gleichzeitig sollte sie keine spezifischen Auswirkungen haben. Bis jetzt gibt es keinen Konsens zur Schein-Akupunktur. Zweitens ist die Verblindung schwierig und auch dann nicht möglich, wenn die Akupunktur mit Medikamenten oder der sonst üblichen Versorgung verglichen wird. Zuletzt können die Nadelgröße, der Grad der Nadelmanipulation, die Anzahl und Kombination von Akupunkturpunkten (also das Behandlungsprotokoll) in Abhängigkeit von der Diagnose und der Erfahrung des Behandlers selbst bei ein und demselben Patienten variieren.

> Bei Studien über die Akupunktur sind methodische Besonderheiten zu beachten.

7.3.2.1 Kontrollbedingungen (Schein-Akupunktur)

Schein-Akupunktur ist ein in klinischen Akupunktur-Studien mehrdeutig gebrauchter Begriff. Das Punktieren von Nicht-Akupunkturpunkten (Körperpunkten, die nicht als acupoints bekannt sind), die Verwendung nichtpenetrierender Schein-Nadeln und das Punktieren von für die jeweilige Erkrankung irrelevanten Akupunkturpunkten wurden in Studien als „Schein-Akupunktur" bezeichnet, obschon die Gültigkeit dieser Verfahrensweisen angezweifelt werden kann. Auch Moxibustion (eine übliche Therapieform der traditionellen Medizin, bei der auf Akupunkturpunkten getrockneter Beifuß verbrannt wird), orale Medikation, die normale allgemeine Versorgung durch einen Arzt und eine Wartelisten-Kontrolle sind als Kontroll-Verfahren benutzt worden.

> Schein-Akupunktur ist ein in klinischen Akupunktur-Studien mehrdeutig gebrauchter Begriff.

7.3.2.2 Akupunktur einzelner Punkte versus komplexe Therapie

Der traditionellen Theorie folgend werden bei funktionellen gastrointestinalen Erkrankungen hauptsächlich Akupunkturpunkte auf dem Magen-Meridian (z. B. ST36, ST32, ST40, ST42), Dickdarm-Meridian (z. B. LI4) oder in der Magenregion (z. B. CV12) verwendet. Da PC6 für seinen antiemetischen Effekt bekannt ist, erweist er sich bei Patienten, die unter Übelkeit und Erbrechen leiden, ebenfalls als nützlich. Generell werden mehrere Akupunkturpunkte kombiniert, um die Wirksamkeit der Behandlung zu steigern. Anstelle von festen und standardisierten Sets von Akupunkturpunkten wurden (in einigen Studien) auf Grundlage der Symptome und Komorbiditäten der Patienten flexible (feste Akupunkturpunkte und wenige zusätzlich erlaubte Punkte) oder individualisierte (individuell ausgewählte acupoints für jeden Patienten) Methoden angewandt, wie sie von Akupunktur-Experten als elementar für die Anwendung angesehen werden. Andererseits können bei Studien zu einzelnen acupoints Punktspezifische Effekte basierend auf der traditionellen Theorie oder auf einer bestimmten Hypothese (z. B. Nervendermatome) besser untersucht werden, und diese Studien sind leichter zu reproduzieren. Eine komplexe Therapie kann beispielsweise auch aus Akupunktur und Moxibustion, Akupunktur und Psychotherapie oder Akupunktur und üblicher Versorgung bestehen. Je nach Hypothese und Ziel der Studie sollte das Behandlungsprotokoll sowohl der Interventions- als auch der Kontrollgruppe von erfahrenen Behandlern und Forschern sorgfältig ausgewählt werden. Entsprechende Studien zu funktionellen Magen-Darm-Störungen gibt es u. W. bislang nicht.

> Bei den funktionellen gastrointestinalen Erkrankungen werden hauptsächlich Akupunkturpunkte auf dem Magen-Meridian (z. B. ST36, ST32, ST40, ST42), Dickdarm-Meridian (z. B. LI4) oder in der Magenregion (z. B. CV12) verwendet.

7.3.3 Bisherige Studien

7.3.3.1 Studien zum Reizdarmsyndrom (RDS)

Klinisch: In einem aktuellen Cochrane-Review [3] wurden 17 randomisierte kontrollierte Studien eingeschlossen. Diese ergaben keine konkrete Evidenz für die Überlegenheit der Akupunktur im Vergleich zur Schein-Akupunktur im Hinblick auf Schweregrad der Symptome und Lebensqualität von Reizdarmpatienten. Die Akupunktur war jedoch in signifikantem Maße wirksamer als einige pharmakologische Therapieansätze. Zusätzlich zu den kontrollierten klinischen Studien wurden mehrere Studien durchgeführt, die bei RDS-Patienten die physiologische Reaktion auf Akupunktur untersuchten. Schneider et al. [4] zeigten, dass Akupunktur die Konzentration von Cortisol im Speichel verringerte und den parasympathischen Tonus bei orthostatischer Belastung erhöhte. Die Reduktion von abdominellen Schmerzen und Blähungen bei Patienten mit Reizdarmsyndrom durch Elektroakupunktur-Stimulation von ST25 und ST27 war von einer verminderten Expression von 5-HT, 5-HT3R und 5-HT4R in der Mukosa des Kolon begleitet [5], und transkutane elektrische Nervenstimulation der Akupunkturpunkte LI4 und ST36 erhöhte die sensorische Schwelle bei Ballondistention des Rektums [6].

Neuroimaging: Es wurden mithilfe funktioneller MRI bei RDS-Patienten die Reaktion des Gehirns auf Elektroakupunktur und nichtpenetrierende Schein-Akupunktur unter rektaler Distention [7] sowie die Hirnaktivität im Ruhezustand vor und nach einer Elektroakupunktur untersucht [5]. Die Elektroakupunktur steigerte die Hirnaktivität von Insel und Thalamus unter rektaler Dehnung im Vergleich zur Schein-Akupunktur signifikant [7], und die Ruhe-Aktivität des präfrontalen Kortex war nach 24 Elektroakupunktur-Sitzungen signifikant vermindert [5].

Tiermodell-Studien: In wenigen Studien wurde Akupunktur an RDS-Rattenmodellen angewandt. Durch Elektroakupunktur waren in den Tiermodellen die gesteigerte intestinale Motilität [8], die Sekretion von Substanz P und vasoaktivem intestinalen Polypeptid (VIP) [9], die Konzentration des hypothalamischen Corticotropin Releasing Hormone (CRH) und die viszerale Hypersensitivität [10], die serotonerge Aktivität in Hirnstamm und Rückenmark sowie die viszerale Hypersensitivität [11] beziehungsweise die gesteigerte Erregbarkeit Kolon-spezifischer sensorischer Neurone und die viszerale Hypersensitivität [12] verringert. Die tierexperimentellen Studien konzentrierten sich hauptsächlich auf die viszerale Hypersensitivität und zeigten, dass die Effekte der Elektroakupunktur über eine Modulation nervaler Aktivierung, serotonerger und endogener opioider Systeme vermittelt werden. Aktuelle Tiermodelle für das Reizdarmsyndrom basieren allerdings auf einem Stress-Modell und sind nicht konkret etabliert, was zu einer Fehldeutung dieser Ergebnisse führten könnte.

Studien ergaben bisher keine Evidenz für die Überlegenheit der Akupunktur im Vergleich zur Schein-Akupunktur im Hinblick auf Schweregrad der Symptome und Lebensqualität von Reizdarmpatienten.

7.3.3.2 Studien zur funktionellen Dyspepsie (FD)

Klinisch: In einem aktuellen systematische Cochrane-Review [13] wurden sieben randomisierte kontrollierte Studien eingeschlossen. Keine Form der Akupunktur zeigte eine signifikante Verbesserung von FD-Symptomen im Vergleich zur medikamentösen Therapie, aber die Akupunktur besserte die Reizmagensymptome wirksamer als eine Schein-Akupunktur. Eine klinische Studie verglich die Wirksamkeit der mit dieser Erkrankung in Verbindung gebrachten Akupunkturpunkte auf dem Magen-Meridian mit erkrankungsunabhängigen Akupunkturpunkten auf dem Magen-Meridian, Punkten auf anderen Medianen und Nicht-Akupunkturpunkten, um die Spezifität der Punkte nachzuweisen [14]. Die klinische Symptomatik sowie die Lebensqualität der Patienten verbesserten sich unter allen Bedingungen, allerdings war der Effekt unter der optimalen Akupunkturbedingung am stärksten.

Bei den klinischen Akupunktur-Studien zu RDS und FD macht die niedrige bis sehr niedrige Qualität der Evidenz (relativ kleine Stichprobengröße, Mangel an Verblindung, unterschiedliche Akupunktur-Methoden) eine zuverlässige Schlussfolgerung unmöglich.

Neuroimaging: Laut einem aktuellen Review [15] wurden die auf den Behandlungseffekt bezogenen Hirnaktivitäten und die neuronalen Mechanismen der Akupunktur in wenigen Studien untersucht. Bei manueller Akupunktur von ST36 wiesen FD-Patienten im Vergleich zu gesunden Kontroll-Probanden eine stärkere Hirnaktivität in SI und der Imsel auf sowie eine niedrigere Aktivität im präfrontalen Kortex, orbitofrontalen Kortex und anterioren cingulären Kortex, was auf eine abnormale Hirnaktivität bei den Patienten in Schmerz-vermittelnden Hirnarealen hinweist [16].

Keine Form der Akupunktur zeigte eine signifikante Verbesserung von Symptomen einer funktionellen Dyspepsie im Vergleich zur medikamentösen Therapie, aber die Akupunktur besserte die Reizmagensymptome wirksamer als eine Schein-Akupunktur.

7.3.3.3 Weitere Akupunktur-Studien

Über das RDS und die FD hinaus wurden in einzelnen, noch zu reproduzierenden Studien positive Effekte von transkutaner elektrischer Nervenstimulation bei Patienten mit Dysphagie [17] und bei Patienten mit ösophagealen Schmerzen [18] gezeigt sowie eine positive Auswirkung von Akupunktur bei Kindern [19] und Erwachsenen mit Obstipation [20].

7.3.4 Literatur

[1]   Takahashi T. Mechanism of acupuncture on neuromodulation in the gut–a review. Neuromodulation. 2011; 14(1): 8–12; discussion
[2]   Li H, He T, Xu Q, Li Z, Liu Y, Li F, et al. Acupuncture and regulation of gastrointestinal function. World J Gastroenterol. 2015; 21(27): 8304–8313.
[3]   Manheimer E, Cheng K, Wieland LS, Min LS, Shen X, Berman BM, et al. Acupuncture for treatment of irritable bowel syndrome. Cochrane Database Syst Rev. 2012, 5: CD005111.
[4]   Schneider A, Weiland C, Enck P, Joos S, Streitberger K, Maser-Gluth C, et al. Neuroendocrinological effects of acupuncture treatment in patients with irritable bowel syndrome. Complement Ther Med. 2007; 15(4): 255–263.
[5]   Zhao JM, Lu JH, Yin XJ, Chen XK, Chen YH, Tang WJ, et al. Comparison of electroacupuncture and moxibustion on brain-gut function in patients with diarrhea-predominant irritable bowel syndrome: A randomized controlled trial. Chinese journal of integrative medicine. 2015; 21(11): 855–865.
[6]   Xiao WB, Liu YL. Rectal hypersensitivity reduced by acupoint TENS in patients with diarrhea-predominant irritable bowel syndrome: a pilot study. Dig Dis Sci. 2004; 49(2): 312–319.
[7]   Chu WC, Wu JC, Yew DT, Zhang L, Shi L, Yeung DK, et al. Does acupuncture therapy alter activation of neural pathway for pain perception in irritable bowel syndrome?: a comparative study of true and sham acupuncture using functional magnetic resonance imaging. J Neurogastroenterol Motil. 2012; 18(3): 305–316.
[8]   Wang ZJ, Li WM. [Effects of electroacupuncture on disorder of intestinal motility in a rat model of irritable bowel syndrome]. Zhong Xi Yi Jie He Xue Bao. 2010; 8(9): 883–887.
[9]   Wu HG, Jiang B, Zhou EH, Shi Z, Shi DR, Cui YH, et al. Regulatory mechanism of electroacupuncture in irritable bowel syndrome: preventing MC activation and decreasing SP VIP secretion. Dig Dis Sci. 2008; 53(6): 1644–1651.
[10] Wu HG, Liu HR, Zhang ZA, Zhou EH, Wang XM, Jiang B, et al. Electro-acupuncture relieves visceral sensitivity and decreases hypothalamic corticotropin-releasing hormone levels in a rat model of irritable bowel syndrome. Neurosci Lett. 2009; 465(3): 235–237.
[11] Wu JC, Ziea ET, Lao L, Lam EF, Chan CS, Liang AY, et al. Effect of electroacupuncture on visceral hyperalgesia, serotonin and fos expression in an animal model of irritable bowel syndrome. J Neurogastroenterol Motil. 2010; 16(3): 306–314.
[12] Xu GY, Winston JH, Chen JD. Electroacupuncture attenuates visceral hyperalgesia and inhibits the enhanced excitability of colon specific sensory neurons in a rat model of irritable bowel syndrome. Neurogastroenterol Motil. 2009; 21(12): 1302–e125.
[13] Lan L, Zeng F, Liu GJ, Ying L, Wu X, Liu M, et al. Acupuncture for functional dyspepsia. Cochrane Database Syst Rev. 2014(10): CD008487.
[14] Ma TT, Yu SY, Li Y, Liang FR, Tian XP, Zheng H, et al. Randomised clinical trial: an assessment of acupuncture on specific meridian or specific acupoint vs. sham acupuncture for treating functional dyspepsia. Aliment Pharmacol Ther. 2012; 35(5): 552–561.

[15] Lee IS, Wang H, Chae Y, Preissl H, Enck P. Functional neuroimaging studies in functional dyspepsia patients: a systematic review.

[16] Li Z, Zeng F, Yang Y, Chen Y, Zhang D, Sun J, et al. Different cerebral responses to puncturing
at ST36 among patients with functional dyspepsia and healthy subjects. Forschende Komple-
mentarmedizin. 2014; 21(2): 99–104.

[17] Guelrud M, Rossiter A, Souney PF, Sulbaran M. Transcutaneous electrical nerve stimulation
decreases lower esophageal sphincter pressure in patients with achalasia. Dig Dis Sci. 1991;
36(8): 1029–1033.

[18] Borjesson M, Pilhall M, Eliasson T, Norssell H, Mannheimer C, Rolny P. Esophageal visceral pain
sensitivity: effects of TENS and correlation with manometric findings. Dig Dis Sci. 1998; 43(8):
1621–1628.

[19] Broide E, Pintov S, Portnoy S, Barg J, Klinowski E, Scapa E. Effectiveness of acupuncture for
treatment of childhood constipation. Dig Dis Sci. 2001; 46(6): 1270–1275.

[20] Klauser AG, Rubach A, Bertsche O, Muller-Lissner SA. Body acupuncture: effect on colonic
function in chronic constipation. Z Gastroenterol. 1993; 31(10): 605–608.

J. Langhorst, A. K. Koch
7.4 Komplementäre und alternative Medizin

7.4.1 Einleitung und Hintergrund

Komplementäre und alternative Medizin (CAM) wird von Patienten mit gastrointestinalen Erkrankungen häufig nachgefragt und angewendet. Insbesondere wenn die
Therapieansätze konventioneller Schulmedizin ausgeschöpft sind oder nicht den
gewünschten Effekt bringen, wenden sich Patienten dieser Behandlungsmöglichkeit
zu. Komplementäre Medizin versteht sich als Ergänzung zur konventionellen, wohingegen die alternative Medizin eine gemeinsame Anwendung mit schulmedizinischen
Verfahren ausschließt und damit abzulehnen ist. Die meisten CAM-Verfahren sind
als eine nebenwirkungsarme Ergänzung zur konventionellen Schulmedizin zu sehen.
Durch eine veränderte Perspektive auf den Patienten wird ein Behandlungsmehrwert
erreicht. Denn nicht alleine die Primärsymptomatik steht hier im Behandlungsfokus,
sondern insbesondere auch die Verbesserung der Lebensqualität, die Stärkung der
Ressourcen und die Krankheitsverarbeitung. Vor dem Hintergrund, dass chronische
Darmerkrankungen durch eine multifaktorielle Ätiologie verursacht und aufrechterhalten werden, erscheint es plausibel, dass die Patienten am besten von einer
individuell zugeschnittenen Therapie profitieren. In diesem Zusammenhang werden
komplementäre und konventionelle Therapieverfahren von den Betroffenen häufig
als gleichermaßen verfügbare Behandlungsoptionen wahrgenommen.

Anmerkung: Im Rahmen der CAM finden neben den in diesem Kapitel vorge-
stellten Verfahren auch Akupunktur und Traditionelle Chinesische Medizin (TCM),
orale Phytopharmaka, Hypnotherapie und Ernährungsberatung Anwendung in der
Behandlung gastrointestinaler Erkrankungen. Diese werden im vorliegenden Kapitel
nicht angesprochen, da sie an anderer Stelle thematisiert werden.

> Komplementäre und alternative Medizin (CAM) wird von Patienten mit gastrointestinalen Erkrankungen häufig nachgefragt und angewendet.

7.4.2 Komplementäre und alternative Therapieverfahren

7.4.2.1 Mind-Body-Verfahren

Mind-Body-Verfahren zielen darauf ab, gesundheitsfördernde Ressourcen im Patienten zu stärken. Da gastrointestinale Erkrankungen in den allermeisten Fällen auch in Zusammenhang mit subjektiv wahrgenommenem Disstress stehen, sind Therapieansätze wie Mind-Body-Verfahren, welche Stress als relevanten Faktor im Krankheitsgeschehen anerkennen, von großer Bedeutung. Zu den Mind-Body-Verfahren zählen Lebensstilmodifikation, achtsamkeitsbasierte Verfahren zur Stressreduktion und Entspannungsverfahren. Lebensstilmodifikationsprogramme erreichen bei Patienten mit Colitis ulcerosa (CU) einen deutlichen Zuwachs an Lebensqualität [1, 2] und beeinflussen zudem physiologische Parameter wie beispielsweise das C-reaktive Protein positiv [3].

Achtsamkeitsbasierte Interventionen wirken sich bei funktionellen gastrointestinalen Beschwerden positiv auf Stress, Lebensqualität, Symptome und physiologische Krankheitsparameter wie das C-reaktive Protein aus [4, 5].

Entspannungstechniken wie klassische Muskelentspannung nehmen sowohl kurz- als auch langfristig einen positiven Einfluss auf Symptomschwere und Lebensqualität bei Reizdarmpatienten [6].

Als meditative Bewegungsformen sind Yoga, Tai-Chi und Qi-Gong von Bedeutung. Yoga als spezielle Bewegungsform ist Teil traditioneller indischer Philosophie und besteht aus Körperpositionen, Atemübungen und Meditation. Es wirkt sich positiv auf die Beschwerdesymptomatik, Ängstlichkeit, Lebensqualität und die körperliche Funktionalität von Patienten mit Reizdarmsyndrom aus [7]. Körperliche Bewegung generell verbessert die Lebensqualität von Patienten mit gastrointestinalen Erkrankungen. Schon eine leichte konstitutionsgerechte Erhöhung der körperlichen Aktivität durch beispielsweise Aerobic, Radfahren oder Walking zeigt positive kurzfristige und langfristige Effekte auf Symptomschwere, Lebensqualität und generelle Erschöpfungssymptome sowohl bei Patienten mit funktionellen als auch mit entzündlichen Beschwerden [8, 9]. Werden sie unter geschulter Anleitung durchgeführt, stellen körperliche Bewegung und Yoga eine sichere Behandlungsform dar.

> Mind-Body-Verfahren zielen darauf ab, gesundheitsfördernde Ressourcen im Patienten zu stärken.

7.4.2.2 Ganzheitliche Medizinsysteme

Ayurveda fußt wie Yoga in der traditionellen indischen Medizin und Philosophie, hat einen ganzheitlichen Anspruch und umfasst im Kern die vier Aspekte Massage- und

Reinigungstechniken, Ernährungsberatung, Pflanzenheilkunde und Yoga. Hinsichtlich der Wirksamkeit von Ayurveda zur Behandlung gastrointestinaler Erkrankungen sind die Erkenntnisse inhomogen [10, 11]. Aufgrund der Vielfältigkeit der einzelnen Präparatszusammensetzungen sind mehr qualitativ hochwertige Studien nötig, um klare Empfehlungen geben zu können.

Kampo ist eine japanische Pflanzenheilkunde, die ihre Wurzeln in der traditionellen chinesischen Medizin hat, sich aber heutzutage deutlich von dieser abgrenzt. Erste qualitativ hochwertige randomisiert kontrollierte Studien hinsichtlich Kampo zur Behandlung gastrointestinaler Erkrankungen liegen vor. Die beste Evidenz ergibt sich für das Präparat „Keishi-ka-shakuyaku-To", welches sich positiv auf abdominelle Schmerzen, Blähungen und generelle Reizdarmsymptomatik auswirkt [12].

Aus dem Bereich der Homöopathie fehlen vor allem qualitativ hochwertige randomisiert kontrollierte Studien, um Behandlungsempfehlungen geben zu können. Für Homöopathika mit dem Kernwirkstoff des Asa foetida gibt es Hinweise auf eine Wirksamkeit zur Behandlung des Reizdarmsyndroms der Unterkategorie Verstopfung [13].

> Ayurveda und Yoga haben einen ganzheitlichen Anspruch. Ayurveda umfasst die vier Aspekte Massage- und Reinigungstechniken, Ernährungsberatung, Pflanzenheilkunde und Yoga. Die Wirksamkeit ist unklar.

7.4.2.3 Therapien basierend auf Naturprodukten

Kümmelölleibauflagen als externe phytotherapeutische Anwendung nach Kneipp stellen eine Selbstfürsorgetechnik dar, deren Wirksamkeit und Sicherheit zur Behandlung des Reizdarmsyndroms in einer randomisiert kontrollierten Studie gezeigt werden konnten [14].

> Naturprodukte können im Rahmen einer Selbstfürsorgetechnik wirksam sein.

7.4.3 Zusammenfassung und Ausblick

Ausgewählte CAM-Verfahren sind zur Behandlung gastrointestinaler Erkrankungen und Beschwerden hilfreich und haben vor allem bei leichteren oder funktionellen Beschwerden große Bedeutung. Während verschiedene naturheilkundliche und phytotherapeutische Ansätze wichtige Impulse im Bereich der Selbsthilfestrategien geben, erweitern vor allem auch die Mind-Body-Verfahren das Spektrum und fügen dem multimodalen integrativen Behandlungsansatz eine Ressourcen-orientierte salutogenetische Dimension zu. Neben der Linderung der Krankheitssymptomatik kann durch eine gezielte Anwendung von CAM so vor allem auch die Lebensqualität der Betroffenen gesteigert werden.

Die Anwendung von CAM birgt allerdings auch Risiken. Insbesondere die unkritische Anwendung durch Nichtärzte, welche die spezifische Symptomatik ungenügend einschätzen und beurteilen können und konventionell etablierte Therapien vernachlässigen, ist gefährlich. Darüber hinaus besteht durch einen unkritischen Einsatz unkonventioneller Therapieverfahren, deren Finanzierung in der Regel nicht von den Kostenträgern geleistet wird, das Risiko einer erheblichen finanziellen Belastung der Betroffenen. In jedem Fall wird weitere hochqualitative klinische Forschung dringend benötigt, um Präparate mit Potenzial auf Arzneimittelniveau abzusichern und den Betroffenen den Einsatz als komplementäre Therapiealternativen zu ermöglichen.

> Ausgewählte CAM-Verfahren sind zur Behandlung gastrointestinaler Erkrankungen und Beschwerden hilfreich.

7.4.4 Literatur

[1] Elsenbruch S, Langhorst J, Popkirowa K, Muller T, Luedtke R, Franken U, et al. Effects of mind-body therapy on quality of life and neuroendocrine and cellular immune functions in patients with ulcerative colitis. Psychotherapy and psychosomatics. 2005; 74(5): 277–287.

[2] Langhorst J, Mueller T, Luedtke R, Franken U, Paul A, Michalsen A, et al. Effects of a comprehensive lifestyle modification program on quality-of-life in patients with ulcerative colitis: a twelve-month follow-up. Scandinavian journal of gastroenterology. 2007; 42(6): 734–745.

[3] Gerbarg PL, Jacob VE, Stevens L, Bosworth BP, Chabouni F, Defilippis EM, et al. The Effect of Breathing, Movement, and Meditation on Psychological and Physical Symptoms and Inflammatory Biomarkers in Inflammatory Bowel Disease: A Randomized Controlled Trial. Inflammatory Bowel Diseases. 2015; 21(12): 2886–2896.

[4] Aucoin M, Lalonde-Parsi MJ, Cooley K. Mindfulness-based therapies in the treatment of functional gastrointestinal disorders: A Meta-analysis. Evidence-based Complementary and Alternative Medicine. 2014; 2014: 140724.

[5] Lakhan SE, Schofield KL. Mindfulness-Based Therapies in the Treatment of Somatization Disorders: A Systematic Review and Meta-Analysis. PLoS ONE. 2013; 8(8).

[6] van der Veek PP, van Rood YR, Masclee AA. Clinical trial: short- and long-term benefit of relaxation training for irritable bowel syndrome. Alimentary pharmacology & therapeutics. 2007; 26(6): 943–952.

[7] Schumann D, Anheyer D, Lauche R, Dobos G, Langhorst J, Cramer H. Effect of Yoga in the Therapy of Irritable Bowel Syndrome: A Systematic Review. Clinical gastroenterology and hepatology. 2016; 14(12): 1720–1731.

[8] Johannesson E, Ringström G, Abrahamsson H, Sadik R. Intervention to increase physical activity in irritable bowel syndrome shows long-term positive effects. World journal of gastroenterology. 2015; 21(2): 600–608.

[9] Klare P, Nigg J, Nold J, Haller B, Krug AB, Mair S, et al. The impact of a ten-week physical exercise program on health-related quality of life in patients with inflammatory bowel disease: A prospective randomized controlled trial. Digestion. 2015; 91(3): 239–247.

[10] Lauche R, Kumar S, Hallmann J, Ludtke R, Rampp T, Dobos G, et al. Efficacy and safety of Ayurvedic herbs in diarrhoea-predominant irritable bowel syndrome: A randomised controlled crossover trial. Complementary therapies in medicine. 2016; 26: 171–177.

[11] Yadav SK, Jain AK, Tripathi SN, Gupta JP. Irritable bowel syndrome: therapeutic evaluation of indigenous drugs. The Indian journal of medical research. 1989; 90: 496–503.

[12] Oka T, Okumi H, Nishida S, Ito T, Morikiyo S, Kimura Y, et al. Effects of Kampo on functional gastrointestinal disorders. BioPsychoSocial medicine. 2014; 8(1): 5.

[13] Peckham EJ, Nelson EA, Greenhalgh J, Cooper K, Roberts ER, Agrawal A. Homeopathy for treatment of irritable bowel syndrome. The Cochrane database of systematic reviews. 2013 (11): CD009710.

[14] Lauche R, Janzen A, Ludtke R, Cramer H, Dobos G, Langhorst J. Efficacy of Caraway Oil Poultices in Treating Irritable Bowel Syndrome–A Randomized Controlled Cross-Over Trial. Digestion. 2015; 92(1): 22–31.

I. van der Voort, P. Enck

7.5 Biofeedback-Training für anorektale Erkrankungen

7.5.1 Historischer Hintergrund

Anorektale Erkrankungen, wie Beckenbodendyssynergie, Stuhlinkontinenz und Levator-Ani-Syndrom, sind häufig und können bis zu 25 % der erwachsenen und pädiatrischen Populationen betreffen. Sie beeinträchtigen die Lebensqualität erheblich und stellen eine große Belastung des Gesundheitssystems dar. Obwohl diese Erkrankungen mit verschiedenen Ansätzen behandelt werden können, wie mit Abführmitteln, Antidiarrhoika, Injektionen von Botulinumtoxin oder Dextranomer, elektrischer und sakraler Nervenstimulationen und mittels Chirurgie, hat sich die Biofeedback-Therapie mit visuellen und verbalen Feedbacktechniken als eine nützliche Behandlungsoption bewiesen.

Biofeedback ist eine Lernstrategie, die aus psychologischen Lerntheorien hergeleitet wurde, genauer aus instrumentellem Lernen oder operanter Konditionierung in der Tradition von B. F. Skinner (1904–1990): Wenn ein Verhalten, sei es eine komplexe menschliche Leistung wie das Essen oder eine einfache physiologische Aufgabe wie eine Muskelkontraktion, durch intrinsische oder extrinsische Mittel verstärkt wird, erhöht sich die Wahrscheinlichkeit, wiederholt zu werden, nach bestimmten Gesetzen. Später schlug Neal E. Miller (1909–2002) vor, dass nicht nur beobachtbares und verbales Verhalten, sondern auch das Verhalten autonomer Funktionen auf diese Weise „geformt" werden könnte. Der vergleichsweise späte Beginn des Einsatzes von Biofeedback-Anwendungen im Bereich der Gastroenterologie zeigte sich durch die Veröffentlichung einer Studie 1974 [1] über die Anwendung von Biofeedback bei Patienten mit Stuhlinkontinenz und einen Review in der Zeitschrift *Gastroenterology* [2] .

Aus der mehr als 40-jährigen Geschichte des Biofeedback-Trainings und ihrer über 40-jährigen Anwendung in der Gastroenterologie haben sich zwei unterschiedliche und erfolgreiche Therapiemodalitäten bei anorektalen Funktionsstörungen entwickelt. Andere Anwendungen, z. B. für die Therapie von Schluckstörungen, für die Kontrolle der Magenmotorik oder der Dickdarm-Funktionen, haben sich nicht durchgesetzt.

Einige Studien, wie z. B. zuerst aus der Gruppe von Schuster et al. [1] publiziert, benutzen für die Therapie ein Ballon-System, das für die anorektale Manometrie entwickelt wurde, um ein visuelles Feedback der rekto-sphinkteren Reflex-Reaktionen, sowohl der internen Anal-Sphinkter-Relaxation als auch der Kontraktion des externen Anal-Sphinkters nach der Rektumdehnung, durch Beobachten eines Messgeräts zu erlauben. Andere Arbeitsgruppen verwenden stattdessen vor allem EMG-basierte Biofeedbacksysteme, wie zuerst 1979 von MacLeod publiziert [3].

> Die Biofeedback-Therapie mit visuellen und verbalen Feedbacktechniken hat sich bei Beckenbodendyssynergie, Stuhlinkontinenz und Levator-Ani-Syndrom als eine nützliche Behandlungsoption bewiesen.

7.5.2 Biofeedback-Training für Stuhlinkontinenz

Das Ziel des Biofeedback-Trainings bei Patienten mit Stuhlinkontinenz besteht darin, die physiologischen Defizite, die zur Stuhlinkontinenz beitragen, zu verbessern: Verbesserung des analen Sphinkter- und Puborektalis-Tonus, der Kraft und Ausdauer der Muskelkontraktion sowie der anorektalen Koordination.

Eine Publikation mit Metaanalyse von sechs randomisierten, kontrollierten Studien 2009 [4] konnte zeigen, wenn das Biofeedbacktraining mit anderen Behandlungsoptionen verglichen wurde, ergab sich kein Unterschied in der Wirksamkeit dieser Therapien im Vergleich zum Biofeedbacktraining (OR = 1,189, CI: 0,689–2,055, P = 0,535). In der gleiche Publikation [4] wird berichtet, dass fünf Studien, die verschiedene Modalitäten des Biofeedbacktrainings nutzen, eine vergleichbare Wirksamkeit des apparativen Biofeedbacktrainings zu anderen Biofeedback-Modi zeigten (OR = 1,278, 95 % CI: 0,736–2,20, P = 0,384). Diese anderen BF-Modi beinhalteten zusätzliche elektrische Stimulation, zusätzliches Heimtraining und Messung sowie Feedback des intra-rektalen Ballondrucks. Eine Cochrane-Analyse von 2012 [5] mit randomisierten oder quasi-randomisierten Studien bei Patienten, die Anal-Sphinkter-Übungen durchführten und/oder ein Biofeedback und/oder eine transkutane elektrische Stimulation des Anal-Schließmuskels erhielten, kam zu dem Schluss, dass die zusätzliche Gabe von Biofeedback oder Elektrostimulation der alleinigen Kontraktionsübung der Muskulatur überlegen war, vor allem bei Patienten, die vorher keinen Erfolg mit anderen konservativen Therapien verzeichneten. Insgesamt gab es aber unzureichende Belege für die Überlegenheit von Biofeedback-Therapie oder einer anderen Therapiemethode [5]. Weitere Studien sind erforderlich, um die Behandlungsprotokolle und das Training von Biofeedback-Therapeuten zu standardisieren. Rao et al. [6] schlagen eine Definition des Therapieerfolgs vor, bei der die Verbesserung der Darmfunktion definiert wird als eine 50%ige Reduktion von Stuhlinkontinenz-Episoden, aber diese

Maßgabe wurde in klinischen Studien bislang nicht angewendet. Trotz des fehlenden Nachweises der Wirksamkeit in Metaanalysen wird sowohl vom *American College of Gastroenterology* [7] als auch von der *Rom-Kommission* [8] Biofeedbacktraining bei der Behandlung von Stuhlinkontinenz empfohlen. Die amerikanische und europäische Konsensus-Leitlinie von 2015 [6] empfiehlt Biofeedback-Training für die Kurz- und Langzeit-Behandlung von Stuhlinkontinenz (Level II, Grad-B-Empfehlung).

> Das Ziel des Biofeedback-Trainings ist die physiologischen Defizite, die zur Stuhlinkontinenz beitragen (analen Sphinkter- und Puborektalis-Tonus, Kraft und Ausdauer der Muskelkontraktion, anorektalen Koordination) zu korrigieren.

7.5.3 Biofeedback-Training für Beckenbodendyssynergie

Das Ziel dieses Biofeedback-Trainings liegt darin, die Darmfunktion zu verbessern, indem ein normaler Defäkationsablauf wiederhergestellt wird.

Bei Patienten mit Beckenbodendyssynergie ist das Ziel des Biofeedback-Trainings dreifach:

1. Korrektur der Dyssynergie oder Fehl-Koordination der Bauch-, Rektal-, Puborektalis- und analen Schließmuskulatur, um eine normale und vollständige Entleerung des Rektums zu erreichen,
2. Ermöglichen einer normalen Rektum-Entleerung durch simuliertes Defäkationstraining mittels eines Ballons,
3. Verbesserung der rektalen sensorischen Wahrnehmung bei Patienten mit eingeschränkter rektaler Empfindungsfähigkeit.

Biofeedback ist eine instrumenten-basierte Lernmethode und es stehen mehrere Geräte und Methoden zur Verfügung, darunter Solid-State- oder Perfusionsmanometriesysteme, Katheter mit Ballons, Anal-EMG-Sonden und Heimtrainingsgeräte auf der Basis des einen oder anderen Messprinzips. Eine Manometrie-Sonde mit Mikrotransducern im Analkanal und ein Rektalballon haben den Vorteil, dass die Rektum- und Analdruckänderungen getrennt und genau dargestellt werden und dies das Erlernen und Behalten von rektalen Vortriebskräften (Erhöhung des Rektaldrucks durch Zwerchfell und Bauchmuskelkontraktion) erleichtern und die sensorische Wahrnehmung verbessern kann. Elektromyographie-Sonden für den Analkanal liefern ausschließlich Informationen über die Aktivität der quergestreiften Analmuskeln, aber keine Informationen über den rektalen propulsiven Druck.

Mehrere kontrollierte Studien wurden bei Erwachsenen mit Beckenbodendyssynergie (BD) publiziert. Zwar gibt es methodische Unterschiede zwischen den einzelnen Studien, darunter im Hinblick auf Rekrutierungskriterien, Endpunkte und Outcome-Maßnahmen, aber alle Studien mit zufälliger Zuweisung zu den Behandlungsarmen haben gezeigt, dass die Biofeedback-Therapie anderen kontrollierten Behandlungsansätzen einschließlich Diät, Bewegung und Abführmitteln, Polyethylen Glykol, Diazepam vs. Placebos, Ballon-Defäkationstherapie und einer Schein-Feedback-Therapie überlegen ist. Eine Metaanalyse [9] von sieben Studien mit Biofeedback im Vergleich zu anderen Behandlungsmethoden ergab, dass das Biofeedback eine sechsfache Steigerung der Erfolgsquote erreichte (Odds Ratio 5.861 [95 % CI: 2.2–15.8]). Prädiktoren für eine erfolgreiche Therapie waren eine höhere Stuhlkonsistenz, eine größere Teilnahmebereitschaft, ein höherer Analsphinkter-Ruhedruck und eine verlängerte Ballon-Ausstoßzeit. Eine längere Dauer des Laxantien-Gebrauchs war mit einem schlechteren Ergebnis verbunden. Die Beckenbodendyssynergie ist mit einer erheblichen Beeinträchtigung der Lebensqualität verbunden [10]. In einer prospektiven RCT [11] von 100 Patienten mit BD konnte gezeigt werden, dass eine Biofeedback-Therapie die meisten Domänen der Lebensqualität verbessert. Eine Cochrane-Analyse [12] aus dem Jahr 2014 stellte fest, dass derzeit nicht genügend Belege vorliegen, um Schlussfolgerungen in Bezug auf Wirksamkeit und Sicherheit des Biofeedbacks zur Behandlung einer chronischer Obstipation zu ermöglichen. Allerdings befasste sich diese Untersuchung mit dem Einsatz von Biofeedback bei Patienten mit chronischer Obstipation durch Erkrankungen, die nicht immer mit einer Beckenbodendyssynergie einhergehen, z. B. der so genannten Slow-transit-Obstipation oder einem rektalen Prolaps. Chiarioni et al. [13] konnten bereits 2005 zeigen, dass Patienten mit einer Slow-transit-Obstipation nicht von einem Biofeedback-Training profitieren. Deshalb führte der Einschluss solcher Patienten in nichtrandomisierte ältere Studien in der o. g. Cochrane Analyse, die den Nutzen einer Biofeedback-Therapie in Frage stellte, zu einer kritisch-negativen Schlussfolgerung über ihre generelle Verwendbarkeit bei Defäkationsstörungen. Schließlich stellte diese Cochrane-Analyse fest, dass das Verblinden suboptimal war und dadurch ein Bias-Risiko ergab; jedoch ist die Möglichkeit des Verblindens von Patienten in Verhaltensstudien begrenzt und die Bias-Definition aus Medikamenten-Studien können nicht ohne weiteres auf Verhaltensstudien angewendet werden. Die amerikanischen und europäischen Konsensus-Leitlinien von 2015 [6] empfehlen Biofeedback-Training für die Kurz- und Langzeit-Behandlung von Obstipation mit Beckenbodendyssynergie (Level I, Grad-A-Empfehlung).

> Biofeedback ist eine instrumenten-basierte Lernmethode mit Solid-State- oder Perfusionsmanometrie-Systeme, Katheter mit Ballons, Anal-EMG-Sonden und Heimtrainingsgeräte auf der Basis des einen oder anderen Messprinzips.

7.5.4 Literatur

[1]   Engel BT, Nikoomanesh P, Schuster MM. Operant conditioning of recto-sphincteric responses in the treatment of fecal incontinence. New Engl J Med. 1974; 290: 646–649.
[2]   Hubel KA. Voluntary control of gastrointestinal functions: operant conditioning and biofeedback. Gastroenterology. 1974; 66: 1085–1088.

[3]   MacLeod JH. Biofeedback in the management of partial anal incontinence: a preliminary report. Dis Colon Rectum. 1979; 22: 169–171.

[4]   Enck P, Van der Voort IR, Klosterhalfen S. Biofeedback therapy in fecal incontinence and constipation. Neurogastroenterol Motil. 2009; 21: 1133–1141.

[5]   Norton C, Cody JD. Biofeedback and/ or sphincter exercises for the treatment of faecal incontinence in adults. Cochrane Database Syst Rev. 2012; 7: CD002111.

[6]   Rao SSC, Benninga MA, Bharucha EA, Chiarioni G, Di Lorenzo C, Whitehead WE. ANMS-ESNM position paper and consensus guidelines on biofeedback therapy for anorectal disorders. Neurogastroenterol Motil. 2015; 27: 594–609.

[7]   Wald AB, Bharucha A, Cosman BC, Whitehead WE. ACG clinical guide- lines: management of benign anorectal disorders. Am J Gastroenterol. 2014; 108: 1146–1157.

[8]   Bharucha AE, Wald A, Enck P, Rao S. Functional anorectal disorders. Gastroenterology. 2006; 130: 1510–1518.

[9]   Koh CE, Young CJ, Young JM, Solomon MJ. Systematic review of randomized controlled trials of the effectiveness of biofeedback for pelvic floor dysfunction. BJS. 2008; 95: 1079–1087.

[10] Rao SS, Seaton K, Miller MJ, Schulze K, Brown CK, Paulson J, Zimmerman B. Psychological profiles and quality of life differ between patients with dyssynergia and those with slow transit constipation. J Psychosom Res. 2007; 63: 441–449.

[11] Go J, Valestin J, Brown C, Bradley C, Schulze K, Hamdy S, Rao SS. Is biofeedback therapy effective in improving quality of life in dyssyner- gic defecation? A randomized con- trolled trial Gastroenterology. 2011; 140(5): 52.

[12] Woodward S, Norton C, Chiarelli P. Biofeedback for treatment of chronic idiopathic constipation in adults. Cochrane Database Syst Rev. 2014; 3: CD008486.

[13] Chiarioni G, Salandini L, Whitehead WE. Biofeedback benefits only patients with outlet dysfunction, not patients with isolated slow transit constipation. Gastroenterology. 2005; 129: 86–97.

J. Schwille-Kiuntke

7.6 Psychologische Interventionen (Psychotherapie)

7.6.1 Einleitung und Hintergrund

Die Behandlung von funktionellen gastroenterologischen Störungen ist langwierig und häufig schwierig. Viele Therapieoptionen haben probatorischen Charakter und die Suche nach einem individuell passenden Therapieregime nimmt oft Monate bis Jahre in Anspruch. Die Lebensqualität ist im Vergleich zu Gesunden signifikant reduziert und vergleichbar mit chronisch-somatisch Erkrankten [1].

In einem biopsychosozialen Modell der Genese und Aufrechterhaltung von funktionellen Magen-Darm-Erkrankungen wird von einer Bidirektionalität der Darm-Hirn-Achse ausgegangen. Sowohl psychologische Faktoren nehmen Einfluss auf die Stressreagibilität, Motorik und Sensorik des Darms (top down), als auch gastrointestinale Symptome wie Schmerzen und Stuhlunregelmäßigkeiten auf Stimmung und Ängstlichkeit (bottom up) [2].

Psychotherapie ist grundsätzlich wirksam beim Reizdarmsyndrom und mit weniger Nebenwirkungen behaftet als eine medikamentöse antidepressive Therapie [3].

Die Empfehlung für psychotherapeutische Maßnahmen bei entsprechender Indikation findet sich folglich in den Leitlinien der Fachgesellschaften [4, 5].

Über eine Beeinträchtigung des emotionalen Befindens durch die somatischen Beschwerden hinaus zeigt sich eine erhöhte Rate an komorbiden psychosomatischen Krankheitsbildern (Kap. 3.1). Auch bei psychisch Gesunden ergibt sich häufig eine Exazerbation der gastrointestinalen Beschwerden unter Stress und emotionaler Belastung. Es ist für die weitere Indikationsstellung von Bedeutung, dass zwischen einer psychosozialen Belastung durch eine bestehende Magen-Darm-Störung und einer separaten psychosomatischen Komorbidität unterschieden wird.

7.6.2 Krankheitsbilder und Indikationsstellung

Evidenz für die Wirksamkeit von Psychotherapie existiert vor allem hinsichtlich des Reizdarmsyndroms [4] und – in weit geringerem Ausmaß – bezogen auf andere neurogastroenterologische Erkrankungen wie die funktionelle Dyspepsie und den nichtkardialen Thoraxschmerz.

7.6.2.1 Funktionelle Dyspepsie

Eine Cochrane-Übersichtsarbeit kommt zu dem Schluss, dass die Datenlage bezüglich der Wirksamkeit zwar nicht ausreichend ist, dass psychologische Interventionen bei funktioneller Dyspepsie jedoch hilfreich sein können [6]. In einer weiteren aktuellen Studie zeigten sich eine Verbesserung der Dyspepsie-bezogenen Lebensqualität und eine Symptomreduktion nach zehn Wochen Psychotherapie ergänzend zur üblichen Behandlung und bis zu sechs Monate darüber hinaus [7].

7.6.2.2 Nichtkardialer Thoraxschmerz

Hinsichtlich des nichtkardial bedingten Brustschmerzes existiert eine Studie, in der 28 Patienten entweder Hypnotherapie oder supportive Therapie plus Placebo-Medikation erhielten. Hier zeigte sich in der Hypnotherapiegruppe eine signifikante Verbesserung der Schmerzintensität ohne Einfluss auf die Schmerzhäufigkeit. Aufgrund der kleinen Gruppengröße sind diese Ergebnisse allerdings als vorläufige Hinweise auf eine Wirksamkeit zu interpretieren [8].

7.6.2.3 Reizdarmsyndrom

Bezüglich des Reizdarmsyndroms existiert die umfänglichste Datengrundlage. Trotzdem sollte die Indikation für die unterschiedlichen Formen psychologischer Interventionen sorgfältig gestellt werden. Hierbei ist ein gestuftes Vorgehen empfehlenswert.

Auch bei (teilweisem) Fehlen einer „objektiven" Indikation ist der Patientenwunsch zu berücksichtigen.

In folgenden Fällen ist eine psychotherapeutische Diagnostik und ggf. Einleitung einer psychotherapeutischen Intervention geboten:
- bei Weiterbestehen von mindestens mittelgradigen Symptomen der funktionellen Erkrankung nach drei bis sechs Monaten adäquater Behandlung [9],
- bei einer subjektiven Symptomexazerbation unter Stress und psychischer Belastung [9],
- bei Hinweisen auf eine manifeste psychiatrisch-psychosomatische Komorbidität sowie auf sexuellen Missbrauch in der Vorgeschichte [4].

7.6.3 Psychotherapeutische Verfahren

Im hausärztlichen oder internistischen Setting empfiehlt sich primär ein edukatives Vorgehen mit ausführlicher Aufklärung über das Krankheitsbild. Für viele Patienten wirkt bereits entlastend, dass eine maligne Entartung der funktionellen Störung ausgeschlossen ist. Unterstützend kommen Patientenhandbücher, web-basierte Selbsthilfeangebote und die Empfehlung zur Teilnahme an einer Selbsthilfegruppe zum Einsatz [4, 10]. Diese Maßnahmen können bei Patienten mit einer psychosozialen Belastung durch die Magen-Darm-Störung oder eine Problematik in der Krankheitsverarbeitung bereits ausreichend sein.

Primär bei Patienten mit schwerwiegenderer psychiatrisch-psychosomatischer Komorbidität, sekundär im Falle eines fehlenden oder nicht ausreichenden Erfolgs der oben genannten Maßnahmen wird eine Überweisung in ein psychotherapeutisches bzw. fachärztlich psychiatrisch-psychosomatisches Setting empfohlen [4].

Die Heterogenität der vorliegenden Studien zur Psychotherapie bei funktionellen Störungen ist allerdings groß, Therapie-Mischformen (multicomponent psychological therapy) sind keine Seltenheit [3]. Im Folgenden soll deshalb auf die psychotherapeutischen Verfahren eingegangen werden, für die valide Daten zur Wirksamkeit vorliegen und die einem leitlinienkonformen Vorgehen entsprechen.

7.6.4 Kognitive Verhaltenstherapie

Die Wirksamkeit der Kognitiven Verhaltenstherapie (KVT) beim Reizdarmsyndrom ist gut belegt [3, 4]. Der KVT beim Reizdarmsyndrom liegt die Annahme eines biopsychosozialen Stressmodells zugrunde: Individuell unterschiedlich empfundene Stressoren interagieren dabei mit dysfunktionalen Gedankenmustern und den somatischen Symptomen [11]. Die KVT nutzt vor allem zu Therapiebeginn psychoedukative Elemente, im Verlauf auch kognitive Interventionen durch den Behandler, das Erlernen von Entspannungstechniken, bewusste Aufmerksamkeitslenkung sowie bei Bedarf die Exposition gegenüber angstauslösenden Situationen. Wichtiges Element gegen Ende der Therapie stellt das Erarbeiten einer Rückfallprophylaxe dar. Therapieziele sind eine Modifikation dysfunktionaler Gedankenmuster, das Kennenlernen und Einüben suffizienter Bewältigungsstrategien (coping) und daraus resultierend ein gestärktes Selbstwirksamkeitsgefühl und eine größere Symptomkontrolle. KVT zur Behandlung eines Reizdarmsyndroms wird in der Regel niederfrequent mit einer Wochenstunde durchgeführt. Es existieren spezifische Therapiemanuale [11].

7.6.5 Psychodynamische Psychotherapieverfahren

Zwar ist die Wirksamkeit psychodynamischer Therapieverfahren – beispielsweise der psychodynamisch-interpersonellen Therapie – weniger intensiv beforscht wie die der KVT, aber auch hierzu liegen zahlreiche Studien vor, die Hinweise auf die Wirksamkeit liefern. Das Grundverständnis funktioneller Magen-Darm-Beschwerden in den psychodynamischen Therapieverfahren ist das eines Affektäquivalents. Ein Zusammenhang von Emotion, Konflikt und dem somatischen Symptom ist dabei dem Patienten häufig nicht bewusst. Umso bedeutsamer ist deshalb eine tragfähige und vertrauensvolle Behandler-Patient-Beziehung [11]. Das übergeordnete Therapieziel liegt darin, die Wahrnehmung innerer Gefühlzustände zu verbessern und so psychisches Empfinden und somatisches Erleben für den Patienten einer Unterscheidung zugänglich zu machen. So wird es erst möglich, diesen Gefühlszuständen einen (subjektiven) Sinn zu geben. Auftauchende psychische Konflikte können dann jenseits des somatischen Symptoms weiterbearbeitet werden [11]. Psychodynamische Verfahren können als niederfrequente Kurzzeittherapie durchgeführt werden, aber auch mehrstündige Settings kommen vor.

7.6.6 Hypnotherapeutische Verfahren (gut directed hypnosis)

Die „gut directed hypnosis" ist das einzige organspezifische Verfahren. Auch sie gilt als wirksam [3]. Darauf sei in einem separaten Kapitel detailliert eingegangen (Kap. 7.7).

7.6.7 Weitere Therapieverfahren

Diverse weitere psychologische Interventionen finden bei der Behandlung des Reizdarmsyndroms Anwendung, z. B. achtsamkeitsbasierte Verfahren, Stressmanagement oder Therapie via Internet und Telefon [3]. Häufig führt die lückenhafte Datenlage dazu, dass diese Therapieverfahren trotz teilweiser, subjektiver Wirksamkeit nicht empfohlen werden.

Trotz einzelner positiver Befunde hinsichtlich der Wirksamkeit von Entspannungsverfahren wie autogenem Training sollen diese laut Leitlinie eher nicht als Monotherapie durchgeführt werden. Funktionelle Entspannung hingegen – eine körperzentrierte psychodynamische Psychotherapiemethode – wird auf Basis von Einzelstudien empfohlen [5].

Nicht nur die Indikation zur psychologischen Intervention, sondern ebenso die Wahl des Verfahrens sollte somit auch von persönlichen Faktoren und Präferenzen des Patienten abhängig gemacht werden [5].

7.6.8 Zusammenfassung und Ausblick:

Hinsichtlich einer psychologischen Diagnostik und Intervention ist ein gestuftes Vorgehen in der internistischen und hausärztlichen sowie fachpsychotherapeutischen Versorgung empfehlenswert, dabei ist der Patientenwunsch zu berücksichtigen. Von ärztlicher Seite sollte die Indikation gestellt werden bei Weiterbestehen der Symptomatik trotz adäquater Behandlung nach drei bis sechs Monaten, Symptomverschlechterung bei Stress und psychiatrisch-psychosomatischer Komorbidität. Gute Wirksamkeitsnachweise existieren für die kognitiv-verhaltenstherapeutische und die psychodynamische Psychotherapie sowie hypnotherapeutische Verfahren.

7.6.9 Literatur

[1] Stanculete M, Matu S, Pojoga C, Dumitrascu D. Coping strategies and irrational beliefs as mediators of the health-related quality of life impairments in irritable bowel syndrome. J Gastrointestin Liver Dis. 2015; 24: 159–164.

[2] Mayer E, Tillisch K. The brain-gut axis in abdominal pain syndromes. Annu Rev Med. 2011; 62: 381–396.

[3] Ford A, Quigley E, Lacy B, et al. Effect of antidepressants and psychological therapies, including hypnotherapy, in irritable bowel syndrome: systematic review and meta-analysis. Am J Gastroenterol. 2014; 109: 1350–1365.

[4] Layer P, Andresen V, Pehl C, et al. S3-Leitlinie Reizdarmsyndrom: Definition, Pathophysiologie, Diagnostik und Therapie. Gemeinsame Leitlinie der Deutschen Gesellschaft für Verdauungs- und Stoffwechselkrankheiten (DGVS) und der Deutschen Gesellschaft für Neurogastroenterologie und Motilität (DGNM). Z Gastroenterol. 2011; 49: 237–293.

[5] AWMF-Leitlinie: Nicht-spezifische, funktionelle und somatoforme Körperbeschwerden, Umgang mit Patienten. AWMF-Reg.-Nr. 051-001. Abgerufen von: http://www.awmf.org/uploads/tx_szleitlinien/051-001l_S3_Nicht-spezifische_funktionelle_somatoforme_Koerperbeschwerden_2012-04.pdf.

[6] Soo S, Moayyedi P, Deeks J, Delaney B, Lewis M, Forman D. Psychological interventions for non-ulcer dyspepsia. Cochrane Database Syst Rev. 2005; 2: CD002301.

[7] Orive M, Barrio I, Orive V, et al. A randomized controlled trial of a 10 week group psychotherapeutic treatment added to standard medical treatment in patients with functional dyspepsia. J Psychosom Res. 2015; 78: 563–568.

[8] Jones H, Cooper P, Miller V, Brooks N, Whorwell P. Treatment of non-cardiac chest pain: a controlled trial of hypnotherapy. Gut. 2006; 55: 1403–1408.

[9] Palsson O, Whitehead W. Psychological treatments in functional gastrointestinal disorders: a primer for the gastroenterologist. Clin Gastroenterol Hepatol. 2013; 11: 208–216.

[10] Liegl G, Plessen C, Leitner A, Boeckle M, Pieh C. Guided self-help interventions for irritable bowel syndrome: a systematic review and meta-analysis. Eur J Gastroenterol Hepatol. 2015; 27: 1209–1221.

[11] Martin A, Härter M, Henningsen P, Hiller W, Kröner-Herwig B, Rief W. Evidenzbasierte Leitlinie zur Psychotherapie somatoformer Störungen und assoziierter Syndrome. Göttingen: Hogrefe Verlag GmbH & Co. KG. 2013.

G. Moser, J. Peter

7.7 Hypnose (Gut-directed Hypnotherapie, GHT)

7.7.1 Einleitung und Hintergrund

Die auf den Bauch gerichtete (gut-directed) Hypnose (GHT) ist eine Behandlungsmethode von funktionellen gastrointestinalen Störungen (Reizdarmsyndrom, funktionelle Dyspepsie), die in einer Reihe von randomisiert-kontrollierten Studien sowie Metaanalysen einen beachtlichen Langzeiterfolg zeigt. Diese spezielle Form der Hypnose ist insbesondere bei therapieresistenten Symptomen erfolgreich und wird deshalb in Leitlinien zur Behandlung des Reizdarmsyndroms empfohlen. Die Durchführung ist im Einzel- und im Gruppensetting mit zehn wöchentlichen Sitzungen möglich und kann bzw. sollte in das Behandlungskonzept für das Reizdarmsyndrom in gastroenterologischen Zentren integriert werden. GHT zeigt auch eine gute Wirksamkeit bei Kindern mit funktionellen Bauchschmerzen. Erste Studien weisen zudem darauf hin, dass diese Hypnose ebenfalls bei entzündlichen Darmerkrankungen einen additiven Therapieeffekt gegenüber herkömmlichen medikamentösen Behandlungen zeigen kann.

> Die auf den Bauch gerichtete (gut-directed) Hypnotherapie (GHT) ist eine Behandlungsmethode von funktionellen gastrointestinalen Störungen (Reizdarmsyndrom, funktionelle Dyspepsie), die einen beachtlichen Langzeiterfolg zeigt.

7.7.2 Wirkmechanismen und Einsatzmöglichkeiten der GHT

Die Veränderung gastrointestinaler Funktionen unter dem Einfluss von Hypnose konnte in einer Reihe wissenschaftlicher Untersuchungen nachgewiesen werden. Bei Gesunden kann die orozökale Transitzeit verändert werden und Whorwell et al. [1] demonstrierten, dass es möglich ist, bei dem Reizdarmsyndrom (RDS) durch Hypnose die Kontraktionsamplituden des Dickdarms zu beeinflussen und die viszerale

Hypersensitivität zu modulieren bzw. normalisieren. Zwar existieren dazu auch widersprüchliche Studien, aber Lowén et al. [4] konnten mittels fMRI nachweisen, dass sich auch die zentrale Verarbeitung von Dehnungsreizen im Darm durch Hypnose nach erfolgreicher Therapie annähernd normalisieren lässt. Funktionelle gastrointestinale Störungen, insbesondere das therapieresistente RDS, stellen die Hauptindikation für eine GHT dar. Betroffene reagieren empfindlicher auf Stressbelastung und zeigen meist eine gesteigerte viszerale Empfindung. Mit der GHT ist eine Therapiemethode verfügbar, die zentral wirksam ist wie Psychotherapie, aber in Kombination mit einer spezifischen auf den Bauch gerichteten Entspannung und Suggestionen einen zusätzlichen physiologischen Effekt aufweist [5]. In Übersichtsarbeiten und Metaanalysen wird die GHT meist nicht zu den herkömmlichen Psychotherapien gezählt, sondern gesondert behandelt.

> Die Hypnose führt zu Veränderung gastrointestinaler Funktionen (u. a. orozökale Transitzeit, Kontraktionsamplituden des Dickdarms, viszerale das Hypersensitivität, zentrale Verarbeitung von Dehnungsreizen im Darm).

7.7.3 Evidenz zur Wirksamkeit der GHT in klinischen Studien

Die randomisiert-kontrollierten Studien (Randomized Controlled Trials, RCTs) aus dem Zeitraum zwischen 1984 und 2016 mit GHT bei erwachsenen und pädiatrischen RDS-Patienten sind in Tab. 7.3 chronologisch absteigend dargestellt.

Die Mehrzahl der Originalarbeiten (10 RCTs) untersucht die Wirksamkeit der Hypnose beim RDS; jeweils ein RCT widmet sich anderen gastrointestinalen Erkrankungen wie dem duodenalen Ulkus, der funktionellen Dyspepsie und dem nichtkardialen Brustschmerz. Im pädiatrischen Bereich, wo derzeit vier RCTs vorliegen, untersuchten zwei die GHT im engeren Sinne. Eine weitere Studie mit etwa 260 Teilnehmern, welche die Wirksamkeit von Einzeltherapie mit einer zu Hause mittels CD geübten Bauchhypnose vergleicht, wird derzeit in den Niederlanden durchgeführt (veröffentlichtes Studienprotokoll).

Eine Studie von Miller et al. [6] zur Wirksamkeit der GHT bei Erwachsenen beruht auf einer beachtlichen Zahl von eintausend Patienten mit RDS. Bei 76 % kam es nach je zwölf einstündigen Sitzungen der Bauchhypnose zu einer deutlichen Besserung des Beschwerdebilds. Eine Übersichtsarbeit zur Evidenz von Hypnose bei verschiedenen gastrointestinalen Beschwerdebildern publizierte Palsson 2015 [7]. Eine weitere Übersichtsarbeit/Metaanalyse zur GHT beim RDS stammt von Ford et al. [8], Hier wurde die aggregierte Evidenz zu verschiedenen psychologischen Interventionen sowie zu Antidepressiva verglichen, die annähernd gleichwertig waren. Ein Cochrane Database Systematic Review zeigte die Überlegenheit der GHT gegenüber Wartelistenkontrollgruppen oder einer alleinigen medikamentösen Therapie bei Betroffenen mit thera-

Tab. 7.3: RCTs zur Hypnose bei gastroenterologischen Störungen (Literaturangaben zu den einzelnen Studien in den Übersichtsarbeiten).

Originalarbeit	Störungsbild	Probanden pro Gruppe	Erzielte Verbes- serungen	Kontrollbedingung	Resultate zwischen Gruppen
Erwachsene					
Peters et al., 2016	Reizdarm	25 H, 25 H+K, 24 K	G, E, Q	Low-FODMAPs- Diät	Hypnose bei E überlegen, sonst gleichwertig
Phillips-Moore et al., 2015	Reizdarm	29 H, 12 K	G, E, Q	Progressive Muskelrelaxation	H = K
Dobbin et al., 2013	Reizdarm	30 H, 31 K	G, E	Biofeedback	H = K
Keefer et al., 2013	Colitis ulcerosa	26 H, 29 K	G	Diskussions- gruppe	Hypnose überlegen
Moser et al., 2013	Reizdarm	46 H, 43 K	G, E, Q	Supportive Therapie	Hypnose überlegen
Lindfors et al., 2012	Reizdarm	45 H, 45 K	G, Q	Supportive Therapie	Hypnose überlegen
Lindfors et al., 2012 (II)	Reizdarm	25 H, 23 K	G, E	Warteliste	Hypnose bei G überlegen
Roberts et al., 2006	Reizdarm	40 H, 41 K	G	Warteliste	Hypnose überlegen
Jones et al., 2006	Nichtkardialer Brustschmerz	15 H, 13 K	G, Q	Supportive Thera- pie + Placebo	Hypnose überlegen
Calvert et al., 2002	Funktionelle Dyspepsie	26 H, 24 K, 29 K	G, E, Q	Supportive Therapie + Pla- cebo/Ranitidine	Hypnose überlegen
Palsson et al., 2002	Reizdarm	15 H, 9 K	G, E, P	Warteliste	Hypnose überlegen
Galovski u. Blanchard, 1998	Reizdarm	5 H, 6 K	G, E	Warteliste	Hypnose überlegen
Colgan et al., 1988	Duodenal Ulcus	15 H, 15 K	G	Ranitidine (zu- nächst in beiden Gruppen, dann nach Abheilung abgesetzt)	Hypnose überlegen
Whorwell et al., 1984	Reizdarm	15 H, 15 K	G, E	Psychotherapie + Placebo	Hypnose überlegen

Tab. 7.3: (fortgesetzt)

Originalarbeit	Störungsbild	Probanden pro Gruppe	Erzielte Verbesserungen	Kontrollbedingung	Resultate zwischen Gruppen
Kinder					
Gulewitsch et al., 2013	Reizdarm/ Funktioneller Bauchschmerz	20 H, 18 K	G	Warteliste	Hypnose überlegen
Van Tilburg et al., 2009	Reizdarm/ Funktioneller Bauchschmerz	15 H, 14 K	G	Medizinische Standardbehandlung	Hypnose überlegen
Vlieger et al., 2007	Reizdarm/ Funktioneller Bauchschmerz	27 H, 25 K	G	Medizinische Standardbehandlung	Hypnose überlegen
Weydert et al., 2006	Funktioneller Bauchschmerz	14 H, 8 K	G	Atem- und Entspannungsübungen	Hypnose überlegen

H = Hypnosegruppe(n); K = Kontrollgruppe; G = gastrointestinale Symptome; E = emotionale Symptome; Q = Lebensqualität; P = nichtgastrointestinale physische Symptome

pieresistentem RDS. Deshalb wird die GHT in mehreren Leitlinien zur Behandlung des RDS empfohlen.

> Mehrere randomisierte Studien zeigen die klinische Wirksamkeit der Hypnose.

7.7.4 Protokolle für GHT

Studien mit Erwachsenen folgen mehrheitlich dem Manchester Model der GHT nach Peter Whorwell, welches in der Regel zehn bis zwölf Hypnosesitzungen umfasst. Diese Methode wurde zuletzt von Wendy Gonsalkorale, einer Mitarbeiterin aus dem Manchester-Team [9], beschrieben. Von den in Tab. 7.3 angeführten Arbeiten beziehen sich jene von Galovski und Blanchard, Roberts et al., Lindfors et al., Moser et al., Philipps-Moore et al. und Peters et al. auf das Manchester-Modell. Eine langfristige Wirksamkeit der GHT konnte auch bei Anwendung in Gruppen bei therapieresistenten Betroffenen mit RDS nachgewiesen werden [5]. Mit dem *North Carolina Protocol* liegt ein weiteres, etwas abweichendes, strenger standardisiertes Behandlungsprotokoll von Olafur Palsson [7] vor. Behandlung nach diesem Protokoll wird im US-amerikanischen Raum von etwa 600 Therapeuten angeboten. Die Wirksamkeitsstudien von Palsson et al. [7] und Keefer et al. [10] beziehen sich auf dieses Behandlungsprotokoll. Der letztgenannten Studie kommt besondere Bedeutung für die Anwendung von Hypnose bei der Colitis ulcerosa zu (siehe weiter unten).

Studien mit Erwachsenen folgen mehrheitlich dem Manchester Model der GHT, welches in der Regel zehn bis zwölf Hypnosesitzungen umfasst.

7.7.5 Langzeiterfolg durch GHT

Gonsalkorale et al. [9] konnten bei mehr als 200 RDS-Betroffenen zeigen, dass der therapeutische Effekt der GHT nach Therapieende eine langfristige Stabilität über viele Jahre aufweist: 71 % sprachen auf die Therapie an und 81 % davon konnten die erzielte Symptomreduktion bis über fünf Jahre halten. Auch Vlieger et al. [11] berichteten bei Kindern einen Langzeiterfolg über fünf Jahre. Hier waren 68 % der Kinder, die Hypnose erhalten hatten, im Vergleich zu 20 % aus der Kontrollgruppe bei der Nachuntersuchung annähernd beschwerdefrei. Eine Metaanalyse [12], welche auf einer quantitativen Bewertung der aggregierten Ergebnisse von acht Studien basiert (7 in Tab. 7.3 genannt), zeigt, dass bei 54 % der Betroffenen mit therapieresistentem Reizdarmsyndrom durch GHT eine langfristige Symptomreduktion erzielt werden kann. Da die Arbeit von Lowén et al. [4] nicht zweifelsfrei als randomisiert identifizierbar ist, wurde diese nicht in Tab. 7.3 aufgenommen. Die Übersichtsarbeit von Peters et al. [13] beschränkt sich auf eine Zusammenfassung der Literatur zu RDS und chronisch-entzündlichen Darmerkrankungen. Hypnose verglichen mit einer 6-wöchigen Reduktion von fermentierbaren Oligo-, Di- und Monosachariden und Polyolen in der Nahrung (Low-FODMAPs-Diät) erwies sich als etwa gleichwertig, wobei die Hypnose beim emotionalen Befinden langfristig überlegen war [14].

Der therapeutische Effekt der GHT zeigt eine langfristige Stabilität über viele Jahre.

7.7.6 GHT bei chronisch-entzündlichen Darmerkrankungen (CED)

Hypnose steigert die vagale efferente Aktivität und es wird daher angenommen, dass dadurch auch ein anti-inflammatorischer Effekt entsteht. In einer RCT von Keefer et al. [10] waren 68 % der Betroffenen mit Colitis ulcerosa ein Jahr nach einer Bauchhypnosetherapie noch in klinischer Remission, im Vergleich dazu nur 40 % aus der Kontrollgruppe. Die signifikante Verlängerung der Remission durch die Hypnosetherapie wurde mit 78 Tagen in einem Jahr angegeben. Hierzu sind noch weitere randomisiert kontrollierte Studien erforderlich, um eine Evidenz-basierte Therapieempfehlung geben zu können. Eine Übersichtsarbeit über Studien und Fallberichte zur GHT bei CED wurde von Moser 2014 publiziert [5].

Hypnose steigert die vagale efferente Aktivität, und es wird daher angenommen, dass dadurch auch ein anti-inflammatorischer Effekt entsteht.

7.7.7 Literatur

[1] Whorwell P, Houghton LA, Taylor E, Maxton D. Physiological effects of emotion: assessment via hypnosis. The Lancet. 1992; 340(8811): 69–72.

[2] Prior A, Colgan S, Whorwell P. Changes in rectal sensitivity after hypnotherapy in patients with irritable bowel syndrome. Gut. 1990; 31(8): 896–898.

[3] Lea R, Houghton L, Calvert E, Larder S, Gonsalkorale W, Whelan V, et al. Gut-focused hypnotherapy normalizes disordered rectal sensitivity in patients with irritable bowel syndrome. Aliment Pharmacol Ther. 2003; 17(5): 635–642.

[4] Lowén MB, Mayer EA, Sjöberg M, Tillisch K, Naliboff B, Labus J, et al. Effect of hypnotherapy and educational intervention on brain response to visceral stimulus in the irritable bowel syndrome. Aliment Pharmacol Ther. 2013; 37(12): 1184–1197.

[5] Moser G, Trägner S, Gajowniczek EE, Mikulits A, Michalski M, Kazemi-Shirazi L, et al. Long-term success of gut-directed group hypnosis for patients with refractory irritable bowel syndrome – a randomized controlled trial. Am J Gastroenterol. 2013; 108(4): 602–609.

[6] Miller V, Carruthers H, Morris J, Hasan S, Archbold S, Whorwell P. Hypnotherapy for irritable bowel syndrome: an audit of one thousand adult patients. Aliment Pharmacol Ther. 2015; 41(9): 844–855.

[7] Palsson OS. Hypnosis treatment of gastrointestinal disorders: A comprehensive review of the empirical evidence. Am J Clin Hypn. 2015; 58(2): 134–158.

[8] Ford AC, Quigley EM, Lacy BE, Lembo AJ, Saito YA, Schiller LR, et al. Effect of antidepressants and psychological therapies, including hypnotherapy, in irritable bowel syndrome: Systematic review and meta-analysis. Am J Gastroenterol. 2014; 109: 1350–1365.

[9] Gonsalkorale WM. Gut-directed hypnotherapy: the Manchester approach for treatment of irritable bowel syndrome. Int J Clin Exp Hypn. 2006; 54: 27–50.

[10] Keefer L, Taft TH, Kiebles JL, Martinovich Z, Barrett TA, Palsson OS. Gut-directed hypnotherapy significantly augments clinical remission in quiescent ulcerative colitis. Aliment Pharmacol Ther. 2013; 38(7): 761–771.

[11] Vlieger AM, Rutten JM, Govers AM, Frankenhuis C, Benninga MA. Long-term follow-up of gut-directed hypnotherapy vs. standard care in children with functional abdominal pain or irritable bowel syndrome. Am J Gastroenterol. 2012; 107(4): 627–631.

[12] Schaefert R, Klose P, Moser G, Häuser W. Efficacy, tolerability and safety of hypnosis in adult irritable bowel syndrome– systematic review and meta-analysis. Psychosom Med. 2014; 76(5): 389–388.

[13] Peters S, Muir J, Gibson P. Review article: gut-directed hypnotherapy in the management of irritable bowel syndrome and inflammatory bowel disease. Aliment Pharmacol Ther. 2015; 41(11): 1104–1115.

[14] Peters S, Yao C, Philpott H, Yelland G, Muir J, Gibson P. Randomised clinical trial: the efficacy of gut-directed hypnotherapy is similar to that of the low FODMAP diet for the treatment of irritable bowel syndrome. Aliment Pharmacol Ther. 2016; 44(5): 447–459.

[15] Moser G. The role of hypnotherapy for the treatment of inflammatory bowel diseases. Expert Rev Gastroenterol Hepatol. 2014; 8(6): 601–606.

K.-H. Fuchs, B. Babic, W. Breithaupt

7.8 Elektrotherapie durch operative Implantation von Elektrostimulationssystemen

7.8.1 Einleitung

Die komplexen Vorgänge im Gastrointestinaltrakt bei dem Transport und der Verdauung beruhen auf einer Vielzahl neurogastroenterologischer Prozesse. Diese betreffen sowohl die Feinregelung des Ösophagus und dessen Sphinkteren als auch die Magenentleerung, die Bewegung des Darms und insbesondere den Verschluss und die Entleerung des Anorektums.

Bei Ausfall der physiologischen Stimulation auf die verschiedenen Segmente des Verdauungstrakts können Funktionsstörungen entstehen, die in der Vergangenheit nur durch medikamentöse Therapie oder eher invasivere operative Therapie kompensiert wurden. Zu diesen Therapien gehört z. B. bei der gastrooesophagealen Refluxkrankheit (GERD) entweder die medikamentöse Säurereduktion oder die operative Augmentation des unteren ösophagealen Sphinkters (LES) mit Hilfe einer Fundoplicatio [1]. Ein weiteres Beispiel ist die Störung der Magenentleerung durch eine Gastroparese, die entweder nur unzureichend mit medikamentöser Therapie beeinflusst werden kann oder mit invasiven chirurgischen Resektionsverfahren verändert werden muss [2, 3]. Im Bereich des Kolon kann die chronische Obstipation durch Darmträgheit verursacht werden [4]. Therapeutisch kamen bisher eine medikamentöse Therapie und konservative Maßnahmen oder eine invasive Darmresektion als mögliche Optionen in Frage. Im Bereich des Anorektums kann bei Dysfunktion oder Defektbildung eine Stuhlinkontinenz entstehen [5]. Auch hier beinhaltete das bisherige Behandlungskonzept eine konservative und medikamentöse Therapie oder eine operative Rekonstruktion des analen Kontinenz-Systems.

Die Forschung über die funktionellen Hintergründe der erwähnten Störungen ergab, dass möglicherweise die gestörte Funktion durch externe Neurostimulation mit elektrischen Stimulatoren beeinflusst werden kann [6].

> Bei Ausfall der physiologischen Stimulation auf die verschiedenen Segmente des Verdauungstrakts können Funktionsstörungen entstehen, die in der Vergangenheit nur durch medikamentöse Therapie oder eher invasive operative Therapie kompensiert wurden.

7.8.2 Die Ansätze der Neurostimulation am Gastrointestinaltrakt

Die ersten klinischen Erfahrungen wurden mit dem Magenschrittmacher bereits in den 80er-Jahren gesammelt [6]. Inzwischen haben sich bei fünf Krankheitsbildern klinische Indikationen für die Implantation von Neurostimulationssystemen entwickelt. Diese sind der schwache LES bei der GERD durch die Stimulation mit dem EndoStim-

System, der schlecht entleerende Magen bei der Gastroparese durch die Stimulation mit dem Enterra-Magenschrittmacher, das schlecht transportierende Kolon bei der Darmträgheit (Slow-transit Obstipation), die gestörte Defaekation (obstructed defaecation) und die Stuhlinkontinenz durch die Sakralnervenstimulation (SNS).

> Die ersten klinischen Erfahrungen wurden mit dem Magenschrittmacher bereits in den 80er Jahren gesammelt.

7.8.3 Die Neurostimulation des LES zur Behandlung der GERD

In den westlichen Industrieländern ist die GERD eine der häufigsten gutartigen Erkrankungen [1, 7]. Die wesentliche pathologische Veränderung bei der Refluxkrankheit besteht in der abnormal gesteigerten Exposition der Speiseröhre, gelegentlich auch des Pharynx und/oder des Larynx mit Refluat aus dem Magen, was zu Mucosaläsionen und/oder Symptomen führen kann [7]. Die wesentliche physiologische Antirefluxbarriere besteht einerseits aus dem LES und der muskulären und ligamentären Struktur des Zwerchfell-Hiatus. Die gemeinsame Funktion dieser beiden anatomischen Strukturen sorgt für einen physiologisch effektiven und flexiblen Verschluss am gastrooesophagealen Übergang. Treten zu diesem funktionellen Defekt auch noch anatomische Veränderungen, wie die Verschiebung des LES durch Lockerung der phrenico-ösophagealen Membran, hinzu, so kann sich die GERD letztlich auch weiter progressiv verschlechtern [8].

Der Ansatzpunkt der Neurostimulation des LES liegt in der Verbesserung der Funktion der Hochdruckzone in der Speiseröhrenwand [9]. Anatomische Veränderungen können kaum kompensiert werden und deswegen sollte sich die Indikation für die Neurostimulation des LES auf Patienten richten, bei denen sich noch keine wesentlichen anatomischen Veränderungen entwickelt haben. Die Therapie mit der Neurostimulation erfolgt durch Implantation von zwei Elektroden im Bereich des unteren oesophagealen Sphinkters.

Bis 2016 wurden weltweit etwa 300–500 Patienten mit dieser Operationstechnik versorgt. In ersten Studien wurde 2013 von 24 Patienten berichtet, wobei Schmerzprobleme nach der Implantation in drei von 24 Fällen auftraten und nur eine Infektion der Schrittmachertasche und Wunde unter 24 Patienten festgestellt wurde [9]. In ersten Publikationen zeigen sich respektable Erfolge, die Reduktion der pathologischen Säureexposition ergibt allerdings nach 24 Monaten eine gewisse Rezidivneigung [9–11].

> Der Ansatzpunkt der Neurostimulation des unteren Ösophagussphinkters liegt in der Verbesserung der Funktion der Hochdruckzone in der Speiseröhrenwand.

7.8.4 Therapie der Gastroparese durch Magenschrittmacherimplantation

Die Gastroparese kann durch eine Vielzahl von Erkrankungen und funktionellen Störungen verursacht werden [3, 4]. In Übersichten lassen sich drei große Ursachengruppen herausarbeiten, die Gastroparese durch Diabetes mellitus, durch postoperative Störungen insbesondere Vagusläsionen und die ideopathische Gastroparese. In den 90er Jahren entstanden die ersten klinischen Studien, die die Effektivität dieser Methode verdeutlichen konnten [6]. In Fallkontrollstudien wurde gezeigt, dass sowohl bei diabetischer Gastroparese als auch bei postchirurgischer Gastroparese die Implantation eines Magenschrittmachers helfen kann [6, 12, 13].

Die chirurgische Implantation ist eine einfache Operation, die laparoskopisch standardisiert durchgeführt wird. Über externe Modulation kann der Stimulator aktiviert bzw. auch in seiner Modulation verändert werden, um eine Optimierung der Therapie zu erreichen. Inzwischen gibt es eine Vielzahl von Publikationen zum Erfolg dieser Methode. Die Ergebnisse zeigen sowohl für die diabetische, ideopathische als auch die postchirurgische Gastroparese eine Erfolgsrate von 70−90 % [14].

> In Fallkontrollstudien wurde gezeigt, dass sowohl bei diabetischer Gastroparese als auch bei postchirurgischer Gastroparese die Implantation eines Magenschrittmachers helfen kann.

7.8.5 Sakralnervenstimulation bei Stuhlinkontinenz

Die Verwendung der SNS bei Stuhlinkontinenz ist seit vielen Jahren etabliert. Matzel et al. berichteten über die ersten Erfolge [15]. Nach einer Testphase von mehreren Wochen mit einem temporären Stimulator über transcutane Elektroden kann letztlich ein permanentes System in der Glutealregion implantiert werden. Eine 50%ige Verbesserung der klinischen Symptome der Stuhlinkontinenz kann als Kriterium für die Implantation verwendet werden. Meistens kann die Anzahl der unfreiwilligen Stuhlentleerungen nach der SNS gesenkt und damit die Lebensqualität der Patienten verbessert werden. Mehrere Studien zeigen positive Resultate [15, 16].

> Die Verwendung der sakralen Nervenstimulation (SNS) bei Stuhlinkontinenz ist seit vielen Jahren etabliert.

7.8.6 Neurostimulation bei Darmträgheit (Slow-transit Obstipation)

Chronische Obstipation ist ein häufiges Symptom mit einer hohen Prävalenz in der Bevölkerung. Deswegen kommt der objektiven Diagnostik und der Identifikation von Patienten mit schwerer Obstipation und manifester Darmträgheit als Ursache eine große Bedeutung zu, bevor eine operative Therapie dieser Patienten erwogen wird

[4]. Diese Patienten zeigen eine schlechte Lebensqualität, weil sie bereits seit vielen Jahren eingeschränkt sind. In dieser Situation, in der das Abführen ohne medikamentöse oder mechanische Hilfe nur alle ein oder zwei Wochen und dann unzureichend passiert, stellt eine Operation die mehr oder weniger letzte Möglichkeit dar, um einzugreifen. Eine Option ist die subtotale Colektomie, sofern dies nach den vorbereitenden Tests als sinnvoll erscheint. Wegen der Invasivität und der Endgültigkeit der Colonresektionen hat sich die SNS in einigen Fällen als hilfreich erwiesen. Die frühen Publikationen hierzu führen erste Anfangserfolge auf [17]. Mehrere Studien zeigen inzwischen eine begrenzte Wirksamkeit der SNS bei Obstipation und Darmträgheit, so dass auch Kolonresektionen ihre Indikation im Spektrum haben [16–18].

> Mehrere Studien zeigen inzwischen eine begrenzte Wirksamkeit der SNS bei Obstipation und Darmträgheit.

7.8.7 Literatur

[1] Fuchs KH, Babic B, Breithaupt W, Dallemagne B, Fingerhut A, Furnee E, et al. EAES recommendations for the management of Gastroesophageal reflux Disease, Surg Endosc. 2014; 28: 1753–1773.

[2] Jung HK, Choung RS, Locke III GR, Schleck CD, Zinsmeister AR, Szarka LA, et al. The incidence, prevalence and outcomes of patients with gastroparesis in Olmsted County, Minnesota from 1996 – 2006. Gastroenterology. 2009; 136(4): 1225–1233.

[3] Camillieri M, Parkman HP, Shafi MA, Abell TA,Gerson L, American College of Gastroenterology. Clinical Guideline: management of gastroparesis. Am J Gastroenterol. 2013; 108: 18–37.

[4] Suares NC, Ford AC, Prevalence of, and risk factors for, chronic idiopathic constipation in the community: systematic review and metaanalysis. Am J gastroenterol. 2011; 106: 1582–1591.

[5] Sharma A, Yuan L, Marshall RJ, Merrie AE, Bissett IP. Systematic review of the prevalence of faecal incontinence. Br. J Surg. 2016, 103: 1589–1597.

[6] McCallum RW, Chen JD, Lin Z, Schirmer BD, Williams RD, Ross RA. Gastric pacing improves emptying and symptoms in patients with gastroparesis. Gastroenterology. 1998; 114(3): 456–461.

[7] Vakil N, van Zanten SV, Kahrilas PJ, Dent J, Jones R, and the global consensus Group. The Montreal Definition and Classification of GERD: a global Evidence-based Consensus. Am J Gastro. 2006; 101: 1900–1920.

[8] Fuchs KH, Freys SM, Heimbucher J, Fein M, Thiede A. Pathophysiologic spectrum in patients with gastroesophageal reflux disease in a surgical GI function laboratory. Diseases of the Esophagus. 1995; 8: 211–217.

[9] Rodriguez L, Rodriguez P, Nerto MG, Ayala JC, Saba J, Berel Det al. Short term electrical stimulation of the LES increases sphincter pressure in patients with GERD. Neurogastroenterol Motil. 2012; 24: 446–450.

[10] Rodriguez L, Rodriguez P, Gomez B, Ayala JC, Oxenberg D, Perez-Castilla A, et al. Two-year results of intermittent electrical stimulation of the LES treatment of GERD. Surgery. 2015; 157: 556–567.

[11] Soffer E, Rodriguez L, Rodriguez P, Gomez B, Neto MG, Crowell MD. Effect of electrical stimulation of the LES treatment in GERD patients refractory to PPI. World J Gastrointest Pharmacol Ther. 2016; 7: 145–155.

[12] McCallum R, Lin Z, Wetzel P. Clinical response to gastric electrical stimulation in patients with postsurgical gastroparesis. Clin Gastroenterol Hepatol. 2005; 3: 49–54.

[13] McCallum RW, Snape WJ, Brody F. Gastric electrical stimulation with Enterra improves symptoms from diabetic gastroparesis in a prospective study. Clin Gastroenterol Hepatol. 2010; 8: 947–954.

[14] Lai N, Livemore S, Dunne D, Kahn I. Gastric electrical stimulation with the Enterra System: a systematic review, Gastroenterol Res Pract. 2015; 762972.

[15] Matzel KE, Kamm MA, Stösser M, et al. Sacral spinal nerve sti,ulation for faecal incontinence: multicentre study. The Lancet. 2004; 363: 1270–1276.

[16] Thaha MA, Abukar AA, Thin NN, Ramsanahie A, Knowles Ch. Sacral nerve stimulation for faecal incontinence and constipation. Cochrane Database Syst rev. 2015; 24: CD004464.

[17] Kenefick NJ. Sacral nerve neuromodulation for the treatment of lower bowel motility disorders. Ann R Coll Surg Engl. 2006; 88: 617–623.

[18] Ratto C, Ganio E, Naldini G, GINS. Long-term results following sacral nerve stimulation for chronic constipation. Colorectal Dis. 2015; 17: 320–328.

T. Frieling
7.9 Fäkaler Mikrobiomtransfer

7.9.1 Einleitung und Hintergrund

Die den Gastrointestinaltrakt besiedelnden Mikroorganismen (Mikrobiom, Mikrobiota) spielen eine bedeutende Rolle bei der Entwicklung des Verdauungstrakts und des Immunsystems [1]. Spezifische Veränderungen des Mikrobioms wurden bei vielen metabolischen, immunologischen, neurologischen, rheumatologischen und gastrointestinalen Erkrankungen in zahlreichen Tierversuchen beschrieben, wobei Ursache und Folge der Veränderungen bzw. die klinische Relevanz häufig unklar bleiben. Als allogene mikrobielle Rekonstitutionstherapie (AMR) oder fäkaler Mikrobiom-Transfer (Stuhltransplantation) wird die Übertragung einer Stuhlsuspension eines gesunden Spenders bezeichnet. Hierdurch kann langfristig eine physiologische Darmflora aufgebaut werden. Dies könnte ein mögliches Therapieverfahren für neurogastroenterologische Erkrankungen sein.

7.9.2 Neurogastroenterologie

Die Darm-Hirn-Achse ist die Voraussetzung für eine bidirektionale Kommunikation zwischen dem Kopfhirn (zentralem Nervensystem, Rückenmark) und dem Bauchhirn (enterischem Nervensystem), das die emotionalen und kognitiven Zentren des Gehirns mit den peripheren intestinalen Funktionen über Nerven, Hormone und Mediatoren wie Neuropetide und Cytokine verbindet. Hierdurch werden die gastrointestinalen Funktionen kontrolliert und reguliert und äußere Effekte wie Hunger, Stress und Emotionen auf die Magen-Darm-Funktionen mediiert. Das Mikrobiom kann zahlreiche Effekte auf dieses System ausüben und die verschiedenen Funktionen beeinflussen. Die Mikrobiota hat ebenfalls Einfluss auf die Barrierefunktion [2] und können sensorische Nerven im Verdauungstrakt beeinflussen (u. a. verminderte mukosale Freisetzung von 5-Hydroxytryptamin, erhöhte Expression von mukosalen Opioid- und Cannabinoid-Rezeptoren, Verminderung der stressinduzierten Hypersensitivität und Erregbarkeit enterischer Nervenzellen durch Lactobacillus farciminis bzw. die Umkehr der rektalen Hypersensitivität durch Lactobacterium paracasei in durch Mutterentzug deprivierten Ratten.

Interessant ist, dass die Mikrobiota auch die frühkindliche und hierdurch ebenfalls die spätere Hirnentwicklung und hierdurch auch psychische Erkrankungen beeinflussen kann. Hierdurch können die psychischen Komorbiditäten bei funktionellen gastrointestinalen Erkrankungen moduliert werden und dies ist die Rationale für die Therapie mit Prä- bzw. Probiotika bei funktionellen gastrointestinalen Erkrankungen wie dem Reizdarmsyndrom. Ein Hinweis hierfür ist die verminderte Ängstlichkeit bei keimfreien Ratten (germ-free), die mit einer veränderten Expression von Plastizitäts-assoziierten Genen (brain derived neurotrophic factor, BDNF, NMDA Rezeptor Subtyp 2a, NR2a, Serotonin 1A Rezeptor) im Gehirn (Gyrus dentatus, Hippoacampus) verbunden ist. Hierbei spielen wahrscheinlich Entzündungsreaktionen eine Rolle, da die vermehrte Ängstlichkeit auch in immunsupprimierten Mäusen erzielt werden kann. Diese Effekte sind potenziell ebenso durch Probiotika beeinflussbar. So wird die Neurochemie im Gehirn durch die langzeitige Behandlung mit Lactobazillus rhamnosus durch Anstieg der $GABA_{B1b}$ mRNA im Bereich der Hirnrinde erhöht und im Hippocampus, Amygdala und Locus coeruleus vermindert [1, 2].

Die Komplexität dieser Gehirn-Magen-Darm-Bakterien-Interaktionen wird auch durch die Modulation der gastrointestinalen Mikrobiota durch das Gehirn selbst deutlich. So können während Stressphasen freigesetzte Neurotransmitter wie GABA, Katecholamine, Serotonin und Azetylcholin bzw. Stresshormone wie Norepinephrin das Wachstum von Bakterien beeinflussen. Zusätzlich können Bakterien die Stressreaktion über eine Beeinflussung der Hypothalamus-Hypophysen-Nebennieren-Achse modulieren [2].

> Das Mikrobiom spielt bei der Entwicklung des zentralen und enterischen Nervensystems und des Immunsystems eine große Rolle und kann zahlreiche gastrointestinale Funktionen und auch die Psyche durch Modulation der Darm-Hirn-Achse beeinflussen.

7.9.3 Klinik

Über den Einfluss des Mikrobioms auf das Verhalten beim Menschen liegen bislang keine größeren Studien vor. Im Fokus stehen zurzeit. die Erkrankungen aus dem Spektrum des Autismus (Autism Spectrum Disorders, ASD). Hier fällt u. a. auf, dass beim Autismus vermehrt gastrointestinale Störungen auftreten und dass die Anzahl der gastrointestinalen Symptome mit der Schwere der Erkrankung korreliert [2]. Hierbei konnte auch eine Veränderung des Mikrobioms nachgewiesen werden, wobei Patienten mit Autismus eine größere Diversität und eine veränderte Zahl von Bacteroidetes und Firmicutes aufweisen. Auch der Einfluss von Clostridien-Toxinen wird diskutiert. Erste positive Ergebnisse der Therapie der Dysbiose mit Antibiotika bzw. Probiotika sind in größeren Studien zu überprüfen.

Auch bei den funktionellen gastrointestinalen Erkrankungen werden entscheidende Einflüsse durch das Mikrobiom vermutet [3]. So weisen Reizdarmpatienten im Vergleich zu gesunden Kontrollen sowohl in der Qualität als auch in der Quantität eine andere Zusammensetzung der Darmbakterien auf, insbesondere zwischen Patienten mit diarrhoedominantem Reizdarmsyndrom und Kontrollen [1, 2].

> Die klinische Bedeutung des Mikrobioms auf das Verhalten des Menschen und bei verschiedenen neurogastroenterologischen Erkrankungen (u. a. Autism Spectrum Disorders, funktionelle Magen-Darm-Erkrankungen) ist trotz der quantitativen und qualitativen Veränderungen des Mikrobioms zu vermuten, muss aber noch durch größere Studien überprüft werden.

7.9.4 Diagnostik

Eine klinisch nutzbare spezifische und verwertbare Diagnostik zur individuellen Charakterisierung des Mikrobioms liegt zurzeit nicht vor. In der Klinik spielt daher eine differenzierte Stuhldiagnostik zum Nachweis einer Verminderung oder Vermehrung von Bakterienstämmen keine Bedeutung und sollte nicht durchgeführt werden. Hierbei ist zusätzlich zu berücksichtigen, dass sich die Anzahl und das Verhältnis der Bakterien in den entnommenen Stuhlproben durch die auch während des Transports fortlaufende Bakterienvermehrung verändert und nicht dem Verhältnis im Darm entspricht. Unabhängig hiervon sollte bei durchfälligen Stühlen und V. a. eine infektiöse Genese eine mehrfache Stuhluntersuchung auf pathogene Erreger erfolgen. Klinische Hinweise auf einen Einfluss der Mikrobiota auf gastrointestinale Beschwerden können Berichte einer Beschwerdeminderung nach einer zur Koloskopie erfolgten Darmreinigung sein.

> Eine Stuhldiagnostik zur Bestimmung der individuellen Bakterienstämme sollte in der Klinik nicht durchgeführt werden.

7.9.5 Therapie

Die klinische Relevanz der Mikrobiom-Magen-Darm-Gehirn-Interaktionen und der bei verschiedenen neurogastroenterologischen Erkrankungen nachgewiesenen Veränderungen dieser ist zurzeit. noch unklar. So werden zwar positive Effekte von Probiotika, Präbiotika und Antibiotika auf Reizdarmbeschwerden berichtet, die Datenlage ist aber aufgrund eines hohen Placeboeffektes, geringer Patientenzahlen und unterschiedlicher Studiensdesigns noch unklar. Auch die Wirkung von Prä- und Probiotika auf die beim Reizdarmsyndrom in 15–50 % der Fälle geschwächte Darmbarriere bedarf einer weiteren Prüfung durch kontrollierte Studien. Klinisch etabliert ist die Behandlung mit Rifaximin beim Reizdarmsyndrom, wobei eine gute Number Needed to Treat (NNT) von 11 vorliegt. Ob diese Wirkung durch die Behandlung einer bakteriellen Dünndarmfehlbesiedlung oder durch eine Veränderung des Mikrobioms bedingt ist, ist zurzeit noch unklar. Probiotika können die Schmerzen und die Symptomenschwere beim Reizdarmsyndrom vermindern, definitive Empfehlungen können aber nicht gegeben werden [2, 3]. So konnten in einer großen Metaanalyse eine hohe Inkonsistenz der Ergebnisse und unterschiedliche Studiendesigns aufgezeigt werden, so dass zurzeit keine verlässlichen Aussagen möglich sind [4].

Dies trifft auch für den fäkalen Mikrobiota-Transfer (Stuhltransplantation) zu. Der fäkale Mikrobiota-Transfer ist ab dem 2. Rezidiv einer *Clostridium-difficile*-Infektion (Rückfall der Infektion binnen 30 Tage nach Beginn antibiotischer Therapie) auch bei schweren Verlaufsformen, bei aktuellem Nachweis des Toxins im Stuhl zur Verhinderung eines Rezidivs durch Wiederaufbau einer physiologischen Darmflora indiziert und etabliert [5, 6]. Demgegenüber liegen für die neurogastroenterologischen Erkrankungen bis auf Einzelberichte beim z. B. Reizdarmyndrom [7] keine sicheren Daten vor [8]. Es sollten zurzeit daher eine besondere Vorsicht und Zurückhaltung ausgeübt werden, zumal es sich bei der Aufbereitung einer Stuhlprobe zum Mikrobiomtransfer um eine Herstellung eines Arzneimittels im Sinne der arzneimittelrechtlichen Vorschriften handelt, so dass eine behördliche Herstellungserlaubnis und Zulassungspflicht grundsätzlich vorliegen müssen. Dieser Voraussetzungen bedarf es nur dann nicht, wenn das Arzneimittel unter der unmittelbaren fachlichen Verantwortung des Arztes zum Zweck der persönlichen Anwendung bei einem bestimmten Patienten im Rahmen eines individuellen Heilversuchs hergestellt wird. Dies hat insofern eine grosse Bedeutung, da der fäkale Mikrobiota-Transfer mit Komplikationen wie Todesfällen, Infektionen, Reaktivierungen von chronisch-entzündlichen Darmerkrankungen, metabolischen und immunologischen Erkrankungen assoziiert sein kann [9].

Prä- , Pro- und Antibiotika können bei neurogastroenterologischen Erkrankungen im Einzelfall versucht werden. Der fäkale Mikrobiota-Transfer (Stuhltransplantation) ist zurzeit nicht gesichert.

7.9.6 Zusammenfassung und Ausblick

Obwohl eine bidirektionale Kommunikation zwischen der gastrointestinalen Mikrobiota, der Darm-Hirn-Achse und dem Immunsystem besteht, ist die klinische Relevanz bei der Diagnostik und Therapie neurogastroenterologischer Erkrankungen noch unklar. Dies trifft für den Einsatz von Prä-, Pro- und Antibiotika und insbesondere den fäkalen Mikrobiota-Transfer zu. Aufgrund potenzieller Komplikationen sollte dieser zurzeit außerhalb von Studien nicht eingesetzt werden. Es ist zu erwarten, dass in Zukunft klinische Biomarker zur Detektion von Subgruppen, die für einen fäkalen Mikrobiota-Transfer geeignet sind, gefunden werden.

7.9.7 Literatur

[1]   Enck P, Aziz Q, Barbara G, et al. Irritable bowel syndrome. Nat Rev Dis Primers. 2016; 2: 16014. doi:10.1038/nrdp.2016.14.

[2]   Saulnier DM, Ringel Y, Heyman MB, et al. The intestinal microbiome, probiotics and prebiotics in neurogastroenterology. Gut Microbes. 2013; 1: 17–27.

[3]   Layer P, Andresen V, Pehl C, et al. Irritable bowel syndrome: German consensus guidelines on definition, pathophysiology and management. Z Gastroenterol. 2011; 49: 237–293.

[4]   Mazurak N, Broelz E, Storr M, Enck P. Probiotic Therapy of the Irritable Bowel Syndrome: Why Is the Evidence Still Poor and What Can Be Done About It? J Neurogastroenterol Motil. 2015; 21: 471–485.

[5]   Kump PK, Krause R, Steininger RC, et al. Recommendations for the use of faecal microbiota transplantation „stool transplantation": consensus of the Austrian Societyof Gastroenterology and Hepatology (ÖGGH) in cooperation with the Austrian Society of Infectious Diseases and Tropical Medicine. Z Gastroenterol. 2014; 52: 1485–1492.

[6]   Hagel S, Epple H-J, Feurle GE, et al. S2k-guideline gastrointestinal infectious diseases and Whipple's disease. Z Gastroenterol. 2015; 53: 418–459.

[7]   Zoller V, Laguna AL, Prazeres Da Costa O, et al. Fecal microbiota transfer (FMT) in a patient with refractory irritable bowel syndrome. Dtsch Med Wochenschr. 2015 Aug; 140: 1232–1236.

[8]   Distrutti E, Monaldi L, Ricci P, Fiorucci S, et al. Gut microbiota role in irritable bowel syndrome: New therapeutic strategies. World J Gastroenterol. 2016; 22: 2219–2241.

[9]   Wang S, Xu M, Wang W, et al. Systematic Review: Adverse Events of Fecal Microbiota Transplantation. PLoS One. 2016 Aug 16; 11(8): e0161174.

M. Goebel-Stengel

7.10 Ernährungstherapie

7.10.1 FODMAP

Das Akronym FODMAP beschreibt eine Gruppe von Kohlenhydraten, die fermentierbaren Oligo-, Di-, Monosaccharide und (Englisch and) Polyole, denen ihre schlechte Dünndarmabsorption, osmotische Aktivität und bakterielle Zersetzung im Colon gemeinsam sind und die Schmerzen, Blähungen und Diarrhö verstärken, aber auch Müdigkeit und Lethargie induzieren können.

Zu den *Oligosacchariden* zählen lineare oder verzweigte Fruktosepolymere wie Fruktan, Inulin, Fruktooligosaccharide und Galaktane, welche zwar nicht vom Darm absorbiert werden, jedoch eine wichtige Nahrungsquelle für die Mikrobiota darstellen. Zu ihnen gehören auch die Ballaststoffe, wobei die löslichen wie Psyllium, Ispaghula oder Kalziumpolycarbophil wirksamer sind als unlösliche wie Korn und Weizenkleie [1]. Die Dosis ist gemäß der individuellen Verträglichkeit steigerbar. Ballaststoffe zeigen sich vor allem bei obstipationsprädominanten funktionellen Störungen effektiv [2]. Fruktosebasierte *Oligosaccharide* kommen natürlich in Weizen, Zwiebeln, Knoblauch und Artischocken vor und werden als Nahrungsergänzungsmittel eingesetzt. Galaktane finden sich vermehrt in Hülsenfrüchten, was deren gastrointestinale Auswirkungen erklärt.

Das Disaccharid Laktose wird durch das Enzym Laktase in die resorbierbaren Monosaccharide Galaktose und Glukose gespalten. Diese Fähigkeit geht nach der Kindheit verloren, bleibt jedoch bei manchen Menschen aufgrund einer Genmutation erhalten. In einem größtenteils kaukasischen Kollektiv an Patienten mit unklaren abdominellen Beschwerden zeigten 35 % eine Laktoseintoleranz [3]. Menschen mit Laktosemalabsorption haben aufgrund der breiten Auswahl an laktosefreien Produkten oder durch Einnahme von Laktasetabletten meist wenige Probleme im Alltag. Die gängigen Säugetiermilchsorten (Kuh, Ziege, Schaf, Pferd, Kamel) unterscheiden sich nur geringfügig in ihrem Laktosegehalt.

> Es bleibt eine Laktaserestaktivität von 5–10 % erhalten, was eine Aufnahmekapazität von ca. 6–12 g Laktose/Mahlzeit schafft. Somit können kleine Mengen an Laktose immer gut aufgenommen werden (auch als Zusatzstoff in Tabletten).

Die tägliche Zufuhr des Monosaccharids Fruktose kann heutzutage 60–100 g betragen und liegt damit um 1000 % höher als noch in den 70er Jahren [4], was die Kapazitäten des duodenalen Transportmechanismus übersteigt und durch Passage der nicht absorbierten Fruktose in das Colon zu bakterieller Zersetzung und Gärungsprozessen führt, welche sich klinisch mit Diarrhö und Meteorismus, aber auch Stimmungsschwankungen äußern. Erwiesen ist, dass eine fruktosereduzierte Diät diese Symptome verringert [5]. Ein kompletter Verzicht auf Fruktose ist nicht sinnvoll, da er mit einer Herunterregulierung des wichtigsten Fruktosetransporters GLUT5 (Glukose-5-Transporter) einhergeht. Ein Verhältnis Glukose : Fruktose von 1 : 1 in der Ernährung (z. B. durch Süßen mit Traubenzucker = reine Glukose) führt zu einer zusätzlichen Aufnahme von Fruktose über den Glukose-2-Transporter (GLUT2).

> Aufgrund der zunehmenden Tendenz, mit high fructose corn syrup zu süßen, finden sich auch in anderen Nahrungsmitteln erhebliche Quellen an Fruktose, so dass die Ernährungsanamnese auf

den übermäßigen Verzehr kohlenhydrathaltiger Lifestylegetränke und Säfte ausgeweitet werden muss.

Polyole sind mehrwertige Alkohole, welche, abhängig von intestinaler Passagezeit und Molekülgröße durch passive Porendiffusion absorbiert werden und osmotische sowie laxative Effekte aufweisen (Kaugummi-Diarrhö). Sie treten natürlich in Nahrungsmitteln, die viel freie Fruktose enthalten, aber auch in Pilzen auf. Häufiger finden sie sich jedoch in zuckerfreien Süßigkeiten und Zusatzstoffen mit „E" wie z. B. Sorbitol (E420), Sylitol (E967), Mannitol (E421), Maltitol (E965) und Isomalt (E953).

Prinzip der Diät: Eine FODMAP-arme Diät bewirkt bei > 50 % der Reizdarmpatienten eine deutliche Symptomreduktion (Review in [6]). Unter der Annahme, dass alle FODMAP zusammen durch Gasbildung zu einer signifikanten Darmwanddehnung mit konsekutiver Schmerzexazerbation bei Patienten mit viszeraler Hypersensitivität führen, wurde das sehr restriktive Low-FODMAP-Diät-Konzept propagiert anstelle des Weglassens einzelner Bestandteile wie Fruktose oder Laktose [7]. Eine individuelle Adaptation ist möglich, indem zuvor eine Fruktosemalabsorption oder Laktoseintoleranz diagnostiziert bzw. ausgeschlossen wird. Jedoch gibt es Hinweise darauf, dass eine Diät arm an FODMAP nicht besser Symptome lindert als eine konventionelle Reizdarmdiät, die volkstümliche Ernährungsempfehlungen zur Vermeidung gastrointestinaler Beschwerden zusammenfasst [1].

Prinzipiell gilt, Nahrungsmittel mit sehr hohem FODMAP-Gehalt zu eliminieren. Nach sechs bis acht Wochen können die Toleranzschwellen erprobt werden.

7.10.2 Histamin

Mastzellen des Darms enthalten und sezernieren Histamin. Über den Histamin-1-Rezeptor im Colon trägt Histamin zur viszeralen Hypersensitivität und abdominellen Symptomen beim Reizdarmsyndrom bei [8]. Über die Hälfte der RDS-Patienten berichten nach Aufnahme histaminfreisetzender Nahrungsmittel oder solchen reich an biogenen Aminen von gastrointestinalen Symptomen [9]. Die Diagnosestellung der Histaminintoleranz erfolgt bei Vorliegen von mehr als zwei typischen Symptomen, welche jedes Organsystem betreffen können, plus Besserung unter histaminarmer Diät bzw. Verschlechterung bei Reexposition. Die Basis der Therapie besteht in der konsequenten Reduktion von exogen zugeführtem Histamin [2].

Patienten mit Kohlenhydratunverträglichkeiten berichten oft auch über histaminassoziierte Beschwerden.

7.10.3 Gluten

Die Gruppe der Glutene sind Weizenproteine mit immunogenem Potenzial, welche aufgrund von Autoantikörperbildung zu einer Entzündungsreaktion des Duodenums mit konsekutiver Malabsorption und -digestion führen. Eine Subgruppe von RDS-Patienten, bei denen sowohl eine Zöliakie als auch Weizenallergie ausgeschlossen wurden, reagieren trotzdem symptomatisch (intestinal und verstärkt extraintestinal) auf Weizen. Dies führte zur Etablierung eines neuen Syndroms, der Nicht-Gluten-Weizenunverträglichkeit bzw. Nicht-Zöliakie-Gluten-Sensitivität. Dieses Konzept besagt, dass nicht nur Gluten, sondern auch andere Weizeninhaltsstoffe wie Fruktane Beschwerden hervorrufen (Kap. 7.9.1) bzw. Weizenproteine wie Weizenkeimagglutinin (WGA, wheat germ agglutinin) und Amylase-Trypsin-Inhibitoren (so genannte ATI) eine Immunantwort triggern können. Möglicherweise sind bestimmte Individuen, die die HLA-DQ2/DQ8-Merkmale tragen, genetisch prädisponiert, auf Weizenprodukte symptomatisch zu reagieren, entweder in Form einer Zöliakie oder abgeschwächt mit einer Nicht-Zöliakie-Gluten-Sensitivität. Viele RDS-Patienten sind weizensensitiv, und eine entsprechende glutenfreie Diät führt zu langanhaltender Besserung gastrointestinaler, aber auch extraintestinaler Symptome und reduziert Immunmarker (Review in [10]). Jedoch zeigten Individuen, die sich glutenfrei ernährten, eine geringere Aufnahme an Kalorien und Ballaststoffen, jedoch mehr gesättigter Fettsäuren [10]. Des Weiteren verändert sich bei drastischer Ernährungsumstellung die fäkale Mikrobiota mit Auswirkungen auf das intestinale Immunsystem, Motilität, Schmerzwahrnehmung, Barrierefunktion und Modulation der Darm-Hirn-Achse (Kap. 7.1).

Während bei Zöliakiepatienten bereits Brotkrümel Beschwerden und Darmveränderungen auslösen können, ist die Schwelle bei der Nicht-Zöliakie-Gluten-Sensitivität unklar. Wie bei anderen restriktiven Diäten kann eine strikte glutenfreie Diät schwerwiegende Mangelerscheinungen lebenswichtiger Vitamine und Spurenelemente nach sich ziehen.

7.10.4 Zusammenfassung und Ausblick

Die Behandlung funktioneller gastrointestinaler Störungen besteht aus einem individuellen Konzept für jeden Patienten, welches von den Hauptsymptomen und deren Schwere, Vorlieben des Patienten und auch Arztes, nachweisbaren Pathologien und psychiatrischen Komorbiditäten abhängt (Tab. 7.4). Mehr als 60 % der Reizdarmpatienten beziehen ihre Blähungen und Bauchschmerzen auf die Aufnahme bestimmter Nahrungsmittel, und die Mehrzahl der Patienten geben eine Verschlechterung der Bauchsymptome innerhalb einiger Stunden nach der Nahrungsaufnahme an [11]. Mögliche Ursachen der Symptomentstehung durch Nahrungsmittel bei Reizdarmpatienten beziehen eine Mastzell-, Chemorezeptor- und Mechanorezeptoraktivierung über gasinduzierte Dehnung, viszerale Hypersensitivität und Motilitätsveränderun-

Tab. 7.4: Ernährungsempfehlung bei funktionellen Erkrankungen (Adaptation der Empfehlungen von [1].

- Führe ein Tagebuch, nimm an einer Ernährungsberatung teil.
- Inhaltstabellen dienen nur der Orientierung, da der Gehalt nicht immer mit der Verträglichkeit des jeweiligen Nahrungsmittels korreliert.
- Iss regelmäßig drei Haupt- und drei Zwischenmahlzeiten am Tag.
- Iss langsam und in Ruhe, kaue gut.
- Iss nie zu viel oder zu wenig auf einmal, d. h., vermeide ausgesprochenen Hunger oder totale Übersättigung.
- Bewege dich regelmäßig.
- Achte auf eine normale Trinkmenge, reduziere Kaffee, Alkohol, Lifestyle- oder kohlensäurehaltige Getränke.
- Schließe eine Fruktose- oder Laktosemalabsorption aus.
- Nach Ausschluss einer Zöliakie kann eine glutenfreie Ernährung passager versucht werden.
- Ballaststoffe sind erlaubt (30 g/Tag), sollten aber gleichmäßig über den Tag verteilt werden.
- Verwende Trauben- statt Haushaltszucker.
- Reduziere sehr fettige oder würzige/scharfe Speisen.
- Reduziere Zwiebeln, Kohl und Bohnen.
- Vermeide Kaugummi und Süßstoffe, die auf -ol enden. Dies gilt auch für Lightprodukte, die künstlich gesüßt wurden.

---

gen mit ein. Die eigenmächtige Veränderung der Ernährungsgewohnheiten, auch mithilfe von elektronischen Medien, stellt einen wesentlichen Einflussfaktor im Selbstmanagement der Erkrankung dar, der jedoch, insbesondere bei strikten Eliminationsdiäten, auch mit Risiken der Malnutrition verbunden ist.

7.10.5 Literatur

[1] Bohn L, Storsrud S, Liljebo T, Collin L, Lindfors P, Tornblom H, et al. Diet low in FODMAPs reduces symptoms of irritable bowel syndrome as well as traditional dietary advice: a randomized controlled trial. Gastroenterology. 2015; 149: 1399–1407 e2.

[2] Wantke F, Gotz M, Jarisch R. Histamine-free diet: treatment of choice for histamine-induced food intolerance and supporting treatment for chronic headaches. Clin Exp Allergy. 1993; 23: 982–985.

[3] Goebel-Stengel M, Stengel A, Schmidtmann M, Voort I, Kobelt P, Mönnikes H. Unclear abdominal discomfort: pivotal role of carbohydrate malabsorption. J Neurogastroenterol Motil. 2014; 20: 228–235.

[4] Bray GA, Nielsen SJ, Popkin BM. Consumption of high-fructose corn syrup in beverages may play a role in the epidemic of obesity. Am J Clin Nutr. 2004; 79: 537–543.

[5] Shepherd SJ, Gibson PR. Fructose malabsorption and symptoms of irritable bowel syndrome: guidelines for effective dietary management. J Am Diet Assoc. 2006; 106: 1631–1639.

[6] De Giorgio R, Volta U, Gibson PR. Sensitivity to wheat, gluten and FODMAPs in IBS: facts or fiction? Gut. 2016; 65: 169–178.

[7] Gibson PR, Shepherd SJ. Evidence-based dietary management of functional gastrointestinal symptoms: The FODMAP approach. J Gastroenterol Hepatol. 2010; 25: 252–258.

[8] Wouters MM, Balemans D, Van Wanrooy S, Dooley J, Cibert-Goton V, Alpizar YA, et al. Histamine Receptor H1-Mediated Sensitization of TRPV1 Mediates Visceral Hypersensitivity and Symptoms in Patients With Irritable Bowel Syndrome. Gastroenterology. 2016; 150: 875–887 e9.

[9] Bohn L, Storsrud S, Tornblom H, Bengtsson U, Simren M. Self-reported food-related gastrointestinal symptoms in IBS are common and associated with more severe symptoms and reduced quality of life. Am J Gastroenterol. 2013; 108: 634–641.

[10] Volta U, Pinto-Sanchez MI, Boschetti E, Caio G, De Giorgio R, Verdu EF. Dietary Triggers in Irritable Bowel Syndrome: Is There a Role for Gluten? J Neurogastroenterol Motil. 2016; 22: 547–557.

[11] Simren M, Mansson A, Langkilde AM, Svedlund J, Abrahamsson H, Bengtsson U, et al. Food-related gastrointestinal symptoms in the irritable bowel syndrome. Digestion. 2001; 63: 108–115.

8 Gastrointestinale Funktionsstörungen bei neurodegenerativen Erkrankungen und Tumoren

D. Woitalla

8.1 Morbus Parkinson

Das Auftreten gastrointestinaler Symptome beim M. Parkinson ist seit der Erstbeschreibung durch James Parkinson bekannt.

> „… so much are the actions of the muscles of the tongue, pharynx and colon impeded by impaired action and perpetual agitation, that the food is with difficulty retained in the mouth until masticated; and then as difficulty swallowed (…) the saliva fails of being directed to the back part of faces, and hence is continually draining from the mouth (…) The bowels which all along had been torpid, now in most cases, demand stimulating medicines of very considerable power: the expulsion of the feces from the rectum sometimes requiring mechanical aid."
>
> (James Parkinson 1817)

Gastrointestinale Störungen zählen zu den häufigsten nichtmotorischen Symptomen der Parkinson-Erkrankung (PD) [1, 2], Störungen der oropharyngealen Motilität werden neben der defäkatorischen Dysfunktion am häufigsten beobachtet [2] (Tab. 8.1).

Tab. 8.1: Häufigkeit gastrointestinaler Symptome beim M. Parkinson [1, 2].

Speichelfluss[1]	8–31,1 %
Dysphagie	7–16,1 %
Nausea	9,7–13 %
Obstipation	11–27,5 %
Defäkatorische Dysfunktion	28–35 %
Unvollständige Darmentleerung	11,4 %
Inkontinenz	0,8 %

1 Speichelfluss wird als eine Folge der gestörten Schluckfunktion betrachtet.

8.1.1 Häufigkeit und klinische Bedeutung

Die Häufigkeit der Symptome korreliert dabei sowohl mit dem Lebensalter der Patienten als auch mit der Dauer der Erkrankung [2]. 45 % der unbehandelten Parkinson-Patienten leiden unter gastrointestinalen Beschwerden, jedoch auch 62 % der stabil eingestellten und über 70 % der als kompliziert zu behandelnden Patienten [2].

Nichtmotorische Symptome sind für die Lebensqualität der Parkinson-Patienten maßgeblich verantwortlich und werden von den Betroffenen als wichtiger erachtet als die motorischen Symptome [2]. Die Erfassung dieser Symptome wird von Neurolo-

https://doi.org/10.1515/9783110475470-009

gen häufig vernachlässigt oder als nicht behandelbarer Aspekt der PD betrachtet. Neben den direkten Möglichkeiten der Symptombeeinflussung kann durch die Auswahl geeigneter Parkinson-Medikamente, beispielsweise transdermale Applikationen, die Symptomatik positiv beeinflusst werden.

Gastrointestinale Symptome bilden ein Frühsymptom der Erkrankung. Die dopaminerge Medikation ist demzufolge ohne signifikanten therapeutischen Effekt auf die gastrointestinalen Symptome, sie verstärkt einzelne Symptome sogar, etwa durch die Stimulation dopaminerger Neurone in der Area postrema.

Aus epidemiologischen Untersuchungen ist bekannt, dass die Obstipation der PD um viele Jahre vorausgehen kann [3] und neben anderen autonomen Funktionsstörungen zu den so genannten prämotorischen Symptomen gerechnet wird [4].

Die PD ist eine Synukleinopathie, die durch das Auftreten von Lewy-Körpern und Lewy-Neuriten gekennzeichnet ist. Heiko Braak beschrieb erstmals die Ausbreitung der Lewy-Körperchen-Pathologie im Gehirn, die ihren Ausgang im dorsalen Kern des N. vagus nehmen und sich dann entlang definierten anatomischen Bahnen im Gehirn ausbreiten [5]. Die typischen Parkinson-Symptome treten auf, sobald die pathologischen Veränderungen die Basalganglien erreicht haben. Lewy-Körper, die das Parkinson-Syndrom pathologisch definieren, enthalten Alpha-Synuklein [6, 7], ein Protein, dessen Aggregation zur Fibrillenbildung führt, die für die Entstehung der PD maßgeblich verantwortlich gemacht wird [8, 9].

Die Frage, auf welche Weise die pathologischen Veränderungen den dorsalen Vaguskern erreichen, ist bis heute nicht abschließend geklärt. Arbeiten verschiedener Arbeitsgruppen wiesen die Existenz pathologisch konfirmierten Alpha-Synukleins in Resektaten des enterischen Nervensystem des Kolons bei Menschen nach, denen Jahre vor Ausbruch der motorischen Symptome der PD der Darm entfernt werden musste [10].

Aus Untersuchungen zur Stammzelltransplantation ist bekannt, dass sich die pathologischen Veränderungen vom Gehirn in genetisch differentes maximal zehn Jahre altes Gewebe ausbreiten [11], so dass heute eine Seeding-Theorie präferiert wird, der zufolge pathologisch konformiertes Alpha-Synuklein aus Zellen freigesetzt wird und anschließend in benachbarte Zellen eindringt, um in diesen Alpha-Synuklein in eine pathologische Konformation zu drängen [12]. In tierexperimentellen Untersuchungen konnte gezeigt werden, dass die Ausbreitung pathologisch konfirmierten Alpha-Synukleins entlang dem N. vagus erfolgt und durch die Applikation des mitochondrialen Zellgiftes Rotenon induziert werden kann, wenn dieses Mäusen oral verabreicht wird [13]. Welche Mechanismen beim Menschen für das Auftreten solcher Veränderungen verantwortlich sind, wird zurzeit intensiv erforscht. Das Mikrobiom hat möglicherweise eine Bedeutung für die Pathogenese der Erkrankung.

Untersuchungen dänischer Forscher weisen darauf hin, dass vagotomierte Patienten eine geringere Wahrscheinlichkeit haben, ein Parkinson-Syndrom zu entwickeln [14]. Diese Forschungsergebnisse deuten darauf hin, dass die PD ihren Ausgang im enterischen Nervensystem nimmt und dann über den N. vagus Eintritt in die Strukturen des zentralen Nervensystems findet.

> Das enterische Nervensystem ist der erste Teil des Nervensystems, der von den sich kaskadenhaft ausbreitenden pathologischen Veränderungen betroffen ist. Störungen des Gastrointestinaltrakts gehen der Parkinson-Erkrankung oft um Jahre voraus.

8.1.2 Dysphagie

Schluckstörungen werden insbesondere von Patienten mit einem fortgeschrittenen Krankheitsstadium berichtet [2, 15]. Etwa 15 % der Patienten erleiden stille Aspirationen [15], die oftmals den Grund für Pneumonien darstellen, die häufigste Todesursache von Parkinson-Patienten. Dysphagien sind auch für die Malnutrition verantwortlich, unter der viele Parkinson-Patienten leiden. Der Speichelfluss wird als Folge der gestörten orpharyngealen Motilität angesehen.

Kontrollierte Studien zum therapeutischen Nutzen medikamentöser Verfahren sind bislang nicht durchgeführt worden oder zeigen keine positiven Effekte [15]. Eine Optimierung der dopaminergen Medikation sollte immer versucht werden. Unter den nichtmedikamentösen Therapieverfahren zeigen logopädische Maßnahmen positive Effekte [15, 16], die bereits vor Auftreten klinisch evidenter Schluckstörungen initiiert werden sollten.

8.1.3 Gastrointestinale Motilitätsstörungen

Die Funktionsstörungen des Magens treten bereits in frühen Stadien der Erkrankung auf und führen zu einer signifikanten Beeinträchtigung der Entleerung flüssiger und fester Nahrungsbestandteile [17–19]. Die Störungen der Magenentleerung finden sich bei Patienten mit einer akinetisch rigiden Variante der Erkrankung stärker ausgeprägt als bei Patienten mit einem tremordominaten Typ [18].

Gastrointestinale Entleerungsstörungen haben erhebliche Konsequenzen für die Therapie des Parkinson-Syndroms, bei der die meisten Medikamente oral appliziert werden und die intakte gastrointestinale Resorption Voraussetzung der Resorption ist [20]. Vor diesem Hintergrund ist zu verstehen, dass die Ursache motorischer Fluktuationen der PD in einer unzureichenden oder irregulären Resorption der Parkinson-Medikamente, insbesondere des L-Dopa, begründet ist [21]. Die Gastroparese der Parkinson-Patienten ist bereits zum Zeitpunkt der Diagnosestellung nachweisbar und verzögert die Magenentleerungshalbwertszeit um durchschnttlich 40 % [18]. Interferenzen der Nahrungsentleerung mit der Medikamentenresorption sind die Folge einer hohen Einnahmefrequenz der L-Dopa-Medikation, die aufgrund der relativ kurzen Halbwertszeit von drei bis vier Stunden mit fortschreitender Erkrankung mehrfach am Tag eingenommen werden muss.

Bisher existieren keine Studien, die einen therapeutischen Effekt auf die gestörte Magenentleerung beim Parkinson-Syndrom untersucht haben.

Die Störungen der intestinalen Motilität führen zur Obstipation, die sowohl als Verzögerung der Darmpassage (slow-transit obstipation) als auch infolge der gestörten Defäkation (outlet obstruction) auftreten kann [22]. Zur Therapie der gestörten Motilität werden insbesondere Macrogole empfohlen [23]. Medikamentöse Therapieversuche, beispielsweise mit Cisapriden, zeigen nur eine zeitlich limitierte Wirkung [24], Prucaloprid stellt eine Therapiealternative dar [25].

8.1.4 Defäkatorische Dysfunktion

Der erhöhte Tonus des analen Sphinkters [26] wird als dystones Äquivalent der analen Sphinktermuskulatur betrachtet [27, 28]. Funktionell wechseln sich bei diesen Patienten Diarrhoen mit Phasen des Stuhlverhalts ab. Zur Behandlung der defäkatorischen Dysfunktion werden zunächst ebenfalls Macrogole eingesetzt, die über die Konsistenzbeeinflussung des Stuhlgangs positive Effekte auf die gestörte Darmentleerung haben können. In schweren Fällen ist die Applikation von Botolinustoxin versucht worden, hieraus kann jedoch eine Inkontinenz resultieren. Die Methode sollte daher nur von erfahrenen Therapeuten angewandt werden.

> Störungen des Gastrointestinaltrakts treten bei der Parkinson-Erkrankung häufig auf und stehen in direktem Zusammenhang mit den pathologischen Veränderungen der Erkrankung. Die medikamentösen Strategien zur Behandlung dieser Störungen sind limitiert, im Vordergrund steht die Optimierung der Parkinson-Medikation durch die Auswahl geeigneter Produkte.

8.1.5 Literatur

[1]   Edwards LL, Pfeiffer RF, Quigley EM, Hofman R, Balluff M. Gastrointestinal symptoms in Parkinson's disease. Mov Disord. 1991; 6(2): 151–156.

[2]   Barone P, Antonini A, Colosimo C, Marconi R, Morgante L, Avarello TP, et al. The PRIAMO study: A multicenter assessment of nonmotor symptoms and their impact on quality of life in Parkinson's disease. Mov Disord. 2009; 24(11): 1641–1649.

[3]   Abbott RD, Ross GW, Petrovitch H, Tanner CM, Davis DG, Masaki KH, et al. Bowel movement frequency in late-life and incidental Lewy bodies. Mov Disord. 2007; 22(11): 1581–1586.

[4]   Braak H, Ghebremedhin E, Rub U, Bratzke H, Del Tredici K. Stages in the development of Parkinson's disease-related pathology. Cell Tissue Res. 2004; 318(1): 121–134.

[5]   Braak H, Braak E. Pathoanatomy of Parkinson's disease. J Neurol. 2000; 247(2): II3–10.

[6]   Kuusisto E, Parkkinen L, Alafuzoff I. Morphogenesis of Lewy bodies: dissimilar incorporation of alpha-synuclein, ubiquitin, and p62. J Neuropathol Exp Neurol. 2003; 62(12): 1241–1253.

[7]   Mezey E, Dehejia AM, Harta G, Tresser N, Suchy SF, Nussbaum RL, et al. Alpha synuclein is present in Lewy bodies in sporadic Parkinson's disease. Mol Psychiatry. 1998; 3(6): 493–499.

[8] Spillantini MG, Crowther RA, Jakes R, Hasegawa M, Goedert M. alpha-Synuclein in filamentous inclusions of Lewy bodies from Parkinson's disease and dementia with lewy bodies. Proc Natl Acad Sci USA. 1998; 95(11): 6469–6473.

[9] Trojanowski JQ, Lee VM. Aggregation of neurofilament and alpha-synuclein proteins in Lewy bodies: implications for the pathogenesis of Parkinson disease and Lewy body dementia. Arch Neurol. 1998; 55(2): 151–152.

[10] Shannon KM, Keshavarzian A, Mutlu E, Dodiya HB, Daian D, Jaglin JA, et al. Alpha-synuclein in colonic submucosa in early untreated Parkinson's disease. Mov Disord. 2012; 27(6): 709–715.

[11] Kordower JH, Brundin P. Lewy body pathology in long-term fetal nigral transplants: is Parkinson's disease transmitted from one neural system to another? Neuropsychopharmacology. 2009; 34(1): 254.

[12] Angot E, Steiner JA, Hansen C, Li JY, Brundin P. Are synucleinopathies prion-like disorders? The Lancet Neurology. 2010; 9(11): 1128–1138.

[13] Pan-Montojo F, Anichtchik O, Dening Y, Knels L, Pursche S, Jung R, et al. Progression of Parkinson's disease pathology is reproduced by intragastric administration of rotenone in mice. PLoS One. 2010; 5(1): e8762.

[14] Svensson E, Horvath-Puho E, Thomsen RW, Djurhuus JC, Pedersen L, Borghammer P, et al. Vagotomy and subsequent risk of Parkinson's disease. Annals of neurology. 2015; 78(4): 522–529.

[15] Baijens LW, Speyer R. Effects of therapy for dysphagia in Parkinson's disease: systematic review. Dysphagia. 2009; 24(1): 91–102.

[16] Speyer R, Baijens L, Heijnen M, Zwijnenberg I. Effects of therapy in oropharyngeal dysphagia by speech and language therapists: a systematic review. Dysphagia. 2010; 25(1): 40–65.

[17] Mueller T, Goetze O, Woitalla D. Gastrointestinal disturbances in patients with Parkinson's disease. Aktuel Neurol. 2007; 34: S6–S10.

[18] Goetze O, Nikodem AB, Wiezcorek J, Banasch M, Przuntek H, Mueller T, et al. Predictors of gastric emptying in Parkinson's disease. Neurogastroent Motil. 2006; 18(5): 369–375.

[19] Goetze O, Woitalla D, Nikodem A, Kim JI, Wieczorek J, Schmidt WE. Delayed gastric emptying of a solid and a liquid test meal in patients with idiopathic Parkinson's disease by using a non-invasive (13)c-octanoate breath test (Obt) and (13)c-acetate breath test (Abt). Gastroenterology. 2003; 124(4): A676-A.

[20] Muller T, Erdmann C, Bremen D, Schmidt WE, Muhlack S, Woitalla D, et al. Impact of gastric emptying on levodopa pharmacokinetics in Parkinson disease patients. Clin Neuropharmacol. 2006; 29(2): 61–67.

[21] Muller T, Erdmann C, Bremen D, Schmidt WE, Muhlack S, Woitalla D, et al. Impact of gastric emptying on levodopa pharmacokinetics in Parkinson disease patients. Clinical Neuropharmacology. 2006; 29(2): 61–67.

[22] Jost WH, Eckardt VF. Constipation in idiopathic Parkinson's disease. Scand J Gastroenterol. 2003; 38(7): 681–686.

[23] Zangaglia R, Martignoni E, Glorioso M, Ossola M, Riboldazzi G, Calandrella D, et al. Macrogol for the treatment of constipation in Parkinson's disease. A randomized placebo-controlled study. Mov Disord. 2007; 22(9): 1239–1244.

[24] Jost WH, Schimrigk K. Long-term results with cisapride in Parkinson's disease. Mov Disord. 1997; 12(3): 423–425.

[25] Tack J, van Outryve M, Beyens G, Kerstens R, Vandeplassche L. Prucalopride (Resolor) in the treatment of severe chronic constipation in patients dissatisfied with laxatives. Gut. 2009; 58(3): 357–365.

[26] Jost WH, Schrank B. Defecatory disorders in de novo Parkinsonians—colonic transit and electromyogram of the external anal sphincter. Wien Klin Wochenschr. 1998; 110(15): 535–537.

[27] Mathers SE, Kempster PA, Law PJ, Frankel JP, Bartram CI, Lees AJ, et al. Anal sphincter dysfunction in Parkinson's disease. Arch Neurol. 1989; 46(10): 1061–1064.
[28] Edwards LL, Quigley EM, Harned RK, Hofman R, Pfeiffer RF. Defecatory function in Parkinson's disease: response to apomorphine. Ann Neurol. 1993; 33(5): 490–493.

A. Duscha, A. Haghikia
8.2 Multiple Sklerose

8.2.1 Einleitung und Hintergründe

Die Multiple Sklerose (MS) ist die häufigste neurologische Erkrankung des jungen Erwachsenen in westlichen Ländern mit einer höheren Inzidenz bei Frauen im Verhältnis 3 : 1 [1]. MS ist eine primär autoimmune Erkrankung und durch entzündliche, demyelinisierte Läsionen (Plaques) innerhalb der weißen Substanz des zentralen Nervensystems (ZNS) charakterisiert, welche mittels Magnetresonanz-Tomographie (MRT) sichtbar werden. Die Diagnose beruht sowohl klinisch als auch in der Bildgebung auf der Dissemination von neurologischen Defiziten/Läsionen in Zeit und Raum und nach Ausschluss anderer Ursachen, u. a. infektiöser, metabolischer oder neoplastischer Art. Die Funktionsausfälle sind vielfältig und können anatomisch jede Region betreffen, wie z. B. Paresen, sensible Ausfälle und die Kognition. Ebenfalls kann die Diagnose durch Imitation anderer neurologischer Erkrankungen erschwert werden. Vor allem klinisch können drei Haupt-Verlaufsformen unterschieden werden: die schubförmige oder relapsierend-remittierende Form (RRMS), die in die sekundär progressive Form (SPMS) übergehen kann, sowie die primär progressive Form (PPMS). Die Unterteilung hat v. a. therapeutische Relevanz. Während bei der RRMS – und zum gewissen Ausmaß auch bei der SPMS – der autoimmun-entzündliche Prozess gut immuntherapeutisch behandelbar ist, sind die progressiven Formen, gekennzeichnet durch die vorherrschende Neurodegeneration, kausal-therapeutisch weniger zugänglich.

> Die Multiple Sklerose (MS) ist eine primär autoimmune Erkrankung und durch entzündliche, demyelinisierte Läsionen (Plaques) innerhalb der weißen Substanz des zentralen Nervensystems (ZNS) charakterisiert.

8.2.2 Fortschritt zu früherer Diagnose

Die MS-Diagnose wird zwar hauptsächlich klinisch gestellt, ist allerdings zunehmend auf paraklinische Untersuchungen wie die MRT und spezielle Laboruntersuchungen (Liquor) angewiesen. Die MRT-Kriterien berücksichtigen inzwischen auch verstärkt Differenzialdiagnosen, wie die Neuromyelitis Optica (NMO) oder NMO-Spektrums-Erkrankungen (NMOSD), die mittlerweile nach Entdeckung von Antikörpern gegen

Aquaporin-4 eine eigene Entität darstellen. Eine der großen Neuerungen zielt darauf ab, dass die zeitliche und räumliche Dissemination bereits bei der initialen MRT erfasst werden kann: durch das gleichzeitige Auftreten von MRT-Kontrastmittel-aufnehmenden Läsionen und älteren T2-gewichteten Läsionen in mindestens zwei der MS-typischen ZNS-Regionen (periventrikular, juxtakortikal, infratentoriell oder im Rückenmark). Über den diagnostischen Wert der so genannten oligoklonalen Banden und MRZ-Reaktion (Masern, Röteln, Zoster) im Liquor wird zwar vor allem im angloamerikanischen Raum kontrovers diskutiert. Sie stellen allerdings gerade im mitteleuropäischen Raum eine wichtige Säule der Diagnose dar, da sie vor allem bei der Abgrenzung von Differentialdiagnosen, wie der NMO [2] und dem klinisch isolierten Syndrom (KIS), einen wichtigen Beitrag leisten.

> Die MS-Diagnose wird hauptsächlich klinisch und durch paraklinische Untersuchungen wie die MRT und spezielle Laboruntersuchungen (Liquor) gestellt.

8.2.3 Immunmodulatorische und -suppressive Therapien zur Verhinderung von Krankheitsaktivität

Prinzipiell wird bei der MS-Therapie zwischen Schub-, Präventions- und symptomatischer Therapie unterschieden. In diesem Kapitel gehen wir vorwiegend auf die krankheitsmodifzierenden Therapien ein, die präventiv wirken.

Die erkrankungsmodifizierenden Therapien (disease-modifying drugs; DMD) konnten die MS zu einer behandelbaren Erkrankung umwandeln und die Hoffnung auf stärker wirkende Substanzen in Zukunft nähren (zur Übersicht der verfügbaren Substanzen und entsprechenden Zulassungsstudien siehe auch Leitlinien http://www.kompetenznetz-multiplesklerose.de).

GLAT ist ein ca. ~6 kd großes Co-Polymer von Glutamat, Lysin, Alanin und Tyrosin, also Peptide, die auch häufig in Myelin-Proteinen vorkommen. Viele Studien gehen von einer Inhibierung der antigen-präsentierenden Zellen und damit einer reduzierten T- und B-Zell-Immunantwort sowie einer gewissen regulatorischen T-Zell-Aktivität als Wirkmechanismus aus [3].

Interferone reduzieren die Permeabilität der Blut-Hirn-Schranke und hemmen T-zelluläre Autoreaktivität gegenüber Myelin-Antigenen [4–6].

Mitoxantron ist ein Anthracenedion, das DNA-Strangbrüche durch Interkalation verursacht und die DNA-Reparatur durch Inhibierung der Topoisomerase II verzögert, wodurch die T- und B-Lymphozytenzahlen reduziert werden. Aufgrund der begrenzten Lebenszeitdosis (max. 140 mg/m^2 Körperoberfläche; dosisabhängige potenzielle Kardiotoxizität und erhöhtes Risiko für Sekundärmalignität) spielt Mitoxantron zunehmend eine untergeordnete Rolle bei der MS-Therapie.

Natalizumab ist ein monoklonaler Antikörper (mAb) gegen die α4-Untereinheit des Very-late-Antigens (VLA-4) [7]. Dieses Oberflächen-Integrin wird auf praktisch allen aktivierten Immunzellen exprimiert und ermöglicht es ihnen, die Blut-Hirn-Schranke zu überwinden, um in das ZNS-Parenchym zu gelangen. Dieser Prozess wird durch Natalizumab komplett blockiert. Sehr früh, bereits während der Kombinationsstudie mit Natalizumab plus GLAT, wurde eine seltene, aber potenziell letal verlaufende Nebenwirkung beobachtet: die progressive multifokale Leukoenzephalopathie (PML) trat auf [8]. Die PML ist eine JC-Virus-vermittelte Erkrankung, die eine subakute Demyelinisierung innerhalb des ZNS verursacht. Zur Risiko-Stratifizierung werden immunsuppressive Vortherapien sowie die Behandlungsdauer (> 24 Monate) und der JCV-Antikörper-Index herangezogen.

Fingolimod bindet an Spingosin-1-phosphat-Rezeptoren (S1P) und hemmt den Lymphozyten-Austritt, auch von autoreaktiven Lymphozyten aus sekundär-lymphatischen Organen. In zwei großen Phase-III-Studien zeigte Fingolimod eine therapeutische Überlegenheit, sowohl gegenüber Placebo als auch intramuskulär appliziertem IFNβ mit einer Schubratenreduktion von über 50 % [9, 10].

Dimethyl fumaric acid (DMF) ist ein Fumarsäureester. Der Einsatz von Fumarsäureester bei einer dermatologischen Autoimmunerkrankung, der Psoriasis, geht allerdings mehrere Jahrzehnte zurück. Der regulierende Effekt auf die Aktivität von T-Zellen wird seit langem vermutet, der durch Aktivierung des Transkriptionsfaktors Nrf-2 (nuclear factor E2-related factor2), den Hauptregler von antioxidativen Signalwegen, vermittelt werden könnte [11]. Auch unter DMF sind inzwischen (Stand März 2017) fünf PML-Fälle aufgetreten (Risiko ca. 1 : 50.000) und ähnlich wie die Fälle unter Fingolimod und im Gegensatz zu den Natalizumab-assoziierten PML-Fällen zeigt sich bislang keine Kausalität.

Teriflunomid ist ein Orot-Säureanalog; wie sein anti-rheumatischer Vorgänger Leflunomid hemmt es die Pyrimidin- und damit die DNA-Synthese und die Zellproliferation, was seinen immunmodulatorischen Effekt erklärt. Unter Teriflunomid können Leberwerterhöhungen und in seltenen Fällen Polyneuropathien auftreten.

Die bereits während der Studien und auch nach der Zulassung beobachteten Fälle von Sekundär-Autoimmunität, die bei bis zu 25 % der behandelten Patienten aufgetreten ist, schränken den unkritischen Einsatz von Alemtuzumab ein (http://www.kompetenznetz-multiplesklerose.de).

Daclizumab ist ein Anti-CD25-MAb und CD25 eine Untereinheit des Interleukin-2-Rezeptors. Wahrscheinlich führt die Bindung an CD25 auf angeborene Immunzellen, v. a. von NK-Zellen (CD56 (bright) natürliche Killer-Zellen), zu einem immunregulierenden Phänotyp [12].

Neuere medikamentöse Therapien (disease-modifying drugs, DMD: GLAT, Interferone, Mitoxantron, Natalizumab, Fingolimod, Dimethyl fumaric acid (DMF), Teriflunomid, Daclizumab) konnten die MS zu einer behandelbaren Erkrankung umwandeln.

8.2.4 Ausblick

Perspektivisch steht neben der kausalen Behandlung neurodegenerativer Prozesse im Rahmen der MS die Erforschung von Ursachen im Vordergrund. Ein umfassenderes Verständnis der Umwelt- und genetischen Risikofaktoren könnte bei der Therapie, auch der Prävention von MS, helfen. Hier eröffnet die rasante Entwicklung im Bereich der darmassoziierten Mikrobiom-Forschung neue Möglichkeiten, Risiko-Umweltfaktoren besser zu verstehen. Erst kürzlich durchgeführte Forschungsarbeiten im Bereich der experimentellen Multiplen Sklerose (und anderer Autoimmunkrankheiten) stärken die Darm-Hypothese bei der Krankheitsentstehung. So konnte durch die Entfernung der natürlichen bakteriellen Darmbesiedlung in einem genetischen Modell der MS der Ausbruch der Erkrankung vollständig unterdrückt werden [13]. Damit wurde gezeigt, dass Darmbakterien nicht nur für die gesunde Immunabwehr, sondern auch für die Entstehung einer Autoimmunerkrankung in einem entfernten Organ eine entscheidende Rolle spielen. In eigenen Forschungsarbeiten konnten wir die Wirkung von Fettsäuren aus der Nahrung auf den Krankheitsverlauf des experimentellen Modells der MS aufzeigen: Gesättigte Fettsäuren mit wachsender Länge, vor allem die mittel- bzw. langkettigen Fettsäuren Laurinsäure und Palmitinsäuren, führen zur vermehrten Differenzierung und Proliferation pro-inflammatorischer T-Helfer-Zellen (Th17) in der Darmwand und damit zu einem schwereren Krankheitsverlauf. Im Gegensatz dazu führen kurzkettige Fettsäuren, vor allem belegt für die Propionsäure, zu einem Anstieg regulatorischer T-Zellen (Treg), die bei oraler Zufuhr einen milderen Verlauf der Krankheit zur Folge haben [14]. Aktuell überprüfen wir in einer humanen Folgestudie, ob sich diese Ergebnisse auch bei Anwendung des Natrium-Propionats im Menschen bestätigen lassen.

> Aktuelle Forschung zur experimentelle MS (und anderer Autoimmunkrankheiten) stützen die Hypothese, wonach die Erkrankung möglicherweise durch Veränderungen der Mikrobiota im Darm entsteht.

8.2.5 Literatur

[1] Haghikia A, Hohlfeld R, Gold R, Fugger L. Therapies for multiple sclerosis: translational achievements and outstanding needs. Trends Mol Med. 2013; 19(5): 309–319.

[2] Tumani H, Deisenhammer F, Giovannoni G, Gold R, Hartung HP, Hemmer B, et al. Revised McDonald criteria: the persisting importance of cerebrospinal fluid analysis. Ann Neurol. 2011; 70(3): 520; author reply 1.

[3] Lalive PH, Neuhaus O, Benkhoucha M, Burger D, Hohlfeld R, Zamvil SS, et al. Glatiramer acetate in the treatment of multiple sclerosis: emerging concepts regarding its mechanism of action. CNS drugs. 2011; 25(5): 401–414.

[4] Prinz M, Schmidt H, Mildner A, Knobeloch KP, Hanisch UK, Raasch J, et al. Distinct and nonredundant in vivo functions of IFNAR on myeloid cells limit autoimmunity in the central nervous system. Immunity. 2008; 28(5): 675–686.

[5] Prinz M, Kalinke U. New lessons about old molecules: how type I interferons shape Th1/Th17-mediated autoimmunity in the CNS. Trends Mol Med. 2010; 16(8): 379–386.

[6] Comabella M, Rio J, Espejo C, Ruiz de Villa M, Al-Zayat H, Nos C, et al. Changes in matrix metalloproteinases and their inhibitors during interferon-beta treatment in multiple sclerosis. Clin Immunol. 2009; 130(2): 145–150.

[7] Yednock TA, Cannon C, Fritz LC, Sanchez-Madrid F, Steinman L, Karin N. Prevention of experimental autoimmune encephalomyelitis by antibodies against alpha 4 beta 1 integrin. Nature. 1992; 356(6364): 63–66.

[8] Wenning W, Haghikia A, Laubenberger J, Clifford DB, Behrens PF, Chan A, et al. Treatment of progressive multifocal leukoencephalopathy associated with natalizumab. N Engl J Med. 2009; 361(11): 1075–1080.

[9] Cohen JA, Barkhof F, Comi G, Hartung HP, Khatri BO, Montalban X, et al. Oral fingolimod or intramuscular interferon for relapsing multiple sclerosis. N Engl J Med. 2010; 362(5): 402–415.

[10] Kappos L, Radue EW, O'Connor P, Polman C, Hohlfeld R, Calabresi P, et al. A placebo-controlled trial of oral fingolimod in relapsing multiple sclerosis. N Engl J Med. 2010; 362(5): 387–401.

[11] Haghikia A, Linker R, Gold R. [Fumaric acid as therapeutic agent for multiple sclerosis.]. Nervenarzt. 2014.

[12] Wuest SC, Edwan JH, Martin JF, Han S, Perry JS, Cartagena CM, et al. A role for interleukin-2 trans-presentation in dendritic cell-mediated T cell activation in humans, as revealed by daclizumab therapy. Nat Med. 2011; 17(5): 604–609.

[13] Berer K, Mues M, Koutrolos M, Rasbi ZA, Boziki M, Johner C, et al. Commensal microbiota and myelin autoantigen cooperate to trigger autoimmune demyelination. Nature. 2011; 479(7374): 538–541

[14] Haghikia A, Jorg S, Duscha A, Berg J, Manzel A, Waschbisch A, et al. Dietary Fatty Acids Directly Impact Central Nervous System Autoimmunity via the Small Intestine. Immunity. 2016; 44(4): 951–953.

J. Pannek, A. Gunziger, A. Wildisen

8.3 Rückenmarksverletzungen

8.3.1 Einleitung

Die Steuerung des Gastrointestinaltrakts unterliegt einer komplexen nervalen Kontrolle. Jede Rückenmarksverletzung (RMV) kann eine neurogene Funktionsstörung hervorrufen, deren Ausprägung von der Höhe und dem Ausmaß der Läsion abhängig ist.

Die neurogene Darmfunktionsstörung gehört zu den Sekundärfolgen einer RMV, deren Behandlung für Betroffene besonders prioritär ist [1]. Circa 50 % leiden unter einer mittleren bis schweren Darmfunktionsstörung [2]. Diese kann sich in Obstipation, erschwerter Entleerung und/oder Inkontinenz manifestieren und zum Teil massive Auswirkungen auf die Lebensqualität der Betroffenen haben [3], so benötigen z. B. fast 20 % der Patienten länger als eine Stunde zur Darmentleerung [4].

Die neurogene Darmfunktionsstörung gehört zu den Sekundärfolgen einer Rückenmarksverletzung (RMV), circa 50

8.3.2 Pathophysiologie

Prinzipiell unterliegt der Gastrointestinaltrakt einer autonomen Steuerung durch das sympathische, parasympathische und enterische Nervensystem sowie einer zentralen Kontrolle.

In der initialen Akutphase nach RMV (spinalem Schock) besteht für ca. sechs Wochen eine schlaffe Darmparalyse. Das Ausmaß der chronischen Motilitätsstörung nach Abklingen des spinalen Schocks hängt von der Höhe der Läsion ab.

Eine RMV oberhalb von Th5 führt zu einem Verlust der zentralen Kontrolle über den Gastrointestinaltrakt. Bei Verletzungen oberhalb des sakralen Steuerungszentrums (S2–S4) (Upper Motor Neuron Lesion; UMNL) ist der Sphinktertonus erhöht, es kommt zu einem Complianceverlust des Colons und einer Zunahme der Darmaktivität [3]. Es resultieren ein Verlust der willkürlichen Defäkation und eine anorektale Dyssynergie, welche zu einer funktionellen Obstruktion führen kann. Eine reflektorische Darmentleerung durch gezielte Stimulation ist prinzipiell möglich.

Bei infrasakralen RMV (Lower Motor Neuron Lesion; LMNL) ist der Reflexbogen unterbrochen. Klinisch resultieren eine schlaffe Paralyse des Rektums sowie ein schlaffer externer Sphinkter ohne reflektorische Aktivität, so dass sich eine Stuhlinkontinenz entwickeln kann. Eine reflektorische Darmentleerung ist nicht möglich.

Während bei beiden Läsionen Transportstörungen auftreten, überwiegen bei UMNL Evakuationsprobleme, bei LMNL steht meist die Inkontinenz im Vordergrund. Neben der Höhe der Läsion spielt auch die Ausprägung der RMV (komplett versus inkomplett) eine wesentliche Rolle für das Ausmaß und die Schwere der Darmfunktionsstörung.

> In der Akutphase nach RMV (spinalem Schock) besteht für ca. sechs Wochen eine Darmparalyse. Das Ausmaß der chronischen Motilitätsstörung nach Abklingen des spinalen Schocks hängt von der Höhe der Läsion ab. Es kann zu einem Verlust der willkürlichen Defäkation und einer anorektalen Dyssynergie kommen, welche zu einer funktionellen Obstruktion führen kann.

8.3.3 Diagnostik

Die klinische Diagnostik umfasst eine ausführliche Anamnese einschließlich Medikation; z. B. können die zur Therapie der Detrusorhyperaktivität verwendeten Muskarinrezeptorantagonisten eine Obstipation bedingen. Zur Quantifizierung und standardisierten Erfassung haben sich Fragebögen, wie z. B. der *Neurogenic bowel dysfunction score* [5] oder der *Wexner Score* etabliert. Eine körperliche Untersuchung inklusive digital rektaler Untersuchung mit Beurteilung des Sphinkters und Erhebung des Reflexstatus ist obligat. Orientierend ist der Bulbocavernosusreflex bei UMNL auslösbar, fehlt jedoch bei LMNL.

Die klinische Diagnostik umfasst eine ausführliche Anamnese einschließlich Medikation.

8.3.3.1 Apparative Diagnostik

Verschiedene technische Verfahren, unter anderem Ultraschall, Röntgen, Endoskopie, Colontransitzeit, Defäkographie und Rektummanometrie, sind zur Diagnostik der neurogenen Darmfunktionsstörung evaluiert worden. Die getesteten Verfahren, einschließlich der Colontransitzeit, korrelieren nicht eng mit den Symptomen der Patienten [6], so dass die Klassifikation und Therapiestratifizierung zum großen Teil auf klinischer Diagnostik beruhen [7]. Auch die Rektummanometrie hat sich als Standarddiagnostik der neurogenen Darmfunktionsstörung bisher nicht etabliert [8].

Verschiedene technische Verfahren, unter anderem Ultraschall, Röntgen, Endoskopie, Colontransitzeit, Defäkographie und Rektummanometrie stehen zur Diagnostik zur Verfügung.

8.3.4 Therapie

Behandlungsziele der Darmfunktionsstörung sind Kontinenz, effektive Darmentleerung in einer akzeptablen Zeit in physiologischen Intervallen, möglichst hohe Unabhängigkeit der Betroffenen und die Vermeidung von Sekundärveränderungen, wie Hämorrhoiden, Fissuren und Fisteln. Ein optimales Darmmanagement muss lähmungsspezifische Einschränkungen berücksichtigen und mit der sozialen Situation der Betroffenen kompatibel sein. Die digitale Evakuation stellt heute bei Patienten mit chronischer RMV die am häufigsten verwendete Technik dar (56 %), die Zeit pro Darmentleerung beträgt bei 22 % 31–60 Minuten, bei 14 % über 60 Minuten. Die am häufigsten geschilderten Probleme sind Obstipation (39 %), Hämorrhoiden (36 %), Meteorismus (31 %) und Inkontinenz [4, 9].

Aufgrund der Komplexität einer RMV sind Behandlungsansätze multidisziplinär. Grundlage bilden ein Basis-Management mit individueller Ernährungsberatung, adäquater Flüssigkeitszufuhr, Patientenedukation, Nutzung von Hilfsmitteln (z. B. Duschrollstuhl) und eine individualisierte, Symptom- und Läsionshöhen-adaptierte konservative Strategie mit regelmäßigen Evaluationen. Hierdurch lässt sich eine signifikante Verbesserung der Darmfunktionsstörung erzielen [10].

Behandlungsziele sind Kontinenz, effektive Darmentleerung in einer akzeptablen Zeit in physiologischen Intervallen, möglichst hohe Unabhängigkeit der Betroffenen und die Vermeidung von Sekundärveränderungen, wie Hämorrhoiden, Fissuren und Fisteln.

8.3.4.1 Konservative Therapie
Nichtmedikamentös

Digitales Ausräumen: Die digitale Evakuation des Enddarms stellt die am häufigsten verwendete Art der Darmentleerung dar. Sie ist im Vergleich zu anderen Verfahren schneller, birgt aber Risiken (Verletzung, inkomplette Entleerung).

Digitale Stimulation: Bei Patienten mit UNML können durch eine digital-rektale Stimulation reflektorische Entleerungen getriggert werden; dieses Verfahren wird oft in Verbindung mit Suppositorien benutzt.

Ernährung: Eine alleinige Erhöhung des Faseranteils scheint die Darmfunktion nicht zu verbessern, sondern kann die Colontransitzeit sogar verlängern [11]. Wichtig ist eine ausreichende Flüssigkeitszufuhr.

Bauchmassage und temporäre Elektrostimulation der Bauchmuskulatur können besonders bei Obstipation hilfreich sein. Anorektales Biofeedbacktraining kann bei Patienten mit inkompletter RMV eine Wahrnehmungsverbesserung erzielen [12].

Medikamentös

Suppositorien: Zäpfchen mit Bisacodyl oder Glycerin sind die am häufigsten genutzten Substanzen [13], obwohl es sich bei Glycerin um ein stuhlerweichendes Präparat handelt und Bisacodyl über eine chronische Irritation der Darmmukosa wirkt, so dass beide Substanzen nicht empfohlen werden können. Suppositorien, die durch CO_2-Produktion eine reflektorische Aktivierung der Peristaltik erzielen, haben sich in unserer Erfahrung als wirksam und sicher erwiesen, klinische Studien existieren jedoch bisher nur bei nichtneurogenen Patienten [14].

Orale Medikation

Nur wenige Medikamente sind bei Patienten mit RMV evidenzbasiert evaluiert worden. Der hochselektive Serotoninrezeptoragonist Prucaloprid erhöht die Defäkationsfrequenz und verbessert die Stuhlkonsistenz [15]. Metoclopramid zeigt positive Auswirkungen auf die Magenmotilität.

Die Wirksamkeit von Macrogol/Polyethylenglykol, einem osmotischen Laxans, und für Flohsamen, einem Quellmittel, ist evidenzbasiert nachgewiesen [16]. Makrogol erhöht den intraluminalen Flüssigkeitsanteil und optimiert somit Stuhlkonsistenz und Stuhlvolumen, was zu einer Verbesserung der Peristaltik und Transitzeit führt. Aufgrund seiner Verträglichkeit ist Macrogol auch für die Langzeitbehandlung gut geeignet. Andere osmotische Laxantien sind z. B. Lactulose.

Stimulantien (Senna, Bisacodyl) stimulieren direkt die Darmmukosa und den Plexus myentericus; als Nebenwirkungen sind Bauchkrämpfe, Diarrhoe, Elektrolytverschiebungen und ein Gewöhnungseffekt bei langfristiger Anwendung beschrieben;

sie sind zur Dauertherapie ebenso wenig geeignet wie Paraffinöl, ein Gleitmittel, nach dessen Anwendung Fremdkörpergranulome und Lipidpneumonien beschrieben worden sind.

Anale Irrigation

Das bekannteste System zur transanalen Irrigation ist das Peristeen-System (Coloplast A/S, Kokkedal, Dänemark), mittlerweile existieren jedoch auch andere Produkte. Studien demonstrieren eine signifikante Verbesserung von Obstipation, Zeit zur Darmentleerung, Inkontinenz, Lebensqualität und Harnwegsinfekten auch im Langzeitgebrauch. Überdies ist das System in der Langzeitanwendung kosteneffektiv [17]. Jedoch ist eine gute Schulung unabdingbar, um z. B. Darmverletzungen zu vermeiden; zudem stellen die bei Patienten mit RMV häufigen Hämorrhoiden eine Kontraindikation dar, so dass eine individuell risikoadaptierte Indikationsstellung notwendig ist.

Einläufe und Klistiere werden für die Langzeittherapie nicht empfohlen, da sie langfristig wenig effektiv und ebenfalls mit dem Risiko rektaler Verletzungen verbunden sind.

> Nichtmedikamentöse Therapien sind digitales Ausräumen, digitale Stimulation und Ernährungsanpassung, medikamentöse Therapien beinhalten Prokinetika (Metoclopramid, Prucaloprid), Makrogole bzw. aktive Laxantien. Auch die transanale Irrigation ist effektiv.

8.3.4.2 Operative Therapie
Sakrale Neuromodulation

Auch wenn der Wirkmechanismus der sakralen Neuromodulation noch nicht vollständig aufgeklärt ist, so wird eine Modulation des afferenten zentralen Inputs postuliert. Somit kann dieses minimal-invasive Verfahren nur bei inkompletter RMV in Erwägung gezogen werden. Die wenigen verfügbaren Studien zeigen eine deutliche Verbesserung von Kontinenz, Entleerung und Lebensqualität bei selektionierten Patienten [18].

Sakrale Deafferentation und Implantation eines Vorderwurzelstimulators

Die intradurale Durchtrennung der afferenten Anteile der Nervenwurzeln S2–S5 schaltet die Reflexaktivität des Darms aus und verhindert somit auch eine autonome Dysregulation; mittels Stimulation der Vorderwurzeln mit Hilfe eines Handsteuerungsgeräts wird der Faecestransport optimiert, die meisten Patienten benötigen jedoch zur Defäkation zusätzlich eine rektale Evakuation. Die verfügbaren Studien zeigen eine deutliche Verbesserung der Lebensqualität, Erleichterung der Darmentleerung und Reduktion der Medikation [19]. Diese Technik ist auf Personen mit kompletter RMV beschränkt und wird daher nur an wenigen Zentren durchgeführt.

Antegrades Irrigationsstoma

Bei dieser Technik wird der Appendix in die Abdominalwand implantiert und als katheterisierbarer Kanal für antegrade Darmspülungen verwendet. Das Verfahren hat eine geringe Komplikationsrate, Voraussetzungen sind jedoch eine ausreichende Handfunktion und gute Motivation. Bisher ist diese Operation überwiegend bei Jugendlichen mit Spina bifida mit guten funktionellen Resultaten durchgeführt worden, die limitierten Erfahrungen bei Patienten mit RMV sind jedoch ebenfalls positiv [20].

Colostomie

Eine Colostomie stellt nach Meinung vieler Behandler die letzte Option bei Patienten mit neurogener Darmfunktionsstörung dar. Da die Operation heute laparoskopisch durchgeführt werden kann, ist die Morbidität des Eingriffs geringer geworden, und das Darmmanagement und die Lebensqualität der Patienten können sich nach Colostomieanlage bei Patienten mit ausgeprägter Symptomatik so weit verbessern, dass sich einige Patienten wünschten, sie hätten den Eingriff früher durchführen lassen [21].

> Operative Therapieverfahren sind die sakrale Neuromodulation, die sakrale Deafferentation und Implantation eines Vorderwurzelstimulators, das antegrade Irrigation bzw. die Colostomie.

8.3.5 Zusammenfassung

Die Darmfunktionsstörung bei RMV stellt für Behandler und Betroffene eine besondere Herausforderung dar. Die diagnostischen Möglichkeiten sind limitiert, die Therapie ist anspruchsvoll, weil eine kausale Behandlung nicht möglich ist und bei der Therapie viele RMV-bedingte Aspekte berücksichtigt werden müssen. Das Darmmanagement beeinflusst die Lebensqualität der Patienten stark, so dass eine optimierte Versorgung essentiell ist. Grundlage ist eine patientenadaptierte Basistherapie; vor dem Hintergrund innovativer und/oder minimal-invasiver operativer Therapiemethoden sollte jedoch der lange Zeit allgemein vertretene Grundsatz, die Behandlung so lange wie möglich konservativ durchzuführen, neu diskutiert werden.

> Das Darmmanagement beeinflusst die Lebensqualität der Patienten stark, so dass eine optimierte Versorgung essentiell ist.

8.3.6 Literatur

[1]   Simpson LA, Eng JJ, Hsieh JT, Wolfe DL, Spinal Cord Injury Rehabilitation Evidence Scire Research Team. The health and life priorities of individuals with spinal cord injury: a systematic review. J Neurotrauma. 2012; 29: 1548–1555.

[2] Liu CW, Huang CC, Yang YH, Chen SC, Weng MC, Huang MH. Relationship between neurogenic bowel dysfunction and health-related quality of life in persons with spinal cord injury. J Rehabil Med. 2009; 41: 35–40.

[3] Lynch AC, Antony A, Dobbs BR, Frizelle FA. Bowel dysfunction following spinal cord injury. Spinal Cord. 2001; 39: 193–203.

[4] Haas U, Geng V, Evers GC, Knecht H. Bowel management in patients with spinal cord injury - a multicentre study of the German speaking society of paraplegia (DMGP). Spinal Cord. 2005; 43: 724–730.

[5] Krogh K, Christensen P, Sabroe S, Laurberg S. Neurogenic bowel dysfunction score. Spinal Cord. 2006; 44: 625–631.

[6] Leduc BE, Spacek E, Lepage Y. Colonic transit time after spinal cord injury: any clinical significance? J Spinal Cord Med. 2002; 25: 161–166.

[7] Vallès M, Vidal J, Clavé P, Mearin F. Bowel dysfunction in patients with motor complete spinal cord injury: clinical, neurological, and pathophysiological associations. Am J Gastroenterol. 2006; 101: 2290–2299.

[8] Koo BI, Bang TS, Kim SY, Ko SH, Kim W, Ko HY. Anorectal Manometric and Urodynamic Parameters According to the Spinal Cord Injury Lesion. Ann Rehabil Med. 2016; 40: 528–533.

[9] Coggrave M, Norton C, Wilson-Barnett J. Management of neurogenic bowel dysfunction in the community after spinal cord injury: a postal survey in the United Kingdom. Spinal Cord. 2009; 47: 323–330.

[10] Ozisler Z, Koklu K, Ozel S, Unsal-Delialioglu S. Outcomes of bowel program in spinal cord injury patients with neurogenic bowel dysfunction. Neural Regen Res. 2015; 10: 1153–1158.

[11] Cameron KJ, Nyulasi IB, Collier GR, Brown DJ. Assessment of the effect of increased dietary fibre intake on bowel function in patients with spinal cord injury. Spinal Cord. 1996; 34: 277–283.

[12] Mazor Y, Jones M, Andrews A, Kellow JE, Malcolm A. Anorectal biofeedback for neurogenic bowel dysfunction in incomplete spinal cord injury. Spinal Cord. 2016; doi: 10.1038/sc.2016.67. [Epub ahead of print]

[13] Krassioukov A, Eng JJ, Claxton G, Sakakibara BM, Shum S. Neurogenic bowel management after spinal cord injury: a systematic review of the evidence. Spinal Cord. 2010; 48: 718–733.

[14] Tarrerias AL, Abramowitz L, Marty MM, et al. Efficacy of a CO_2-releasing suppository in dyschezia: a double-blind, randomized, placebo-controlled clinical trial. Dig Liver Dis. 2014; 46: 682–687.

[15] Krogh K, Jensen MB, Gandrup P et al. Efficacy and tolerability of prucalopride in patients with constipation due to spinal cord injury. Scand J Gastroenterol. 2002; 37: 431–436.

[16] Coggrave M, Norton C, Cody JD. Management of faecal incontinence and constipation in adults with central neurological diseases. Cochrane Database Syst Rev. 2014; (1): CD002115. doi: 10.1002/14651858.CD002115.pub5.

[17] Emmanuel A, Kumar G, Christensen P, et al. Long-Term Cost-Effectiveness of Transanal Irrigation in Patients with Neurogenic Bowel Dysfunction. PLoS One. 2016; 11: e0159394

[18] Lombardi G, Del Popolo G, Cecconi F, Surrenti E, Macchiarella A. Clinical outcome of sacral neuromodulation in incomplete spinal cord-injured patients suffering from neurogenic bowel dysfunctions. Spinal Cord. 2010; 48: 154–159.

[19] Rasmussen MM, Kutzenberger J, Krogh K et al. Sacral anterior root stimulation improves bowel function in subjects with spinal cord injury. Spinal Cord. 2015; 53: 297–301.

[20] Smith PH, Decter RM. Antegrade continence enema procedure: impact on quality of life in patients with spinal cord injury. Spinal Cord. 2015; 53: 213–215.

[21] Bølling Hansen R, Staun M, Kalhauge A, Langholz E, Biering-Sørensen F. Bowel function and quality of life after colostomy in individuals with spinal cord injury. J Spinal Cord Med. 2016; 39: 281–289.

K.-H. Schäfer
8.4 Morbus Alzheimer

8.4.1 Einleitung und Hintergrund

Kognitive Erkrankungen des Nervensystems wurden bisher hauptsächlich auf das zentrale Nervensystem bezogen. Lediglich autonome Dysregulationen wurden adressiert, um potenzielle Einflüsse auf das periphere Nervensystem zu evaluieren. Während diese bei eher motorisch relevanten neurodegenerativen Erkrankungen wie M. Parkinson zu finden waren, ist die Erhebung z. B. von gastrointestinalen Motilitätsstörungen bei dementen Personen per se schwierig. In den letzten Jahren wurden jedoch zunehmend Veränderungen des enterischen Nervensystems, des Darmepithels oder der Darmmotilität untersucht, zumeist in Krankheitsmodellen. Untersuchungen beim Menschen sind eher selten und bisher nicht eindeutig. Die gefundenen Daten weisen eindeutig auf eine Beteiligung des Gastrointestinaltrakts bei M. Alzheimer hin.

Neben den Einwirkungen der Erkrankung auf die Funktion des Darms eröffnet sich noch eine ganz andere, äußerst interessante Perspektive: die relative Zugänglichkeit des ENS und damit die Option der frühzeitigen Diagnostik über Markerproteine. Diese müssen jedoch noch gefunden und evaluiert werden.

> Bei kognitiven Erkrankungen wie M. Alzheimer ist die Beteiligung des Darms am Menschen bisher eher spekulativ. Daten aus unterschiedlichen Tiermodellen geben jedoch ausreichend Evidenz dafür, dass sich Veränderungen der Darmmotilität und des ENS auch beim Menschen finden werden.

8.4.2 Humane Studien

Untersuchungen der Darmfunktion an Patienten mit M. Alzheimer sind rar. Es gibt Arbeiten, welche die Expression des Amyloid-β precursor proteins (β-APP) am Menschen in Geweben außerhalb des Gehirnes zeigen. So konnten β-APP-Einlagerungen in Spinalganglien, der Hypophyse, der Nebenniere, aber auch im ENS gefunden werden [1]. Ähnliches gilt für das Amyloid-β selbst [2]. Diese Studien zeigten jedoch keine qualitativen Veränderungen im Vergleich zu altersentsprechenden Kontrollen. Dies führte dazu, dass das ENS für lange Zeit aus dem Fokus der Alzheimerforschung geriet. Jedoch war auffällig, dass Patienten, bei denen ein M. Alzheimer diagnostiziert war, eine deutliche Gewichtsabnahme, im Vergleich zu Kontrollgruppen, zeigten [3]. Obwohl dies durch die aufgrund der eingeschränkten Kognition verursachte geringere

Nahrungsaufnahme bedingt sein konnte, ergab eine Langzeitstudie an annähernd 2.000 Patienten eine deutliche Gewichtsreduktion bereits Jahre vor Diagnose der Erkrankung [4]. 2007 wurde eine Studie veröffentlicht, welche eine Reduktion der Nervenzellzahl im ENS bei Patienten mit langandauernder Demenz zeigte [5]. Interessanterweise war die Reduktion nicht auf apoptotische Phänomene zurückzuführen, was eher einen Effekt der chronischen Obstipation belegen würde. Der eigentliche Grund ist nicht bekannt, es lässt sich aber vermuten, dass bei Demenz und somit auch bei M. Alzheimer pathologische Veränderungen auch im ENS vorliegen. Untersuchungen an Alzheimerpatienten bzw. Darmproben dieser Patienten sind in der Regel schwer zu bekommen. Daher wurden in den letzten Jahren zunehmend Untersuchungen an unterschiedlichen Alzheimermausmodellen durchgeführt.

> Verlässliche Daten zu Einflüssen von M. Alzheimer auf den Gastrointestinaltrakt und das ENS des Menschen sind selten und zeigen bisher lediglich geringe Anhaltspunkte für signifikante Einflüsse. Allerdings lassen frühzeitige Gewichtsabnahmen bei Alzheimerpatienten sowie erste Daten zu einem neuronalen Zellverlust erwarten, dass es einen direkten Einfluss auf Darm und ENS gibt.

8.4.3 Mausmodelle

In den letzten Jahren wurden zahlreiche transgene Mausmodelle generiert. Diese beruhten auf Genen, welche bei familären Alzheimerpatienten entdeckt wurden: APP23, humanes Amyloid-β und Kombinationen. In Abhängigkeit von den Transgenen zeigen diese Tiere sehr unterschiedliche pathologische Dynamiken im Gehirn und im Verhalten. Dies spiegelte sich auch in den Untersuchungen des Darms bzw. des ENS wider. Während bei einer Maus, die lediglich APP23 exprimierte, nur geringe Veränderungen des ENS zu sehen waren [6], konnten diese bei doppeltransgenen Tieren (A-β, PS-1) sowohl funktionell als auch histologisch oder molekularbiologisch nachgewiesen werden [7]. Die transgenen Tiere zeigten signifikante Veränderungen der gastrointestinalen Motilität, sowohl in Kontraktionsstärke als auch Frequenz, Verluste von Nervengewebe sowie deutliche Veränderungen der Proteinmuster des ENS. Letztere waren interessanterweise am deutlichsten während der Entwicklung des Krankheitsbildes. Es zeigten sich auch starke Veränderungen inflammatorischer Marker (TLR-4) im ENS, was den Entzündungscharakter der Alzheimererkrankung widerspiegelt. Dies bestätigt eine Arbeit von Puig et al., die die modulierende Wirkung der APP-Expression auf das intestinale Immunsystem zeigt [8]. Inwieweit diese Mausdaten auf den Menschen anzuwenden sind, muss die Zukunft zeigen. Jedoch belegt eine aktuelle Studie an so genannten 5xFAD-Mäusen auffällige Parallelen zu den an Patienten gefundenen Gewichtsabnahmen [9]. Diese sind korreliert mit Veränderungen der tryptischen Aktivität sowie des Mikrobioms. Dies lässt einen zusätzlichen Einfluss des Mikrobioms auf die Krankheit erwarten.

Mausstudien zeigen einen deutlichen Einfluss auf Funktion und Modulation des Darms, des ENS sowie des intestinalen Immunsystems.

8.4.4 M. Alzheimer und Mikrobiom

Veränderungen des Mikrobioms scheinen einen wichtigen Einfluss auf die Entstehung und den Verlauf neurodegenerativer Erkrankungen und somit auch von M. Alzheimer zu haben [10]. Eine bei Demenzkranken durchgeführte Studie zeigte eine Korrelation von proinflammatorischen Zytokinen und dem Vorhandensein spezifischer Mikrobiomspezies [11]. Eine Beeinflussung des intestinalen Mikrobioms wird auch durch die Diät oder bestimmte Medikamente erreicht. Insofern können die permanent abgestoßenen Enterozyten einen Einfluss auf die Mikrobiomkomposition ausüben, insbesondere wenn sie ebenfalls Amyloid-β enthalten. Amyloid-β ist ein antimikrobielles Peptid [12]. Zusätzlich können Amyloide von Mikroben oder Pilzen im Darm produziert werden und eine stimulierende Wirkung hinsichtlich der Ätiogenese eines M. Alzheimer ausüben [13].

Das Mikrobiom, und damit alle Faktoren, die es beeinflussen, scheint eine zentrale Rolle in der Entstehung, dem Verlauf und damit auch in der Behandlung und Prophylaxe eines M. Alzheimer zu spielen.

8.4.5 Andere Erkrankungen

Es gibt eine ganze Reihe von Evidenzen, dass sich nicht nur M. Alzheimer, sondern auch andere Erkrankungen, die Kognition und Psyche beeinflussen, wie z. B. Autismus, Depression oder Schizophrenie, in dem Gastrointestinaltrakt, dem ENS oder dem Mikrobiom widerspiegeln bzw. dadurch beeinflusst werden [14, 15].

8.4.6 Zusammenfassung und Ausblick

Auf der Grundlage der aktuellen Befunde und Studien an Modelltieren scheint eine Beteiligung des Gastrointestinaltrakts und insbesondere des ENS bei kognitiven Erkrankungen mehr als wahrscheinlich. Äußere Einflüsse wie Diät und damit die Veränderung des Mikrobioms sind offenkundig, humane Studien, insbesondere am ENS, sind unabdingbar, um die molekularen Veränderungen im Verlauf der Erkrankung erfassen zu können. Diese wären eine ideale Grundlage zur Identifizierung von Biomarkern und damit zur Ermöglichung einer frühzeitigen Diagnostik und Therapie.

8.4.7 Literatur

[1] Arai H, Lee VM, Messinger ML, Greenberg BD, Lowery DE, Trojanowski JQ. Expression patterns of beta-amyloid precursor protein (beta-APP) in neural and nonneural human tissues from Alzheimer's disease and control subjects. Ann Neurol. 1991; 30: 686–693.

[2] Joachim CL, Mori H, Selkoe DJ. Amyloid beta-protein deposition in tissues other than brain in Alzheimer's disease. Nature. 1989; 341: 226–230.

[3] White H, Pieper C, Schmader K, Fillenbaum G. Weight change in Alzheimer's disease. J Am Geriatr Soc. 1996; 44: 265–272.

[4] Stewart R, Masaki K, Xue QL, Peila R, Petrovitch H, White LR, Launer LJ. A 32-year prospective study of change in body weight and incident dementia: the Honolulu-Asia Aging Study. Arch Neurol. 2005; 62: 55–60.

[5] Bassotti G, Villanacci V, Fisogni S, Cadei M, DiFabio F, et al. Apoptotic phenomena are not a major cause of enteric neuronal loss in constipated patients with dementia. Neuopathology. 2007; 27: 67–72.

[6] Van Ginneken CJ, Schäfer KH, Van Dam D, Huygelen V, De Deyn PP, Morphological changes in the enteric nervous system of aging and APP23 transgenic mice. Brain Res. 2011 Mar 10; 1378: 43–53.

[7] Semar S, Klotz M, Letiembre M, Van GC, Braun A, Jost V, et al. Changes of the enteric nervous system in amyloid-beta protein precursor transgenic mice correlate with disease progression. J Alzheimers Dis. 2013; 36: 7–20.

[8] Puig KL, Swigost AJ, Zhou X, Sens MA, Combs CK. Amyloid precursor protein expression modulates intestine immune phenotype. J Neuroimmune Pharmacol. 2012; 7: 215–230.

[9] Brandscheid C, Schuck F, Reinhardt S, Schäfer KH, Pietrzik CU, et al. Altered gut microbiome composition and tryptic activity of the 5xFAD Alzheimer´s mouse model. J Alzheimers Dis. 2016; doi 10.3233/JAD-160926.

[10] Hill JM, Clement C, Pogue AI, Bhattacharjee S, Zhao Y, Lukiw WJ. Pathogenic microbes, the microbiome, and Alzheimer's disease (AD). Front Aging Neurosci. 2014; 6: 127.

[11] Cattaneo A, Cattane N, Galluzzi S, Provasi S, Lopizzo N, et al. Association of brain amyloidosis with pro-inflammatory gut bacterial taxa and peripheral inflammation markers Neurobiol Aging. 2017; 49: 60–68.

[12] Soscia SJ, Kirby JE, Washicosky KJ, Tucker SM, Ingelsson M, et al. The Alzheimer´s disease associated amyloid-b-protein is an antimicrobial peptide. Plos one. 2010; 5: e9505.

[13] Hill JM, Lukiw WJ. Microbial-generated amyloids and Alzheimer's disease (AD). Front Aging Neurosci. 2015; 10(7): 9.

[14] Rao M, Gershon M. The bowel and beyond: the enteric nervous system in neurological disorders. Nat Rev Gastroenterol Hepatol. 2016 Sep; 13(9): 517–528.

[15] Dinan TG, Borre YE, Cryan JF. Genomics of schizophrenia: time to consider the gut microbiome? Molecular Psychiatry. 2014: 1–6.

Stichwortverzeichnis

Symbole

δ-Opioidrezeptoren 249
γ-Aminobuttersäure 29, 30
μ-Opioidrezeptor 249
α-Melanocyte-Stimulating Hormone 58
κ-Opioidrezeptoren 249
13C-Acetat 119
13C-Atemtests 119
13C-Oktansäure 119
24-Stunden-pH-Metrie 123, 147, 167, 172
– Impedanzmessung 158
5-HT$_3$-Antagonist 76, 209
^{75}SeHCAT 255
^{99m}Tc-Albuminszintigraphie 125

A

Abdomen-Sonographie 208
abdominelle Schmerzen 207
absteigenden Bahnen 33
Acarbose 189
Acetylcholin 26, 29, 30, 240, 241, 249
Acetylcholin-Rezeptoren 242
Acetylcholinesterase-Inhibitoren 236
Achalasie 44, 114, 150, 250
– hypomotil 150
– spastisch 150
Achlorhydrie 123
Achtsamkeit 290
adaptive Immunität 98
adaptive Relaxation 5, 30
Adenosin 30
Adenosintriphosphat 30
Adipositas 54, 55, 180
Advanced Imaging 139
Aerophagie 193
Aganglionose 20
Agouti-Related-Peptid 58
Agranulozytose 208
Akkermansia muciniphila 57
Akkommodation 186
Akupunktur 284
Akupunkturpunkte 285
akute Übelkeit 174
akutes Erbrechen 174
Alarmsymptome 172, 207
Alginate 231
Alkohol 172, 320

allgemeine Maßnahmen 199
Allodynie 153
allogene mikrobielle
    Rekonstitutionstherapie 312
Alosetron 209
alpha1-Antitrypsin Clearance 125
Alter 64
Altersösophagus 65
Amotilität 114
Amygdala 34–36, 80
Amylase-Trypsin-Inhibitoren (ATI) 319
Amylin 62
Analgetika 208
Analtampon 215
Anamnese 198, 201
Anastomosenstenose 226
angeborene Immunität 98
Angst 98, 105, 261
Angst- und Erregungsäquivalente 93
Ängstlichkeit 159
Angststörungen 95
Anionensekretion 124
anorektale Funktionsdiagnostik 68
anorektale Manometrie 116, 212
anorektaler Entleerungsstörung 67
Anorexia nervosa 180
Anorexie 64
Antazida 168, 232
anteriore Levatorplastik 216
Anthrachinone 245, 246
Anti-Epileptikum 210
Antibiotika 56, 256
Antidepressiva 197, 208, 259
Antiepileptika 208
Antirefluxbarriere 309
Antirheumatika 203
antizipatorisches Erbrechen 178
antroduodenojejunale Manometrie 115
Appetitregulation 58
Area postrema 34, 174
Argonplasmakoagulation 160
Arzt-Patient-Beziehung 95, 209
ASD 314
Aspirationsrisiko 150
Aspirin 172
aszendierende Mechanismen 73
Auslösesituation 94

https://doi.org/10.1515/9783110475470-010

Austauscher-Harze 254
Autismus 314, 341
Autoantikörper 21
Autoimmunerkrankungen 328, 331
autonome Dysregulation 185, 339
autonomes Nervensystem 101, 187
Ayurveda 290

B

Bacillus coagulans 276
Bacteroidetes 52
bakteriellen Dünndarmfehlbesiedlung 315
Bakterien 52
Ballaststoffe 54, 195, 199, 244
Ballon-Distension 127
Ballonexpulsionstest 212
bariatrische Chirurgie 186
Barostat 116, 172
Barrierefunktion 313, 319
basal acid output 123
Basisdiagnostik 205
Basistherapie 337
Bauchschmerz
– funktionell 277
Becken-Ganglien 32
Beckenboden 198
Beckenbodendyssynergie 212, 293
Beckenbodentraining 227
Beeinträchtigung der Lebensqualität 170
Behandlungsmethode 302
Belch-Reflex 166
Bernstein-Test 128
Beta Nicotinamidadenindinukleotid 30
Bewegung 320
Bifidobacterium 275
Bilitec-Messung 168
Binge eating 181
Binge-Eating-Störung 180
bio-psycho-soziales Krankheitsmodell 96, 105, 297
Biofeedback 138, 213, 216, 293
biogene Amine 318
Biomarker 74–77, 316
Bisacodyl 246, 335
Bittersalz 244
Blähungen 56, 57, 192
Blasenfunktionsstörung 226
Blind-Loop-Syndrom 226
Bolustransport 146
Bombesin 30, 61
Botulinumtoxin 149, 150, 156, 160, 165

Bradygastrie 134
Bradykinin 30
Brechzentrum 174
Brotkrümel 319
Brustschmerzen 157
Budesonid 203
Bulimia nervosa 180
Butylscopolamin 209, 241

C

Cajal-Zellen 249
CAM 289
Capsaicin-Test 128
CCK_1-Rezeptor 61
Celle-Konsensus 14
cerebrale Verarbeitungs-Antworten 131
chemische Stimuli 128
Chemorezeptoren-Trigger-Zone 174
chemosensitive Schmerzrezeptoren 153
Chicago-Klassifikation 147
Chlorid-Kanal
– Calcium-abhängig 43
Chloridsekretion 6, 85
Cholecystokinin (CCK) 30, 46, 61, 171, 186
Cholestyramin 204, 205, 254
cholinerge Neurodegeneration 67
Chromagranin A (CgA) 76
Chromoendoskopie 139
chronisch entzündliche Darmerkrankungen
(CED) 56, 104, 267
chronische Übelkeit 176
chronische intestinale Pseudoobstruktion 2, 115
chronische Obstipation 2, 308
chronische Stressbelastung 103
chronischer idiopathischer analer Schmerz 222
Chymustransport 118
cingulärer Kortex 34
Cisaprid 234
cKit-Rezeptor 42
Clearance 234
Clostridium difficile 315
Cocaine-and-Amphetamine-Regulated-
Transcript 61
Cochrane Review 2006 281
Colesevelam 204, 205
Colitis
– kollagene 203
– lymphozytäre 203
Colitis ulcerosa 306
Colontransit 197, 334
Colostomie 337

Compliance 127
Corticotrophin-Releasing Hormone (CRH) 102
Corticotropin Releasing Factor 30, 61
Coxibe 208
Curcumin, Erdrauchkraut, Schleifenblume 281

D
Daclizumab 330
Darm-Hirn-Achse 1, 54, 77, 80, 82, 100, 297, 312, 319
Darmbarriere 56, 57, 274
darmbezogene Hypno-Therapie (GHT) 210, 302
Darmmanagement 334
Darmmotilität 339
Darmobstruktion 198
Darmresektion 308
Darmträgheit (Slow-transit Obstipation) 309, 310
Deafferentation 336
Defäkation 198
Defäkationstraining 295
defäkatorischen Dysfunktion 323, 326
Defäkographie 212
demographische Entwicklung 64
Depression 95, 98, 105, 261, 341
Desacyl-Ghrelin 60
descending Perineum Syndrom 212
deszendierende Mechanismen 73
Diät 189
diätetische Maßnahmen 172
Diabetes mellitus 310
Diagnostik bei Stuhlentleerungsstörungen 211
Diagnostik der Stuhlinkontinenz 215
Diarrhoe 3, 124, 201
– akute 201
– chronische 201
– osmotische 201
– sekretorische 201
Diaxozid 189
diffuser Ösophagospasmus 149
Dimethyl fumaric acid (DMF) 330
Dipeptidylpeptidase IV 49, 62
Disaccharide 245
Distension 192, 240
Distigmin 236
Diversität 55
Divertikelkrankheit 266
Domperidon 236
– prokinetische Wirkung 91
Dopamin 30
Dopaminantagonisten 236

dorsaler Vaguskern 34
Druck-Volumen-Kurve 130
Dumping-Syndrom 119, 185, 186, 225
Dünndarmmanometrie 172
Dünndarmmotilität 115
Dünndarmtransit 119
duodenale Sensitivität 171
Duodenum 319
Dysbiose 56, 314
Dysmotilität 138
Dyspepsie 170, 172
dyspeptische Beschwerden 128, 170
Dysphagie 225, 325
– ösophageal 146
– oropharyngeal 146
dysphagische Beschwerden 234
Dyssynergie 333

E
EEG 131
EGJ outflow obstruction 250
Eingeweideschmerz 33
Einjahressterblichkeit 65
elektrische Stimulation 129, 216, 294
Elektroakupunktur 284
Elektrogastrogramm 133
Elektrolytverluste 245
elektronischen Medien 320
Eliminationsdiät 320
Eluxadolin 209, 252
Embryonalentwicklung 17
Eminentia mediana 59
Emotionsregulation 104
Endköpfchen sensibler Nervenfasern
– Erkennung von Entzündung 23
Endocannabinoid System 178
Endocannabinoide 30
Endomikroskopie 141
Endoskopie 139, 147
endoskopischer Gastrintest 123
Endosonografie 215
Endotoxin 100
Endozytoskopie 142
Energieverbrauch 54
enterische Ganglionitis 21
enterische Gliazellen 23
enterische Neuropathien 19
enterischer Nervenschaltkreise 240
enterisches Immunsystem 28, 264
enterisches Nervensystem (ENS) 5, 6, 17, 22, 28, 34, 38, 49, 339

Enterocele 212
Enteropathie
– diabetische 44
Entspannung 303
Entspannungsverfahren 290, 301
entzündliche Veränderungen 171
eosinophile Ösophagitis 155, 159
Eosinophilie 171, 172
epigastrische Schmerzen 170
epigastrisches Brennen 170
epigastrisches Schmerzsyndrom 170
Epitheldichte 28
Erbrechen 182, 234
Ernährung 194
Ernährungsberatung 320
Erwartungen 109
Essanfälle 180, 181
Essstörungen 180
Evidenz 303, 306
evozierte Potenziale 131
experimentelle Studie 107
extrapyramidalmotorische
        Nebenwirkungen 236

F
fäkaler Mikrobiom-Transfer 312
Fast-Fourier-Transformation 134
Fastentest 124
Fatigue 100
FEES 147
Fehlbesiedelung 203, 204
fetthaltige Speisen 171
Fettsäuren 331
Fibromyalgiesyndrom 100
Fingolimod 330
Firmicutes 52
Flüssigkeits-/Nährstoff-Stimulation 128
Flatulenz 192
Flohsamenschalen 199
FODMAP 306, 316
FODMAP-arme Diät 57, 209, 318
Formatio reticularis 34
Früh-Dumping 185, 187, 225
frühe Sättigung 2
Fruktose 203
Fruktosemalabsorption 318
Fruktosetransporter 317
Fundusrelaxation 2
funktionelle Dyspepsie 15, 170, 257, 260, 279
funktionelle Hirnbildgebung 109

funktionelle Magen-Darmstörungen 7, 70, 104,
        170, 181, 279, 303
funktionelle Magnetresonanztomographie
        (fMRT) 71, 80, 104, 131
funktionelle Positronen-Emissions-Tomographie
        (fPET) 71, 131
funktionelles abdominelles Schmerzsyndrom
        (FAP) 209

G
Gabapentin 208
Galaktane 317
Gallenblase 255
Gallensäuren 254
Gallensäuren-Malabsorption 254
Gallensäuren-Sekretion 255
Gallensäuren-Verlustsyndrom 204, 254
Gallensalzbinder 204, 205
Ganglien 17
gap junctions 43
Gas 191
Gasbildung 51
Gastrektomie 225
Gastrin 30
Gastrin Releasing Peptid 30
Gastroenteritis
– eosinophile 203
gastrointestinale Entleerungsstörungen 325
gastrointestinale Motilitätsstörung 21
Gastrojejunostomie 190
gastrooesophagealen Refluxkrankheit
        (GERD) 229, 308, 309
Gastroparese 177, 183, 308
Gehirn 32, 71
Gehirn-Darm Achse 105
genetische Studie
– genomweite Assoziationsstudie 78, 81
– Kandidatengen 78
germ-free 313
Gesundheitsangststörung 95
Gesundheitsfragebogen 96
Gesundheitsstatus 68
Gewöhnung 245
Gewichtsverlust 225, 339
Ghrelin 30, 60, 237
Ghrelin-O-Acetyltransferase 60
GLAT 329
glatten Muskulatur 242
glattmuskulärer Hohlorgane 240
Glaubersalz 244
Gliazellen 17

Globusgefühl 157
Glucagon-like Peptid 1 (GLP-1) 62
Glucagon-like Peptide 1 (GLP-1) 30, 49, 186
Glukose 29, 30
glukoseabhängiges insulinotropes Peptid 49
GLUT2 317
GLUT5 317
Glutamat 30
Gluten 183, 319
Glycin 29, 30
gramnegative Sepsis 56
Grenzstrang 207
Grundbauplan 17
Gruppensetting 302
Guanylat-Cyclase-C-Agonist 209
Gynäkomastie
– Metoclopramid 91

H
H.pylori 171, 172
– Eradikation 171
Hämorrhoiden 334
H_2-Atemtest 172
H_2-Blocker 168
H_2-RAN 230
Hauptmahlzeit 320
HCO_3^--Sekretion 85
Headsche Zone 33, 69
hepatische Enzephalopathie 257
Herzraten-Variabilität 136
high fructose corn syrup 317
high utilizer 93
High-Definition 139
Hinterhorn 33
Hinton-Test 120
Hirn-Darm-Achse 22, 136
Hirnstamm 33, 69
Hirnstruktur 72
Histamin 30, 265, 318
Histamin-1-Rezeptor 318
Histaminintoleranz 318
Histaminintoleranzyndrom 268
Histologie 203
HLA-DQ2/DQ8 319
hochauflösende Ösophagusmanometrie 155, 167
hochauflösende Manometrie (HRM) 114, 167
Homöopathie 291
Hungermotorik 6
Hyperalgesie 70, 109, 126, 153
hyperkontraktile Ösophagus 155

Hypersensitivität 171, 194
hypertensive Peristaltik 149
Hypervigilanz 72, 104
Hypoganglionose 20
Hypoglykämie 185, 187
Hypokaliämie 245
hyposensitiv 127
hyposensitives Rektum 212
Hypothalamus 33, 36
Hypothalamus-Hypophysen-Nebennierenrinden-Achse 102

I
ICC
– s. interstitielle Zellen von Cajal 42
ileal brake 187
Ileus
– postoperativ 26
Immunabwehr 52
Immunaktivierung 7–9
Immunantwort 81, 82
Immunogen 81
Immunsystem 52, 274
Immunzellen
– Verbindung zu Nervenfasern 22
Implantation eines Magenschrittmachers 310
individuellen Heilversuchs 315
inflammatorischer Marker (TLR-4) 340
Inhaltstabelle 320
Inkontinenz 116, 334
Insel 33
interdigestive Motorik 6
Interferone 329
Interleukine 30
– IL-6 99
– Tumor Nekrosefaktor (TNF) 30
interneuronale Aktivierung, Hemmung 30
Interneurone 33
Internusaugmentation 216
Interozeption 69
interstitielle Zellen von Cajal 42, 115, 133, 177
intestinale Gas-Belastung 128
intestinale Sekretion 124
intestinalen Barrierefunktion 82
intestinalen Permeabilität 124
intestinaler Eiweissverlust 125
ischämische Colitis 209

J
Jackhammer-Ösophagus 149, 155

K

Kaffee 172, 320
Kampo 291
Karlsbader Salz 244
Karzinophobie 95
Kaugummi 320
Kindheitstrauma 105
Klassifikation 3, 11
klassische Konditionierung 107
klinische Studie 107, 303
Klosses 157
Klysmen 246
Ko-Morbiditäten 209
Kognition 94
kognitive Verhaltenstherapie 210
Kohlenhydratmalabsorption 203
Kohlenhydratunverträglichkeit 318
Kohlenmonoxid 30
kohlensäurehaltige Getränke 320
Kokzygodynie 220
Kolonmanometrie 116
komplementäre und alternative Medizin 289
komplexe Erkrankung 78
konfokale Laserendomikroskopie 125
Konnektivität 72
Konsistenz 201
Kontraktilität 42
konventionelle Chromoendoskopie 139
Konvergenz 33
körperliche Bewegung 290
Krankheitserleben 105
Krebs-Angst 209
Krypten 37
Kümmelöl. 280
künstlichen Analsphinkter 217
kurzkettige Fettsäuren 30, 54

L

Lactitol-H$_2$-Atemtest 120
Lactulose 125, 245
Lactulose-Belastung 128
Laktase 317
Laktobacillus 275
Laktose 203, 245, 317
Laktoseintoleranz 317
Laktulose-H$_2$-Atemtest 120
Langzeiterfolg 306
laparoskopische Myotomie 150
laryngopharyngealen Reflux 158
Laurinsäure 331
Laxantien 197, 199, 201, 244, 246

Lebensereignisse 95, 103
Lebensqualität 105, 290, 297, 311, 323
Lebensstilmodifikation 290
Leitlinien 305
Leptin 30, 62
Leptin-Rezeptoren 62
Lernprozesse 111
LES 309
Leukotriene 30
Lewy-Körperchen 324
Lifestylegetränk 320
Lightprodukte 320
limbische Kortexareale 36
Linaclotid 245, 246
Lipopolysaccharid 52
Liquoruntersuchung 328
Locus coeruleus 34
lokal antibiotische Therapien 209
lokale Durchblutung 28
Loperamid 205, 215, 251
Low Anterior Resection Syndrome (LARS) 226
Lubiproston 245

M

M. Alzheimer 339
M. Hirschsprung 2, 117
M. Parkinson 323
Macrogol 245, 246, 335
Magen-Bypass 187, 190
Magenakkomodation 172
Magendehnung 162
Magenentleerung 5, 119, 171, 186, 189, 308
– verlangsamt 135, 171
Magenentleerungsstörung 2, 177
Magenentleerungsszintigraphie 118, 186
Magenhochzug 224
Magenpumpe 5
Magensäuresekretion 84, 122, 123
Magenschleimhautheterotopie 159, 160
Magenschrittmacher 309
Magenspeicher 5
Magnesiumhydroxid 244
Magnetaugmentation 217
Magnifikationsendoskopie 141
Malabsorption 319
Malnutrition 320
Manchester Model 305
Mangelernährung 64
Manning-Kriterien 10
Mannitol 125, 318

Manometrie 1
– anorektale 116
– Spinkter Oddi 116
Markerproteine 339
Mastozytose 7
Mastzellaktivierungssyndrom 266
Mastzellen 98, 318
Mausmodelle 340
maximal acid output 123
Mebeverin 209
Mechanorezeptoraktivierung 319
mechanosensitive Nozizeptoren 153
Mechanosensitivität 43
Megakolon 20, 44
Megarektum 212
mehrwertige Alkohole 318
Melanocortin-4-Rezeptor 58
Membranpotenzial 44
Menthacarin 279
Meridianen 284
Mesalazin 269
Metamizol 208
Meteorismus 334
meteoristische Symptome 234
Methylnaltrexon 197, 247
Metoclopramid 91, 236, 335
– therapeutische Anwendung 91
– Wechselwirkungen 91
Mikrobiom 39, 51, 312, 341
Mikrobiota 98, 192, 312, 317
Mind-Body 290
Mitoxantron 329
Morbus Hirschsprung 20
Motilide 237
Motilin 47
Motilin-Agonisten 237
Motilität 1, 28
Motilitätsstörungen 45, 66, 171, 234, 320
Motorprogramme 176
Mukosabiopsien 266, 268
Mukosapermeabilität 265
multimodale Stimulation 129
Multimorbidität 64
Multiple Sklerose 328
Multitarget-Wirkmechanismus 279
Musculus cricopharyngeus 148
muskarinerge M2- und M3-Rezeptoren 240
Muskarinrezeptorantagonisten 333
muskelaktivierend 30
muskelentspannend 30

Muskelzellen
– glatte 42
myenterischen Nervenplexus 67
Myopathie 113
Myotomie
– laparoskopisch 150
– peroral endoskopisch 150
myotrope Spasmolytika 239

N
N-methyl-D-Aspartat (NMDA) Kanal 154
Nährstoff-Trinktest 128
Nahrungsallergene 160
Nahrungsmittelallergie 125, 267
Nahrungsmittelunverträglichkeit 171
Naloxegol 197, 247
Naloxon 197, 246
Narcotic bowel syndrome 252
Natalizumab 329
Natrium-Propionat 331
Natriumkanal
– spannungsabhängig, NaV1.5 81
Natriumpicosulfat 246
Ncl. accumbens 36
Ncl. ambiguus 34
Ncl. arcuatus 58
Ncl. paraventricularis 36
Ncl. tractus solitarii 59
Nebenwirkungen 111, 197
negative Emotionen 104
Nervenfaserdichte
– bei Entzündung 25
Nervenfasern
– Verbindung zu Immunzellen 22
Nervenfaserstränge 17
Nervensystem
– autonomes 136
– enterisches 42, 274
– parasympathisches 26, 137
– sympathisches 24
Nervenzellen 17
Nervus vagus 19, 59, 174, 207
Nervus-tibialis-Stimulation 216
Nesfatin-1 60
neurale enterische Stammzelle 37
Neuralleiste 17
Neurobiologie 109
neurobiologische Grundlagen 72
Neurodegeneration 65, 328
neurogene Darmfunktionsstörung 332
Neuroimaging 286

Neuroimmune Interaktionen 97, 265
Neuroimmunmodulation 22
Neuromodulation 336
Neuromyelitis Optica 328
neuronale intestinale Dysplasie 20
Neuropathie 113
Neuropeptid Y 30, 58
Neurosegments 207
Neurostimulation 308
Neurotensin 48, 186
Neurotransmission 44
Neurotransmitterrezeptoren
– und Immunzellen 23
neurotrope Substanzen 208, 239
nicht-neuronale Mediatoren 30
Nicht-Zöliakie-Gluten-Sensitivität 267, 319
nichtkardialer Thoraxschmerz (NCCP) 151, 260
Nikotin 172
nikotinerge Acetylcholin-Rezeptoren 240
NMO-Spektrums-Erkrankungen 328
Nn. hypogastrici 32
Nn. splanchnici 32
Nn. splanchnici pelvici 19, 32
NO 242
Nocebo 107
Nocebo-Hyperalgesie 110
Noceboeffekte 107
Noradrenalin 23, 30
normo-sensitiv 127
Normogastrie 134
North Carolina Protocol 305
Nozizeption 69
Nozizeptoren 153
NSAR 208
Nucleobindin2 60

O

Obstipation 67, 116, 234, 296, 324, 326, 334
– akute funktionelle Obstipation 196, 199
– akute Obstipation 198
– chronisch idiopathisch 277
– chronische Obstipation 196–199
– opiatinduzierte Obstipation 200, 208, 246, 250
Octreotid 190
OGTT 188
Oligosaccharide 317
Ondansetron 209
Operculum 33
Opiate 248
Opioid-induced GI hyperalgesia 252

Opioide 30, 199, 208
Opioidrezeptor 249
Opioidrezeptor-Modulator 209
oraler Glukosetoleranztest 188
Orexin 30
oropharyngeale Dysphagie 65
osmotischen Lücke 124
Ösophagitis 225
Ösophagus 308
Ösophagusbougierung 165
Ösophagusimpedanzmanometrie 167
Ösophagusmanometrie 113
Ösophagusmotilitätsstörung, 2
Ösophagusresektion 224
Ösophagusspasmus 114
Osteopenie 225
Oxytocin 61

P

Padma Lax, chinesisches
        Standard-Pflanzen-Präparat 281
Palmitinsäuren 331
Panik 95
Pankreaskarzinomen 40
Pankreatitis 40, 208
Paracetamol 208
paraneoplastisches Syndrom 21
Parasympathikus 22, 84
parasympathisches Nervensystem 17, 26
Parasympatholytika 239
paravertebrale Ganglien 19
Paspertin® s. Metoclopramid 91
pät-Dumping 185
pathologische Säureexposition 309
Pepsinogene 123
Peptid YY (PYY) 50, 62, 76, 186
Peptide 36
periaquäduktales Grau 34
peridurale Schmerzpumpe 208
periphere Opioid-Antagonisten (PAMORA) 208
peristaltische Welle 5, 6
peristaltischer Reflex 31
Peristeen 336
perorale endoskopische Myotomie 149, 150
Perzeption 69, 193
Pfefferminzöl 209, 280
ph-Impedanzmessung 167
Phosphatsalze 247
phrenico-ösophageale Membran 309
Phytotherapeutika 172, 242, 279, 291
Placebo 107

Placebo-Analgesie 110
Placeboeffekt 107, 315
Plexus mucosus 19
Plexus musculares 18
Plexus myentericus 17, 28, 42
Plexus submucosus 18, 28
pneumatische Dilatation 150, 165
POEM 149, 150, 156
Polyethylenglycol 245, 335
Polyneuropathie 204
Polyole 318
Post anal repair 216
post-infektiöse funktionelle Dyspepsie 171
postganglionäre Nervenfasern 19
postinfektiösen funktionellen
    Erkrankungen 266
postinfektiöses Reizdarmsyndrom 7, 98, 105
postoperative Übelkeit 179
postoperatives Erbrechen 179
postprandiales Distress-Syndrom 170
postprandiales Völlegefühl 170
PP 186
PPI 229
PPI-Gabe 168
PPI-Test 166
Präbiotika 56, 57, 273
Prädisposition
– genetisch 78
präfrontaler Kortex 34
präganglionäre parasympathischen Neurone 34
präganglionäre sympathische Neurone 32
Prävalenz 197
Prävalenz der Stuhlinkontinenz 214
prävertebrale Ganglien 19, 32
Pregabalin 208, 210
Presbyösophagus 65
pro-inflammatorischen T-Helfer-Zellen 331
Probebougierung 160
Probiotika 56, 57, 273
probiotische Therapien 209
Proctalgia fugax 218
Projektionsneurone 33
Prokinetika 91, 172, 225
Proliferation 28
Propionsäure 331
propriospinale Neurone 33
propulsive Motilität 234
Prostaglandine 30
Proteasen 30, 265
Protokolle 305
Protonenpumpenhemmer – Test 155

Protonenpumpeninhibitoren 229
Protoonkogen 45
Prucaloprid 235, 245, 252, 335
Pseudomelanosis coli 245
Pseudoobstruktion 44, 204, 234
Psychiatrie 10
psychische Auffälligkeiten 154
psychische Belastungen 102
psychische Komorbidität 93, 261
psychische Störungen 259
psychischer Stress 102
psychodynamische Therapie 94, 210
Psychoedukation 299
Psychoneuroimmunologie 100
Psychopharmaka 172
Psychosomatik 10
psychosomatisches Krankheitsmodell 95
psychosoziale Belastungsfaktoren 93
Psychosoziale Risikofaktoren 105
psychosozialer Behandlungskontext 111
Psychotherapie 172, 297, 298, 303
– funktionelle Entspannung 301
– Hypnotherapie / gut-directed hypnosis 300
– kognitive Verhaltenstherapie 299
– psychodynamische Psychotherapie 300
Pyloroplastie 190
Pylorus 177
Pylorusstenose 44

R
Radiochemotherapie 226
Radioopaque Marker 120
Randomized Controlled Trials, RCTs 303
Raphékerne 34
rasche Sättigung 234
Reexposition 318
referred pain 33
Reflexbogens 162
Reflux 225
Refluxösophagitis 165
Refluxdiagnostik 158
Refluxkrankheit 165, 229
Refluxlaryngitis 165
Refluxscores 159
Refluxsymptome 170, 172
Regurgitation 146, 165
Reise-Diarrhoe 257
Reisekrankheit 135
Reizantworten 126
Reizdarmsyndrom 13

Reizdarmsyndrom (RDS) 7–9, 70, 74, 77, 135,
    137, 171, 183, 203, 205, 209, 254, 260, 267,
    275, 279, 302, 303
Reizmagen (funktionelle Dyspepsie, FD) 7–9,
    74, 135, 137, 276
Reizschwellen 129
rektoanale Intussuszeption 212
rektoanaler Inhibitionsreflex 117
Rektocele 212
Rektopexie 213
Rektozelenresektion 213
Rektummanometrie 215, 334
Rektumresektion 226
Relamorelin 237
Remission 306
Renin-Angiotension-System 187
Resorption 28
rezeptive Relaxation 5, 30
Riesenganglien 20
Rifaximin 209, 257, 315
Risiko-Umweltfaktoren 331
Rom-Kriterien 3, 11, 170, 198, 252
Röntgen-Transitzeitmessung 212
Roux-en-Y-Gastrojejunostomie 190
Rückenmark 32
Rückenmarkverletzung 332

S

S3-Leitlinie 14
sakraler Parasympathikus 32
Sakralnervenstimulation (SNS) 216, 227, 309
salinische Laxantien 246
Sättigungsgefühl 224
Säure-Provokation 128
Säurehemmer 172
Schatzki-Ring 159
Schein-Akupunktur 284
Schizophrenie 341
Schleim 52
Schleimhautbarriere 265
Schluckakt 34, 145
– ösophageale Phase 145
– orale Phase 145
– pharyngeale Phase 145
Schluckauf 161
Schluckbeschwerden 65
Schluckreflex 145
Schluckzentrum 34, 145, 148
Schmerzanamnese 207
Schmerzausstrahlung 207
Schmerzdynamik 207

Schmerzen 69, 126
Schmerzmodulation 110
Schmerzprojektion 207
Schmerzqualität 207
Schmerzregion 207
Schmerzschwelle 127
Schmerzsymptome 259
Schmerzverlauf 207
Schrittmacher 42
Schubfrequenz 105
Schutzreflexe 174
Schwangerschaft 246
Schwefelwasserstoff 30
SCOFF 184
Sekretin 46
Sekretion 28
Sekretionsfördernd 30
Sekretionshemmend 30
sekretomotorische Neurone 86
Selbsthilfe 299
Selbsthilfestrategien 291
Selbstinduziertes Erbrechen 182
Selbstmanagement 320
Selbstwirksamkeit 95
selektive Serotonin-Wiederaufnahmeinhibitoren
    (SSRI) 209, 259
Sennoside 245
Sensitisierungen 207
sensomotorische Störungen 7–9
Serotonin 30, 48, 75, 77, 78
– Serotonin-Typ 3-Rezeptorsystem 80
Serotonin (5-HT$_4$)-Agonisten 234
Serotonin-Noradrenalin-
    Wiederaufnahmeinhibitoren
    (SNRI) 259
Sexualfunktionsstörungen 226
Sickness Behavior 100
Sigmoidocele 212
Signalmoleküle 38
Signaltransduktionskaskade
– neuronal 82
Sigstad-Symptomscore 188
Simethikon oder Dimethikon 282
Singultus 161
Sklerodermie 203
slow waves 43
Slow-transit Obstipation 67
Smart Pill 121
Sodbrennen 165
Solitariuskern 34
somatische Afferenzen 207

somatische Schmerzverarbeitung 73
Somatisierung 159
somatoforme autonome Funktionsstörungen 93
somatosensorischer Kortex 69
Somatostatin 47, 76, 190
Somatostatin-Analoga 190
Sorbit 203, 245
Sorbitol 318
sozialen Rückzug 95
Spät-Dumping 185, 187, 226
Spasmolytika 208, 239
Speiseröhre 152
Sphinkter 198
Sphinkter-Oddi-Dysfunktion 116
Sphinkter-Oddi-Manometrie 116
spinale Afferenzen 32
spinale viszeroafferente Neurone 33
spinaler Schock 333
Spirulina platensis 119
splanchnic pooling 187
Spurenelemente 319
Stammzellen 37
Standard-Definition 139
STARR-Operation 213
Stickstoffmonoxid 29, 30, 146
Stillzeit 246
Stimulation 126
Stress 101, 135, 137, 171, 290
Stressbelastung 303
Stressoren 95
Stressreaktion 102
Stressreduktion 290
Stresstheorie 102
Stressulkus 84
Stromatumor
– gastrointestinal 44
strukturelle Bauchschmerzen 208
Stuhldiagnostik 314
Stuhlentleerung 198, 244
Stuhlentleerungsstörung 211
Stuhlgewicht 201
Stuhlinkontinenz 67, 201, 214, 226, 293, 308
Stuhltransplantation 312
Stuhlvolumen 199
STW 5 279
Süßstoff 320
subjektive Krankheitstheorie 94
subjektive Wahrnehmung 129
Substanz P 30
subtotale Colektomie 311
Sympathikus 22, 32, 84

Sympathikusaktivität
– bei Entzündung 25
sympathisches Nervensystem 17, 24
symptomatische unkomplizierte
    Divertikelkrankheit 266
Symptomfixierung 94
Symptomkombination 3
Symptomreduktion 306
Synapsen-Protein
– Neurexophilin1 81
Synbiotikum 273
Syndrom der zuführenden Schlinge 226
Synukleinopathie 324
systemische Entzündungsprozesse 99

T
Tachygastrie 134
Tagebuch 320
Temperaturadaptation 54
Teriflunomid 330
Thalamus 33, 34
Therapie 138
Therapie bei Stuhlentleerungsstörung 213, 215
thermische Stimulation 129
Thoraxschmerzen 152
tierexperimentellen Studien 287
Tight Junction 81
Tilidin 208
Toleranzschwelle 318
Tonus 127
Tonus-Schwankungen 130
Tramadol 208
Transglutaminase 203
transienten Rezeptorpotential 265
Transition Zone 146
Transitmessungen 118
Transkriptionsfaktoren 38
transkutane elektrische Nervenstimulation 284
TransSTARR-Operation 213
Traubenzucker 320
traumatische Lebensereignisse 93
Trigger 207
Trinkmenge 199, 320
trizyklische Antidepressiva 209, 259
Truncus coeliacus-Blockade 208

U
Übelkeit 109, 234
Übergewicht 180
Übersättigung 320
unterer ösophagealer Sphinkter (LES) 308

Untergewicht 180
unwillkürlicher Stuhlabgang 215
Urgeinkontinenz 215
Ursachen für Stuhlentleerungsstörungen 212

V
vagale Afferenzen 32, 34
Vagotomie 135, 186
vagovagalen Reflex 158
Vagus 26
– afferenter Vagus 100
– Nervenstimulation 26
Vaguskerne 69
Vaguskernkomplex 34
Vagusläsionen, 310
Vasoaktives Intestinales Peptid (VIP) 30, 146, 186, 249
vegetative Erregung 93
vegetatives Nervensystem 96
Verdauung 54
Verhaltenstherapie 94
verzögerte Magenentleerung 224
Videofluoroskopie 159
virtuelle Chromoendoskopie 139
viszerale Afferenzen 207
viszerale Hyperalgesie 103
viszerale Hypersensitivität 7–9, 126, 303, 318
viszerale Perzeption 126
viszerale Schmerz 109
viszerale Sensitivität 94, 104, 126
viszeraler Wandtonus 126
Viszerozeption 70

Vitamine 319
Volumen-Stimulationen 128
Volumenakkomodation 5
Vorderwurzelstimulator 336
vorzeitige Sättigung 170

W
Weizenkeimagglutinin
– WGA 319
Weizenkleie 199
Weizenprotein 319

X
X/A-ähnliche Zellen 60

Y
Yoga 290

Z
Zäpfchen 246
Zenker-Divertikel 148
Zentralnervensystem 17, 32, 328
zervikale Achalasie 148
Zöliakie 183
Zottenatrophie 203
Zuckerabsorptionstests 125
Zusatzstoffe 318
Zwerchfell 162
Zwischenmahlzeit 320
zyklisches Erbrechen 178
Zytokine 98

www.ingramcontent.com/pod-product-compliance
Lightning Source LLC
Chambersburg PA
CBHW081502190326
41458CB00015B/5312